Thieme

Die Bobath-Therapie in der Erwachsenenneurologie

Bente E. Bassøe Gjelsvik, Line Syre

3., komplett überarbeitete Auflage

219 Abbildungen

Georg Thieme Verlag
Stuttgart • New York

Adressen

Bente E. **Bassøe Gjelsvik**
NØSTEGATEN 54B
5011 BERGEN
Norwegen

Line **Syre**
Tullaregatan 3
442 67 Marstrand
Schweden

Impressum

Bibliografische Information der Deutschen Nationalbibliothek
Die Deutsche Nationalbibliothek verzeichnet diese Publikation in der Deutschen Nationalbibliografie; detaillierte bibliografische Daten sind im Internet über http://dnb.d-nb.de abrufbar.

Ihre Meinung ist uns wichtig! Bitte schreiben Sie uns unter

www.thieme.de/service/feedback.html

Wichtiger Hinweis: Wie jede Wissenschaft ist die Medizin ständigen Entwicklungen unterworfen. Forschung und klinische Erfahrung erweitern unsere Erkenntnisse, insbesondere was Behandlung und medikamentöse Therapie anbelangt. Soweit in diesem Werk eine Dosierung oder eine Applikation erwähnt wird, darf der Leser zwar darauf vertrauen, dass Autoren, Herausgeber und Verlag große Sorgfalt darauf verwandt haben, dass diese Angabe **dem Wissensstand bei Fertigstellung des Werkes** entspricht.
Für Angaben über Dosierungsanweisungen und Applikationsformen kann vom Verlag jedoch keine Gewähr übernommen werden. **Jeder Benutzer ist angehalten**, durch sorgfältige Prüfung der Beipackzettel der verwendeten Präparate und gegebenenfalls nach Konsultation eines Spezialisten festzustellen, ob die dort gegebene Empfehlung für Dosierungen oder die Beachtung von Kontraindikationen gegenüber der Angabe in diesem Buch abweicht. Eine solche Prüfung ist besonders wichtig bei selten verwendeten Präparaten oder solchen, die neu auf den Markt gebracht worden sind. **Jede Dosierung oder Applikation erfolgt auf eigene Gefahr des Benutzers.** Autoren und Verlag appellieren an jeden Benutzer, ihm etwa auffallende Ungenauigkeiten dem Verlag mitzuteilen.

Rüdigerstr. 14
70469 Stuttgart
Deutschland
www.thieme.de

Printed in Germany

1. Auflage 2007
2. Auflage 2012

Zeichnungen: Günter Bosch, Münsingen-Dottingen; Christiane und Dr. Michael von Solodkoff, Neckargemünd
Umschlaggestaltung: Thieme Verlagsgruppe
Umschlagfoto: Oskar Vogl, Affalterbach
Satz: Sommer Media GmbH & Co. KG, Feuchtwangen
gesetzt in Arbortext APP-Desktop 9.1 Unicode M180
Druck: Grafisches Centrum Cuno GmbH & Co.KG, Calbe

DOI 10.1055/b-004-140 672

ISBN 978-3-13-240069-6 1 2 3 4 5 6

Auch erhältlich als E-Book:
eISBN (PDF) 978-3-13-240070-2
eISBN (epub) 978-3-13-240071-9

Vorwort zur 3. Auflage

Zwar wird das Wissen über das zentrale Nervensystem (ZNS), die neuromuskuläre Funktion und das Potenzial für plastische Veränderungen, das von motorischen Erfahrungen oder Läsionen des ZNS ausgeht, umfangreicher, doch es gibt noch viel zu lernen. Wir haben die Vorauflage sowohl im Hinblick auf die Literatur neuester Forschungsergebnisse als auch auf die Erkenntnisse aus der klinischen Praxis auf den neuesten Stand gebracht und überprüft. Belege aus der Forschung zu den Auswirkungen unterschiedlicher Behandlungsinterventionen sind immer noch spärlich und die Ergebnisse aus randomisierten, kontrollierten Studien liefern lediglich Informationen zu Durchschnittswerten von Durchschnittspatienten. Deshalb sind sie unter Umständen nicht auf die Patienten anwendbar, denen man in der klinischen Praxis begegnet. Dieses Buch stärkt und erweitert die Wissensbasis in Bezug auf die Neurophysiologie, die menschliche Bewegung und die Veränderungen, die von ZNS-Läsionen ausgehen. Dies versetzt Therapeuten in die Lage, ihre Behandlungsentscheidungen unmittelbar auf ein starkes Clinical Reasoning zu stützen und die Ergebnisse für jeden einzelnen Patienten besser zu bewerten.

Über die Autoren

► **Bente E. Bassøe Gjelsvik.** Bente Gjelsvik absolvierte eine Ausbildung zur Physiotherapeutin an der *School of Physiotherapy, Royal Victoria Infirmary* im britischen Newcastle-upon-Tyne und hat diese im Jahre 1978 erfolgreich abgeschlossen. Bente zog zurück nach Norwegen und arbeitete dort ab Juli 1978 gemeinsam mit ihrem Ehemann Olav Gjelsvik in der physiotherapeutischen Abteilung des Universitätsklinikums Haukeland im norwegischen Bergen. Von 1985 bis 1996 war sie in der neurologischen Abteilung tätig und arbeitet seither in der Abteilung für Physikalische Medizin und Rehabilitation. Im Jahre 2010 schloss sie an der Universität Bergen ihren Master in Physiotherapiewissenschaften ab, auf den im Jahre 2014 der Abschluss einer Doktorarbeit folgte. Bentes Thesis „Trunk Control in Stroke: Aspects of Measurement, Relation to Brain Lesion, and Change after Rehabilitation" erhalten Sie, wenn Sie sich persönlich unter der folgenden E-Mail-Adresse mit ihr in Verbindung setzen: bente.elisabeth.bassoe.gjelsvik@helse-bergen.no.

Die Thesis basiert auf klinischen Studien, über die in den drei folgenden Artikeln berichtet wird:

- Gjelsvik B, Breivik K, Verheyden G, Smedal T, Hofstad H, Strand LI. The Trunk Impairment Scale—modified to ordinal scales in the Norwegian version. Disabil Rehabil 2012;34(16):1385–1395
- Gjelsvik B, Strand LI, Næss H, Hofstad H, Skouen JS, Eide GE, Smedal T. Trunk control and lesion locations according to Alberta Stroke Program early CT score in acute stroke: a cross-sectional study. Int J Phys Med Rehabil 2014;S 3
- Gjelsvik BE, Hofstad H, Smedal T, Eide GE, Naess H, Skouen JS, Strand LI. Balance and walking after three different models of stroke rehabilitation: early supported discharge in a day unit or at home, and traditional treatment (control). BMJ Open 2014;4(5):e004 358

Bente machte 1991 ihren Abschluss als Bobath Grundkursinstruktorin über die *British Bobath Tutors Association (BBTA)* und qualifizierte sich dort im Jahre 2004 zur Bobath Aufbaukursinstruktorin. Ihre Prüferin war Senior-Instruktorin Mary Lynch-Ellerington. Sie verfügt über eine umfassende Praxis und Verantwortung in der Lehre und hat zahlreiche Kurse in ganz Europa gegeben.

Von 1994 bis 2008 war Bente Mitglied des geschäftsführenden Komitees der IBITA, dem sie auch 5 Jahre lang vorstand. Mit Ausscheiden aus dem geschäftsführenden Komitee erhielt sie die Auszeichnung *IBITA Dedicated Service Award.*

Sie fungiert seit 1995 als Spezialistin für Neurorehabilitation beim norwegischen Verband für Physiotherapie (NFF) und ist lebenslanges Ehrenmitglied der Interessenvereinigung für Orthopädie und Rheumatologie (NOR). Im März 2015 verlieh die NFF Bente den Preis als Physiotherapeut des Jahres 2015.

► **Line Syre.** Line Syre absolvierte eine Ausbildung zur Physiotherapeutin an der Universität von Wolverhampton in Großbritannien, die sie 1994 erfolgreich abschloss. In 2007 wurde sie Spezialistin für Neurorehabilitation und ist seit 2009 internationale Bobath Instruktorin IBITA. Ihre Ausbildung erhielt Sie von der *British Bobath Tutors Association (BBTA)* und ihre Prüferin war Senior-Instruktorin Mary Lynch-Ellerington. Line hatte bereits umfangreiche Erfahrungen in der Krankenhausarbeit und bei sozialen Gesundheitsdiensten gesammelt, bevor sie 1999 den Entschluss fasste, zukünftig ausschließlich auf dem Gebiet der Neurorehabilitation tätig zu sein. In 2005 eröffnete sie ihre eigene Privatpraxis im norwegischen Sandefjord. Heute führt sie ihre eigene Privatklinik für Neurorehabilitation in Göteborg, die VIPNeurorehab. Dort erhalten Patienten eine intensive Rehabilitation. Sie untersucht und beurteilt außerdem Patienten und berät Gesundheitspersonal im Hinblick auf einzelne Patienten. Line unterrichtet in Norwegen und Schweden und auch international. Sie ist Mitglied des schwedischen Verbands für das Bobath-Konzept (FBKS). Sie erreichen Line unter der folgenden E-Mail-Adresse: line.syre@gmail.se.

► **Carlos Martins Leite.** Carlos Martins Leite hat mit den Inhalten der Fallstudie 5.2 einen Beitrag zum Buch geleistet. Er schloss seine Ausbildung zum Physiotherapeuten an der *Escola Superior de Saúde de Coimbra* in 2001 erfolgreich ab und die *Universidade Católica Portuguesa* verlieh ihm im Jahre 2011 in Portugal den Mastergrad in neurologischer Rehabilitation mit Spezialisierung für Physiotherapeuten. Carlos schloss im Jahre 2014 seine Ausbildung zum Bobath Instruktor erfolgreich ab und arbeitet derzeit am *Centro Hospitalar Tondela-Viseu EPE.* Er ist außerdem Professor für neurologische Rehabilitation am *Instituto Politécnico de Castelo Branco.*

Ziele dieses Buches

Dieses Buch möchte die Kompetenzen von Therapeuten bei der Behandlung von Individuen mit neurologischen Erkrankungen auf die folgenden Arten erweitern:

- indem es Verbindungen zwischen den folgenden Bereichen herstellt:
  - der Struktur und Funktion des Zentralen Nervensystems, des neuro-muskuloskelettalen Systems und den Potentialen für Veränderung (Plastizität).
  - posturaler Kontrolle und Bewegung.
  - Behandlung von Erkrankungen des Zentralen Nervensystems.
- indem es den Leser in die Lage versetzt, Hypothesen zu bilden, und zwar auf der Grundlage von Clinical Reasoning in Behandlungssituationen, das auf einem konzeptionellen Verständnis der Interaktion zwischen Menschen und ihrer Umwelt, sowie zwischen dem Zentralen Nervensystem (ZNS), den muskuloskelettalen Systemen, der Bewegung und der Funktion basiert.

Clinical Reasoning kann nicht durch das Lesen eines Buches erlernt werden. Es entwickelt sich vielmehr durch die kontinuierliche kritische Evaluation der eigenen Praxis, durch die Weiterentwicklung von Erkenntnissen, durch Experimentieren und durch die Erweiterung des eigenen evidenzbasierten Wissens. Wir hoffen, dass Sie dieses Buch bei diesem Prozess unterstützen kann.

Das Buch ist für Physio- und Ergotherapeuten, Studenten und qualifizierte Fachkräfte geschrieben worden. Es richtet sich in erster Linie an Kliniker, die sowohl in der akuten als auch in der chronischen Neurorehabilitation tätig sind.

Struktur dieses Buches

Dieses Buch sollte so gelesen werden, wie es strukturiert wurde. Die Kapitel bauen aufeinander auf und dem Leser entgehen unter Umständen wichtige Informationen und Erläuterungen, wenn er das Buch in erster Linie als Nachschlagewerk verwendet. Ich hoffe natürlich, dass es sich als wertvolle Referenzquelle erweist, wenn es vollständig gelesen wird.

Das Kapitel 2, Angewandte Neurophysiologie, besteht aus vier Teilen.

2.1 Die Organisation des ZNS

2.2 Sytemkontrolle: Systeme und Strukturen, die sich mit Bewegung und sensomotorischer Integration befassen. Dieses Kapitel gibt einen begrenzten Überblick über die Strukturen und Funktionen von Teilen des ZNS und erläutert die Interaktion zwischen den Funktionen des ZNS, Muskelfunktionen, Funktion und Bewegung. Über das gesamte Kapitel hinweg werden außerdem die Auswirkungen von ZNS-Läsionen und klinische Überlegungen betrachtet.

2.3 Motorisches Lernen und Plastizität: geht auf Veränderungen des ZNS als Ergebnis von natürlicher Veranlagung und Umwelteinflüssen sowie als Konsequenz von ZNS-Läsionen ein. Diese Veränderungen stellen die Grundlage für Lernprozesse dar. Daher ist es wichtig, sie zu verstehen. Konsequenzen für die Therapie und Theorien über die Rekonvaleszenz nach ZNS-Läsionen werden ebenfalls erläutert.

2.4 Läsionen und Reorganisation: Konsequenzen von Verletzungen des ZNS.

Kapitel 3, Menschliche Bewegung, betrachtet Gleichgewicht, Bewegung und Abweichungen vom normalen menschlichen Bewegungsablauf sowie die Wahlmöglichkeiten, die Therapeuten im Hinblick auf Interventionen haben.

Im Kapitel 4, Assesment, wird die Internationale Klassifikation der Funktionsfähigkeit, Behinderung und Gesundheit als Grundlage für ein Assessment erläutert. Dieses Kapitel geht außerdem auf einige Methoden zur Ergebnismessung ein.

Das Kapitel 5, Fallstudien, stellt Ihnen zwei Patienten vor: HS, der vor einigen Jahren intrazerebrale Blutungen erlitten hat, und Avelino, einen Patienten mit zerebellärer Ataxie.

Obwohl sich die Situation im wahren Leben oft umgekehrt darstellt, wurden die Bezeichnungen „er“ für den Patienten und „sie“ für die Therapeutin hier durchgängig verwendet, außer, wenn aus den Fotos eindeutig eine andere Konstellation hervorging.

Durch unsere Berufe als Physiotherapeuten, Bobath Instruktoren und Wissenschaftler ist es unser vornehmliches Ziel, die Lebensqualität von Erwachsenen mit neurologischen Dysfunktionen zu verbessern. Wir hoffen, dass dieses Buches seine Leser bei der Entwicklung ihrer eigenen Praxis unterstützt, damit sie Patienten dabei helfen können, ihre Fähigkeiten zurückzugewinnen und wieder stärker an ihrem eigenen Leben teilzuhaben. Wir hoffen, dass dieses Buch sowohl Studenten als auch bereits qualifizierten Fachkräften vertiefte Kenntnisse im Hinblick auf die Wissensbasis und das Clinical Reasoning vermittelt, die bei der Umsetzung des Bobath-Konzepts zum Tragen kommen.

Karel Bobath selbst wies darauf hin: „Das Bobath Konzept ist unvollendet und wir hoffen, dass es in den kommenden Jahren wachsen und sich weiterentwickeln wird.“ (Weitergegebene private Kommunikation)

Wir möchten dieses Buch all unseren Patienten widmen, von denen wir gelernt haben und weiterhin lernen. Danke.

Danksagung

Die 1. englischsprachige Auflage dieses Buches wurde auf der Grundlage der 1. deutschsprachigen Auflage überarbeitet und aktualisiert. Ich habe die Überarbeitung und die Übersetzung in die englische Sprache mit der großartigen Unterstützung britischer Kollegen von der *British Bobath Tutor's Association (BBTA)* – Lynne Fletcher, Janice Champion und Linzi Smith – selbst vorgenommen. Bei der Aktualisierung einiger der Fotos im Kapitel über Physiotherapie war mir außerdem meine deutsche Kollegin Gerlinde Haase eine große Hilfe.

Mein geliebter Ehemann, Olav Gjelsvik, der 2007 verstorben ist, war Physiotherapeut und Bobath Instruktor und gleichzeitig ein enger und kritischer Kollege. Er hat mir während dieses gesamten Prozesses wertvolle Unterstützung, Ermutigung und Anregungen gegeben.

Meine großartige Freundin und Mentorin Mary Lynch-Ellerington ist Bobath Senior-Instruktorin. Sie hat mir über viele Jahre hinweg die Grundlagen für das begriffliche Verständnis des Bobath-Konzepts vermittelt. Sie ist eine ausgesprochen großherzige Person, die ihre Einsichten und ihr Wissen mit Kollegen und Kursteilnehmern auf der ganzen Welt teilt.

Und zu guter Letzt gilt mein besonderer Dank den Patienten und Kollegen, die bereit waren, an diesem Buch mitzuwirken.

Für die 3. Auflage des Buches *Die Bobath-Therapie in der Erwachsenenneurologie* hat meine enge Freundin und Kollegin Line Syre während meiner Zeit als Doktorandin die Aufgabe übernommen, die Literatur zu aktualisieren und das Buch zu überarbeiten. Line hat außerdem eine umfassende Fallstudie zu einem Patienten mit chronischem Schlaganfall beigetragen und diese mit aktualisierter Literatur und der Verwendung von standardisierten Ergebnismessungen angereichert, um den Prozess des Clinical Reasoning zu unterstützen. Sie hat sich somit den Titel einer Koautorin redlich verdient und ohne sie hätte es diese 3. Auflage niemals gegeben. Carlos Martins Leite hat ebenfalls eine Fallstudie beigetragen, die sich mit den Herausforderungen einer zerebellären Ataxie beschäftigt. Ebenso wie Line hat er den Assessment-Prozess mit aktualisierter Literatur kombiniert, um das Clinical Reasoning und die Verwendung standardisierter Ergebnismessungen zu unterstützen.

Helge Haestad, Spezialist für Neurorehabilitation am Universitätsklinikum Bergen in Norwegen und Bobath Instruktor, war unser Berater bei den Inhalten des Kapitels 2, Angewandte Neurophysiologie.

Vielen Dank an meine Patienten, die früheren und die aktuellen, an Line, Carlos und Helge, sowie an meine Kollegen, meine Familie und meine Freunde, die alle die Arbeit geduldig unterstützt und somit diese 3. Auflage möglich gemacht haben.

Bergen im Januar 2017

Bente E. Bassøe Gjelsvik

Inhaltsverzeichnis

Anhang

Kapitel 1

Einleitung

1

1 Einleitung

1.1 Die Bobaths: eine historische Übersicht

Die folgenden Abschnitte enthalten Auszüge aus dem Buch *The Bobaths. A Biography of Berta and Karel Bobath* von Jay Schleichkorn, PhD, PT (1992).

Karel Bobath und Berta Ottilie Busse wurden beide in Berlin geboren, Karel 1906 und Berta 1907. Karel studierte Medizin und erwarb seinen Doktortitel in Medizin in 1932. Berta absolvierte an der Anna-Herrmann-Schule eine Ausbildung zur Gymnastiklehrerin und erwarb dort ihr Wissen über normale Bewegungsabläufe und verschiedene Entspannungstechniken. Vor dem Zweiten Weltkrieg zogen sie nach London.

Die Entwicklung des Bobath-Konzepts für Erwachsene nahm ihren Anfang im Jahr 1943, als Berta gebeten wurde, Simon Elwes zu behandeln, einen 43-jährigen Portraitmaler, der einen Schlaganfall erlitten hatte. „*Bei meinem ersten Besuch fand ich ihn im Bett vor. Sein Arm und seine Hand waren extrem versteift und flektiert, seine Hand war angeschwollen, er litt unter einem schweren Schulter-Hand-Syndrom, sein Bein war bedeckt …*“ (S. 20). „*Statt zu tun, was ich gelernt hatte – Übungen machen – beobachtete ich den Patienten. Langsam, durch Ausprobieren, Beobachtung und Schlussfolgerung, begann ich Zusammenhänge zwischen dem herzustellen, was ich tat und wie er darauf reagierte. Das funktionierte besser als alles, was ich zuvor ausprobiert hatte.*“ (S. XI) … „*Mir wurde zum ersten Mal bewusst, dass die Spastizität eines Patienten dadurch entsteht, dass er in die Flexion zieht und dass die Spastizität somit kein unveränderlicher Zustand ist, den man nur durch die Dehnung spastischer Muskeln behandeln kann.*“ (S. 20) Simon Elwes erholte sich gut und begann wieder zu malen. Berta behandelte Simon Elwes über einen Zeitraum von 18 Monaten und entdeckte, dass es sich bei dieser Behandlung erst um einen Anfang handelte. Es dauerte viele Jahre, um die Behandlung von dieser einfachen Methode zur Verminderung von Spastizität dahin weiterzuentwickeln, dass dem Patienten eine aktive Teilhabe ermöglicht wurde, ohne in einen Zustand der Spastizität zurückzufallen.

1950 legte Berta ihr Examen als Physiotherapeutin ab und wurde Mitglied der *Chartered Society for Physiotherapists*. 1951 eröffneten Karel und Berta ihr erstes Behandlungszentrum und 1957 folgte das *Western Cerebral Palsy Centre*. Dort wurden sowohl Kinder als auch Erwachsene mit verschiedenen neurologischen Störungen behandelt. Der Schwerpunkt lag auf der Behandlung von Kindern mit Zerebralparese. Berta brachte den Eltern bei, wie sie die Kinder bei täglichen Aktivitäten wie Baden und Ankleiden unterstützen konnten und dass sie die Kinder nicht wie leblose Puppen herumtragen sollten, sondern wie menschliche Wesen. Sie war eine ausgesprochene Verfechterin des multidisziplinären Ansatzes, insbesondere des Zusammenwirkens zwischen Physio-, Ergo- und Sprachtherapeuten. Die Physiotherapeutin Jenny Bryce, die später für lange Zeit Leiterin des Behandlungszentrums werden sollte, sagte „*der Aspekt, der mich am meisten beindruckt hat, war Bertas tiefes Verständnis für normale Bewegungsabläufe. Dieses Verständnis brachte sie sowohl in die Behandlung von Kindern als auch in die von Erwachsenen ein*“ (S. 35). 1990 sagte sie „*die anhaltende Begeisterung für das Konzept entsteht dadurch, dass es ständig diskursiv weiterentwickelt wird und niemals der Gefahr des Stillstands unterliegt …*“ (S. 36).

Karel suchte nach neurophysiologischen Erklärungsansätzen für Bertas Beobachtungen und Behandlungen. Über das Bobath-Konzept sagten beide im Jahr 1990: „*Es basierte allein auf den empirischen Beobachtungen, die Berta Bobath bei Kindern und Erwachsenen mit neurologischen Läsionen und bei deren Reaktionen auf Behandlung machte […] das Konzept ist im Grundsatz hypothetisch, obwohl es durch jüngere Forschungsergebnisse zum Teil bestätigt und untermauert wurde. Wir hoffen, dass diese Forschungen auch zukünftig fortgesetzt werden.*“ (S. IX)

Ab 1958 gingen Berta und Karel Bobath einer intensiven Reisetätigkeit nach, die sie in viele Teile der USA, nach Südafrika, Kanada, Europa, Australien und Lateinamerika führte, wo sie lehrten, Vorträge hielten und ihre Behandlungsmethoden demonstrierten. Berta Bobath wurde im Jahre 1978 der britische Verdienstorden M.B.E. (*Member of the Order of British Empire)* verliehen und sie erhielt zahlreiche internationale Auszeichnungen. Gemeinsam veröffentlichte das Ehepaar mehr als 70 Publikationen und verfasste zwischen 1948 und 1990 zahlreiche unveröffentlichte Artikel für Kongresse.

Beide verstarben am 20. Januar 1991.

1.2 International Bobath Instructors Training Association – IBITA

Seit der Zeit von Berta und Karel war das Bobath-Konzept vielen großen und bedeutenden Entwicklungen unterworfen. Die Bewertungsverfahren haben sich geändert und es gibt immer noch viele unbekannte Aspekte der Funktion, Kommunikation und Plastizität des zentralen Nervensystems (ZNS). Die Probleme von Patienten, mit denen sich Therapeuten und Ärzte heutzutage konfrontiert sehen, unterscheiden sich zum Teil von jenen aus früheren Zeiten: Viele Patienten überleben aufgrund einer verbesserten Intensivmedizin. Sie werden in spezialisierten Abteilungen behandelt und früher aus Krankenhäusern und Rehabilitationszentren entlassen. Sie sind vielfältigen Anforderungen sowie unterschiedlichen Behandlungskonzepten und -methoden ausgesetzt. Theorien und klinische Praxis werden stetig weiterentwickelt und eine evidenzbasierte Praxis ist stark nachgefragt. Theoretische Annahmen verändern sich aufgrund der Verfügbarkeit neuen Wissens, was zeigt, dass der Berufsstand einer dynamischen Entwicklung unterworfen ist. Emerson Pugh drückte es 1977 so aus: *„Wenn das Gehirn so einfach strukturiert wäre, dass wir es verstehen könnten, dann wären wir so einfach strukturiert, dass wir es nicht könnten.“* (S. 154) Medizinische „Wahrheiten“ haben eine kurze Lebensspanne. Wir Kliniker müssen bescheiden sein, akzeptieren, dass sich die Wissenschaft verändert, und unser Wissen stetig weiterentwickeln. Gleichzeitig müssen wir darauf achten, klinisches Wissen, das auf Erkenntnis und Erfahrung beruht, nicht einfach zu verwerfen, nur weil die Wirksamkeit von Interventionen noch nicht bewiesen ist. Viele unserer Interventionen sind nicht dokumentiert oder erforscht. Veränderungen, die Therapeut und Patient gemeinsam in der klinischen Praxis wahrnehmen, tauchen vielleicht auf den heutzutage verwendeten klinischen Skalen allein deshalb nicht auf, weil die Sensibilität vieler der aktuell existierenden Instrumentarien zur Ergebnismessung schlicht nicht ausreicht.

Die *International Bobath Instructors Training Association* (IBITA) wurde 1984 gegründet und ist eine weltweit tätige Organisation qualifizierter IBITA-Instruktoren. Aktuell hat die IBITA rund 265 Mitglieder aus 31 verschiedenen Staaten.

1.2.1 Satzung der IBITA

Die IBITA charakterisiert sich selbst wie folgt (www.ibita.org, abgerufen im Februar 2015):

- Die IBITA ist eine internationale Organisation von Instruktoren, welche die Anwendung des Bobath-Konzepts zur Beurteilung und Behandlung von Erwachsenen mit neurologischen Störungen lehren.
- Die IBITA wurde 1984 speziell zu dem Zweck gegründet, ein Forum bereitzustellen, das den anhaltenden Austausch sowie die Aus- und Weiterbildung bereits existenter und zukünftiger Instruktoren definiert und die Statuten sowie Richtlinien der Organisation im Hinblick auf die weltweite Vermittlung des Bobath-Konzepts formuliert.
- Heute vereint die IBITA Instruktoren (Physio- und Ergotherapeuten) aus der ganzen Welt.
- Die IBITA ist ein Verband gemäß Artikel 60 ff. des Bürgerlichen Gesetzbuches der Schweiz.
- Sitz des Verbandes ist Sankt Gallen, Schweiz.
- Das Büro befindet sich in den Niederlanden.

▸ **Vision.** Auf der ganzen Welt werden Erwachsene mit neurologischen Störungen durch ein interdisziplinäres Team behandelt, das auf der Basis des Bobath-Konzepts und dessen stetiger Weiterentwicklung gemäß dem jeweils aktuellen Stand der Forschung in neurologischer Rehabilitation ausgebildet wurde (www.ibita.org).

▸ **Mission**

- Die Mitglieder der IBITA planen, organisieren und leiten weltweit Kurse, um Physio-, Ergo- und Sprachtherapeuten sowie Ärzte und Krankenschwestern in der Untersuchung und Behandlung von Erwachsenen mit ZNS-Läsionen auszubilden.
- Die Mitglieder der IBITA garantieren, dass ihre Unterrichts- und klinische Praxis auf dem jeweils aktuellen Verständnis von motorischer Kontrolle, neuronaler und muskulärer Plastizität, motorischem Lernen und Biomechanik aufbaut und in das Bobath-Konzept integriert ist.
- Die Mitglieder der IBITA erkennen die Bedeutung einer evidenzbasierten Praxis an und evaluieren die Forschungsliteratur kritisch, um eine solche Praxis zu implementieren.
- Die Mitglieder der IBITA streben nach einer ständigen Verbesserung ihrer eigenen Standards in Bezug auf klinisches Fachwissen sowie der Weitergabe ihres Wissens und ihrer Fertigkeiten.

- Die Mitglieder der IBITA spielen eine aktive Rolle bei der Ausbildung neuer Instruktoren.
- Die Mitglieder der IBITA sind sich bewusst, dass Hypothesen und klinische Behandlungsergebnisse wissenschaftlich untersucht werden müssen und veröffentlichen ihre Befunde.
- Die Mitglieder der IBITA sehen sich dazu verpflichtet, Patienten, deren Familien und andere mit der Pflege von Patienten betraute Personen anzuleiten und ihnen Verantwortung zu übertragen.
- Die Mitglieder der IBITA fördern in jeder Hinsicht Vision, Mission und Zielsetzungen der IBITA, sowohl in ihrer Unterrichts- und klinischen Praxis als auch in der Auseinandersetzung mit anderen Angehörigen eines Heilberufs, nationalen und internationalen Organisationen sowie der Öffentlichkeit.

▶ **Hypothesen und klinische Praxis der IBITA.** Die IBITA diskutiert ihre Hypothesen fortwährend im Hinblick auf die neuesten Erkenntnisse und strebt danach, die Kluft zwischen Theorie und klinischer Praxis zu schließen. Daher werden Hypothesen und Aussagen in Bezug auf die klinische Praxis regelmäßig überprüft und überarbeitet. Die Leserinnen und Leser werden hierzu auch auf die aktuelle Dokumentation auf der Webseite der IBITA verwiesen (www.ibita.org).

Kapitel 2

Angewandte Neurophysiologie

2 Angewandte Neurophysiologie

In der Vergangenheit wurde Wissen über die Funktionen des zentralen Nervensystems (ZNS) hauptsächlich aus experimentellen Tierversuchen gewonnen. In den letzten Jahren führten Weiterentwicklungen auf dem Gebiet der Bewegungswissenschaft zu neuen Studien, die größtenteils an gesunden Menschen vorgenommen wurden. Fortschritte bei der nichtinvasiven, zerebralen Bildgebung haben es ermöglicht, lokale Veränderungen in den Gehirnfunktionen von Personen mit ZNS-Läsionen zu erkennen und Veränderungen des ZNS über einen längeren Zeitraum zu beobachten. Verfahren wie die funktionelle Magnetresonanztomografie (fMRT), die Positronen-Emissions-Tomografie (PET), die transkranielle Magnetstimulation (TMS), die Elektroenzephalografie (EEG) und die Magnetenzephalografie (MEG) machen Veränderungen in der Struktur des Gehirns und die damit einhergehenden Veränderungen der physischen Funktionen des Patienten nach der Läsion sichtbar (Academy of Medical Sciences 2004, Ward u. Cohen 2004).

Wissen über Neurophysiologie, das menschliche Bewegungsverhalten und von der Norm abweichende Bewegungsabläufe bildet die Basis des *Clinical Reasoning*. Dieses Kapitel befasst sich daher mit Bewegungsverhalten und den veränderten Bewegungsabläufen nach einer Läsion. Folgende Inhalte werden behandelt:

- die Organisation des zentralen Nervensystems: ein Überblick (Kap. 2.1)
- Systemkontrolle: Systeme und Strukturen in der Bewegung und sensomotorischen Integration (Kap. 2.2)
  - das somatosensorische und das visuelle System
  - sensorische Information und Integration; die Entwicklung des Körperschemas
  - Systeme innerhalb des Gehirns und des Rückenmarks
- relevante Systeme für die Erzeugung und Steuerung von Bewegungsabläufen
  - das neuromuskuläre System
  - das muskuläre System, Kommunikation mit dem Rückenmark und muskuläre Plastizität
  - motorisches Lernen und Plastizität (Kap. 2.3): wie das Gehirn durch den Erhalt von Informationen strukturell und funktionell modifiziert wird
- Folgen einer ZNS-Läsion und anschließende Reorganisation (Kap. 2.4)
  - Folgen einer ZNS-Schädigung. Dieses Kapitel bietet einen Überblick über ZNS-Funktionen, die im Zusammenhang mit der Erzeugung und Entwicklung sensomotorischer Funktionen stehen. Den Leserinnen und Lesern wird empfohlen, zur Ergänzung und Vertiefung der hier vermittelten Inhalte andere zu diesem Thema relevante Veröffentlichungen hinzuzuziehen (z. B. Brodal 2010, Kandel et al. 2013).

2.1 Organisation des zentralen Nervensystems: ein Überblick

Das Nervensystem kann in das zentrale Nervensystem (ZNS) und das periphere Nervensystem (PNS) unterteilt werden. Das ZNS besteht aus dem Rückenmark und dem Gehirn, während das PNS das ZNS mit den Effektoren und Rezeptoren im ganzen Körper verbindet. Das Nervensystem verfügt über 2 Zellarten: Nervenzellen (Neurone) und Gliazellen. Die *Neurone* sind für Funktionen verantwortlich, die ausschließlich im Nervensystem angesiedelt sind, während es sich bei den *Gliazellen* um nichtneuronale Zellen handelt, die hauptsächlich der Unterstützung und dem Schutz der Neurone dienen (Brodal 2010).

Im Hinblick auf Bewegungsabläufe erfüllt das Nervensystem die folgenden Funktionen:

- Datensammlung
- Archivierung und Verarbeitung von Daten
- Erzeugung von Handlungen

2.1.1 Bausteine des zentralen Nervensystems

Das ZNS umfasst rund 100 Milliarden Neurone (Brodal 2010) und etwa 10-mal so viele Gliazellen. Die Gliazellen sind notwendig, um die normalen Funktionen der Neurone sicherzustellen.

Neurone

Die Struktur der Neurone ähnelt der aller anderen Körperzellen. Sie sind darauf spezialisiert, Informationen mittels chemischer und elektrischer Signale schnell aufzunehmen und weiterzugeben. Sie können in 3 Bereiche unterteilt werden: einen *Zellkörper* (Soma) mit Zellkern und Organellen sowie die *Dendriten* und *Axone.*

Dentriten

Die Dendriten sind kurze, zahlreich vorhandene, verzweigte Zellfortsätze. Sie erhalten Signale von außen und leiten sie an den Zellkörper weiter. Jedes Neuron besitzt mehrere Dendriten, die kollektiv als *Dendritenbäume* bezeichnet werden. Die Struktur der Verzweigungen der Dendriten ist unterschiedlich, je nach Funktion der einzelnen Neurone.

Axone (oder Nervenfasern)

Jedes Neuron verfügt lediglich über ein Axon. Das Axon leitet Signale weg vom Zellkörper. Axone sind unterschiedlich lang: von 1 mm bis zu über 1 m. Das Ende eines Axons wird als Knöpfchen oder Axonendung bezeichnet und ist stark verzweigt. Dadurch kann ein synaptischer Kontakt mit einem oder mehreren anderen Neuron(en) hergestellt werden.

Nervengewebe

Das ZNS enthält graue und weiße Substanz. Die weiße Substanz erhält ihre Farbe von der Myelinschicht, die die Axone umgibt; die graue Substanz besteht aus den Zellkörpern (Soma) und den Dendriten der Neurone.

Neurone werden in 2 Hauptgruppen unterteilt: Projektionsneurone und Interneurone. *Projektionsneurone* übertragen Informationen zwischen den unterschiedlichen Bereichen des ZNS, z. B. zwischen Gruppen von Neuronen an unterschiedlichen Stellen der Großhirnrinde, zwischen dem Hirnstamm und dem Rückenmark oder vom Rückenmark zu den Muskeln des Körpers. Die *Interneurone* sind kürzer und regeln die Kooperation zwischen Neuronen innerhalb einer Gruppierung (Brodal 2010).

Sensorische Neurone sind darauf spezialisiert, Signale aus der inneren und äußeren Umgebung zu empfangen (z. B. Geruch, Licht, Geschmack, Empfindung) und die Informationen zur Verarbeitung an das Gehirn weiterzugeben. Diesen Prozess der Informationsweitergabe von der Peripherie an das ZNS bezeichnet man als *afferente Signalübertragung.*

Motorische Neurone übertragen Signale vom ZNS an die Muskelfasern (*efferente Signalübertragung*) und generieren Bewegung.

Gliazellen

Man unterscheidet zwischen 3 Hauptarten von Gliazellen: Astrozyten (Astroglia), Oligodendrozyten (Oligodendroglia) und Mikroglia (Brodal 2010). Neben diesen 3 Haupttypen existieren weitere spezialisierte Arten von Gliazellen.

Ein wichtiger Glia-Typus ist der sternförmige *Astrozyt.* Das menschliche Gehirn verfügt über 10-mal mehr Astrozyten als Neurone. Die Astrozyten befinden sich in der Nähe der Neurone und bilden um diese einen dichten Ring. Sie ähneln einem Oktopus mit „Händen" an den Enden der „Arme". Mit diesen handartigen Strukturen haften sie an den Neuronen und den angrenzenden Kapillaren und stabilisieren somit sowohl die Blutgefäße als auch die Neurone. Aufgrund ihres engen Kontakts mit den Neuronen, den Kapillaren und dem Liquor sind Astrozyten (gemeinsam als *Astroglia* bezeichnet) in der Lage, die Umgebung des Neurons zu kontrollieren, indem sie überzählige extrazelluläre Kaliumionen (K^+) und extrazelluläres Kohlendioxid (CO_2) entfernen und somit die neuronale Homöostase überwachen. Sie helfen auch bei der Versieglung der Kapillarwände, damit chemische Substanzen im Blut keine Auswirkungen auf die Neurone haben. Die Barriere zwischen Blut und Neuronen wird als *Blut-Hirn-Schranke* bezeichnet. Neuesten Forschungsergebnissen zufolge haben die Astrozyten größeren Einfluss, als bislang angenommen. Neben ihren Funktionen bei der Unterstützung und Versorgung der Neurone scheinen sie auch unmittelbar bei der Festlegung der neuronalen Signalkontrolle beteiligt zu sein. Sie können kurzfristige elektrische Ströme erzeugen und die Neurone direkt beeinflussen, wahrscheinlich durch eine Synchronisierung der Aktivität innerhalb einer Gruppe von Neuronen (Brodal 2010). Da Astrozyten zwei Neuronen umschließen können und an synaptischen Vorgängen beteiligt sein können, können sie die Effizienz der synaptischen Signalübertragung verbessern.

Einige Axone sind von einer Myelinschicht umgeben, die aus speziellen Gliazellen (Oligodendroglia im ZNS, Schwann im PNS) besteht, die die Nervenfaser einhüllen. *Oligodendrozyten* sind die myelinisierenden Zellen des ZNS (Brodal 2010).

Myelin besteht aus Fett, dient der Isolierung und trägt zur normalen Funktionalität der Axone im ZNS bei. Das Myelin umhüllt nicht das ganze Axon, sondern bildet kleine Zwischenräume, Knoten, mit einem Abstand von 1 bis 2 mm (Ranvier-Knoten), die eine schnelle Weiterleitung von Impulsen erleichtern. Myelinisierte Axone leiten Impulse schneller weiter als nicht myelinisierte Axone, da die Impulse von einem Knoten zum nächsten springen. Dicke Axone haben eine bessere Impulsleitfähigkeit als dünne Axone. Sehr schnell übertragende Axone erreichen eine Leitgeschwindigkeit von bis zu 150 m pro Sekunde. Diese Axone können schnell Informationen an das Gehirn liefern, z. B. wenn man auf einen scharfen Gegenstand tritt oder wenn ein Muskel aufgrund einer äußeren Einwirkung plötzlich gestreckt wird. Die Leitgeschwindigkeit von dünnen, nicht myelinisierten Axonen sinkt auf bis zu 0,1 m pro Sekunde.

Mikroglia erhalten die Homöostase aufrecht und sind die „Putzzellen" des ZNS. Durch Phagozytose nehmen sie abgenutzte Zellen und Mikroorganismen auf und zerstören diese. Nach einer Verletzung erhöht sich die Anzahl der Zellen mit phagozytischer Aktivität im ZNS. Im Falle einiger Krankheiten, die eine besonders starke Aktivierung von Mikroglia (und Astrozyten) mit sich bringen, kann es zu einer Schädigung statt einer Instandsetzung des Gewebes kommen (Brodal 2010).

2.1.2 Kommunikation innerhalb des Nervensystems

Nervenleitung und Übertragung von Signalen

Die Übertragung von Signalen innerhalb eines Neurons und zwischen Neuronen ist Voraussetzung für eine Kommunikation innerhalb des Nervensystems. Neurone haben die besondere Fähigkeit, elektrische Signale zu erzeugen, weiterzuleiten (Nervenleitung) und auf chemischem Wege an Empfängerzellen zu übertragen (Neurotransmission). Die Information, die ein Neuron erhält, wird als elektrischen Signales über sein Axon zu einer Synapse weitergeleitet. Diese ist die Kontaktstelle entweder zwischen 2 Neuronen, zwischen einem Neuron und einer Muskelzelle oder zwischen einem Neuron und einer Drüsenzelle. Wenn ein elektrisches Signal eine Synapse erreicht, wird eine Kaskade von Reaktionen ausgelöst, die zu einer Freisetzung von Neurotransmittern in den synaptischen Spalt führt. Ein Signal muss unter Umständen mehrere Neurone durchlaufen, bis es sein endgültiges Ziel erreicht.

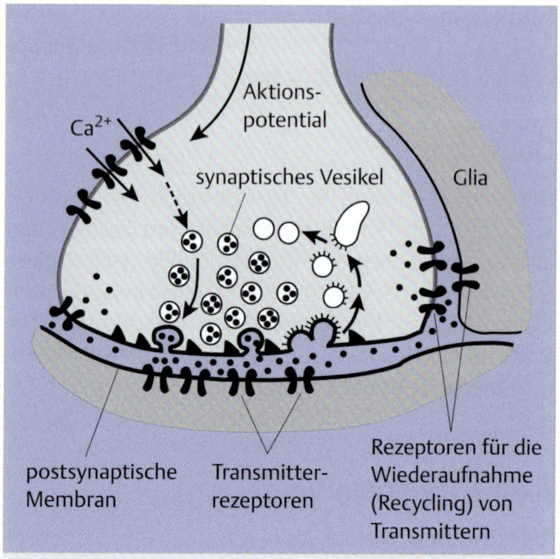

Abb. 2.1 Die Neurotransmission oder synaptische Transmission ist essenziell für den Kommunikationsprozess zwischen 2 Neuronen. Neurotransmittermoleküle werden in den synaptischen Spalt zwischen 2 Neuronen freigesetzt. Die Neurotransmitter binden dann an die Rezeptoren der postsynaptischen Zelle und verändern so den elektrischen Status des Empfängerneurons.

Bei den *Neurotransmittern* handelt es sich um chemische Botenstoffe in den Vesikeln der Nervenendigung von präsynaptischen Zellen. Bei der Freisetzung in den synaptischen Spalt binden die Neurotransmitter an die Rezeptoren der postsynaptischen Zelle und lösen so eine kurzzeitige (wenige Millisekunden) Öffnung des angrenzenden Ionenkanals aus (► Abb. 2.1). Dies führt zu einer Veränderung des elektrischen Membranpotenzials der postsynaptischen Zelle. Ist das Signal, das an der postsynaptischen Zelle ankommt, stark genug, erreicht diese Zelle die Schwelle zur Erzeugung eines neuen Signals, das entlang ihres Axons weitergeleitet wird. Auf diese Art und Weise kann ein Impuls entweder innerhalb des ZNS oder zwischen ZNS und Organen anderer Systeme im Körper weitergeleitet werden, wobei der Impuls weite Strecken über zahlreiche Neurone hinweg zurücklegt.

Muster neuronaler Verbindungen

Ein einziges Neuron im ZNS kann mit tausenden von anderen Neuronen in Verbindung stehen und seinerseits von tausenden von anderen Zellen kontaktiert werden. Gruppen von Neuronen gehen Verbindungen miteinander ein, sodass komplexe Netzwerke entstehen.

Wenn sich ein neuronales Axon verästelt und eine große Anzahl an Neuronen aktiviert, nennt man diesen Vorgang *Divergenz*. Zum Beispiel können afferente Signale (von der Peripherie zum ZNS) sensorische Informationen in viele Areale des Rückenmarks verbreiten. Signale für posturale Aktivitäten divergieren von Zellkernen im Hirnstamm zu zahlreichen Bereichen des Rückenmarks (Brodal 2010).

Konvergenz, das gegenteilige Phänomen, tritt auf, wenn Informationen aus großen Arealen (unter Beteiligung von zahlreichen Neuronen) alle auf das gleiche Ziel zulaufen. Beispielsweise können Signale aus Arealen des kortikalen Verbunds, prämotorischen Arealen und limbischen Strukturen auf Neuronen im prämotorischen Kortex konvergieren, um selektive Funktionen der Hand auszulösen. Auf spinaler Ebene konvergieren absteigende Informationen vom zerebralen Kortex und Hirnstamm mit primär-afferenten Nervenfasern diverser peripherer Rezeptoren auf gemeinsame Pools von Motoneuronen. Dies stellt im Regelfall die aufgabenspezifische Regulierung der Erregbarkeit von Motoneuronen, Reflexgewinne und einen Zuwachs an sensorischen Informationen sicher (Brodal 2010).

Summation

Die Summation exzitatorischer synaptischer Effekte ist notwendig, um die postsynaptische Zelle an die Schwelle zu depolarisieren. Nur bei einer Stimulation bis an den Schwellenwert wird eine Nervenzelle aktiviert, um Informationen entlang ihres Axons weiterzugeben.

> **Definition** [ ]
>
> **Räumliche Summation**
>
> Unter räumlicher Summation versteht man die Konvergenz von Informationen aus zahlreichen verschiedenen Quellen auf ein Neuron (Brodal 2010).

Die Depolarisation einer Synapse reicht fast nie aus, um das Aktionspotenzial der postsynaptischen Zelle auszulösen. Um den Schwellenwert für die Depolarisation zu erreichen, muss der Input vieler präsynaptischer Neurone summiert werden.

Temporäre Summation entsteht, wenn zahlreiche Aktionspotenziale, die sich innerhalb eines Axons mit hoher Geschwindigkeit fortbewegen, aufeinander aufbauen (Brodal 2010) und somit die Stärke und Dauer eines Informationssignals vermehren. Die Wiederholungsfrequenz der Impulse wird durch die präsynaptische Inhibition reguliert und, wenn nötig, gestoppt. Dadurch wird die Dauer der explosionsartig auflaufenden Aktionspotenziale durch eine zeitliche Verteilung kontrolliert.

Inhibition – Regulierung der ZNS-Aktivität

Das ZNS reguliert und modifiziert die Signalübertragung durch Inhibition. Vor mehr als 100 Jahren demonstrierte Sherrington erstmalig die Bedeutung der Inhibition für die Gestaltung neuronaler Aktivität (Molnàr u. Brown 2010). Inhibitorische Synapsen kommen in allen Bereichen des ZNS vor und spielen eine große Rolle für seine einwandfreie Funktionsfähigkeit (Brodal 2010). Inhibitorische Neurone im Rückenmark sind wichtig für die Verarbeitung somatosensorischer Informationen und sind für motorisches Verhalten verantwortlich, von einfachen Schutzreflexen bis hin zu komplexeren motorischen Aufgaben wie Fortbewegung, Greifen nach oder Ergreifen von etwas.

Ein einziges Motoneuron kann Input von bis zu 50.000 Synapsen empfangen. Viele inhibitorische Interneurone verbinden sich direkt synaptisch mit Motoneuronen, um deren Erregbarkeit zu kontrollieren. Ihre Aktionen haben auf dem Weg über andere Interneurone auch indirekte Auswirkungen, entweder indem sie die Erregbarkeit direkt reduzieren oder durch disynaptische Enthemmung erhöhen. Die Summe des Inputs, den das Motoneuron empfängt, ist entscheidend für den Output. Ein Neuron erhält unter Umständen zahlreiche inhibitorische Inputs und kann dennoch die Schwelle zum Abfeuern von Impulsen erreichen.

Spezielle Neurotransmitter im ZNS sind für die Inhibition verantwortlich. Unter diesen ist die Gamma-Aminobuttersäure (GABA) am weitesten verbreitet. Es existieren zahlreiche Formen der Inhibition, besonders wichtig für Bewegung sind:

- präsynaptische Inhibition
- postsynaptische Inhibition
- rekurrente Inhibition
- reziproke Inhibition
- nichtreziproke Inhibition
- laterale Inhibition

Präsynaptische Inhibition

Die präsynaptische Inhibition vermindert die von der präsynaptischen Zelle ausgehende Neurotransmission. Präsynaptische Inhibition ist eine wichtige Voraussetzung für präzise, fokussierte und graduelle muskuläre Aktivität sowie für die Regulierung sensorischer Informationen (Brodal 2010). Die Übertragung erfolgt über axo-axonische Synapsen (Axone, die eine synaptische Verbindung mit dem Synapsenendknöpfchen eines anderen Axons eingehen) (▶ Abb. 2.2). Die Freisetzung exzitatorischer Neurotransmitter aus dem präsynaptischen Knöpfchen wird durch die präsynaptische Inhibition gehemmt. Dadurch wird die Signalübertragung so moduliert, dass sie verringert oder gestoppt wird. Irrelevante Informationsflüsse werden unterbunden, sodass sich der Gegensatz zwischen sensorischer Information und Bewusstsein vergrößert (Brodal 2010) (▶ Abb. 2.2). Dieser Effekt findet in der präsynaptischen Zelle statt, die postsynaptische Zelle bleibt unverändert (▶ Abb. 2.3).

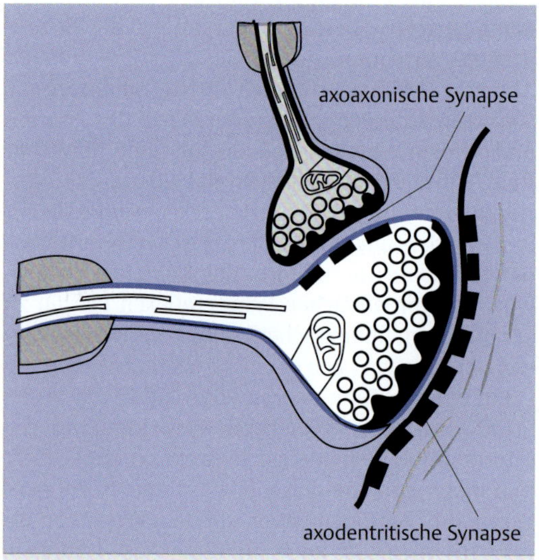

Abb. 2.2 Präsynaptische Inhibition.

In der klinischen Situation können somatosensorische Informationen die Aktivität des ZNS unter Umständen durch präsynaptische Inhibition modifizieren (Brodal 2010). Der sensorische Input wird häufig an den sensorischen Axonenden reguliert (Blitz u. Nusbaum 2011). Die Stärke von Reflexen kann an die Anforderungen der spezifischen Aufgabenstellung angepasst werden.

Verschiedene Studien legen die Vermutung nahe, dass die präsynaptische Inhibition der Ia-Fasern der Muskelspindeln besonders wichtig für diese Anpassungen ist (Kandel et al. 2013). Präsynaptische Inhibition der Ia-Afferenzen reduziert die Freisetzung von Neurotransmittern auf die Motoneurone und schwächt so den Effekt der Ia-Afferenzen auf die Motoneurone. Dies bedeutet im Umkehrschluss, dass eine Reduzierung der präsynaptischen Inhibition zu einer erhöhten Erregbarkeit des Reflexbogens führt.

Die Axone im ZNS sind stark verzweigt. Ein einzelnes Axon kann sich ausbreiten und zahlreiche andere Neuronen viele Male beeinflussen. Die präsynaptische Inhibition kann sowohl die räumliche als auch die zeitliche Verbreitung der neuronalen Transmission regulieren (z. B. die Rekrutierung und Modulation motorischer Einheiten) (▶ Abb. 2.4).

Merke **M!**

Verändern sich die afferenten Informationen, so ändert sich auch die Aktivität des ZNS.

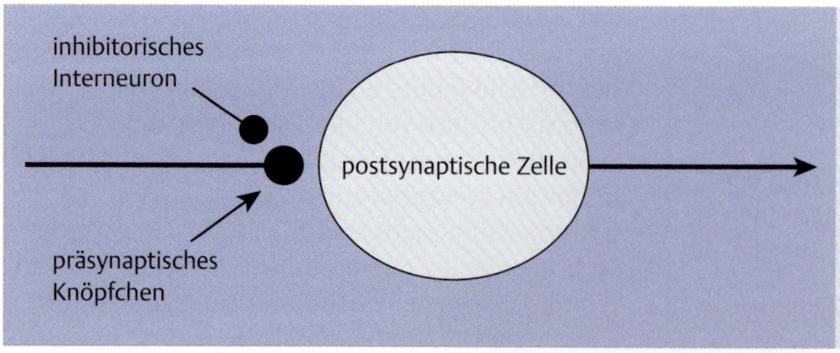

Abb. 2.3 Präsynaptische Inhibition. Die postsynaptische Zelle bleibt unverändert.

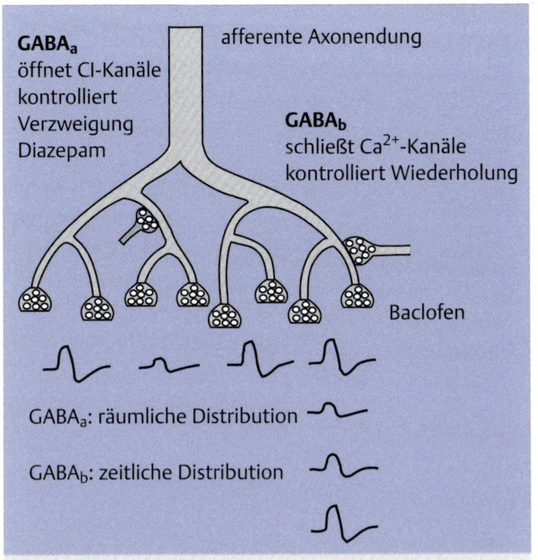

Abb. 2.4 Räumliche und zeitliche Verteilung durch präsynaptische Inhibition. Die präsynaptische Inhibition kann an den Stellen, an denen sich das Axon verzweigt (GABA) optional aktiviert werden, um die Impulsverteilung (räumliche Distribution) zu steuern. Die Wiederholungsfrequenz der Impulse (zeitliche Distribution) wird durch präsynaptische Inhibition reguliert (GABA$_b$). Die Wiederholung kann, wenn nötig, gestoppt werden, d. h. die Stärke der Impulsübertragung wird moduliert. Ca^{2+}: Kalziumionen; Cl^-: Chloridionen; GABA: Gamma-Aminobuttersäure.

Die präsynaptische Inhibition ist wichtig für Bewegungsabläufe: Ihr sehr spezifischer Mechanismus ist genau auf die unterschiedliche Bewegungsarten abgestimmt. Sie unterstützt die Rekrutierung von Muskeln durch ein genaues Timing in der richtigen Reihenfolge (Rothwell 1994). Verschiedene Systeme greifen auf die präsynaptischen Inhibition zurück, um eine Aktivität zwischen verschiedenen Muskeln über verschiedene Gelenke einer Extremität hinweg zu modulieren; z. B. zwischen dem M. gastrocnemius und dem M. soleus beim Stehen und Gehen. Außerdem haben Hayes und Kollegen (Hayes et al. 2012) eine Koppelung der Extremitäten beim Gehen demonstriert: Die Belastung des Standbeins beeinflusst das Ausmaß und den Ablauf der afferenten präsynaptischen Inhibition des Schwungbeins. Dies zeigt, dass eine Belastung der kontralateralen Extremität ein wichtiger Faktor für eine angemessene sensorische Regulierung der Fortbewegung sein kann.

Die Verzweigung eines jeden Axons führt dazu, dass Impulse an eine große Zahl von Neuronen weitergegeben werden (Divergenz). Dies zieht eine *räumliche Verteilung von Impulsen* nach sich. Um die Verteilung zu steuern, kann die präsynaptische Inhibition an den Verzweigungsstellen ein- oder ausgeschaltet werden (▶ Abb. 2.4, GABA). Auf diese Weise werden die Aktionspotenziale dorthin übertragen, wo sie benötigt werden. Dadurch wird die Anzahl der für eine Aktivität erforderlichen Motoneurone reguliert. Das ZNS ist in der Lage, die Richtung und Ausbreitung von Impulsen zu modifizieren und zu kontrollieren, um eine zu diffuse Aktivierung der Rekrutierung von motorischen Einheiten zu verhindern.

Nach einem Schlaganfall oder bei einer Verletzung der Wirbelsäule ist die präsynaptische Inhibition oft eingeschränkt, da die absteigende Kontrolle über die Wirbelsäule verlorengeht (D'Amico et al. 2014, Faist et al. 1999). Dies kann zu sensorischen Fehlfunktionen, wie etwa einem erhöhten Tonus, beitragen (Hayes et al. 2012).

Postsynaptische Inhibition

Von postsynaptischer Inhibition spricht man, wenn ein Neuron ein anderes inhibiert, indem es den Schwellenwert für die postsynaptische Depolarisation erhöht. Dies findet durch eine Freisetzung von inhibitorischen Neurotransmittern aus der präsynaptischen Zelle statt. Da diese die postsynaptischen Ionenkanäle direkt beeinflussen, wird eine kurzfristige (wenige Millisekunden) Hyperpolarisation der postsynaptischen Zellmembran ausgelöst.

Andere Synapsen wiederum aktivieren ein sekundäres interzelluläres Botensystem, das die Effizienz der Ionenkanäle verringert, die an der schnellen synaptischen Übertragung von präzisen Informationen beteiligt sind. Der modulierende Effekt dieses Systems kann wenige Sekunden bis zu mehreren Minuten dauern. Er wird durch Motivation, Gefühle etc. aktiviert (Kandel et al. 2013).

Bei beiden Formen der postsynaptischen Inhibition ist eine größere Anzahl an fazilitatorischen/exzitatorischen Impulsen notwendig, damit die postsynaptische Zelle depolarisiert werden kann, d. h. die Inhibition beruht auf einer Anhebung des Schwellenwerts für die Depolarisation.

Rekurrente Inhibition

Hemmt ein Motoneuron seine eigene Aktivität, nennt man dies rekurrente Inhibition. An diesem Vorgang sind spezielle inhibitorische Interneurone, sogenannte *Renshaw-Zellen*, beteiligt, die eine rekurrente Inhibition *ihrer eigenen Motoneurone* verursachen. Diese Zellen erhalten viele Kollateralen der α-Motoneuronen und bilden Synapsen mit den Renshaw-Zellen aus (▶ Abb. 2.5), die ihrerseits weitere Synapsen mit demselben Motoneuron ausbilden. Die Renshaw-Zellen übertragen außerdem inhibitorische Signale an synergistische Motoneurone, ihr eigenes agonistisches γ-Motoneuron, synergistische γ-Motoneurone, andere Renshaw-Zellen und inhibitorische Ia-Interneurone (aus der Muskelspindel).

Die Renshaw-Zellen stehen über das kortikospinale System unter supraspinalem Einfluss. Die präzise funktionelle Rolle der rekurrenten Inhibition auf Motoneurone und die anderer Formen der Inhibition durch Renshaw-Zellen ist jedoch noch nicht geklärt. Verschiedene Studien haben unterschiedliche Annahmen zu ihrer Rolle beschrieben (Brownstone u. Bui 2010). In distalen Körpersegmenten mit schnellen und hauptsächlich freiwilligen Bewegungen scheint es seltener eine rekurrente Inhibition zu geben, wohingegen sie in den proximalen Bereichen für langsame oder tonische Muskelkontraktionen offenbar eine bedeutende Rolle spielt. Die Aktivierung von Renshaw-Zellen scheint demnach unter anderem folgende Effekte zu haben:

- eine Reduzierung der Anzahl von impulsgebenden Motoneuronen und ihrer Impulsfrequenz
- eine Regulierung der Erregbarkeit von Motoneuronen und eine Stabilisierung der Impulsfrequenz
- eine Erhöhung des Kontrastes innerhalb eines Pools von Motoneuronen durch die Herabsetzung der Sensibilität von Motoneuronen für exzitatorische Impulse. Dies kann man am besten mit der lateralen Inhibition innerhalb des somatosensorischen Systems vergleichen (Tastsinn (S. 29)).
- Die Renshaw-Zellen können wahrschenlich möglicherweise zum Rhythmus der zentralen Mustergeneratoren (ZMG) während des Gehprozesses beitragen, indem sie die von aktiven Motoneuronen ausgehenden Impulsfolgen verkürzen und gleichzeitig die Erregbarkeit der antagonistischen Motoneurone erhöhen (Brodal 2010). Auf diese Art werden unerwünschte

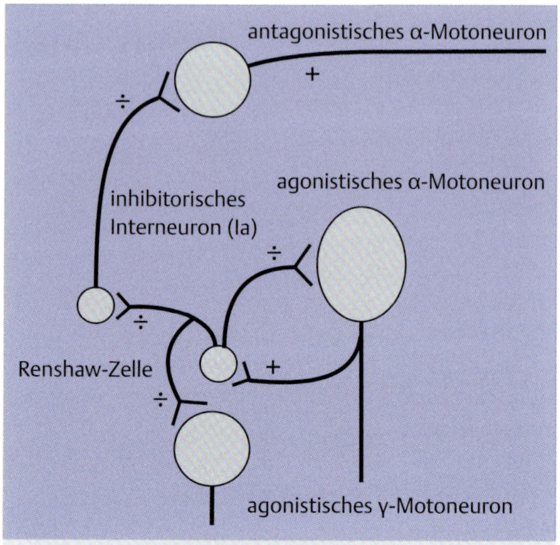

Abb. 2.5 Die Renshaw-Zellschleife.

Schwungbewegungen verhindert und rhythmische Veränderungen eventuell erleichtert.
Die Renshaw-Zellen geben inhibitorische Signale an folgende Instanzen weiter:

- das eigene agonistische α-Motoneuron
- synergetische Motoneurone
- das eigene agonistische γ-Motoneuron
- synergetische γ-Motoneurone
- andere Renshaw-Zellen und inhibitorische Ia-Interneurone (aus der Muskelspindel)

Reziproke Inhibition

Bei dem automatisch ablaufenden Mechanismus der reziproken Inhibition wird das antagonistische Motoneuron inhibiert, während der agonistische Muskel kontrahiert (Knikou 2012). Durch einen zunehmenden neuronalen Antrieb in einem Muskel oder innerhalb einer Muskelgruppe reduziert die neuronale Aktivität ihre funktionellen Antagonisten. Dies spielt eine bedeutende Rolle bei der Verbesserung der Effizienz des menschlichen Bewegungssystems.

Inhibitorische Ia-Interneurone (IaIN) sind verantwortlich für die reziproke Inhibition. Die IaIN werden durch primäre (Ia) Afferenzen der Muskelspindel monosynaptisch erregt, projizieren auf antagonistische Pools von Motoneuronen und inhibieren diese. Außerdem inhibieren sie IaIN, die afferente Ia-Inputs von antagonistischen Muskeln erhalten. Die Aktivierung der IaIN stellt sicher, dass der antagonistische Muskel während der Kontraktion des agonistischen Muskels entspannt bleibt, sodass unerwünschte Kokontraktionen verhindert werden (D'Amico et al. 2014). In der Regel findet eine reziproke Inhibition zwischen Flexoren und Extensoren statt (die sich gegenseitig inhibieren), z. B. zwischen dem M. tibialis anterior und M. soleus des Beins. Manche Krankheitsbilder führen dazu, dass dieser Mechanismus nicht funktioniert: Statt einer reziproken Inhibition des M. soleus durch den M. tibialis anterior, beobachtet man dann einen starken gegenteiligen Effekt: Eine erhöhte pathologische Aktivität des M. soleus kann den M. tibialis anterior inhibieren, ohne dass die Aktivität des M. tibialis anterior primär von pathologischen Effekten betroffen ist. Diverse Studien haben gezeigt, dass nach einem Verlust der absteigenden Kontrolle (z. B. nach einem Schlaganfall, bei multipler Sklerose oder im Falle einer Wirbelsäulenverletzung) die Aktivität der Interneurone bei der Vermittlung von reziproker Inhibition nachlässt (Crone et al. 2003, Nielsen et al. 2007).

Nichtreziproke Inhibition

Eine reziproke Inhibition wird durch eine Aktivierung von Ib-Afferenzen der Golgi-Sehnenorgane ausgelöst. Diese Art der Hemmung wird von segmentalen Interneuronen vermittelt, die auf Motoneurone im gleichen Muskel projizieren. Ähnlich wie die Renshaw-Zellen und die inhibitorischen Ia-Interneurone, erhalten auch die Ib-Interneurone diverse segmentale und supraspinale Inputs. Die nichtreziproke Ib-Inhibition ist ein komplexes System, das die Muskelspannung reguliert, um Körperhaltung und Bewegungsabläufe zu kontrollieren (Mukherjee u. Chakravarty 2010).

Laterale Inhibition

Auf die laterale Inhibition geht das Kap. 2.2.1, laterale Inhibition (S. 28), gesondert ein.

Klinische Relevanz der Inhibition

Die selektive Kontrolle von Bewegung hängt davon ab, dass die Muskulatur in der richtigen Reihenfolge zur richtigen Zeit rekrutiert wird, und dass die Dauer und Stärke der Muskelkontraktionen (exzentrisch/konzentrisch) an die Zielaktivität angepasst wird. Alle oben beschriebenen Mechanismen werden zur Erreichung dieses Ziels eingesetzt. Die Bedeutung jedes einzelnen Mechanismus und die Interaktion zwischen ihnen variieren je nach Aufgabenstellung sowie innerhalb der unterschiedlichen Phasen ihrer Umsetzung. Die unter „Inhibition" beschriebenen peripheren Inputs haben in einigen Situationen den gegenteiligen Effekt. Zum Beispiel führt die 1b-Stimulation des Golgi-Sehnenorgans (GOT) des M. triceps surae während der Standphase zu erhöhter Aktivität und verringert seine Aktivität während der Schwungphase beim Gehen.

Bei Patienten mit ZNS-Läsionen ist die Kontrolle über Bewegungsabläufe aus unterschiedlichen Gründen eingeschränkt: Es kann zu zeitlichen und räumlichen Beeinträchtigungen bei der Verteilung der Aktivitäten kommen. So ist die Rekrutierung der motorischen Einheiten und Muskeln in Relation zur Abstufung der Dauer, Ausdehnung der Beteiligung und Wiederholungsfrequenz gelegentlich beeinträchtigt, wenn der Patient eine Aktivität anstößt. Dadurch kann es zu Reaktionen und Responsen kommen, die über den normalen Rahmen hinausgehen (Cornall 1991).

Wenn Patienten in einer Phase, in der das ZNS verwundbar oder enerviert ist, versuchen, funktionelle Unabhängigkeit zu erlangen, kann es sein, dass Muskeln aktiviert werden, die normalerweise an der aktuellen Aktion nicht beteiligt wären. Versuche, im Stehen das Gleichgewicht zu halten, zu transferieren oder zu gehen, können zu Verkürzungen auf der betroffenen Körperseite, zur Flexion des Arms oder der Finger, zur Retraktion des Beckens oder zu Stößen durch den Fuß führen. Klinisch betrachtet, können diese pathologischen Massenmuster unterbrochen werden, wenn der Patient lernt, die Bewegungsabläufe selektiver zu kontrollieren. Eine verbesserte selektive Kontrolle ist ein Anzeichen dafür, dass der Patient die Verteilung und Verbreitung von Impulsen besser kontrollieren und die motorische Aktivität besser fokussieren kann.

Im Hinblick auf das somatosensorische System ist die Verarbeitung sensorischer Informationen im ZNS auch abhängig von der inhibitorischen synaptischen Übertragung. Es gilt mittlerweile als eindeutig erwiesen, dass die inhibitorischen Interneurone im Hinterhorn des Rückenmarks eine wichtige Rolle bei der Verarbeitung sensorischer Informationen spielen (Goulding et al. 2014). Eine zu geringe synaptische Inhibition verändert an dieser Stelle umgehend die Größe der rezeptiven Areale von Hinterhorn-Neuronen. Bei pathologischen und chronischen Schmerzzuständen trägt dieser Faktor maßgeblich zur zentralen Schmerzsensibilisierung bei (Zeilhofer et al. 2012). Eine Verbesserung der selektiven Kontrolle scheint die unangemessene Ausdehnung von Aktivität auf andere Muskeln zu verhindern. Dies bedeutet, dass pathologische Massenmuster durch eine Verbesserung der selektiven Kontrolle von Bewegung unterbrochen werden können. Nach einer ZNS-Läsion sind die Motoneurone unter Umständen hypersensibel für eine exzitatorische Stimulation.

Zusammenfassung ✓

- Das Nervensystem verfügt über 2 Gruppen von Zellen: Nervenzellen (Neurone) und Gliazellen.
- Neurone sind für die einzigartigen Funktionen des Nervensystems verantwortlich. Bei den Gliazellen handelt es sich um nichtneuronale Zellen, die hauptsächlich Unterstützungs- und Schutzfunktionen für die Neurone übernehmen.
- Im Prozess der Divergenz neuronaler Verbindungen nimmt ein einzelnes Neuron Kontakt zu zahlreichen anderen Neuronen auf und ermöglicht so die Übertragung eines Signals von einem Neuron auf viele andere.
- Unter Konvergenz versteht man den Vorgang, in dem jedes Neuron synaptisch von vielen anderen Neuronen kontaktiert wird.
- Im Zuge der räumlichen Summation müssen die Inputs, die viele präsynaptische Neurone aus unterschiedlichen Arealen an ein einzelnes, postsynaptisches Neuron übertragen, aufsummiert werden, um den Schwellenwert für die Depolarisation zu erreichen.
- Temporäre Summation entsteht, wenn viele Aktionspotenziale, die sich innerhalb eines Axons mit hoher Geschwindigkeit fortbewegen, aufeinander aufbauen und somit die Stärke und Dauer eines Informationssignals vermehren.
- Das ZNS reguliert und modifiziert die Signalübertragung durch Inhibition, welche den Exzitationseffekt des ZNS verlangsamt.
- Veränderungen afferenter Informationen können die Aktivität des ZNS modifizieren.
- Eine verbesserte selektive Kontrolle scheint die unangemessene Ausdehnung von Aktivität auf andere Muskeln zu verhindern. Daher können pathologische Massenmuster wahrscheinlich durch eine Verbesserung der selektiven Kontrolle über Bewegungsabläufe unterbrochen werden.
- Nach einer ZNS-Läsion können die Motoneurone hypersensibel für exzitatorische Stimuli sein.

2.2 Systemkontrolle: an Bewegungsabläufen und der sensomotorischen Integration beteiligte Systeme und Strukturen

Im gesunden Gehirn existiert ein hochkomplexes Beziehungsgeflecht zwischen dem sensorischen Input aus einem Körperareal und dem motorischen Output hin zu jenen Muskeln, die auf die gleiche Körperregion einwirken. Eine präzise motorische Aktivität ist abhängig von der engen Verzahnung zwischen motorischen und sensorischen Systemen. Für die meisten Bewegungsabläufe ist ein konstanter Informationsfluss aus Hautrezeptoren, Gelenken und Muskeln notwendig, damit sichergestellt werden kann, dass die Bewegung nach Plan verläuft. Informationen vom okularen und vestibulären System können sehr wichtig für die motorische Performance sein. Aufgrund der sensorischen Informationen kann das ZNS abgehende Befehle an die Muskulatur entweder schon während des laufenden Bewegungsprozesses oder bei dessen nächster Durchführung aktualisieren und korrigieren (Brodal 2010). Aktivität in aufsteigenden Fasern kann Auswirkungen auf die Aktivität absteigender Fasern haben, und umgekehrt. Somatosensorische und visuelle Informationen sind von entscheidender Bedeutung für die Erkundung der Umwelt. Die menschliche Interaktion mit der Umwelt bildet die Grundlage für muskuläre Aktivitäten im Rahmen von Bewegung und Gleichgewicht. Motorische Aktivität ist kontextbasiert.

Merke M!

Bewegung wird von vielen neuronalen Netzwerken produziert.

Im integrierten Modell menschlicher Bewegung leisten alle Systeme – das sensorische, das motorische, das perzeptive und das kognitive – einen wichtigen Beitrag zum effizienten Ablauf von Bewegung. Keines der Systeme arbeitet isoliert. Alle Systeme sind in einem Netzwerk mit anderen verbunden. Sie erhalten und integrieren Informationen und geben diese weiter und beeinflussen andere Systeme bzw. werden von diesen beeinflusst. *„Bewegung ist der Output eines hybriden, funktionellen, eng mit seiner Umwelt verbundenen*

Systems, in dem sensorische, kognitive und motorische Prozesse interagieren." (Mulder et al. 1996) Motorisches Verhalten ist das Ergebnis einer Integration zwischen dem Individuum, der Aufgabe und der Umgebung, in der die Aktion stattfindet. Unterschiedliche Systeme leisten in unterschiedlichen Kontexten unterschiedliche Beiträge, um das Verhalten angemessen auf die momentane Anforderung auszurichten.

Die Lokalisation von ZNS-Funktionen ist eine komplexe Aufgabe, bei der riesige Fortschritte zu verzeichnen sind: Während die Wissenschaft der Phrenologie noch davon ausging, dass „Dellen" in der Schädeldecke eines Menschen ein Hinweis auf ein besonders entwickeltes Hirnareal seien, ermöglichen es zwischenzeitlich Bildgebungstechnologien, das menschliche Gehirn in Aktion darzustellen. Unterschiedliche Areale des Gehirns sind auf Funktionen spezialisiert, doch letztendlich ist es die Summe der Aktivität vieler interagierender Systeme, die motorisches Verhalten hervorbringt. Die Organisation des ZNS unterschiedliche wird als *parallel distributed processing* (parallel verteilte Verarbeitung) bezeichnet. Viele sensorische, motorische und kognitive Funktionen werden über mehr als eine Leitungsbahn bedient. Bis zu einem gewissen Grad ermöglicht dies Arealen und Leitungsbahnen, sich im Falle einer eingetretenen Schädigung gegenseitig zu kompensieren (Kandel et al. 2013).

Im folgenden Kapitel werden verschiedene Systeme sowie Erkenntnisse über ihre Funktion im Hinblick auf menschliche Bewegungsabläufe und Clinical Reasoning erläutert.

2.2.1 Somatosensorisches System

Unsere unterschiedlichen Sinne ermöglichen es uns, unsere Umwelt wahrzunehmen und in ihr zu handeln. Sie versetzen uns außerdem in die Lage, unseren Körper und uns selbst wahrzunehmen. Inputs, die von unterschiedlichen sensorischen Organen (Rezeptoren) geliefert werden, versorgen uns mit Informationen über unseren Körper und die Umwelt. Eine wesentliche Funktion des perzeptiven Systems ist die Bereitstellung von sensorischen Informationen, die für unsere motorischen Funktionen notwendig sind. Ein Schlüssel zum Verständnis dafür, wie das ZNS den motorischen Output kontrolliert, ist die Kenntnis darüber, auf welche Weise der sensorische Input den motorischen Output dirigiert und informiert (also über den sensomotorischen Prozess).

Der Begriff *somatosensorisch* bezieht sich auf sensorische Erfahrungen des Körpers (Soma). In diesem Kapitel wird sich die Auseinandersetzung hierüber auf sensorische Informationen über die Haut, die Gelenke und die Muskeln beschränken. Die Konvergenz von sensorischem Input aus den Golgi-Sehnenorganen (GTO), kutanen Rezeptoren und Gelenkrezeptoren auf Interneurone spielt eine Rolle bei der Präzision motorischer Funktionen, z. B. bei der Greiffunktion der Hand nach einem empfindlichen Objekt.

Es herrscht zunehmend Gewissheit darüber, dass sensorische Informationen eine grundlegende Rolle bei der motorischen Kontrolle spielen. Dies wiederum deckt sich mit einer der Grundannahmen zur Bewegung innerhalb des Bobath-Konzepts. So ist beispielsweise weithin bekannt, dass die Bewegungen, die von Patienten mit partiellen oder kompletten sensorischen Ausfällen ausgeführt werden, ungenau und unkoordiniert ablaufen (Bard et al. 1992, Stenneken et al. 2006). Bewegungen von deafferenten Patienten (d. h. mit komplettem Wegfall des sensorischen Inputs) mit einem völligen sensorischen Verlust innerhalb der großen Faserstrukturen, die über keine kutanen Empfindungen oder Propriozeption mehr verfügen, sind unpräzise und dysmetrisch (Forget u. Lamarre 1995, Lavoie et al. 1995), und zwar sogar dann, wenn noch visuelle Informationen zur Verfügung stehen (Bard et al. 1999).

Hautrezeptoren

Die Haut bedeckt unseren Körper und ist unser größtes Organ, das uns Informationen über unsere unmittelbare Umgebung liefert. Die Haut ist von einer Vielzahl an unterschiedlichen afferenten somatosensorischen Typen von Nervenfasern durchzogen. Die Mechanismen der Haut und des subkutanen Gewebes sind für den Tastsinn von ebenso hoher Bedeutung wie die Optik des Auges für das Sehvermögen.

Funktionell betrachtet können die Hauptrezeptoren, genau wie die Rezeptoren anderer Körperareale, in folgende Kategorien eingeteilt werden:

- Mechanorezeptoren
- Thermorezeptoren
- Chemorezeptoren

Die *Mechanorezeptoren* der Haut versorgen das Gehirn mit Informationen über unterschiedlich starke Reize auf die Haut wie Berührung, Druck und Dehnung. Berührungsrezeptoren in unseren

Fingerspitzen sind wichtig für eine fein abgestufte taktile Genauigkeit, die es uns ermöglicht, Objekte mit einem hohen Grad an Präzision zu manipulieren. Es gibt 4 verschiedene Typen von Mechanorezeptoren, die alle hochsensibel sind. Ihre konzertierte Aktion verleiht uns den Tastsinn. Die Mechanorezeptoren sind in unterschiedlichen Hautschichten angesiedelt. Zwei Arten befinden sich in den oberflächennahen Hautschichten (Meissner-Körperchen und Merkel-Scheiben), während die anderen beiden in tiefen Gewebeschichten angesiedelt sind (Pacini- und Ruffini-Körperchen). Einige dieser Rezeptoren adaptieren Reize schnell (schnell adaptierend), andere langsamer; bei den einen liegt die Schwelle zum Abfeuern von Impulsen niedrig, während andere eine hohe Schwelle haben. Schnell adaptierend bedeutet, dass der Rezeptor schnell auf Reize reagiert, sich schnell anpasst und das Abfeuern von Impulsen stoppt, wenn der Reiz konstant bleibt. Die schnell adaptierenden Rezeptoren informieren das ZNS über den Anfang und das Ende des Abfeuerns von Impulsen (d. h. die Variationen). Die andere Kategorie von Rezeptoren bezeichnet man als langsam adaptierend. Dazu gehören beispielsweise Schmerzrezeptoren und Rezeptoren, die Signale über den Körper im Raum und die Stellung von Körperteilen in Relation zueinander weitergeben. Diese sind langsam adaptierend, da zum Halten des Gleichgewichts ein anhaltender Informationsfluss benötigt wird (Brodal 2010).

Die Hautrezeptoren informieren das ZNS über Veränderungen. Die langsam adaptierenden Rezeptoren übertragen Impulse über die gesamte Zeitdauer hinweg, in der die auslösenden Reize vorhanden sind. Auf diese Weise werden die Informationen, die das ZNS über den Zustand des Körpers erhält, fortlaufend aktualisiert. Die wichtigste Funktion der langsam adaptierenden Rezeptoren ist, Hautverformungen und Druck zu erkennen. Wir nehmen ein Objekt als hart wahr, wenn es die Haut verformt. Umgekehrt empfinden wir ein Objekt als weich, wenn es von der Haut verformt wird. Ungeachtet dessen, können schnell und langsam adaptierende Rezeptoren auch gleichzeitig stimuliert werden und Informationen über diese Stimulation weitergeben.

Merke **M!**

Das rezeptive Feld der Haut ist entscheidend für die taktile Sensibilität eines Areals.

Die Mechanorezeptoren besitzen unterschiedliche rezeptive Felder. Dies ist relevant für die Funktion der Rezeptoren. Der Begriff *rezeptives Feld eines sensorischen Neurons* ist definiert als das Areal, aus dem die sensorische Einheit ihre Reize erhält (Brodal 2010). Im Allgemeinen ist die Dichte der sensorischen Einheiten in den distalen Körperregionen (Finger, Zehen und Lippen) am höchsten, und die distalen rezeptiven Felder sind kleiner als die proximalen. Jede Fingerspitze wird von rund 2.000 taktilen Afferenzen innerviert, und 10.000 afferente Neurone innervieren die verbleibende, unbehaarte Haut auf der volaren Oberfläche der Finger und der Handfläche (Johansson u. Flanagan 2009). Daher ist es einfacher, einen Reiz auf der Hand präzise zu lokalisieren als auf dem Rücken (Brodal 2010).

Die oberflächliche Rezeptorenschicht erkennt aufgrund des beschränkten Areals, aus dem sie ihre Informationen bezieht, feine räumliche Unterschiede. Dies ermöglicht das Erkennen feiner taktiler Reize, weshalb Menschen beispielsweise, Braille lesen können. Die tiefen Rezeptorenschichten erhalten ihre Informationen aus einem großflächigeren Hautareal. Die meisten Objekte, die mit einer Hand gegriffen werden, sind größer als das rezeptive Feld eines einzelnen Rezeptors und stimulieren daher eine hohe Anzahl an sensorischen Nervenfasern.

Laterale Inhibition

Die laterale Inhibition versetzt das Gehirn in die Lage, Hautverformungen aufgrund zweier simultan ausgelöster Reize zu erkennen (Zweipunkt-Unterscheidung). Es handelt sich um eine Form der präsynaptischen Inhibition, die nur innerhalb des sensorischen Systems existiert (Brodal 2010). Wenn die Haut stimuliert wird, werden Informationen an das ZNS übertragen. Dort, wo der Reiz am stärksten ist, beispielsweise an den Rändern eines Buches, das in der Hand gehalten wird, übertragen die stimulierten Rezeptororgane Impulse an das Rückenmark, wo sie Kollateralen freisetzen, die sich synaptisch mit inhibitorischen Interneuronen aus dem Hinterhorn verbinden (▶ Abb. 2.6). Die inhibitorischen Interneurone hemmen Impulse, die von anderen sensorischen Neuronen an der Peripherie des rezeptiven Feldes des stimulierten Areals übertagen werden (Brodal 2010). Somit erhält das ZNS die stärkste Stimulation von sensorischen Einheiten im Zentrum des stimulierten Areals. Dies erhöht die Fähigkeit zur Unterschei-

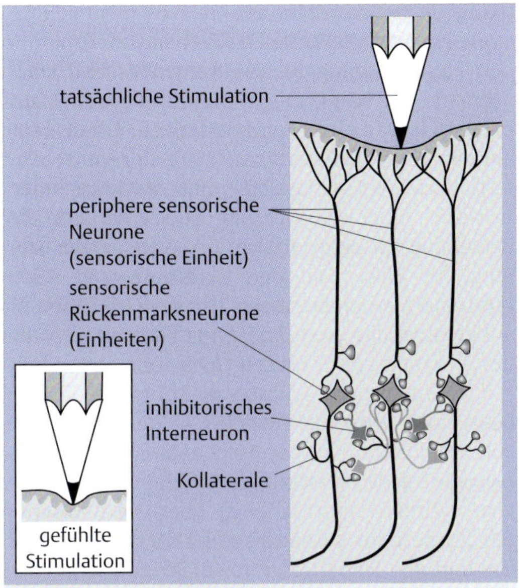

Abb. 2.6 Laterale Inhibition verstärkt den Kontrast sensorischer Impulse.

dung relativ zu Erkennungsmöglichkeiten, die allein aufgrund der anatomischen Anordnung des rezeptiven Feldes gegeben sein könnten.

Somit kann das ZNS Berührungen lokalisieren und wird außerdem über Veränderungen (Beginn/Ende), Kanten, Textur und Form (d. h. Variationen) unterrichtet. Wenn eine Person ihre Hand auf die Schulter einer anderen Person legt, erhält sie Informationen über die Form und Temperatur des berührten Bereichs. Wird die Hand nicht bewegt, adaptieren die Rezeptoren schnell und stoppen die Impulsübertragung. Dies bedeutet, dass man die Größe, Form, Textur und Temperatur eines Objektes nicht einschätzen kann, wenn die Hand nicht bewegt wird. Bewegung ist notwendig, um Rezeptoren zu aktivieren und Information durch Variation zu erhalten. Somit stellt Bewegung die Grundvoraussetzung für Empfindungsfähigkeit dar. Motorische Aktivität und Empfindungsfähigkeit sind eng miteinander verbunden, und motorische Aktivität ist ein Werkzeug der Empfindung. Laut Brodal ist bei den meisten Bewegungsabläufen ein kontinuierlicher Informationsfluss ausgehend von speziellen Rezeptoren der Muskeln, Sehnen, Gelenken und der Haut notwendig, um sicherzustellen, dass die Bewegung nach Plan verläuft (Brodal 2010).

Tastsinn

Der Tastsinn ist komplex und umfasst diverse Modalitäten. Von den 5 Aristotelischen Sinnen ist er bis heute der auf zellulärer Ebene am wenigsten erforschte (Lumpkin et al. 2010). Der Tastsinn erleichtert oder ermöglicht nahezu jede motorische Aktivität. Ohne dass wir dafür unser Sehvermögen benötigen, liefert er uns Informationen zu Objekten und deren Eigenschaften (z. B. Temperatur), die wir über unsere anderen Sinne nicht erfassen können. Der Tastsinn hat eine aktive Komponente, wenn man beispielsweise mit seiner Hand oder anderen Körperteilen eine andere Person oder eine Oberfläche berührt, und eine passive, wenn jemand oder etwas einen selbst berührt (Kandel et al. 2013). Aktive und passive Berührungen stimulieren jeweils die gleichen Hautrezeptoren und lösen ähnliche Antworten des afferenten Systems aus (Kandel et al. 2013).

Die Hand wird oft als das 3. Auge bezeichnet, weil das Berühren eines Objekts auch ohne Sehvermögen ein mentales Bild des Objektes heraufbeschwört. Menschen können Gegenstände allein aufgrund des Tastsinns erkennen. Diese Fähigkeit wird als *stereognostischer Sinn* bezeichnet. Klatzky et al. haben beobachtet, dass Erwachsene mit verbundenen Augen jeden von 100 Alltagsgegenständen mit nahezu exakter Genauigkeit innerhalb von nur wenigen Sekunden identifizieren konnten (Klatzky et al. 1985). Um Objekte voneinander zu unterscheiden, bewegen wir in der Regel den Gegenstand in stereotypen Mustern, die man als *exploratorische Bewegungen* bezeichnet. Über spezifische Bewegungsabläufe erhält der Mensch optimalen Input von den Rezeptoren, z. B. durch das Gleiten der Hand über einen Seidenschal, um seine Weichheit zu erspüren (diese Gleitbewegungen werden als laterale Bewegungen bezeichnet) (Lederman u. Klatzky 1993). *Stereognosie* bedient sich sensorischer Informationen von kutanen Mechano- und Thermorezeptoren in Kombination mit jenen von Mechanorezeptoren, die in Muskeln, Sehen und Gelenken eingebettet sind. Stereognosie wird auch als haptische Wahrnehmung bezeichnet und als *„die Fähigkeit zur Wahrnehmung und zum Verständnis der Form und Natur eines Objektes mittels des Tastsinns“* definiert, d. h. ohne den Gebrauch des Sehvermögens (Harris et al. 2010). Der stereognostische Sinn stützt sich hauptsächlich auf Funktionen der Hand. Stabilität, Mobilität, Sensibilität und Adaptionen der Hand sind wesentlich für die Erkundung der Umwelt und die Manipulation von Objekten.

Haptik (jede Form der Interaktion mittels Berührung) wird heute gemeinhin als ein perzeptives System betrachtet, das auf 2 verschiedenen afferenten Subsystemen gründet, dem *kutanen* und dem *kinästhetischen*, und das eine aktive manuelle Erkundung beinhaltet (Lederman u. Klatzky 2009).

Merke **M!**

Der stereognostische Sinn basiert auf somatosensorischen Informationen, Bewegungen, der Fähigkeit, Variationen zu erkennen, und auf der Perzeption.

Aus jüngeren Studien geht hervor, dass neben den sensorischen Rezeptoren auch das Gewebe selbst die Reaktion auf mechanische Stimulation mitprägt und damit zum Tastsinn beiträgt. Dies bedeutet, dass die menschliche Tastschärfe von mechanischen Eigenschaften der Haut beeinflusst wird, wie etwa der Größe der Fingerspitzen, die Steifigkeit der Haut und dem Abstand der Papillarlinien (Lumpkin et al. 2010).

Beim Greifen wird die Sicherheitsmarge (das Verhältnis von Greifkraft und Belastungskraft) präzise reguliert (Johansson u. Flanagan 2009). Die Greifkräfte sind stark genug, damit das Objekt nicht wegrutscht, aber auch nicht zu stark. An der Regulierung der Greifkraft sind Rückmeldungen von kutanen Afferenzen und ein internes Modell beteiligt, das die benötigte Greifkraft antizipiert. Der Greifkraft-Output wird rund 100 ms nach dem Kontakt mit dem Objekt modifiziert und an die Objekteigenschaften angepasst (Johansson u. Flanagan 2009).

Die Fähigkeit, unterschiedliche Objekte zu manipulieren, hängt von der antizipatorischen Kontrolle ab, die wiederum auf Erfahrungswerten über das Verhältnis zwischen der ausgeführten Bewegung und ihren Auswirkungen beruht. Die kutanen Rezeptoren spielen dabei eine entscheidende Rolle, da Informationen von taktilen Afferenzen unmittelbar Informationen über die mechanischen Interaktionen zwischen dem Körper und den Objekten in seiner Umgebung liefern (Johansson u. Flanagan 2009).

die Mechanorezeptoren sind nicht nur wichtig für die Erfassung von Größe, Form, Textur und Bewegung von Objekten, sondern sie liefern auch maßgebliche Informationen für die posturale Kontrolle. So sind die kutanen Mechanorezeptoren in den Füßen wichtig für die Kontrolle des Gleichgewichts im Stand. Eine Veränderung der Standposition ist mit einer Veränderung der Druckareale auf den Fußsohlen verbunden. Die Rezeptoren liefern dem ZNS verlässliche und wichtige Informationen über die Richtung und Amplitude der Bewegung im Zentrum des Druckareals, die Stellung der Füße und den Belastungsgrad. Diese Informationen bilden einen Teil der Grundlage für antizipatorische posturale Anpassungen (APA) bei der Initiation von Schritten (mehr über APA erfahren Sie im Kap. 3.2.2, Posturale Kontrolle (S. 126)). Beim Gang wird die Fußsohle in der Standphase belastet. Plantare kutane Mechanorezeptoren nehmen die lokale Belastungsverteilung wahr und liefern indirekte Informationen über die Bewegung des Körpers im Verhältnis zur Unterstützungsfläche und den Stabilitätsgrenzen. Sowohl schnell als auch langsam adaptierende kutane Mechanorezeptoren sind sehr sensibel für die Kräfte, die auf die Fußsohlen einwirken.

Verschiedene Studien haben die Bedeutung plantarer Hautrezeptoren für die posturale Kontrolle untersucht und dabei unterschiedliche Versuchsanordnungen genutzt, um die taktilen afferenten Informationen zu beeinflussen (Kars et al. 2009). Während dieser Versuche wurden verschiedene Techniken angewendet, um die posturale Stabilität mittels einer Desensibilisierung der Fußsohlen negativ zu beeinflussen (Kühlung der Mechanorezeptoren, Betäubung der Rezeptoren oder Veränderungen der Eigenschaften der tragenden Oberfläche, auf der die Versuchsperson stand) (Kars et al. 2009). Die Protokolle dieser Versuche stützen weitgehend die These, dass plantare kutane Afferenzen zur Kontrolle des Gleichgewichts beitragen.

Mechanorezeptoren in der Haut leiten auch Informationen über die Gelenkstellung das ZNS weiter. Studien haben den Beitrag nichtmuskulärer Afferenzen zu Position und Bewegung nachgewiesen (Collins et al. 2005, Cordo et al. 2011). Es hat sich gezeigt, dass die Hautrezeptoren je nach Stellung nahegelegener Gelenke zuverlässig Nervensignale abfeuern (Aimonetti et al. 2007).

Klinische Relevanz

Für uns Menschen sind aktive Bewegungen der Hand und der Finger elementar für unseren Tastsinn – wir streichen über eine Oberfläche, um deren Textur zu erfassen, tasten vorsichtig ab oder fahren an Kanten entlang, um Formen beurteilen zu können, oder üben Druck aus, um den Härtegrad einer Oberfläche zu erfassen (Lederman u. Klatzky 1993). Laut Brodal (Brodal 2010) sind für die meisten Bewegungsabläufe kontinuierliche Informationen von spezifischen Rezeptoren der Muskeln, Sehnen, Gelenke und der Haut notwendig, damit sichergestellt werden kann, dass die Bewegung planmäßig verläuft. Dies hat eine hohe klinische Relevanz: Ein Patient, der sich nicht bewegen kann, erhält nur wenige oder gar keine Informationen von den Rezeptoren in der Haut, den Muskeln und den Gelenken. Daher kann die Fähigkeit eingeschränkt sein, Veränderungen der Gelenkstellung zu erkennen. Im Zuge formaler Testverfahren zur Wahrnehmung der Gelenkstellung werden lediglich die *Perzeption* und das *kognitive Bewusstsein* getestet, nicht jedoch das Potenzial des Patienten, die Gelenkstellung durch Bewegung zu erkennen. Informationen von Rezeptoren werden aus den Rezeptorflächen im Körper an das Rückenmark übertragen, moduliert und zur weiteren Verarbeitung an den Hirnstamm, das Kleinhirn, den Thalamus und die Großhirnrinde gesendet. Bei den meisten Patienten mit ZNS-Läsionen ist ein reduziertes sensorisches Bewusstsein entweder auf eine Fehlfunktion bei der Verarbeitung der Perzeption oder auf Läsionen in den aufsteigenden Bahnen innerhalb des Gehirns selbst auf der Ebene der Capsula interna zurückzuführen. Daher werden somatosensorische Informationen auf zahlreichen Ebenen integriert, auch wenn der Patient dies nicht fühlt oder wahrnimmt. Nur wenn der Kliniker den Patienten bei dessen funktionellen Aktivitäten beobachtet, kann er sich ein zutreffendes Bild davon verschaffen, wie der Patient sensorische Informationen erhält und integriert.

Vorsicht ⚠

Wenn der Patient nicht in der Lage ist, sich aktiv zu bewegen, besteht die Gefahr, dass sich ein erlernter Nichtgebrauch manifestiert. In diesem Fall sollte der Therapeut darüber nachdenken, ein „sensorisches Stimulationspaket" zu liefern, um das Körperschema der unterschiedlichen Darstellungen des Körpers im Gehirn zu erhalten und/ oder neu aufzubauen (s. Kap. 2.3).

Propriozeptoren

Unter Propriozeption versteht man den Sinn für die Stellung und die Bewegung der Körperteile ohne Einsatz des Sehvermögens. Sie spielt eine bedeutende Rolle bei der menschlichen Funktionalität. Obwohl Hautrezeptoren zum Gefühl für die Gelenkstellung beitragen, bezeichnet der Begriff *Propriozeptoren* in der Regel sensorische Rezeptoren des muskuloskeletalen Systems. In Gelenken und Muskeln findet man 2 Kategorien von spezialisierten Mechanorezeptoren: Muskelspindeln und Golgi-Sehnenorgane (GTO).

Muskelspindel

Muskelspindeln sind sensorische Organe, die zwischen und parallel zu den Muskelfasern der Skelettmuskeln angesiedelt sind (▸ Abb. 2.7). Beide Enden jeder Spindel sind mit dem Bindegewebe des Muskels verbunden und daher indirekt auch mit der Sehne des Muskels. Aufgrund dieser Anordnung werden die Muskelspindeln gleichzeitig mit dem Muskel gedehnt. Kontrahiert der Muskel, verformen sich die Muskelspindeln oder ihre Endungen verkürzen sich. Ihre zentrale Funktion ist, das ZNS über die Länge des Muskels, Längenveränderungen und die Geschwindigkeit der Veränderung zu informieren. Die Muskelfasern einer Muskelspindel werden *intrafusale Fasern* genannt, während man die Muskelfasern des Muskels an sich als *extrafusale Fasern* bezeichnet. Die Muskelspindel 2 unterschiedlich spezialisierte intrafusalen Muskelfaser: Kernsäcke und Kernketten. Aufgrund der Anatomie sind die Kernsackfasern wesentlich nachgiebiger und weniger dehnungsresistent. Somit können sie zur dynamischen Sensibilität der Spindel beitragen. Die Kernkettenfasern sind hingegen wesentlich steifer und tragen wahrscheinlich zur statischen Sensibilität der Muskelspindel bei (Brodal 2010):

Diese intrafusalen Muskelfasern verfügen lediglich an den beiden Endungen über kontraktile Elemente. Daher kann sich ihre Mittelregion nicht aktiv zusammenziehen. Jede Mittelregion ist von sensorischen Nervenendigungen umgeben, die Verformungen aufgrund einer Dehnung der Fasern wahrnehmen. Afferente Informationen zur Dehnung der Muskelspindel werden über primäre (Ia) afferente Fasern (mit einer dicken Myelinschicht und hoher Übertragungsgeschwindigkeit) und sekundäre (II) afferente Fasern an das ZNS weitergeleitet.

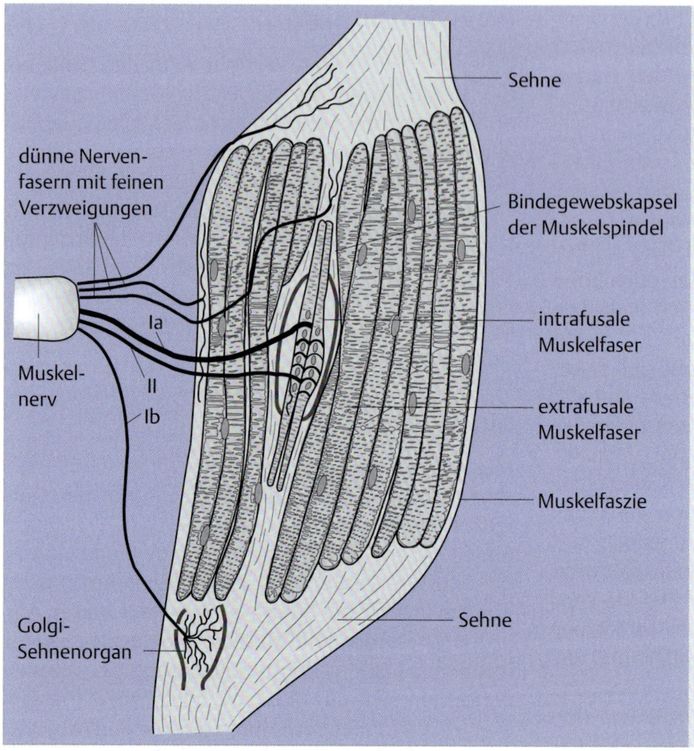

Abb. 2.7 Die Muskelspindel und das Golgi-Sehnenorgan. Die Muskelspindeln sind zwischen und parallel zu den extrafusalen (skeletalen) Muskelfasern angesiedelt und über das Bindegewebe mit der Sehne verbunden.

Die Muskelspindel ist der einzige Mechanorezeptor, dessen Sensibilität vom ZNS verändert werden kann. Die Endungen jeder Kernsack- und Kernkettenfaser werden von einem γ-Motoneuron innerviert, das die Sensibilität der Muskelspindel während der muskulären Aktivität aufrechterhält (Kandel et al. 2013). Dadurch kann das ZNS schnell auf jede unerwünschte Veränderung der Muskellänge reagieren. Da die γ-Motoneurone die intrafusalen Fasern innervieren, werden diese auch als *fusimotorisch* bezeichnet. Bei Kontraktionen der Endungen der intrafusalen Muskelfasern wird die Mittelregion gedehnt, wodurch sich die Steifigkeit der Spindel verändert und ihre Sensibilität angepasst wird. In der motorischen Rinde sind mehr Neurone an der Kontrolle von γ-Motoneuronen beteiligt als an der von α-Motoneuronen (Lan u. He 2012).

Um zu verhindern, dass sich die Muskelspindel bei einer Kontraktion der Skelettmuskelfasern (der extrafusalen Fasern) verformt, lässt sich im gleichen Muskel eine Aktivität von γ-Motoneuronen und von α-Motoneuronen beobachten. Eine verformte Muskelspindel ist nicht mehr sensibel für Dehnungen. Die simultane Aktivität von α- und γ-Motoneuronen wird als *α-γ-Koaktivierung* bezeichnet. Das ZNS nimmt eine Feinjustierung der Länge der Muskelspindel im Hinblick auf die antizipierte Länge der extrafusalen Muskelfasern vor. Auf diese Weise bleibt die Sensibilität der Muskelspindel während Längenveränderungen des Muskels erhalten und das ZNS kann schnell auf jede unerwünschte Veränderung der Muskellänge reagieren. Somit scheint die α-γ-Koaktivierung wesentlich für die Aufrechterhaltung tonischer Kontraktionen zu sein, beispielsweise für eine Stabilisierung des Knies bei der Belastung des Beins während der Standphase.

Die Ia-afferenten Nervenfasern verbinden sich monosynaptisch mit den α-Motoneuronen ihres eigenen Muskels. Dies bildet die Basis des monosynaptischen Dehnungsreflexes, der durch Zuckungen der Patellarsehne, der Achillessehne und andere Reflexe zum Ausdruck kommt (mehr dazu erfahren Sie in Kap. 2.2.6). Die Ia-Afferenzen sind auch eine primäre sensorische Quelle der rekurrenten Inhibition (Kap. 2.1.2, Rekurrente Inhibition (S. 24)).

Informationen aus der Muskelspindel werden für unsere bewusste und unbewusste Wahrnehmung der Gelenkstellung benötigt. Gemeinsam mit Informationen von kutanen Dehnungsrezeptoren dienen sie dazu, die Gelenkstellung sowohl für bewusste Anpassungen als auch für unbewusste automatische posturale Anpassungen präzise zu entschlüsseln.

Sind Bewegungen geplant und sollen solche ausgeführt werden, versorgen die Muskelspindeln das ZNS kontinuierlich mit kinematischen Informationen über den ursprünglichen Zustand des Körpers und über die stattfindenden Änderungen der Gelenkstellungen. Neuere Theorien zur motorischen Kontrolle beinhalten „Zukunftsmodelle", in denen Vorhersagen über sensorische Zustände genutzt werden, um die motorischen Aktivitäten auszurichten (Kap. 2.2.3). Informationen aus der Muskelspindel können einen Beitrag zu Entstehung dieser „sensorischen Zukunftsmodelle" leisten, und fusimotorische (γ) Aktivität kann zentral geplante, kinematische Informationen über die Gelenkwinkel weiterleiten, während sich die Person weiter fortbewegt. Wird die Bewegung nicht ausgeführt wie antizipiert, kann das ZNS die Aktivität korrigieren. Auf diese Weise kann das ZNS motorische Aktivitäten exakt modulieren und kontrollieren und die Reaktionsfähigkeit auf unerwartete Störungen verstärken, wie z. B. Gleichgewichtsstörungen (Brodal 2010).

Nach dem Abschluss einer Bewegung tragen die Informationen aus den Muskelspindeln zur Evaluation des Ergebnisses der ausgeführten motorischen Aktivitäten durch das Gehirn bei. So ist die Muskelspindel an der Bewertung des Ausgangszustandes des Körpers, der Überwachung des Bewegungsfortschritts und der Beurteilung des Ergebnisses der ausgeführten motorischen Aktivitäten beteiligt.

Die Anzahl der Muskelspindeln variiert in den einzelnen Muskeln und ist dort höher, wo eine präzise Abstufung von Aktivitäten notwendig ist (z. B. in den kleinen Muskeln der Hand oder in den tiefen posturalen Rückenmuskeln). Die Muskelspindeln informieren das ZNS kontinuierlich über den Zustand des Muskels (Dietz 1992). Daher weiß das ZNS zu jeder Zeit, welche Bewegungen anstehen, gerade stattfinden oder stattgefunden haben – und kann diese vergleichen.

Golgi-Sehnenorgane

Golgi-Sehnenorgane (GTO) sind spezialisierte Mechanorezeptoren, die in Serie mit extrafusalen Muskelfasern angeordnet und im Bereich zwischen dem Muskel und der Sehne angesiedelt sind (▶ Abb. 2.7). Das GTO verfügt über eine wesentlich einfachere Struktur als die Muskelspindel. Es besteht aus rezeptiven Endungen, die mit den Kollagenfaserbündeln der Sehne verwoben sind. Ein kleiner Strang Muskelsehne, der dazu dient, sich mit Muskelfasern zu verbinden, durchzieht jeden Rezeptor. Dieses serielle Arrangement, in Verbindung mit einer sehr niedrigen Schwelle und einer hohen, dynamischen Sensibilität der sensorischen Endungen, versetzt GTO in die Lage, das ZNS mit Rückmeldungen bezüglich des Muskeltonus zu versorgen (Brodal 2010).

Muskelfasern, die an GTO gekoppelt sind, gehören *vielen verschiedenen motorischen Einheiten* an. Das Sehnenorgan kann daher Veränderungen des Tonus und die Verteilung der Aktivität in unterschiedlichen motorischen Einheiten des Muskels gleichzeitig erfassen. Es ist sehr viel sensibler für den Tonus aufgrund von aktiver Muskelarbeit als für passive Dehnung (Brodal 2010). Das GTO ist nicht efferent durch das ZNS innerviert, weshalb seine Sensibilität nicht vom ZNS angepasst werden kann.

Das GTO wird durch eine sensorische Nervenfaser innerviert, die als Ib-Afferenz bezeichnet wird und deren Struktur mit jener der Ia-Faser identisch ist (dicke Myelinschicht und hohe Leitfähigkeit). Wenn das GTO in passivem Zustand stimuliert wird, verursacht es eine Inhibition des korrespondierenden Muskels, hervorgerufen durch die Ib-Interneurone im Rückenmark (Kap. 2.1.2, Nichtreziproke Inhibition (S. 25)). Zunächst ging man davon aus, dass dies eine reine Schutzfunktion sei, um eine Schädigung des Muskels zu verhindern. Heute weiß man jedoch, dass diese Rezeptoren kleine Veränderungen des Muskeltonus erkennen und daher das ZNS über den Zustand der Muskelkontraktion informieren. In Situationen, in denen der Muskel belastet werden muss (z. B. der M. triceps surae während der Standphase des Gehens), erhöhen die Informationen aus dem GTO die Aktivität des Muskels und helfen so bei der Aufrechterhaltung des Tonus.

Ganz allgemein erregen die GTO beim Gehen extensorische Motoneurone beim Übergang von der Schwungphase in den Stand und verbessern dadurch die Standphase (Brodal 2010).

Klinische Relevanz

Der Fuß ist eine besonders wichtige Struktur für den peripheren Input zur Kontrolle und Anpassung der Muskelaktivierungsmuster in den unteren Extremitäten, insbesondere während der Standphase und beim Stehen. Beim Fuß ist ein bedeutendes rezeptives Areal, das von zahlreichen Haut-, Gelenk-, Sehnen- und Muskelrezeptoren geformt wird (darunter auch intrinsische Fußmuskeln). Es ist seit Langem bekannt, dass Schädigungen des Fußes, entweder durch sensorineuronale Verluste oder durch physische Verletzungen der Muskeln, Knochen oder des Bindegewebes, die Haltung und die Stabilität des Ganges verändern (Wright et al. 2012).

Es wird angenommen, dass beim Menschen sowohl zentrale Befehle als auch Rückmeldungen aus sensorischen Rezeptoren zur Kontrolle der Fortbewegung beitragen. Afferente Informationen spielen eine wesentliche Rolle bei der Anpassung und Modulation der Aktivitäten der zentralen Mustergeneratoren (ZMG) an die Umwelt (Kap. 2.2.6). Genauer gesagt, geht man davon aus, dass Rückmeldungen zu Belastung und/oder Länge, die von GTO, Muskelspindeln, Gelenk- und kutanen Rezeptoren wahrgenommen werden, wichtige Feedback-Signale zur motorischen Kontrolle des Gehvorgans sind (af Klint et al. 2010). Aus vorliegenden Daten geht hervor, dass das ZNS durch Belastung (Aufsetzen der Ferse) und Entlastung (Heben der Ferse) während der Fortbewegung mit Informationen zu räumlichen, zeitlichen und propriozeptiven Parametern, zum ausgeführten Druck über die entsprechenden Druckrezeptoren und mit Rekrutierungsmustern der unteren Extremitäten versorgen (Trew u. Everett 1998). Die Gewichtsbelastung reguliert den Schrittzyklus über eine Beeinflussung der Standdauer. Die Sensibilität für die Belastung erhält der Mensch durch Informationen, die die GTO der extensorischen Beinmuskeln liefern. In der Standphase hemmen die GTO der extensorischen Beinmuskeln die Aktivität der Flexoren. Dies ist bedeutend für die Funktionalität, da die Belastung des Standbeins vermindert werden muss, bevor die Schwungphase angestoßen werden kann (Hubli u. Dietz 2013). Das Ausmaß der Aktivierung von Beinextensoren korreliert in hohem Maße mit der prozentuellen Belastung des Körpers und ist außerdem von der Funktionsphase abhängig (Mudge u. Rochester 2001). Während die Belastung des lasttragenden Beins zum Ende der Standphase reduziert wird, verringern sich gleichzeitig die fazilitatorischen Aktivitäten der GTO, was den Übergang in die Schwungphase unterstützt. Eine wichtige Funktion des Feedbacks aus den Muskelafferenzen scheint außerdem die zeitliche Regulierung des Schrittzyklus durch Anpassung der Dauer der unterschiedlichen Phasen des Gangzyklus und die Erleichterung des Übergangs zwischen diesen Phasen zu sein (Rossignol et al. 2006).

Patienten mit ZNS-Läsionen zeigen häufig eine reduzierte Kontrolle und Mobilität des Knöchels und Fußes: Hypertonizität oder Steifigkeit der Wadenmuskeln verhindern gelegentlich das Aufsetzen der Ferse. Eine inaktive Dorsalflexion des Knöchels oder Inversionsmuster und eine plantare Flexion während des Gehvorgangs können hier ursächlich sein. Wenn der Patient seine Ferse nicht mehr aufsetzen kann, führt dies zu einer instabilen Standphase. Eine stabile Standphase als erste Komponente des Standvermögens ist jedoch Grundvoraussetzung für eine effiziente Schwungphase und damit für die Fortbewegung.

Merke **M!**

Das Aufsetzen der Ferse ist wichtig für die Initiierung der Standphase und somit für die Fortbewegung.

Das Heben der Ferse ist ein bedeutendes Signal zur Beendigung der Standphase und leitet die Schwungphase ein.

Integration somatosensorischer Informationen auf der Ebene des Rückenmarks

Millionen von sensorischen Neuronen liefern jederzeit Informationen an das ZNS (afferente Neurone). Diese sensorischen Informationen erreichen das Rückenmark über die Spinalnerven. Man nimmt an, dass die Integration des sensorischen Inputs auf der Ebene des Rückenmarks ihren Anfang nimmt. Unter *Integration* versteht man die Mechanismen der *Summation, des Gating und der Modulation*, die infolge verschiedener Kombinationen von exzitatorischer und inhibitorischer synaptischer Aktivität der afferenten Neurone ablaufen.

Die Zellkörper der sensorischen Neurone sind außerhalb des Gehirns und Rückenmarks in Ganglien angesiedelt, die sich in der Nähe des Rückenmarks befinden. Ganglien, die mit Spinalnerven in

Verbindung gebracht werden, bezeichnet man als *dorsale (hintere) Wurzelganglien.* Hier gelangen die afferenten Fasern in das ZNS. Das dorsale Wurzelganglien-Neuron ist die *primäre sensorische Rezeptorzelle* des somatosensorischen Systems. Dorsale Wurzelganglien-Zellen werden auch als *Neurone 1. Ordnung* bezeichnet, da sie den sensorischen Integrationsprozess initiieren (Kandel et al. 2013). Die afferenten Fasern der Rezeptoren stellen einen synaptischen Kontakt mit den Schaltneuronen 1. Ordnung der Dorsalwurzel her und transportieren Impulse zum Rückenmark, um Informationen nicht nur über die aufsteigenden Trakte (auch Bahnen genannt) zu übergeordneten Zentren zu befördern, sondern auch über die spinalen Interneurone hin zu *lokalen neuronalen Netzwerken.* Lokale neuronale Netzwerke begründen *Reflexbögen für somatische und autonome* (Brodal 2010). Einer der Mechanismen der sensomotorischen Integration läuft über die Formation von Reflexen. Sowohl kutane als auch Muskelafferenzen können Reflexe auslösen. Reflexmechanismen sorgen für eine schnelle Integration von sensorischem Feedback und zentralen motorischen Befehlen zur Modulation und Verfeinerung der motorischen Kontrolle (Kap. 2.2.6).

Die Mehrzahl der spinalen Interneurone stellt über die *propriospinalen Fasern* auch Verbindungen zwischen Neuronen unterschiedlicher segmentaler Ebenen her. Daher können sich Informationen, die in das Rückenmark eintreten, über mehrere segmentale Ebenen ausbreiten. Diese Verbreitung von Informationen hängt von den synaptischen Einflüssen ab, die diese Interneurone von den absteigenden Bahnen erhalten. Die Schaltneuronen 1. Ordnung stellen eines der ersten Stadien dar, in dem peripherer Input moduliert werden kann.

Das Rückenmark wurde umfassend erforscht, insbesondere an Katzen, und es gibt zahlreiche Nachweise dafür, dass sensorische Afferenzen und absteigende motorische Bahnen auf gemeinsame spinale Interneurone konvergieren (Petersen et al. 2003, Nielsen 2004, Brodal 2010). An Menschen wurde beobachtet, dass die Integration von motorischen Befehlen und sensorischen Feedback-Signalen eine Funktion bei der Kontrolle der Muskelaktivität bei Bewegung hat. Man geht davon aus, dass die Konvergenz von absteigendem supraspinalem Input und sensorischem Feedback auf gemeinsame spinale Interneurone einen der Eckpfeiler der zentralen Kontrolle von Bewegungen bildet (Nielsen 2004) (nähere Informationen unter Kap. 2.2.6).

Afferente (aufsteigende) Systeme

Überblick

Wie bereits beschrieben, erhalten die unterschiedlichen Rezeptoren des Körpers somatosensorische Informationen und transportieren diese vom peripheren Nervensystem hin zum Rückenmark. Im Folgenden wird der Transport dieser Informationen innerhalb des ZNS genauer beschrieben. Somatosensorische Systeme beinhalten die Rezeptoren und die Leitungsbahnen für sensorische Informationen aus dem Körper an jene Areale des Gehirns, die diese Informationen integrieren und auf sie reagieren müssen. Als *Bahnen* bezeichnet man *Kommunikationspfade* innerhalb des ZNS. *Bei den aufsteigenden Bahnen handelt es sich um sensorische Bahnen*, die Informationen an das Gehirn liefern. Die Informationen, die die somatosensorischen Rezeptoren liefern werden über separate Nervenbahnen transportiert. Die somatosensorischen Submodalitäten erreichen voneinander getrennt die Großhirnrinde (Kandel et al. 2013). Die Bezeichnungen der somatosensorischen Bahnen richten sich nach deren Ursprüngen und Endungen. Wenn der Name der Bahn mit *spino* wie *spinozerebellär* beginnt, handelt es sich um eine sensorische Bahn, die Informationen vom Rückenmark an das Kleinkirn liefert.

Die Übertragung *bewusster somatosensorischer Informationen* findet im Wesentlichen über 2 zentrale Bahnen statt (► Abb. 2.8) (Kandel et al. 2013): Auf *der Bahn von der dorsalen Säule zum Lemniscus medialis* werden Berührung, Propriozeption und Vibration befördert, und das *anterolaterale System* überträgt Schmerz und Temperatur. Diese beiden sensorischen Bahnen nutzen 3 verschiedene Kategorien von Neuronen, um die Informationen von den sensorischen Rezeptoren der Peripherie zur Großhirnrinde zu übermitteln (Brodal 2010). Diese Neurone werden als *primäre* (dort, wo die sensorische Verarbeitung initiiert wird), *sekundäre* und *tertiäre* sensorische Neurone bezeichnet. Auf beiden Bahnen sind die Zellkörper der primären sensorischen Neurone in den Ganglien der Dorsalwurzel angesiedelt. Ihre zentralen Axone reichen in das Rückenmark hinein. Der Zellkörper des sekundären sensorischen Neurons ist in der grauen Substanz des Rückenmarks oder des Hirnstamms angesiedelt, wohingegen sich der Zellkörper des

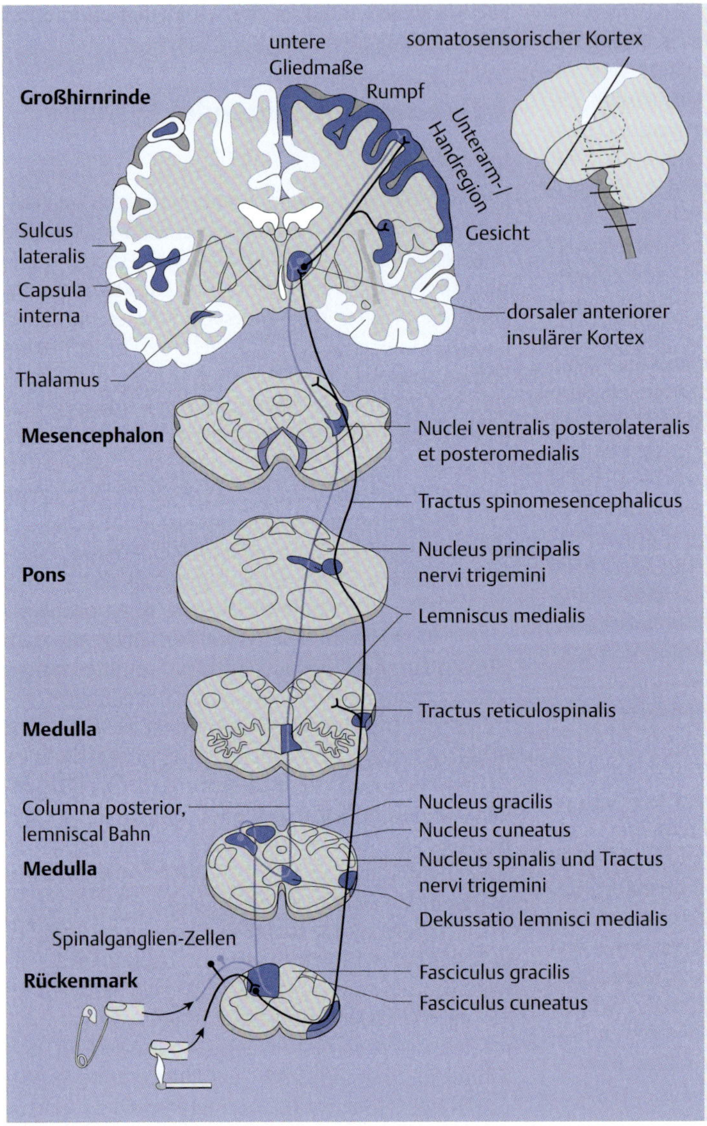

Abb. 2.8 Die Abbildung stellt das Dorsalsäulen-Lemniscus-medialis-System dar. Der sensorische Nerv tritt ins Rückenmark und in die ipsilaterale Bahn zu den Nuclei cuneatus und gracilis im Hirnstamm ein. Hier überkreuzen sich die Nerven und bilden den Lemniscus medialis. Die spinoretikulären und die spinothalamischen Bahnen überkreuzen sich beim Eintritt ins Rückenmark und bilden das anterolaterale System. Vom Hirnstamm steigen die beiden Systeme gemeinsam zum Thalamus und zur Großhirnrinde auf (nachgezeichnet mit Genehmigung von Kandel et al. 2013, S. 447).

tertiären sensorischen Neurons im Thalamus befindet. An jeder dieser Schaltstellen werden die sensorischen Botschaften umfassend gefiltert und verarbeitet, bevor eine bewusste Empfindung in der Großhirnrinde entsteht.

Zusätzlich zu den beiden bereits erwähnten Bahnen gibt es noch somatosensorische Bahnen hin zum Kleinhirn, die als *ventrale* und *dorsale spinozerebelläre Bahnen* bezeichnet werden.

Die Neurone der sensorischen Bahnen sind nach 3 anatomischen Prinzipien angeordnet:

- *sensorische Modalität:* Die Informationen der verschiedenen somatosensorischen Rezeptoren werden innerhalb der Bahnen getrennt gehalten.
- *somatotopisch:* Die Fasern in den aufsteigenden Bahnen sind nach dem Herkunftsort sortiert.
- *medial-laterale Regel:* Sensorische Neurone, die auf einer unteren Ebene in das Rückenmark eintreten, sind anatomisch im Rückenmarks eher medial angesiedelt, während jene, die auf den höheren Ebenen eintreten, eher lateral lokalisiert sind.

Die Bahn von der dorsalen Säule zum Lemniscus medialis

Die zentrale Bahn des somatosensorischen Systems von den peripheren Rezeptoren zur Großhirnrinde ist die Bahn von der dorsalen Säule zum Lemniscus medialis (Brodal 2010). Über sie werden Signale von Mechanorezeptoren mit niedriger Schwelle aus Haut, Muskeln und Gelenken transportiert. Die mittlere Region der dorsalen Säule des Rückenmarks wird als *Fasciculus gracilis* bezeichnet. Die grazilen Fasern erhalten Informationen von den unteren Körperregionen, aus Bereichen unterhalb von T 6. Den eher lateralen Teil der Bahn nennt man *Fasciculus cuneatus*. Er erhält Informationen aus Bereichen oberhalb von T 6 (z. B. den oberen Extremitäten, dem Rumpf und dem Hals [Brodal 2010]). Bei dieser Bahn handelt es sich um ein Hochgeschwindigkeitssystem (stark myelinisiert), das Informationen zu Berührungen, Druck, Vibrationen und Propriozeption überträgt (Brodal 2010). Die primären sensorischen Neuronen innerhalb dieser Bahn bewegen sich ipsilateral (ohne Überkreuzungen) zu den Nuclei cuneati und zum Nucleus gracilis (gemeinsam als Dorsalsäulen-Nuclei bezeichnet) im Hirnstamm. Hier werden die Informationen gefiltert, verarbeitet und an sekundäre sensorische Neuronen übertragen, die sich überkreuzen und das Lemniscus-medialis-System bilden. Die sensorischen Fasern 3. Ordnung aus dem Thalamus steigen durch das hintere Glied der Capsula interna auf. Zum Schluss vereinigen sich diese Fasern im postzentralen Gyrus, der auch als sensorischer Kortex bezeichnet wird, mit der Großhirnrinde.

Anterolaterales System

Das anterolaterale System umfasst 3 Bahnen: die *spinothalamische Bahn, die spinoretikuläre Bahn* und die *spinomesenzephalische Bahn* (Kandel et al. 2013). Diese Bahnen übertragen Informationen zu kruden Berührungsreizen, Juckreiz, Kitzel, Schmerz, viszerale Informationen und Temperatur. Unter kruden Berührungsreizen versteht man vage lokalisierte und unklar identifizierte Reize, die nicht präzise genug sind, um auf der Bahn von der dorsalen Säule zum medialen Lemniscus transportiert zu werden.

- Die *spinothalamische Bahn* ist wichtig für die Wahrnehmung von schädlichen, thermischen und viszeralen Informationen (Kandel et al. 2013). Das primäre sensorische Neuron stammt aus dem dorsalen Wurzelganglion (zu beachten ist, dass Informationen über Schmerz und Temperaturen vom Gesicht einen separaten Weg zum Thalamus nehmen), während das sekundäre sensorische Neuron dem Hinterhorn des Rückenmarks entstammt. Die Axone überkreuzen sich auf halbem Wege und bilden die spinothalamische Bahn. Diese Axone steigen ohne Unterbrechungen zum Thalamus auf. Neurone der 3. Ordnung aus dem Thamalus ragen durch das hintere Glied der Capsula interna hindurch und enden im postzentralen Gyrus des somatosensorischen Kortex.
- Die *spinoretikuläre* (oder spinoretikulothalamische) *Bahn* ist wichtig für die Wahrnehmung von dumpfem oder brennendem Schmerz und ist auch an den emotionalen Aspekten des Schmerzes beteiligt. Sie hat ihren Ursprung im dorsalen Wurzelganglion. Die Neurone 2. Ordnung ragen in die supraspinalen Ebenen, andere spinale Laminare und schließlich bilateral in die retikuläre Formation hinein. Von der retikulären Formation wird die Information an den Thalamus weitergeleitet.

Im Thalamus sind diese Bahnen nicht präzise somatotopisch gegliedert; „langsamer" (dumpfer) Schmerz wird nicht gut lokalisiert. Projektionen aus diesen thalamischen Arealen erreichen zahlreiche kortikale Areale, darunter der postzentrale Gyrus, der Inselkortex und der vordere Gyrus cinguli. Schmerzsignale werden über mehrere Bahnen befördert, die Informationen an viele Areale des Nervensystems verteilen. Diese Bahnen werden als spinothalamische, spinorektikuläre, spinomensenzephalische, zervikothalamische und spinohypothalamische Bahnen bezeichnet (Kandel et al. 2013). Absteigende Bahnen, die hin zum Hinterhorn projizieren, können eine bedeutende Rolle bei der Modulation der Übertragung von nozizeptiven Signalen spielen (Ab Aziz u. Ahmad 2006, Kandel et al. 2013).

Ventrale und dorsale spinozerebelläre Bahnen

Auch wenn viele sensorische Informationen ins Bewusstsein vordringen (synaptische Verbindungen in der Großhirnrinde), bleiben dennoch gewaltige Mengen an sensorischen Informationen unbewusst. Bei den *ventralen* und *dorsalen spinozerebellären Bahnen* handelt es ich um Bahnen, deren Informationen automatisch, ohne dass wir uns dessen bewusst sind, verarbeiten. Sie gehörenzu den Interneuronen des Rückenmarks, die als Moosfasern im Kleinhirnwurm oder im Kleinhirn enden (Kap. 2.2.3). Obwohl beide den spinalen Interneuronen entspringen, übertragen sie unterschiedliche Modalitäten von Informationen (Kandel et al. 2013). Die dorsale spinozerebelläre Bahn leitet somatosensorische Informationen von Muskel- und Gelenkrezeptoren bei aktiven und passiven Bewegungen von Extremitäten weiter (Kandel et al. 2013). Die ventrale spinozerebelläre Bahn überträgt nur dann Informationen, wenn eine Extremität aktiv bewegt wird. Diese Inputs informieren das Kleinhirn zur gleichen Zeit über verschiedene Aspekte der Bewegungsaktivität und ermöglichen so einen Vergleich der Signale.

Thalamus

Der Thalamus befindet sich tief im Inneren des Gehirns und ist ein Teil des Zwischenhirns, das in 2 zentrale Bereiche unterteilt ist: den *Thalamus* und den *Hypothalamus*. Der Thalamus ist eine große, eiförmige Ansammlung von 50 bis 60 Nuclei, der eine wesentliche Rolle beim *Gating*, bei der Verarbeitung und bei der Übertragung des Großteils der sensorischen Informationen von und zur Großhirnrinde spielt (Kandel et al. 2013, Cappe et al. 2009). Der Thalamus gilt als eine der Kernstrukturen des Gehirns und umfasst hochspezialisierte Nuclei, die mit festgelegten Zonen der Großhirnrinde verbunden sind. Außerdem verfügt er über eine enge Beziehung zu motorischen und sensorischen Gehirnarealen. Abgesehen von seinen thalamokortikalen Verbindungen weist der Thalamus auch Verbindungen zu den basalen Ganglien (BG), dem Nucleus ruber und dem Kleinhirn auf und ist somit in der Lage, verschiedene Arten von Informationen zu verarbeiten. Der Thalamus dient als wichtiges Zentrum der Integration von Netzwerken, die die Grundlage für die Fähigkeit zur Modulation von Verhaltensweisen bilden (Haber u. Calzavara 2009). Er hat Einfluss auf das Niveau von Aufmerksamkeit und Bewusstsein (Brodal 2010).

Die thalamischen Nuclei werden in 4 Kategorien unterteilt: anteriore, mediale, ventrolaterale und posteriore. Basierend auf deren jeweiligen Verbindungen mit der Großhirnrinde kann der Thalamus außerdem in funktionelle Regionen unterteilt werden (Schmahmann 2003):

- Retikuläre und intralaminare Nuclei sind für Erregung und Nozizeption zuständig.
- Effektorische Nuclei sind für motorische Funktionen und Aspekte der Sprache erforderlich.
- Assoziative Nuclei sind für die kognitiven Funktionen zuständig.
- Limbische Nuclei beeinflussen Stimmungen und Motivation.
- Sensorische Nuclei spielen möglicherweise eine Rolle bei der multisensorischen und sensomotorischen Integration.

Alle Bahnen, die sensorische Informationen (mit Ausnahme der olfaktorischen) von den Rezeptoren im Körper zur Großhirnrinde befördern, durchqueren den Thalamus (Brodal 2010). Darüber hinaus ist der Thalamus auch an der absteigenden Inhibition zur Modulation nozizeptiver Inputs am Hinterhorn des Rückenmarks beteiligt (Ab Aziz u. Ahmad 2006).

Die sensorischen Nuclei weisen eine präzise Somatotopie auf, weshalb Läsionen der lateralen ventroposterioren Nukleargruppe (VPL) und der medialen ventroposterioren Nukleargruppe (VPM) zu fokalen sensorischen Ausfällen in den betroffenen Regionen führen (Schmahmann 2003). Somatosensorische Impulse verlassen den Thalamus und werden dann über die Capsula interna an die somatosensorischen Areale der Großhirnrinde weitergeleitet. Darüber hinaus findet über die kortikothalamischen Verbindungen eine Rückkoppelung von der Großhirnrinde an den Thalamus statt. Somit erhalten die thalamischen Neurone hohen Input von der Großhirnrinde, die damit die thalamische sensorische Verarbeitung beeinflusst. Die Großhirnrinde kann dadurch ihren eigenen Input gestalten (Brodal 2010).

Sehvermögen, visuelle Bahnen und visuelle Verarbeitung

Das visuelle System beginnt bei den Augen und der Netzhaut. Die für das Sehvermögen zuständigen Rezeptoren werden als *Photorezeptoren* bezeichnet. Sie werden in 2 Kategorien unterteilt: die Stäbchen und Zapfen der Netzhaut (Kandel et al. 2013). Beide tragen dazu bei, dass das visuelle System eine Darstellung der visuellen Welt hervorbringen kann (Brodal 2010). Im Gegensatz zu anderen somatosensorischen Rezeptoren sind die Photorezeptoren nicht Teil des peripheren Nervensystems, sondern des zentralen Nervensystems. Das Areal der Netzhaut in der Nähe der optischen Achse ist als Fovea bekannt. An dieser

Stelle ist unsere Sehschärfe am höchsten (Kandel et al. 2013).

Die visuelle Bahn beginnt in den Ganglienzellen der Netzhaut. Deren Axone verlassen das Auge über den Sehnerv. Rund 90 % der Axone des Sehnervs setzen sich in der optischen Bahn fort, die durch den Corpus geniculatum laterale und den Thalamus führt, bevor sie im primären visuellen Kortex endet. Diese Bahn bezeichnet man als die *primäre* oder *genikulostriare Bahn*. Die letzten 10 % der Bahn passieren das Mittelhirn, insbesondere den Colliculus superior und die prätektalen Nuclei. Die letztgenannte Bahn transportiert Informationen zum Nucleus colliculus superior im Zwischenhirn, sowohl direkt vom Sehnerv als auch indirekt über den visuellen Kortex. Dieser hintere Abschnitt der Bahn ist in erster Linie für die Reflexbewegungen der Augen und des Kopfes zuständig. Dadurch ist es dem Menschen möglich, den Kopf automatisch einem Ziel in der Umwelt zuzuwenden und gleichzeitig die Augenbewegungen zu kontrollieren.

Visuelle Informationen werden auch an das Kleinhirn übertragen und spielen eine Rolle bei der Koordination.

Visueller Kortex

Die primäre Sehrinde (visueller Kortex) stellt die erste Ebene der kortikalen Verarbeitung visueller Informationen dar (Kandel et al. 2013). Mehrere visuelle Assoziationsareale umgeben den primären visuellen Kortex und wandeln die Basissignale der Augen in sinnvolle Informationen um. Laut Milner und Goodale (2008) werden visuelle Informationen für unterschiedliche Zwecke auf unterschiedliche Art und Weise transformiert. Für die weitere visuelle Verarbeitung werden die visuellen Informationen entlang zweier getrennter Bahnen weitergeleitet: dem ventralen und dem dorsalen Strom (Mishkin et al. 1983, Kandel et al. 2013). Der ventrale Strom hat seinen Ursprung im primären visuellen Kortex und erstreckt sich entlang der ventralen Oberfläche in den temporalen Kortex. Auch der dorsale Strom nimmt im primären visuellen Kortex seinen Anfang, verläuft jedoch weiter entlang der dorsalen Oberfläche und in den parietalen Kortex (Kandel et al. 2013). Der ventrale Strom registriert, was das Individuum sieht sowie Informationen darüber, „wofür" dieses Objekt benutzt wird, was wesentlich für die Erkennung von Objekten ist. Der dorsale Strom leitet Informationen über den Ursprung der Stimulation weiter, was wesentlich für geführte Bewegungen ist. Diese Bahn registriert auch „wie man etwas tut": wie man beispielsweise auf der Grundlage von visuellen Informationen über die Form und Größe nach einem Objekt greift (Koziol et al. 2011). Der dorsale Strom wird auch *Vision-für-Aktions-Bahn* genannt. Die beiden visuellen Ströme sind eng miteinander verbunden und ergänzen sich bei der Hervorbringung adaptiven Verhaltens (Kravitz et al. 2011).

Augen-Hand-Koordination

Die Hand auszustrecken, um nach einem Objekt zu greifen, ist eine grundlegende, durch das Sehvermögen gelenkte Aufgabe, die jeden Tag viele Male durchgeführt wird. Eine optimale Genauigkeit des Greifens nach und des Ergreifens von etwas wird erzielt, wenn Handbewegungen mit Augenbewegungen kombiniert werden. Jedoch leisten das Sehvermögen und die Propriozeption unterschiedliche Beiträge zur Planung von zielgerichteten Armbewegungen hin zu einem sichtbaren Objekt (Sarlegna u. Mutha 2014). Forschungsarbeiten von Jeannerod und Kollegen (1995) haben die These untermauert, dass die Komponente des Greifens nach etwas relativ unabhängig von der Formation der Greifbewegung an sich ausgeführt wird: Die *Theorie des dualen visuomotorischen Kanals* geht davon aus, dass Greifbewegungen (Greifen nach und Ergreifen von etwas) aus 2 Bewegungsabläufen bestehen: einem Greifen nach etwas, das die Hand unter Berücksichtigung der extrinsischen Eigenschaften eines Objekts führt (z. B. dessen Verortung), und einem Ergreifen, bei dem die Hand gemäß den intrinsischen Eigenschaften eines Objekts (z. B. Größe und Form) geformt wird. Daher werden manuelle Greifbewegungen (Greifen nach und Ergreifen von etwas) über 2 visuomotorische Kanäle kontrolliert: die Komponente des Greifens nach etwas, bei der die Hand zum Objekt transportiert wird, und das Ergreifen, bei dem die Finger gemäß der Größe und dem Schwerpunkt des Objektes in Form gebracht werden (Grol et al. 2009).

Um eine angemessene, zielgerichtete Greifbewegung nach etwas durchzuführen, reicht es nicht aus, den Standort des Objektes zu kennen; auch das Wissen über die Ausgangsposition der Hand ist essenziell für die Planung der Bewegung. Dieses Wissen erhalten wir entweder über das Sehvermögen, die Propriozeption oder beides. Das Sehvermögen ist die Hauptquelle für die Enkodierung des Standortes eines Objektes (Khan et al. 2007). Die Position der Hand kann hingegen vom Gehirn entweder visuell, weil man sie sieht, enkodiert oder aber auf der Grundlage von propriozeptiven Informationen aus dem Arm ermittelt werden (Vesia u. Crawford 2012). Visuelle Informationen zur Position der Hand und des Standortes des Zielobjekts werden hauptsächlich in einem ersten Schritt verwendet, um die Greifbewegung nach etwas kinematisch zu planen. Die temporäre Integration von Greif- und Ergreifbewegung zu einem einzigen Akt des Greifens geschieht mittels foveolarer Vision (Karl u. Whishaw 2013). Allerdings können Handbewegungen, wenn auch weniger genau, auch ohne Augenbewegungen ausgeführt werden, beispielsweise wenn man nach einer Kaffeetasse greift, während man fortfährt, ein Buch zu lesen. Die verringerte Genauigkeit bei Greifbewegungen nach Objekten im peripheren Gesichtsfeld ist möglichweise auf die geringere räumliche Auflösung des peripheren Sehvermögens zurückzuführen.

Zentrales und peripheres Gesichtsfeld

Unter *Gesichtsfeld* versteht man jenen Teil der Umwelt, aus dem die Augen Lichtsignale empfangen, ohne dass der Kopf oder die Augen bewegt werden (Brodal 2010). Die räumliche Gestaltung der Netzhaut und die jeweiligen Spezifika der kortikalen Netzwerke der zentralen und peripheren Netzhaut erzeugen Unterschiede in der visuellen Funktionalität zwischen den zentralen und den peripheren Arealen der Netzhaut. Verglichen mit dem peripheren Areal weist der zentrale Teil der Netzhaut eine hohe Sensibilität für Bildkontraste und -verschiebungen auf, wohingegen das periphere Gesichtsfeld ein größeres räumliches Areal abdeckt als das zentrale Gesichtsfeld. Diese Unterschiede in der visuellen Funktionalität korrelieren mit der Leistungsfähigkeit im Hinblick auf Orientierung und Mobilität: Wir sehen Dinge am besten, wenn wir sie direkt anschauen, was mit der Dichte der Photorezeptoren der Fovea zusammenhängt. Demgemäß wird ein Objekt mit schärfer wahrgenommen, wenn sein Bild direkt auf die Fovea fällt, als wenn es neben der Fovea projiziert wird (Brown et al. 2005). Mehrere Studien haben die hohe Relevanz spezifischer visueller Informationen für das Greifen nach und das Ergreifen von etwas nachgewiesen (Burbeck u. Yap 1990, Levi u. Klein 1996). Darüber hinaus können wir die Position der Hand relativ zum Zielobjekt bei peripherer Sicht schlechter einschätzen (Saunders u. Knill 2004).

Damit die Hand präzise auf ein Objekt zubewegt werden kann, muss sowohl der Standort des Objektes als auch der Hand verarbeitet werden. Diese beiden Informationen können miteinander kombiniert werden, um die genaue Lokalisation des Zielobjektes relativ zur Hand zu ermitteln. Wir verwenden 2 Kategorien von Informationen, um die Position der Hand zu ermitteln: die gefühlte Position (Propriozeption) und die sichtbare Position (visuelle Information). Das Ergebnis ist eine *visuell-taktile Darstellung*. Wenn wir ein interessantes Objekt sehen, können wir daher automatisch die Hand danach austrecken, es greifen und manipulieren. Die eigene Hand zu sehen, verbessert die taktile Präzision der Hand. Dies wird als *Effekt eines verbesserten Tastsinns durch Vision* bezeichnet. Den Körper zu sehen, scheint einen visuellen Kontext herzustellen, der die taktile Verarbeitung verbessert (Cardini et al. 2011). Die Stärke der lateralen Inhibition im somatosensorischen Kortex wird offenbar durch den visuellen Kontext moduliert, insbesondere durch das Sehen des Körpers. Neben der Erhöhung der taktilen räumlichen Präzision hat das Sehen des Körpers noch andere somatosensorische Auswirkungen: Longo und Kollegen (2008) haben nachgewiesen, dass das Sehen des Körpers auch eine schmerzlindernde Wirkung entfaltet.

Klinische Relevanz

Traumata und andere Erkrankungen des ZNS können das Sehvermögen an vielen Stellen entlang der afferenten visuellen Bahn behindern, angefangen von der Netzhaut bis hin zu den visuellen Zentren des Gehirns. Daher sind die visuellen Funktionen bei neurologischen Erkrankungen oft beeinträchtigt.

Der Okzipitallappen verarbeitet, analysiert und identifiziert visuelle Informationen, die von den Augen übertragen werden. Würden die Okzipitallappen zerstört, wäre das Ergebnis eine „kortikale Erblindung" oder eine kortikale visuelle Beeinträchtigung (*cortical visual impairment – CVI*). In diesem Zustand können die visuellen Systeme des Gehirns nicht mehr verstehen oder interpretieren, was die Augen sehen, auch wenn die Funktionalität der Augen und des Sehnervs an sich nicht beeinträchtigt sind. Das Ausmaß der Sehstörung kann von einer starken visuellen Beeinträchtigung bis hin zu völliger Erblindung reichen. Kortikale Erblindung wird gemeinhin meist mit einem Schlaganfall in Verbindung gebracht, kann aber auch aufgrund von traumatischen oder hypoxischen Läsionen auftreten (Sand et al. 2013).

Sehstörungen infolge eines Schlaganfalls ergeben sich aus dem integrativen Charakter des Gehirns und der Tatsache, dass wesentliche Areale des Gehirns an der visuellen Funktionalität beteiligt sind (▸ Abb. 2.9).

Rund 30–40 % aller Schlaganfallpatienten und etwa 50 % aller Patienten mit traumatischen Gehirnverletzungen (*traumatic brain injury – TBI*) leiden im Nachgang des Schlaganfalls unter visuellen Beeinträchtigungen (Sand et al. 2013, Kerty 2005). Das am weitesten verbreitete Symptom ist die Hemianopsie (Sehbeeinträchtigung oder Erblindung auf einer Hälfte des Gesichtsfeldes eines oder beider Augen), häufig zu beobachten sind aber auch Neglect, Diplopie (Doppelbilder), reduzierte Sehschärfe, Ptose (Herabhängen des oberen oder unteren Augenlids), Anisokorie (ungleiche Größe der Pupillen) und Nystagmus (schnelle, unkontrollierbare Augenbewegungen) (Sand et al. 2013). Laut Rowe und Kollegen (2013) kommt es bei 23 % der Schlaganfallpatienten mit Verdacht auf visuelle Beeinträchtigung zu Blick-Dysfunktionen. Bei neurologisch intakten Personen ist das Gehen und Wenden mit einem antizipatorischen Blick und einer Verlagerung des Kopfes im Vorfeld von Veränderungen der Gehbahn verbunden. Bei Schlaganfallpatienten wurden Beeinträchtigungen der Koordination von Blick und Haltung in Form einer veränderten Koordination von antizipatorischem Blick und der Haltung beim Gehen und Wenden beobachtet (Lamontagne et al. 2007).

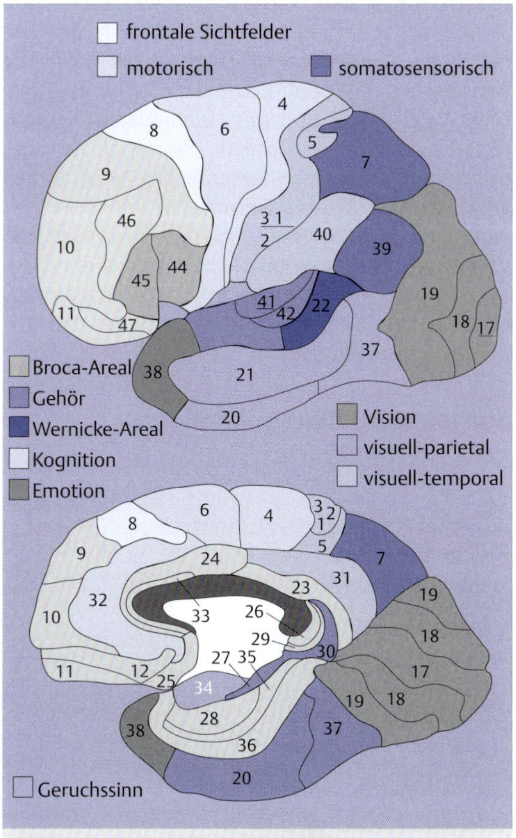

Abb. 2.9 Die für Sehvermögen, motorische Aktivität, Sprache, Hören, Kognition, Somatosensation und Emotion zuständigen Areale des Gehirns. Viele dieser Areale erhalten oder integrieren Informationen aus dem visuellen System. Die Zahlen beziehen sich auf die Brodman-Areale, also die histologisch definierten Regionen (Reproduktion mit Genehmigung von Prof. Mark W. Dubin, MCD Biologie, University of Colorado, Boulder, USA).

Die Greifbewegung (Greifen nach und Ergreifen von etwas) wird mittels der Augenaktivität koordiniert (d. h. wir müssen in der Lage sein, unseren Kopf und die Augen dem Objekt zuzuwenden, damit wir es präzise greifen können). Die antizipatorische Orientierung und Stabilität des Kopfes und Rumpfes sind notwendig für die Kontrolle der Blickstabilität und somit für die Greifbewegung.

Anwendung der Spiegeltherapie bei der Behandlung

Bei der Spiegeltherapie (*mirror therapy – MT*) sitzt der Patient vor einem Spiegel, der parallel zur Mittellinie des Patienten ausgerichtet ist und den Blick auf die (beeinträchtige) Extremität verbirgt, die sich hinter dem Spiegel befindet. Beim Blick in den Spiegel sieht der Patient die nicht beeinträchtigte Extremität an der Position der beeinträchtigten. Diese Anordnung schafft eine optische Illusion, in deren Rahmen Bewegungen oder Berührungen der intakten Extremität visuell wahrgenommen werden können, als hätten sie Auswirkungen auf die paretische oder schmerzende Extremität. MT wurde bei der Behandlung von Schlaganfällen, Phantomschmerzen in Extremitäten und Morbus Sudeck (*Complex regional pain syndrome – CRPS*) eingesetzt. Der zugrunde liegende Wirkmechanismus der MT wird hauptsächlich auf die Aktivierung von „Spiegelneuronen“ zurückgeführt (Kap. 2.2.1, Sekundärer somatosensorischer Kortex (S. 44)). In einem kürzlich erschienenen Artikel zur systematischen Überprüfung lautete das Fazit: *„Wir wissen wenig darüber, welche Art von Patient wahrscheinlich am meisten von der MT profitiert und wie die MT vorzugsweise angewandt werden sollte.“* (Rothgangel et al. 2011) Wesentliche zu berücksichtigende Aspekte scheinen jedoch unter anderem zu sein: die Haltung der Hand innerhalb des Spiegelkastens im Hinblick auf die geplante Aufgabe, eine ähnliche Positionierung beider Hände und die Plausibilität der Aufgabe für beide Hände. Daher müssen bei der Auswahl der Aufgabe beide Hände berücksichtigt werden. Eine sitzende Haltung ist ebenfalls wichtig, um eine stabile Kopfhaltung auf einem stabilen Körper zur Orientierung und Schaffung der Blickstabilität zu ermöglichen.

Areale der Großhirnrinde – Übersicht

Bevor wir die Rolle der Großhirnrinde bei der somatischen Sensation beschreiben, soll zunächst eine Übersicht über die verschiedenen Areale der Großhirnrinde gegeben werden.

Die Großhirnrinde ist die äußerste Schicht der grauen Substanz, die das Großhirn bedeckt. Dieses ist in eine linke und rechte Hemisphäre unterteilt, die den größten Teil des menschlichen Gehirns bilden (Kandel et al. 2013). Die Oberfläche der Großhirnrinde ist von Furchen durchzogen, die als Sulci bezeichnet werden. Zwischen den Sulci formen sich Gyri. Diese anatomische Anordnung vergrößert die Oberfläche der Großhirnrinde (d. h. auf beschränktem Raum haben mehr Nervenzellen Platz) (Kandel et al. 2013). Die markantesten Gyri und Sulci haben eigene Bezeichnungen begrenzen die Großhirnrinde, die dadurch in 4 Lappen unterteilt werden kann: den frontalen, den parietalen, den okzipitalen und den temporalen. Die Lappen sind nach den Schädelknochen benannt, von denen sie bedeckt werden (Kandel et al. 2013).

Unter *Brodmann-Areal* versteht man eine Region der menschlichen Großhirnrinde gemäß der ursprünglichen Definition und Nummerierung durch den deutschen Anatom Korbinian Brodmann (Kandel et al. 2013). Brodmann hat die Großhirnrinde in 52 anatomisch und funktionell voneinander getrennte Bereiche unterteilt. Diese sogenannten *zytoarchitektonischen Felder des Gehirns* basieren auf der Organisation und der Gestalt der Neurone des Großhirns. Ein zytoarchitektonisches Feld weist spezialisierte Funktionen auf. Zum Beispiel handelt es sich bei den Arealen 1 bis einschließlich 3 um die primären sensorischen Rinden. Areal 4 ist der primäre motorische Kortex und Areal 17 bezeichnet den primären visuellen Kortex (Kandel et al. 2013). Die Lappen sind auf vielfältige Art und Weise miteinander verbunden und kooperieren eng. Das Gehirn ist ein dynamisches System, in dem jedes Areal auch Bestandteil weitreichender neuronaler Netzwerke ist, die beispielsweise Wahrnehmung und Aktionen ermöglichen.

Der Frontallappen umfasst das vordere Drittel der Großhirnrinde. Dieses Areal beinhaltet den primären motorischen Kortex, den M1, der den hintersten Teil des Frontallappens bildet, sowie die motorischen Assoziationsareale: das prämotorische Areal (PMA) und das supplementäre motorische Areal (SMA) . Darüber hinaus ist auch der präfrontale Kortex, ein wesentliches Assoziationsareal für exekutive Funktionen, im Frontallappen angesiedelt. Der Parietallappen ist auf sensorische und perzeptive Funktionen spezialisiert, der Temporallappen umfasst den primären auditiven Kortex und der Okzipitallappen beinhaltet den primären visuellen Kortex.

Somatosensorische Areale der Großhirnrinde

Viele Areale der Großhirnrinde sind an der Verarbeitung sensorischer Informationen beteiligt (► Abb. 2.10). Der postzentrale Gyrus im Parietallappen ist das wichtigste Empfangsareal für kutane,

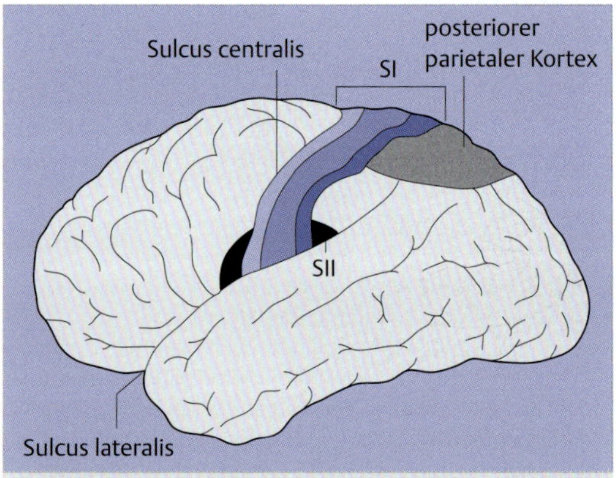

Abb. 2.10 Die somatosensorischen Areale der Großhirnrinde.

muskuloskeletale und viszerale sensorische Impulse (Brodal 2010). Dieses Areal wird als der *somatosensorische Kortex* bezeichnet und ist in 3 Hauptregionen unterteilt: den primären somatosensorischen Kortex (SI), den sekundären somatosensorischen Kortex (SII) und den hinteren parietalen Kortex (den man auch hinteres Assoziationsareal nennt) (Kandel et al. 2013). Sensorische Informationen werden sowohl seriell als auch parallel verarbeitet.

Primärer somatosensorischer Kortex (SI)

Das SI-Areal der menschlichen Großhirnrinde besteht aus 4 verschiedenen Feldern bzw. Regionen, die als Brodmann-Areale 3a, 3b, 1 und 2 bekannt sind.

Der menschliche SI wurde in den späten 1940er Jahren von dem kanadischen Neurochirurg Wilder Graves Penfield kartografiert, der eine neuronale Karte des menschlichen Körpers konstruierte, die auch als der *sensorische Homunculus* bekannt ist

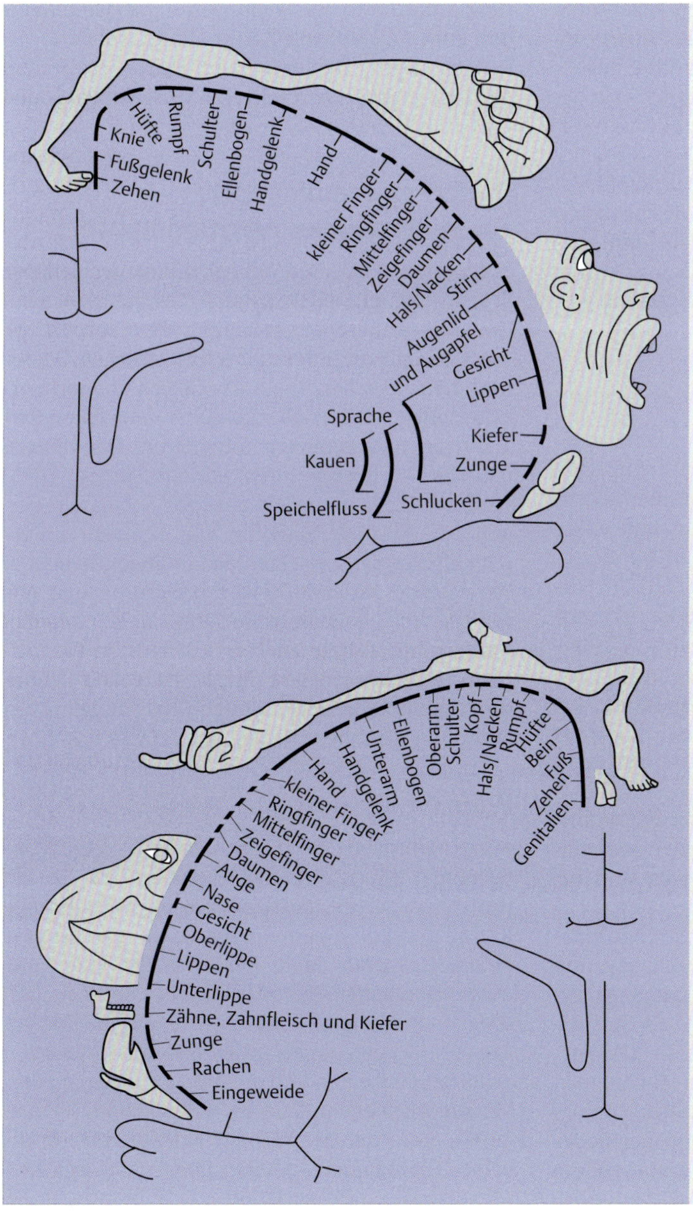

Abb. 2.11 Die sensorischen und motorischen Homunculi zeigen die somatotopische Organisationsstruktur der sensorischen und motorischen Repräsentation innerhalb des Kortexes auf.

(► Abb. 2.11), der sich auf der Grundlage von Informationen aus den peripheren Rezeptoren entwickelt (Brodal 2010). Diese Darstellung zeichnet ein verzerrtes Bild des Körpers, da die Größe der unterschiedlichen somatosensorischen Areale darauf nicht von der tatsächlichen Größe des Areals, sondern von der Dichte seiner sensorischen Rezeptoren bestimmt wird. Zum Beispiel wird der Darstellung der Finger und des Mundes mehr kortikaler Raum gegeben als der des Rumpfes. Der primäre somatosensorische Kortex erhält Informationen von taktilen und propriozeptiven Rezeptoren auf der gegenüberliegenden Seite des Körpers, da die meisten aufsteigenden Bahnen auf die gegenüberliegende Seite überwechseln, bevor sie im Kortex enden. Personen, die ihren Tastsinn im Alltag besonders häufig nutzen (z. B. Geiger, Braille-Leser), verfügen über eine vergrößerte Repräsentation des trainierten Teils innerhalb des primären somatosensorischen Kortexes (nähere Informationen dazu, wie sich diese kortikalen Karten durch Erfahrung oder infolge einer Verletzung verändern, finden Sie im Kap. 2.3.4).

Sekundärer somatosensorischer Kortex

Während angenommen wird, dass der kontralaterale SI die Art und die Intensität einer einzelnen Modalität von sensorischem Input von der gegenüberliegenden Körperseite verarbeitet und enkodiert, geht man davon aus, dass der bilaterale sekundäre somatosensorische Kortex (SII) für die sensomotorische Integration zuständig ist, insbesondere die Integration der beiden Körperhälften. Der SII ist außerdem an der Integration von Schmerzsignalen und der Vorbereitung von Bewegungen beteiligt (Beudel et al. 2011). Ebenso wie der SI beinhaltet auch der SII neuronale Karten des Körpers.

Diese Region ist Teil des parietalen prämotorischen Schaltkreises und bei motorischen Aktivitäten, der Beobachtung von Bewegungen und bei der mentalen Abbildung von Bewegungen aktiv (Beudel et al. 2011). Die Ähnlichkeit der neuronalen Reaktionen während der Durchführung und der Beobachtung von Bewegungen hat dazu geführt, dass die beteiligten Regionen als Spiegelneuronensystem (*mirror neuron system – MNS*) *bezeichnet* werden (d. h. als Areale, in denen man Spiegelneurone gefunden hat) (Rizzolatti u. Craighero 2004). Eine Aktivierung während der Beobachtung von Bewegungen findet insbesondere dann statt, wenn es sich bei den beobachteten Bewegungen um Teile des eigenen motorischen Repertoires handelt, also um Bewegungen, die man ausführen kann. Gemäß einer von Beudel und Kollegen (2011) durchgeführten Studie könnte der SII für die Zuordnung von sensorischen Informationen zum eigenen Körperschema von Bedeutung sein, um die Möglichkeit zu enkodieren, Aktionen durchzuführen, die identisch mit den beobachteten sind. Daher enthält der SII möglicherweise das neuronale Material zur Speicherung kinästhetischer Stellungen der Extremitäten und zum Anlegen von Karten dieser Abbildungen in den prämotorischen und motorischen Regionen, die die korrespondierenden motorischen Programme beinhalten.

Hinterer parietaler Kortex: ein multimodales Assoziationsareal

Rezeptoren separieren Informationen, wenn diese den SI über die aufsteigenden Bahnen erreichen. Um eine kohärente Abbildung des Körpers zu schaffen und die Interaktion mit externen Objekten zu ermöglichen, muss das Gehirn unterschiedliche somatosensorische Signale mit visuellen und auditiven Informationen integrieren. Der hintere parietale Kortex (*posterior parietal cortex – PPC*) wird im Allgemeinen als eine der Schlüsselregionen für diese Vereinigung von Signalen unterschiedlicher sensorischer Modalitäten betrachtet. Der hintere parietale Kortex integriert nicht nur visuelle und somatosensorische Informationen, sondern nutzt diese auch, um Befehle an die prämotorischen kortikalen Areale zu geben, insbesondere im Rahmen von durch Sehkraft gelenkten Bewegungsabläufen (Kandel et al. 2013).

Präfrontaler Kortex

Auf der lateralen Oberfläche kann eine weitere Unterteilung des präfrontalen Kortexes (PFC) in die ventrolaterale, die dorsolaterale und die rostrale Region vorgenommen werden (Gilbert u. Burgess 2008). Der präfrontale Kortex erhält eine Fülle unterschiedlicher Afferenzen aus den sensorischen Arealen der parietalen, okzipitalen und temporalen Areale. Darüber hinaus ist er mit den limbischen Assoziationsarealen und den basalen Ganglien verbunden (Gilbert u. Burgess 2008, Lundy-Ekman 2007). Somit ist der PFC gut aufgesetellt, um diverse Abbildungen auf hoher Ebene zu integrieren und verschiede Gehirnsysteme zu kontrollieren (Gilbert u. Burgess 2008). Der PFC ist an der *exekutiven Kontrolle* beteiligt. Darunter versteht man die Fähigkeit, Aktionen auf der Grundlage interner Pläne oder Ziele auszuwählen (Lundy-Ekman 2007). Zweckbestimmtes Verhalten erfordert fokussierte Aufmerksamkeit. Der präfrontale Kortex verarbeitet spezifische Informationen in Relation zu spezifischen anstehenden Aufgabe und fungiert somit als ein aktionsorientiertes Gehirnareal. Regionen innerhalb des präfrontalen Kortexes sind wesentlich für die Selektion von Aktionen, die das spezifische Verhalten bestimmen (Brodal 2010).

Körperschema und interne Modelle

Über lange Zeit waren Neurowissenschaftler fasziniert von der Frage, wie das Gehirn den Körper abbildet. Vor mehr als einem Jahrhundert unterschieden Neurologen bereits 3 Elemente der körperlichen Verarbeitung: (1) ein Haltungsschema zur Beurteilung von Veränderungen der Position und der Bewegung des Körpers; (2) ein Oberflächenschema zur Verortung kutaner Stimuli auf der Körperoberfläche; und (3) bewusstere visuelle Abbildungen des Körpers (die eventuell mit dem Konzept des Körperbildes korrespondieren) (Holmes u. Spence 2004, Kammers et al. 2010, Dijkerman u. den Haan 2007).

Seither wurden bei Versuchen, das Körperschema über diese ursprünglichen Beschreibungen hinaus zu definieren und zu erklären, in der Literatur und in Studien unterschiedlich bezeichnet. Derzeit geht man davon aus, dass innerhalb des Gehirns unterschiedliche Kategorien von Körperabbildungen existieren, es jedoch keinen Konsens darüber gibt, wie diese Abbildungen aussehen oder wie viele es davon geben könnte (de Vignemont 2010a, Gallager 2005, Berlucchi u. Aglioti 2010). In der Literatur werden die Begriffe *Körperschema* und *Körperbild* inkonsistent verwendet. De Vignemont (2010a) definiert *Körperschema als „eine sich kontinuierlich aktualisierende sensomotorische Karte des Körpers, die im Kontext der Aktion wichtig ist und das Gehirn darüber informiert, welche Teile zum Körper gehören und wo diese derzeit verortet sind“*. Somit kann man sagen, dass das Körperschema alle relevanten Informationen für Aktionen beinhaltet (d.h. Körperhaltung, Größe der Extremitäten, Muskelkraft, Gelenkfreiheitsgrade) (Kammers et al. 2010) und dass dieses Körperschema beständig durch Bewegungen aktualisiert wird. Der Begriff *Körperbild* bezieht sich auf unsere bewusste Wahrnehmung der Erscheinung des Körpers im Hinblick auf seine Größe, Form und andere Charakteristika (Brodal 2010). Anders ausgedrückt: Beim Körperbild geht es um die perzeptive Identifizierung, das Erkennen und die bewusste Verortung, basierend auf der Einschätzung der Eigenschaften des eigenen Körpers. Obwohl das Körperschema als eine Abbildung betrachtet werden kann, die das Gehirn nutzt, um Aktionen zu planen und durchzuführen, geht es hierbei darum, *wie man dahin kommt*, basierend auf Informationen über den Körper, die Voraussetzung für Bewegungen sind – wie z. B. Haltung, Größe der Extremitäten, Muskelkraft usw. (Kammers et al. 2010).

Historisch betrachtet, wurde stets der Beitrag des propriozeptiven Systems zum multisensorischen Körperschema stark betont. Mittlerweile geht man jedoch davon aus, dass das Körperschema sämtliche somatosensorischen Informationen sowie visuelle, auditive und wahrscheinlich auch vestibuläre Informationen umfasst (Holmes u. Spence 2004, Lopez et al. 2012). Es gibt Hinweise darauf, dass vestibuläre Signale das Körperschema im Verlauf von Aktionen der Hand aktualisieren und dass diese Informationen die Art und Weise bestimmen, wie wir Aktionen durchführen und mit Objekten interagieren. Diese Kategorie von dem Körperschema zugeschriebenen Informationen berücksichtigt die metrischen Eigenschaften des Körpers, die eine Rolle beim Greifen und beim Ausstrecken der Hand nach Objekten spielen (Lopez et al. 2012).

Das Areal 5 des parietalen Kortexes ist besonders wichtig für die Verarbeitung sensorischer Informationen (Brodal 2010). Es gibt Vermutungen, dass das Körperschema in diesem Areal gespeichert und aufrechterhalten wird (Buneo u. Andersen 2006, Wolpert et al. 1998). Das Areal 5 sendet an den prämotorischen Kortex MI und den supplementären motorischen Kortex und empfängt von diesen Informationen, was darauf hindeutet, dass es eng mit dem motorischen System verbunden ist. Das motorische System verwendet das Körperschema in verschiedenen Phasen der motorischen Aktivität. Darüber hinaus ist das Körperschema wahrscheinlich an der Bewegungsvorstellung beteiligt (de Vignemont 2010a). (Weitere Ausführungen zum Thema Bewegungsvorstellung finden Sie unter der Überschrift Klinische Relevanz (S. 46)).

Körperschema und peripersoneller Raum

Als *peripersonellen Raum* bezeichnet man die Region unmittelbar um den Körper, die weder als rein körperlich noch als rein äußerlich betrachtet werden kann; anders ausgedrückt eine „Grauzone". Dieser Raum beinhaltet eine große Menge an multisensorischer Integration von visuellen, taktilen und auditiven Informationen und entscheidet sich dadurch von weiter entfernten räumlichen Regionen. Das Körperschema und der peripersonelle Raum sind eng miteinander verbunden. Es wurde die These aufgestellt, dass dadurch körperliche Abbildungen ausgeweitet werden und Prothesen, Werkzeuge, Gummihände u. Ä. umfassen können. Die Verwendung von Werkzeugen modifiziert die motorische Seite unserer Körperabbildung (d. h. unser Körperschema) und hat so Auswirkungen auf die Kinematik der Bewegung (de Vignemont 2010b). Ein Objekt wird in das Körperschema aufgenommen, wenn es als notwendig zur Erfüllung der motorischen Aufgabe erscheint. Zum Beispiel wird beim Tennisspielen der Schläger als Verlängerung des Arms betrachtet und in das Körperschema des Spielers aufgenommen: Bei dem Versuch, den Ball mit dem Schläger zu treffen, weiß ein geübter Tennisspieler automatisch, an welcher Stelle der Ball auf den Schläger treffen wird. Das Gleiche kann passieren, wenn eine Person einen Gehstock verwendet: nach einiger Zeit wird das Werkzeug als Verlängerung der Hand wahrgenommen, die es führt. Daher ist es schwierig, das Benutzen des Stocks wieder zu verlernen, da er nun Teil des Körperschemas für diese motorische Aktivität ist.

Klinische Relevanz

Die Kontrolle von Bewegungsabläufen und die Wiederherstellung von Funktionalität hängen nicht allein vom motorischen Output ab, sondern auch davon, wie die für diesen Output notwendigen sensorischen Informationen wahrgenommen, unterschieden und für den Input und die Integration erkannt werden. Für eine erfolgreiche Rehabilitation eines neurologisch geschädigten Patienten ist es wichtig, zu verstehen, wie sensorische Informationen verarbeitet und integriert werden.

Infolge eines Schlaganfalls verschiebt sich das normale Gleichgewicht zwischen kortikaler Erregbarkeit und den Aktivierungsmustern im Gehirn. Die kortikale Plastizität wurde mit der Wiederherstellung der Funktionalität nach einem Schlaganfall oder anderen neurologischen Störungen in Verbindung gebracht. Die Bedeutung von sensorischen Interventionen im Zusammenhang mit einer Verbesserung der kortikalen Plastizität wird zunehmend erkannt. Es gibt vermehrt Hinweise darauf, dass Interventionen, die auf das sensorische System abzielen, die motorischn Kapazität, Neglect und Spastik verbessern können (Rosenkranz u. Rothwell 2012, Sullivan u. Hedman 2008). Studien zur sensorischen Intervention haben von positiven funktionalen Ergebnissen in Bezug auf die Ganggeschwindigkeit, das Ausmaß und die Art der benötigten Unterstützung beim Gang, Haltungsschwankungen, das Gleichgewicht, die Armfunktionen und die Schluckeffektivität berichtet (Sullivan u. Hedman 2008). In Rahmen des Bobath-Konzepts zielt der Therapeut darauf ab, das interne Referenzsystem des Patienten unter Nutzung afferenter Informationen umzuerziehen, damit dieser bessere und effizienterer Bewegung ausführen kann oder ein größeres Bewegungsrepertoire erhält. Darauf wird Kap. 3 noch näher eingehen.

2.2.2 Kortikales motorisches System

Sensomotorische Integration zu motorischen Aktionen – Überblick

Sensorische Informationen sind die Grundlage, damit das motorische System motorische Programme für gezielte Bewegungen planen, koordinieren und ausführen kann (Kandel et al. 2013). Viele Teile des ZNS tragen zur motorischen Kontrolle bei, insbesondere der motorische Kortex, die basalen Ganglien, der Thalamus, das Zwischenhirn, das Kleinhirn und das Rückenmark (Kandel et al. 2013).

Motorische Outputs sind neuronale Befehle, die die Muskeln steuern, damit diese für Bewegungen kontrahieren können. Willkürliche Bewegungen stehen unter bewusster Kontrolle des Gehirns und stellen somit unsere am wenigsten automatisierten Bewegungen dar. Die meisten automatisierten Bewegungen geschehen ohne Beteiligung unseres Bewusstseins (Brodal 2010) und sind damit unwillkürliche Bewegungen.

Über lange Zeit ging man davon aus, dass die Rolle des motorischen Kortexes darauf beschränkt sei, eine einfache neuronale Karte der Muskeln und ihrer Aktivitäten zu liefern, mit deren Hilfe die

Großhirnrinde die spinalen Motoneurone kontrolliert. Mehrere Studien im Laufe der letzten 2 Jahrzehnte haben jedoch gezeigt, dass es sich beim kortikalen motorischen System um ein „denkendes", aktives System handelt, das an enorm vielen zusammenhängenden neuronalen Prozessen beteiligt ist, die Voraussetzung für die Auswahl eines Aktionsplans sind, darunter auch Beiträge zur kognitiven Verarbeitung, die eher perzeptiv und kognitiv als motorisch zu sein scheinen (Kandel et al. 2013). Laut Kandel und Kollegen (Kandel et al. 2013), sind die neuronalen Prozesse, mit denen das Gehirn willkürliches Verhalten kontrolliert, in 3 Phasen unterteilt: (1) die perzeptiven Prozesse, mit deren Hilfe eine einheitliche sensorische Abbildung entsteht, (2) die kognitiven Prozesse zur Analyse und Reflektion über den internen Referenzrahmen und zur Entscheidung, was damit zu tun ist, und (3) das willkürliche motorische Verhalten, das entsteht, wenn der ausgewählte motorische Plan in Aktion umgesetzt wird.

Willkürliche Bewegungen sind also abhängig von vielen Arealen des ZNS, darunter auch Areale, welche die folgenden Funktionen ausüben:

- Empfang, Integration, Modulation und Übertragung von Impulsen
- Unterstützung bei der Planung von Bewegungen
- Beitrag zu Motivation und Affektion
- Beitrag zur motorischen Ausführung

Die folgenden Kapitel betrachten die Rolle der Großhirnrinde bei der Generierung von Bewegungen genauer.

Die kortikalen Areale, die heute als streng motorisch betrachtet werden, sind der MI (Areal 4), das PMA und das SMA (Areal 6) des Frontallappens (Brodal 2010). Kürzlich wurden allerdings sowohl das menschliche PMA als auch das SMA in mehrere kleinere funktionelle Zonen aufgeteilt: das präsupplementäre motorische Areal (pre-SMA), den dorsalen prämotorischen Kortex (PMd), das prädorsale prämotorische Areal (pre-PMd) und den ventralen prämotorischen Kortex (PMv) (Kandel et al. 2013).

Primärer motorischer Kortex

Der MI ist Teil eines verteilten Netzwerks kortikaler Areale, die alle eine wichtige Rolle bei der Kontrolle willkürlicher Bewegungen spielen. Die ausführende Rolle des MI innerhalb des motorischen Netzwerks des Gehirns wird vor allem durch die Architektur seiner Outputs an das Rückenmark unterstützt: Der MI ist die letzte kortikale Verarbeitungsstätte für willkürliche motorische Befehle, bevor diese zum Rückenmark absteigen (Brodal 2010). Es wurde nachgewiesen, dass der MI eine bedeutende Rolle bei der exakten Kontrolle getrennter willkürlicher Bewegungen der Finger und des Gesichts sowie bei der Modifikation eher rhythmischer Bewegungen wie etwa der Fortbewegung spielt. Man weiß nicht, ob der MI Erinnerungen an komplette Bewegungsabläufe speichert oder eine Bewegung auf der Basis von Moment-zu-Moment durch die Auswahl von muskulären Synergiemodulen generiert (Capaday et al. 2013). Der MI beinhaltet eine topografische Karte motorischer Outputs an verschiedene Teile des Körpers, *den motorischen Homunculus* (► Abb. 2.11). Diese motorische Karte gibt die Größe der Abbildung unterschiedlicher Körperteile innerhalb des primären motorischen Kortexes wieder: Dicht innervierte Areale wie die Hand und der Mund sind auf der Karte relativ größer dargestellt als weniger dicht innervierte Areale wie etwa der Unterschenkel. Historisch gesehen, wurden die Abbildungen der Fingerbewegungen im MI als separate Areale betrachtet, die jeden einzelnen Finger kontrollierten. Jüngere Erkenntnisse zeigen jedoch, dass sich die somatotopischen Karten der einzelnen Finger innerhalb des MI überlappen, sich vermischen und fraktioniert sind, was nahelegt, dass der MI eher organisiert ist, um eine koordinierte Aktion von Muskeln und Gelenken (Bewegungsmuster) zu kontrollieren als separate Bewegungen derselben (Kandel et al. 2013). Die motorischen Karten sind dynamisch und adaptierbar. Sie werden von den Erfahrungen des Individuums geformt, d. h. es kommt beispielsweise nach dem Erlernen einer motorischen Fähigkeit oder nach einer fokalen Läsion zu einer Reorganisation der Karte (Kap. 2.3.4). Der MI projiziert über das kortikospinale System (CSS) monosynaptisch auf die spinalen Motoneurone, am dichtesten auf die Muskeln in den distalen Regionen von Arm, Hand und Fingern (Kandel et al. 2013). Daher kann der MI die Aktivität dieser Muskeln direkt kontrollieren und es besteht die Möglichkeit einer selektiven Kontrolle der Muskeln in der Hand und in den Fingern.

Prämotorische und supplementäre motorischen Areale

Das PMA umfasst den dorsalen prämotorischen Kortex (PMd), das prädorsale prämotorische Areal (pre-PMd) und den ventralen prämotorischen Kortex (PMv).

Der supplementäre motorische Kortex ist in ein SMA und ein pre-SMA unterteilt, die gemeinsam als der supplementäre motorische Komplex (SMC) bezeichnet werden (Nachev et al. 2008).

Sowohl das PMA als auch das SMA sind auch als *supramotorische Areale* bekannt (Brodal 2010). Man geht davon aus, dass die prämotorischen Areale den MI instruieren, was er zu tun hat. Diese These wird auch durch die Tatsache untermauert, dass beide Areale im Verlauf von willkürlichen Bewegungen bereits vor dem MI aktiv sind (Brodal 2010).

Das PMA spielt vermutlich eine wichtige Rolle für visuell gelenkte Bewegungen und bei der Anpassung von zielgerichteten Bewegungen an veränderte Umweltbedingungen. Dieses Areal ist während des Erlernens komplexer Bewegungssequenzen besonders aktiv. Interaktionen zwischen dem PMv und dem MI sind essenziell für die Transformation von visuellen Beobachtungen über die geometrischen Eigenschaften eines Objekts, wie etwa seiner Größe und Form, in die passenden motorischen Befehle zum Ergreifen des Objekts.

Der PMv ist Bestandteil des Spiegelneuronensystems, da sich dort auch Spiegelneurone befinden (Franceschini et al. 2010). Jüngere Arbeiten über diese Art von Neuronen legen nahe, dass die Funktion von Spiegelneuronen Bezüge zu intendiertem Verhalten hat und am Verstehen der Aktionen anderer beteiligt ist, da die Beobachtung von Aktionen einen motorischen Plan hervorbringt, durch den das Ergebnis dem prämotorischen Kortex bekannt ist (Kandel et al. 2013, Rizzolatti et al. 2014). Es ist erwiesen, dass diese Spiegelneurone auch beim Menschen vorkommen und viele Wissenschaftler sind der Auffassung, dass sie möglicherweise auch eine Rolle beim motorischen Lernen spielen, obwohl bis heute noch nicht vollkommen geklärt ist, welche Rolle sie genau bei diesen Prozessen spielen (Rizzolatti u. Sinigaglia 2010).

Das SMA ist an der Planung, Generierung und Kontrolle von sequenziellen motorischen Aktivitäten beteiligt (Kandel et al. 2013). Darüber hinaus trägt das SMA zur komplexen Bewegungskontrolle bei, etwa bei bilateralen Aufgaben der Hände. Dieses Areal leistet einen direkten und wichtigen Beitrag zur kortikospinalen Bahn *(corticospinal tract – CST)*: Es beinhaltet 10 % aller kortikospinalen Zellen (Nachev et al. 2008). Das pre-SMA projiziert nur wenig in das kortikospinale System. Das SMA verfügt über reziproke Verbindungen mit dem primären motorischen Kortex, was beim pre-SMA nicht der Fall ist. Alle Teile des SMC sind mit den BG verbunden. Patienten, die an der Parkinson'schen Krankheit *(Parkinson's Disease – PD)* leiden, weisen durchgängig eine verringerte Aktivität des SMC auf. Diese Erkenntnisse haben zu einem erhöhten Interesse am Beitrag von Dysfunktionen des SMC bei PD geführt (Nachev et al. 2008).

Kortikale motorische Areale verfügen über umfangreiche und komplexe Verbindungen

Kortikokortikale Assoziationsfasern verbinden ipsilaterale kortikale Regionen miteinander und sind von elementarer Bedeutung für eine funktionierende Erinnerung, insbesondere jene Fasern, die den präfrontalen Kortex mit den partietalen und einigen temporalen Lappenregionen verbinden. Bei den *kommissuralen Fasern* handelt es sich um transversale Fasern, die die beiden Gehirnhälften miteinander verbinden, zur kontralateralen zerebralen Hemisphäre verlaufen und den Hemisphären den Austausch von Informationen ermöglichen. *Kortikostriatale Bahnen* verbinden die Großhirnrinde mit den BG, die erwiesenermaßen wichtig für die Intentionsprogramme des Gehirns sind. Kortikale motorische Areale projizieren in mehrere parallele Bahnen zu den subkortikalen Arealen des Gehirns und zum Rückenmark. Nur die kortikospinale Bahn verläuft direkt, alle anderen Bahnen verlaufen indirekt und besitzen synaptische Verbindungen zum Hirnstamm. Die *kortokopontinen Bahnen* verlaufen aus nahezu allen Regionen der Großhirnrinde abwärts zum Pons (der wiederum zum Kleinhirn und dem Rückenmark projiziert) und anderen Strukturen des Hirnstamms (Brodal 2010, Jang 2014).

Im folgenden Kapitel wird die kortikospinale Bahn genauer beschrieben. Nähere Informationen zu anderen absteigenden Bahnen finden Sie im Kap. 2.2.4.

Absteigende Bahnen aus der Großhirnrinde

Die absteigenden Bahnen haben die Neurone des Rückenmarks zum Ziel (Lemon 2008). Jede absteigende Bahn kann verschiedene Funktionen ausführen. Da die Aktivitäten bei Funktionen wie Gleichgewicht, Haltung, Gehen und Greifen nach etwas die Aktivitäten koordiniert werden müssen, sind die alle Funktionen der Systeme miteinander verbunden (Lemon 2008).

Die korikospinael Bahn CST besteht aus jenen Fasern, die die Großhirnrinde verlassen und durch die Capsula interna absteigen, um Interneurone und Motoneurone im Rückenmark ohne synaptische Unterbrechungen auf dem Weg zu innervieren (Brodal 2010) (▶ Abb. 2.12). Die meisten Axone der CST (75–90 %) kreuzen innerhalb des unteren Hirnstamms (ein pyramidenförmiges Areal, daher auch die Bezeichnung pyramidale Bahn) von einer Seite auf die andere und steigen als laterale CST in die kontralaterale weiße Substanz des Rückenmarks ab. Die laterale CST setzt ihren Abstieg auf der kontralateralen Seite fort. Ein kleiner Prozentsatz der Axone (10–25 %) kreuzt nicht innerhalb der Pyramide und steigt als ventrale CST ab.

Bessere Techniken, die die Bahnen nachverfolgen können, haben zu einem besseren Verständnis von Ursprung und Ende der kortikospinalen (*corticospinal* – *CS*) Neurone geführt. Rund 30–40 % der Fasern haben ihren Ursprung im MI; der Rest stammt aus dem SMA, dem PMA, sensomotorischen Arealen (SI und SII) sowie Teilen des hinteren parietalen Kortex (Kandel et al. 2013, Lemon 2008). Obwohl die CST als das wesentlichste motorische System bei der Kontrolle von Bewegungen mit höchsten Anforderungen an Geschick und Flexibilität gilt, wird zunehmend klar, dass die CST ihren Ursprung in diversen kortikalen Arealen und zahlreiche Ziele innerhalb des Rückenmarks hat und somit unterschiedliche Rollen bei der motorischen Kontrolle spielt (Lemon 2008). Daher wird argumentiert, dass es sich bei der CST nicht nur um ein „motorisches" System handelt, sondern auch um eines mit großer sensorischer Rolle. Hierauf soll im Folgenden näher eingegangen werden:

Die kortikospinalen Fasern, die ihren Ursprung im MI und im PMA haben, enden in den motorischen Regionen des Rückenmarks. Einige der CST-Fasern aus dem MI gehen synaptische Verbindungen mit Motoneuronen ein, die als kortikomotoneuronale *(cortico-motor-neuronal – CM)* Verbindungen bezeichnet werden. Dieser Terminus bezeichnet ausschließlich direkte, monosynaptische, exzitatorische Inputs an Motoneurone aus der CST (Lemon u. Griffiths 2005). Dies betrifft meist Gruppen von Motoneuronen zu den intrinsischen Muskeln der Hand. Somit stellt das CM-System wahrscheinlich die Möglichkeit zur Fraktionierung von Bewegungen und zur selektiven Kontrolle von

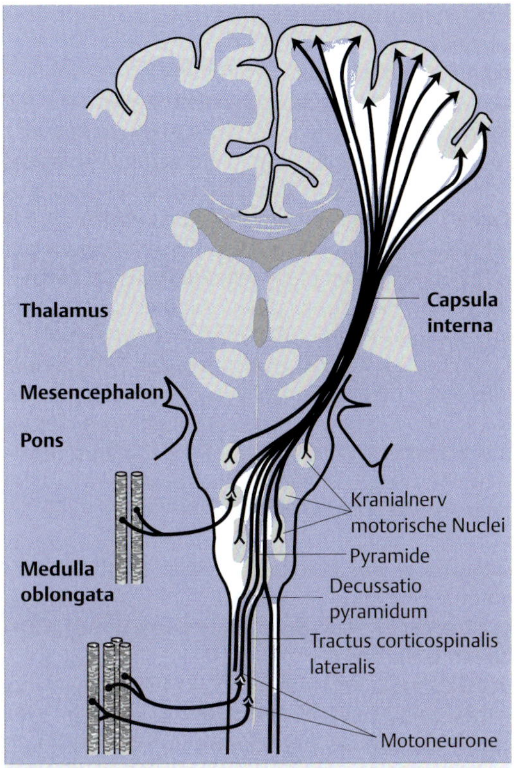

Abb. 2.12 Die Fasern der kortikospinalen Bahn haben ihren Ursprung in verschiedenen Arealen der Großhirnrinde. Die Bahn steigt durch die Capula interna, den Pons und das Rückenmark ab. In den unteren Regionen des Rückenmarks kreuzen die meisten ihrer Fasern hinüber auf die gegenüberliegende Seite und setzen ihren Weg abwärts fort, um die spinalen Motoneurone zu verbinden. Manche Fasern verlassen die Bahn im Hirnstamm, um dort mit Motoneuronen synaptische Verbindungen einzugehen und so die kortikobulbäre Bahn zu bilden. Die kortikospinale Bahn (CST) ist zum größten Teil eine überkreuzte Bahn, jedoch beeinflusst eine signifikante Anzahl von Projektionen die ipsilaterale spinale graue Substanz in der zervikalen und lumbosakralen Erweiterung. Diese Projektionen sind signifikant für ein Verständnis der Auswirkungen von kortikalen und spinalen Läsionen.

kleinen Muskelgruppen her (Lemon 2008). Insbesondere korreliert das Erscheinen von CM-Verbindungen mit der Entwicklung präzisen Greifens zwischen dem Daumen und dem Zeigefinger bei Primaten und Menschen (Lemon 2008).

Das kortikospinale System entstammt auch dem sensorischen Kortex. Diese kortikospinalen Fasern enden meist im Hinterhorn (dorsales Horn) des Rückenmarks, wo sie synaptische Verbindungen mit Interneuronen eingehen, die Input von somatosensorischen Rezeptoren erhalten. Laut Lemon und Brodal (Lemon 2008, Brodal 2010) sind diese Projektionen wahrscheinlich an der Regulierung afferenter Informationen von peripheren Rezeptoren zum Rückenmark beteiligt und beeinflussen die Signalübertragung afferenter somatosensorischer Terminals in den Muskelspindeln, den GTO und gewissen Haurezeptoren, die Druck und Berührungsempfindungen übertragen. Durch präsynaptische Inhibition kann das kortikospinale System von peripheren Rezeptoren übertragene, exzitatorische Impulse modulieren und sogar inhibieren, die ansonsten das ZNS beeinflussen würden (Lemon 2008). Auf diese Art funktioniert das kortikospinale System als „Tor": Es beurteilt oder filtert eingehende Informationen, lässt relevante und brauchbare Informationen durch und inhibiert störende oder unnötige Informationen. Die CST setzt afferente Informationen in einen Kontext und ist daher in der Lage, das erwartete Aufkommen an sensorischen Informationen voreinzustellen (vorherzusagen). Diese Funktion nennt man auch das *Setzen des antizipatorischen Kontrastes.*

Zusätzlich zu den vorgenannten Verbindungen steigen Fasern auch von der Großhirnrinde ab, um die kranialen Nervenkerne und den Nucleus ruber zu innervieren (Brodal 2010). Die rubrospinale Bahn hat ihren Ursprung im Nucleus ruber des Zwischenhirns. Die kortikalen Verbindungen zu den kranialen Nerven bezeichnet man als *kortikobulbäre Bahn.*

Funktionen der CST

Die CST trägt erheblich zur Kontrolle erlernter motorischer Bewegungen bei (Lemon 2008). Lemon (2010) sagt dazu: *„Es ist wahrscheinlich, dass die meisten kortikospinalen Fasern auf spinalen Interneuronen enden und die kortikospinale Bahn mit einer Reihe von Funktionen ausstatten, darunter die Filterung von afferentem Input, die Modulation von Aktivitäten in den zentralen Mustergeneratoren und die Exzitation von Reflexen."* All diese Funktionen haben ein gemeinsames Merkmal: die kortikale Modulation von Rückenmarksaktivitäten.

Zu den kortikospinalen Funktionen gehören:

- Erregung und Inhibition von Motoneuronen (Porter u. Lemon 1995, Lemon 2008)
  - Das kortikospinale System versorgt hauptsächlich die distale Muskulatur, zum Teil monosynaptisch und schnell, zum Teil über Interneurone. Es spielt eine wichtige Rolle bei der Kontrolle und Zerlegung von Bewegungen. Die Großhirnrinde ist daher an willkürlichen Bewegungen (den am wenigsten automatisierten) beteiligt, z. B. Bewegungen der Hand, einzelner Finger und auch der Zehen.
  - Das kortikospinale System innerviert außerdem die proximale, axiale, abdominale und thoraxiale Muskulatur. Muskeln, die an Gesichtsausdrücken, am Essen, Sprechen und an Mundbewegungen beteiligt sind, werden über das gleiche System versorgt.
- *absteigende Kontrolle afferenter Inputs, einschließlich nozizeptiver Inputs* (Wall u. Lidierth 1997, Lemon u. Griffiths 2005, Lemon 2008)
- *Selektion, Gating und Verstärkungsregelung spinaler Reflexe* (Lemon u. Griffiths 2005)
- *langfristige Plastizität der Rückenmarksschaltkreise* (Wolpaw 1997)

Zusammenfassung ✓

- Das kortikospinale System versorgt hauptsächlich die distale Muskulatur.
- Distale motorische Kontrolle (d. h. die Geschicklichkeit von Bewegungen der Finger und Zehen) ist ein Beispiel für willkürliche (am wenigsten automatisierte) Aktivität.
- Die kortikospinale Bahn hat diverse Funktionen, darunter die Kontrolle willkürlicher Bewegungen, das Gating von sensorischem Input, die Kontrolle spinaler Reflexschleifen und die Vorbereitung des Rückenmarks auf Bewegungen. Es wird angenommen, dass die pyramidalen Fasern aus dem SI genauso wichtig für die Übertragung von Impulsen auf den sensorischen Bahnen sind, wie für die Initiierung motorischer Aktivitäten.

Klinische Relevanz

Moderne Konzepte gehen davon aus, dass das ZNS innerhalb von verteilten motorischen Netzwerken agiert. Dies geht mit der Auffassung einher, dass Bewegungsveränderungen infolge von Läsionen das Resultat kompensatorischer Aktivitäten des motorischen Netzwerks als Ganzes sind und nicht ausschließlich von dem Verlust/der Verringerung von Signalen durch das betroffene Areal verursacht werden. Allerdings haben Studien zur Wiederherstellung von selektiven Fingerbewegungen nach einem subkortikalen Schlaganfall gezeigt, dass die Integrität der CST von großer Bedeutung ist (Lang u. Schieber 2004, Ward 2011). Individuelle Fingerbewegungen (und selektive Bewegungen des Fußes) erfordern die selektive Aktivierung bestimmter Muskelgruppen. Diese Aktivierung wird primär durch den motorischen Kortex über die CST kontrolliert (Schieber et al. 2009). Daher führen Läsionen des CST zu einem Zusammenbruch der feinkörnigen sensomotorischen Kontrolle des Fußes und der Hand – und nicht nur zu einer Verschlechterung der motorischen Funktion, sondern auch der Fähigkeit zur korrekten Interpretation und Erkundung sensorischen Feedbacks aus der Hand (Lemon u. Griffiths 2005). Bei gesunden Menschen ist das ZNS in der Lage, die Entscheidung und Auswahl der in unterschiedlichen Situationen benötigten Informationen mittels einer Kontrolle der sensorischen Signalübertragung und durch das *Setzen eines antizipatorischen Kontrastes* vorzunehmen, z. B. wie heiß sollte es sich anfühlen, wenn man nach einer Tasse mit heißem Kaffee greift oder wie kalt sollte es sich anfühlen, wenn man nach einer Tüte mit tiefgefrorenem Gemüse in der Tiefkühltruhe greift. Der Verlust oder die Verringerung dieser Funktionalität führt zu enormen Defiziten bei der Handfunktion.

Läsionen der Großhirnrinde und/oder der Capsula interna können Auswirkungen auf sämtliche absteigende Bahnen haben. Die Großhirnrinde versorgt die aus den Bahnen des Hirnstamms stammenden Zellen mit einem großen Anteil ihres Inputs. Somit hat diese Art von Läsionen nicht nur Auswirkungen auf kortikospinale und kortikobulbäre Projektionen, sondern auch auf das kortikostriatale sowie das kortikopontine System und andere an motorischen Funktionen beteiligte Systeme.

Darüber hinaus gibt es zunehmend Beweise für die Vermutung, dass die funktionellen Folgen einer unilateralen Schädigung der kortikalen motorischen Areale sich im Körper nicht nur kontralateral, sondern auch ipsilateral auswirken (Suzuki et al. 2011, Janowska u. Edgley 2006, Mani et al. 2013). Aus der Literatur geht hervor, dass rund zwei Drittel aller Schlaganfallpatienten dauerhafte Probleme mit kontraläsionalen Handfunktionen haben. Gemäß einigen Studien differieren die kontraläsionalen Defizite je nach von der Läsion betroffener Hemisphäre. Eine Studie von Mani und Kollegen (2013) hat z. B. Hinweise darauf ergeben, dass die linke Hemisphäre eine Rolle bei der intersegmentalen Koordination und Bewegungsbahn beider Arme spielt. Robertson und Kollegen (2012) stießen hingegen auf eine bilaterale Verringerung der posturalen Kontrolle der oberen Extremitäten, einschließlich der Skapula. Es ist daher von hoher therapeutischer Wichtigkeit, den gesamten Körper des neurologischen Patienten in den Blick zu nehmen.

Basale Ganglien

Traditionell ging man davon aus, dass die basalen Ganglien (BG) in erster Linie an der motorischen Kontrolle beteiligt seien. Unser Wissen über die Funktionen der BG hat sich allerdings im Laufe der letzten 20 Jahre vermehrt, weshalb ihnen nun mehr Funktionen zugewiesen werden (Haber u. Calzavara 2009).

Bei den BG handelt es sich um eine Ansammlung diverser, miteinander verbundener Nuclei: den *Nucleus caudatus*, das *Putamen*, den *Globus pallidus*, den *Nucleus subthalamicus* und die *Substantia nigra (SNr)*. Der Nucleus caudatus und das Putamen werden gemeinsam auch als *Striatum* bezeichnet (▶ Abb. 2.13). Die Nuclei der BG bilden eine funktionelle Einheit, die man auch die basalen Nuclei nennt, und die eine sehr bedeutende Rolle bei der motorischen Funktionalität spielt.

Die BG sind mit sämtlichen Lappen der Großhirnrinde sowie den subkortikalen Strukturen verbunden und in diversen, anatomisch und funktionell unterschiedlichen Netzwerken organisiert. Kortikale Schleifen versorgen die BG mit einer enormen Menge an Informationen, die verarbeitet werden, bevor die „Antworten" zurück an die Großhirnrinde geschickt werden. Unterschiedliche Teile der BG unterstützen unterschiedliche Areale der Großhirnrinde bei speziellen Aufgaben. Vier Schaltkreise, die aus verschiedenen Teilen des ZNS stammen, sind gut bekannt: das sensomotorische Areal, die Assoziationsareale, der limbische Kortex und das okulomotorische Areal (▸ Abb. 2.14). Zusätzlich zu den kortikalen Schleifen der BG wurden 2 neue Bahnen identifiziert, die einen direkten Weg bieten, über den sich zerebelläre Aktivitäten und die Aktivitäten der BG gegenseitig beeinflussen können: eine disynaptische Projektion aus dem Kleinhirn an die BG und eine reziproke Projektion der BG an das Kleinhirn (Bostan et al. 2010). Die letztgenannte Bahn bietet normalen und abnormalen Signalen aus den BG die Möglichkeit, Einfluss auf die zerebralen Funktionen zu nehmen (Bostan et al. 2010).

	genannt Nucleus lentiformis	
Nucleus caudatus	**Putamen**	**Globus pallidus (pallidum)**
genannt (Neo-)Striatum		
genannt Corpus striatum		

Abb. 2.13 Ein Überblick über die unterschiedlichen Nuclei, sowohl individuell als auch gruppiert.

Afferente Verbindungen zu den basalen Ganglien

Das Striatum ist der zentrale, empfangende Nukleus. Die Verbindungen kommen aus fast allen Teilen der Großhirnrinde, des Thalamus und der Nuclei im Mesenzephalon. Die Integration der Informationen innerhalb des Striatums determiniert den finalen Output an andere BG-Strukturen (Kishore et al. 2014).

Efferente Verbindungen aus den basalen Ganglien

Es existieren 2 zentrale Projektionen aus dem Striatum: eine an die Substantia nigra reticulata (SNs) und eine an den Globus pallidus (GPe).

Der Output des dorsalen Striatums ist in 2 primäre Projektionsbahnen organisiert, die antagonistisch agieren, um unterschiedliche Funktionen zu kontrollieren. Man geht davon aus, dass die koordinierte Aktivität dieser beiden Output-Ströme wesentlich für das Erlernen und die Ausführung korrekter Aktionssequenzen ist.

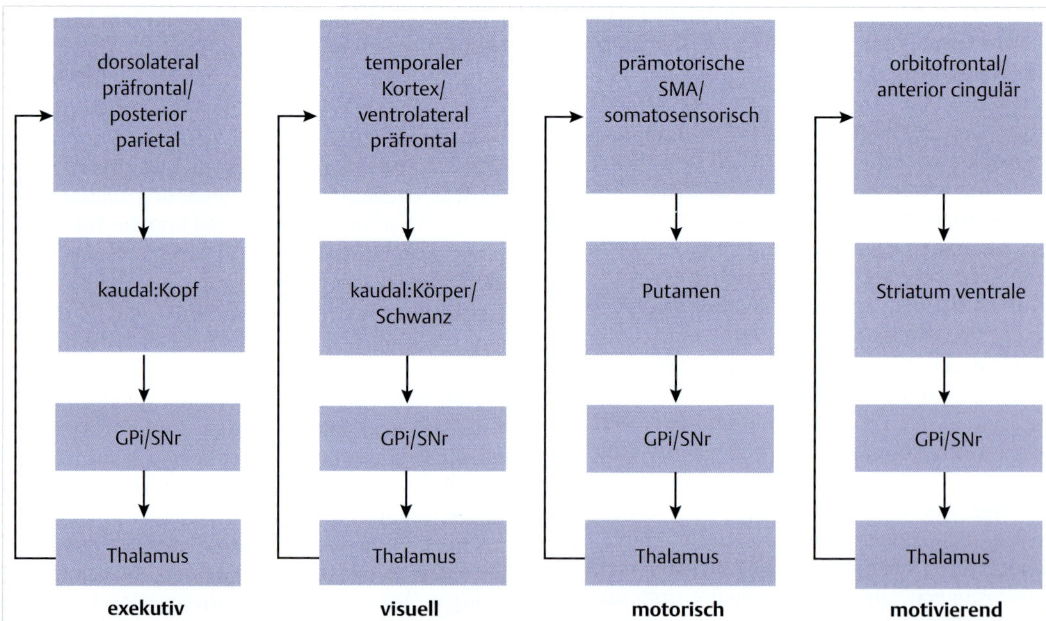

Abb. 2.14 Das Diagramm stellt die 4 kortikostratialen Schleifen dar. Jede Schleife verbindet kortikale Areale (oberster Kasten) mit stratialen Arealen (zweiter von oben) und den Output-Strukturen der basalen Ganglien (untere 2 Kästen). Zur Vereinfachung sind nur die primären kortikalen Projektionen jeder Schleife aufgeführt. SMA: supplementäres motorisches Areal; GPi: Globus pallidus, interner Teil; SNr: Substantia nigra pars reticulata (reproduziert mit Genehmigung von Sage Publishers aus Seger 2006, S. 286).

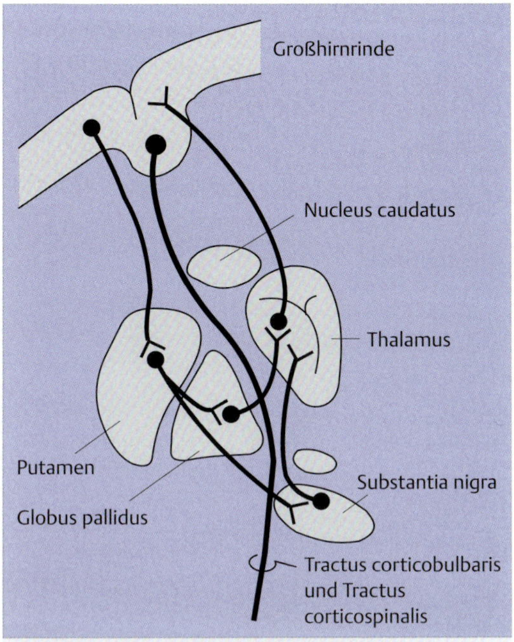

Abb. 2.15 Ein einfaches, schematisches Modell der direkten und indirekten Bahnen.

Die Bahn vom Striatum zum Thalamus ist eine *direkte Bahn, die Bewegungen erleichtert* (▶ Abb. 2.15). Die Aktivierung dieser Bahn hebt die Inhibition des Thalamus auf und ermöglicht so die Aktivierung der kortikalen Areale, die Input vom Thalamus erhalten (Kandel et al. 2013). Dies legt die Vermutung nahe, dass die BG als „grüne Ampel" fungieren, die Bewegungen „erlaubt" und den Wechsel von einer Bewegung zur anderen vereinfacht (Brodal 2010). Diese Verbindung kann durch einen Schlaganfall mit Auswirkungen auf die Capsula interna unterbrochen werden, was erklärt, wieso einige Schlaganfallpatienten Symptome der Parkinson'schen Krankheit aufweisen.

Die indirekte Bahn verbindet das Striatum mit dem Globus pallidus, der Substantia nigra und dem subthalamischen Nukleus (STN). Die Aktivierung *der indirekten Bahn* zum Subthalamus *inhibiert Bewegung* (Kandel et al. 2013) und verhindert so unnötige Bewegungen (Takakusaki et al. 2010).

Darüber hinaus verfügt der SNr über eine direkte Verbindung zum Colliculus superior. Die Aufgabe dieser Verbindung ist es, bei der Kontrolle von koordinierten Bewegungen des Kopfes und der Augen zu unterstützen (Brodal 2010).

Abgesehen von den umfangreichen Verbindungen der BG zum Thalamus existieren außerdem Verbindungen der BG zur retikulären Formation (BG-Hirnstamm-System). Im Hirnstamm sind wichtige Strukturen angesiedelt, die bei der Kontrolle von Haltung, Fortbewegung und Muskeltonus mitwirken (Takakusaki et al. 2010), darunter der Nucleus pedunculopontinus (PPN) und die lokomotorische Region des Zwischenhirns (*midbrain locomotor region – MLR*). Die BG sind mit der MLR verbunden und kontrollieren diese wahrscheinlich in Bezug auf die Fortbewegung, während die Verbindung mit dem PPN sich auf den Muskeltonus bezieht. Somit können die BG die Regulierung des Muskeltonus sowie die Synergie zwischen Haltung und Gangart beeinflussen (Takakusaki et al. 2010, Brodal 2010).

Funktionen der basalen Ganglien

Über die Funktionen der BG herrscht keine vollständige Klarheit. Jedoch wurde ihre Beteiligung an so unterschiedlichen Funktionen wie Bewegung, Lernen und Motivation impliziert.

Die Kortiko-BG-Schleifen tragen zur Kontrolle von Bewegungen bei, die Willenskraft, Kognition und Aufmerksamkeit erfordern (Takakusaki et al. 2010, Wichmann u. DeLong 2006). Grundsätzlich integrieren und verarbeiten die BG enorme Mengen an Informationen aus all ihren Verbindungen. Die angepassten Informationen werden an den Thalamus weitergegeben (der als Schaltstelle fungiert und außerdem eng mit dem Kleinhirn zusammenarbeitet) und, im Anschluss an weitere Modifikationen, wird der Output an verschiedene spezifische Areale der Großhirnrinde verteilt (▶ Abb. 2.16).

Die BG fungieren wahrscheinlich bei der Automatisierung der Selektion und Ausführung kontextspezifischer posturaler Responsen als Vermittler zwischen Großhirnrinde und Hirnstamm (Grillner 2006, Grillner et al. 2008, Takakusaki et al. 2004). Außerdem wird angenommen, dass sie die Fortbewegung initiieren und eine Rolle bei der Haltungskontrolle spielen (Takakusaki et al. 2004, Jacobs u. Horak 2007).

Es gibt zunehmend Hinweise darauf, dass die Verbindungen der BG zum Hirnstamm den Muskeltonus und die Synergien zwischen Haltung und Gangart regulieren können, indem sie helfen, den Muskeltonus während aktuell stattfindender Gang- oder Gleichgewichtsaufgaben zu optimieren (Takakusaki et al. 2004, Takakusaki et al. 2008).

Die BG tragen nicht nur zur motorischen Funktion, sondern auch zu übergeordneten Aspekten

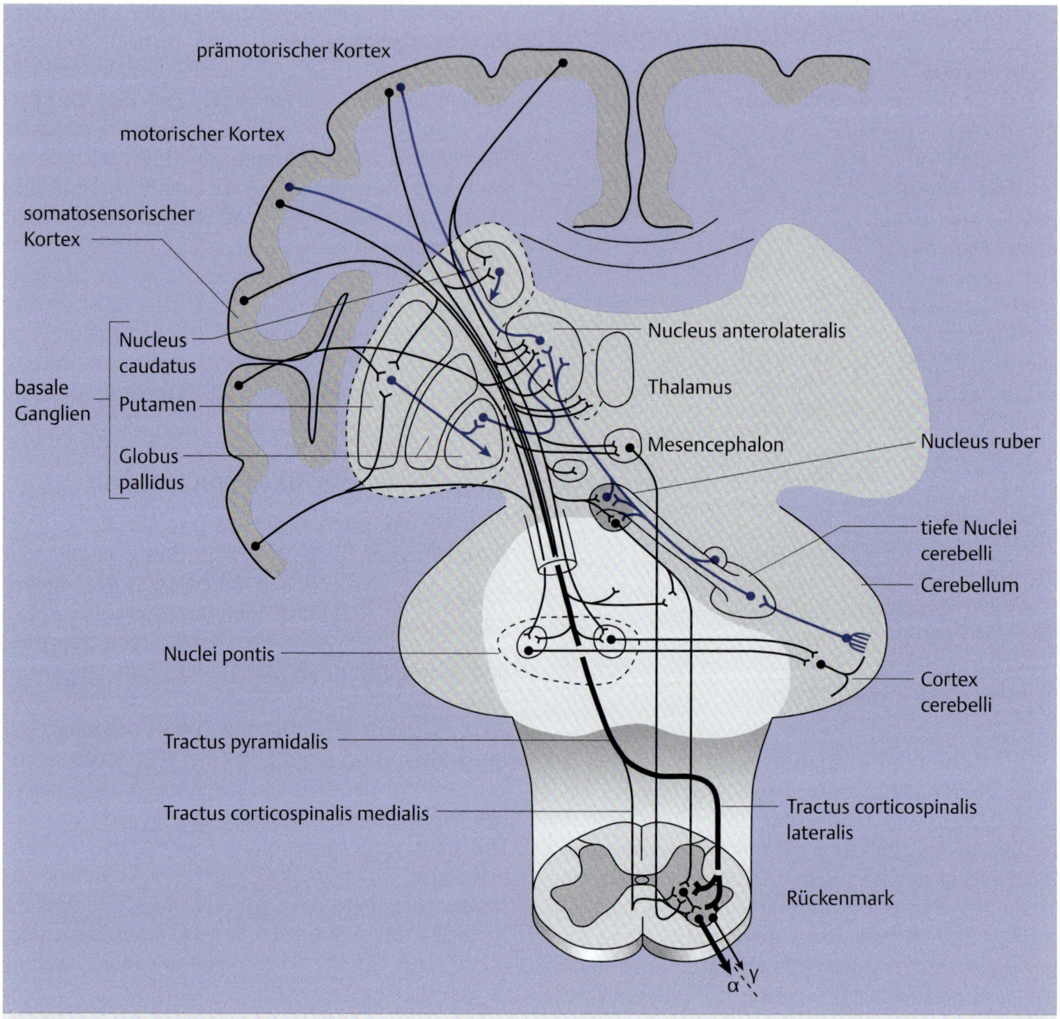

Abb. 2.16 Willkürliche Bewegung und die basalen Ganglien (nachgezeichnet mit Genehmigung von Kandel et al. 2013, S. 347).

des Verhaltens bei, indem sie Emotion, Belohnung und exekutive Funktionen miteinander verbinden (Kandel et al. 2013). Bei Patienten mit degenerativen Erkrankungen, die hauptsächlich die BG betreffen, wie beispielsweise PD, wurden Störungen von kognitiven und psychologischen Prozessen beobachtet. Abgesehen von den im oben stehenden Text beschriebenen Funktionen haben jüngere Forschungsarbeiten gezeigt, dass die BG eine Rolle bei verschiedenen Aspekten des Lernens spielen (Brodal 2010, Seger 2006).

Klinische Relevanz

Läsionen an den BG resultieren in 3 unterschiedlichen Kategorien von motorischen Störungen: Tremor und unwillkürliche Bewegungen, Veränderungen des Haltungs- und Muskeltonus, Bewegungsarmut und verlangsamte Bewegungen ohne Paralyse. Läsionen lösen keine Parese oder Paralyse aus, können sich aber auf die motorische Leistung auswirken, z. B. durch Verlangsamung. Störungen der BG manifestieren sich durch die Unfähigkeit, willkürliche Bewegungen zu initiieren (Akinese) und unwillkürliche Bewegungen zu unterdrücken, sowie durch Abnormitäten bezüglich-

Geschwindigkeit und Anzahl an Bewegungen (Bradykinese) und Muskeltonus (Rigidität) (de Lau u. Breteler 2006).

Das am besten bekannte Beispiel für eine Läsion der BG ist vermutlich die PD, eine Störung, die durch die Degeneration von dopaminergen Zellen im SNr ausgelöst wird (Wichmann u. DeLong 2006). Man vermutet, dass dies im Ergebnis zu einer Hyperaktivität der indirekten und einer Hypoaktivität der direkten BG-Pfade bei erhöhter Inhibition des Thalamus führt und somit zu einer verringerten Aktivität des motorischen Kortex (Kern u. Kumar 2007). Eine massive Behinderung bei der PD stellt die posturale Instabilität dar (Takakusaki et al. 2008).

Personen mit PD haben oft Schwierigkeiten, das Ausmaß und die Muster von posturalen Resonanzen zu modifizieren, um Haltungsanforderungen ändern zu können (Jacobs 2014). Schädigungen der BG wirken sich primär auf das Timing und das Ausmaß von APA aus (nähere Informationen Kap. 3). Im Ergebnis machen Patienten mit PD häufig Sturzerfahrungen: Bis zu 70 % der Patienten stürzen mindestens einmal pro Jahr (Bloem et al. 2004).

Die BG scheinen eine wichtige Rolle bei der Kontrolle von erlernten, repetitiven Bewegungssequenzen zu spielen (Kandel et al. 2013). Während menschlicher Bewegungsabläufe, z. B. beim Gehen, bleiben durch die von den BG ausgeübte automatische Kontrolle Ressourcen für die Ausführung anderer, simultan sattfindender Aufgaben frei. Bei einem Verlust automatisierter Bewegungsabläufe kommt es zu einer Verringerung des Gleichgewichts, sowohl der antizipatorischen posturalen Kontrolle als auch der Fähigkeit, Schritte zu machen und schützende Armreaktionen auszuführen (Rothwell u. Lennon 1994). Bei Patienten mit PD hat sich gezeigt, dass ein Verlust der eher automatisierten motorischen Fertigkeiten dadurch kompensiert wird, dass sich die Betroffenen in stärkerem Maße auf andere, kortikal kontrollierte Mechanismen verlassen. Der zusätzliche Bedarf an Aufmerksamkeit, der entsteht, wenn man darüber nachdenken muss, wie man geht, setzt die begrenzten Aufmerksamkeitsressourcen von Personen mit PD weiter unter Druck und erklärt möglicherweise deren Schwierigkeiten beim Dualtasking. Die Anwendung kortikaler Mechanismen zur Kompensation eher automatisierten Verhaltens ist eventuell auch einer der Gründe für die Verlangsamung, die Patienten mit PD erleben. Darüber hinaus können die umfangreiche Kommunikation mit Arealen der Großhirnrinde und die Wahrscheinlichkeit von deren Beteiligung an der motorischen Planung (Brodal 2010) zu anderen Problemen bei der motorischen Performance führen. Im Vergleich mit Patienten, die unter Läsionen an anderen Stellen des ZNS leiden, benötigen Menschen mit Parkinson-Merkmalen möglichweise eine Behandlung, die mehr auf kognitive Strategien abhebt, wie etwa eine externe Stimulation durch auditive Impulse. PD-Patienten können ihre motorische Performance (inklusive Gleichgewicht und Gangart) verbessern, wenn sie externe Stimuli nutzen oder einen Aufmerksamkeitsfokus auf die anstehende Aufgabe legen (z. B. um Rad zu fahren). Dies ermöglicht es dem frontalen Kortex, die defekten BG-Schaltkreise zu kompensieren. Allerdings könnten diese kognitiven motorischen Strategien PD-Patienten bei der Ausführung von sekundären Aufgaben, die ihre Aufmerksamkeit stören, verletzlich und damit anfälliger für Stürze machen.

Läsionen der BG können zu einem erhöhten Muskeltonus (Rigidität) führen und, aufgrund der bestehenden Verbindungen mit den retikulären Formationen im Hirnstamm, Auswirkungen auf die Fortbewegung haben (Visser u. Bloem 2005).

Die BG spielen eine wichtige Rolle bei der Integration und Bewertung afferenter sensorischer Informationen aus dem visuellen, dem propriozeptiven und dem vestibulären System. Eine Läsion der BG kann daher zu einer abnormen Verarbeitung sensorischer Informationen führen (Visser u. Bloem 2005). Jobst et al. (1997) haben die Hypothese aufgestellt, dass Patienten mit PD aufgrund eines verringerten propriozeptiven Inputs an Bewegungsproblemen leiden. Sie verweisen auf Studien an Tieren, die zeigen, dass das Putamen auf somatosensorische Stimuli und passive Bewegungsreize reagiert, insbesondere auf Rotationsbewegungen. Rotation erzeugt mehr propriozeptives Feedback als beispielsweise Muskelpalpation oder Sehnentapping. Die Autoren nehmen an, dass die BG möglicherweise durch die Modulation sensorischer Informationen oder die Funktion als „sensorisches Gate" Bewegungsabläufe beeinflussen. Sie stellen außerdem die These auf, dass die sensorischen Aspekte der Kinese bei Patienten mit PD defekt sind, da alle Patienten, die an dieser Studie teilnahmen, nur dann Probleme hatten, wenn sie sich allein auf ihre propriozeptiven/kinästhetischen Sinne verlassen mussten. Nach Auffassung der Autoren ist die Rolle der BG wahrscheinlich die sensorische Modulation und Integration von sensorischem Input für motorische Aufgaben. Somit würden Läsionen an den BG zu Defiziten bei der Ausführung folgender Aufgaben des Individuums führen:

- Beurteilung der Position von Extremitäten im Raum, insbesondere während Bewegungen
- Kontrolle von Reihenfolge und Timing aufgrund von verringertem oder defizitärem Feedback aus den Extremitäten durch Bewegungen

Jobst et al. (1997) schlagen vor, dass die Physiotherapie ihren Schwerpunkt auf die Verbesserung des kinästhetischen Sinnes der Patienten und andere Interventionen zur Verbesserung ihrer motorischen Funktionen legen sollte.

Dystonie ist eine Erkrankung, die durch wiederholte Muskelkontraktionen gekennzeichnet ist, die zu unkontrollierten, langsamen, sich krümmenden und repetitiven Bewegungen führen, z. B. bei *Chorea Huntington* oder abnormen stereotypen Positionen, wie zervikaler Dystonie oder *Torticollis spasmodicus*. Dystonische Bewegungen werden durch willkürliche Bewegungen, aber auch durch mentalen und emotionalen Stress hervorgerufen. Die meisten pathologischen Zustände, die mit Dystonie verbunden sind, haben einen Bezug zum BG-thalamokortikalen Netzwerk (Brodal 2010). Dystonie wird oft als primär oder sekundär im Rahmen anderer neurologischer Erkrankungen oder in Bezug auf Verletzungen, Abnormitäten oder Drogenkonsum klassifiziert sowie danach, ob sie in der Kindheit oder im Erwachsenenalter eingesetzt hat, oder im Hinblick darauf, welche(s) Körperteil(e) betroffen ist/sind (Jimenez-Shahed 2012).

Eine Ursache für Dystonie ist möglicherweise das Repetitive-Strain-Injury-Syndrom (RSI-Syndrom) *(repetitive strain injury – RSI)*. Bewegungen, die wiederholt ausgeführt werden, können die Struktur und Funktion des ZNS verändern (Form-Funktion). Wenn eine Person einen Beruf oder ein Hobby ausübt, der/das eine intensive Wiederholung von Handbewegungen mit sich bringt (z. B. Sekretär/in oder Musiker/in), kann sich eine *tätigkeitsbedingte Verkrampfung der Hand* entwickeln (Blood 2013, Brodal 2010, Kaji et al. 2005), die einen Typus der fokalen Dystonie der Hand darstellt. Dystonie kann auch sekundär infolge eines Schlaganfalls oder einer Kopfverletzung entstehen. Man nimmt an, dass rund die Hälfte aller generalisierten Dystonien sekundärer Natur ist. Was die fokalen Dystonien angeht, so kann die Ursache nur bei ca. 10 % der Betroffenen diagnostiziert werden (Gjerstad et al. 1991). Wenn die Störung während der Kindheit erstmals auftritt, kann in 40 % aller Fälle die Ursache gefunden werden; bei 30 %, wenn sie im Jungendalter einsetzt, und bei einer Entwicklung im Erwachsenenalter bei 13 % (Marsden u. Quinn 1990, Borgmann 1997).

2.2.3 Kleinhirn

Einführung in die Anatomie, Physiologie und Funktion des Kleinhirns

Das Kleinhirn (Cerebellum) liegt über dem Pons und der Medulla und hat einen relativ geringen Umfang von ca. 10–14 % der gesamten Größe des Gehirns, ist aber gleichzeitig eine hochkomplexe Struktur, die allein mehr Neurone enthält als der gesamte Rest des Gehirns (Brodal 2010, Kandel et al. 2013). Das Kleinhirn ist eine der zentralen motorischen Strukturen des Nervensystems (Mottolese et al. 2013) und kann als Gehirnareal angesehen werden, das für die Verfeinerung des Verhaltens zuständig ist, da es die Rate, den Rhythmus und die Kraft der für die Koordination und Verfeinerung der Bewegungsqualität zuständigen Verhaltensaktivitäten bestimmt (Koziol et al 2010). Das Kleinhirn verfügt auch über Verbindungen zur sensorischen Verarbeitung. Jüngere Forschungsarbeiten haben enthüllt, dass das Kleinhirn auch durch eine große Anzahl von kognitiven Aufgaben aktiviert wird, die keine Bewegungen beinhalten (Koziol et al. 2014).

Das Kleinhirn erhält 40-mal mehr Input, als es aussendet, und spielt somit eine wichtige Rolle bei der Koordination von motorischen Funktionen. Es erhält Informationen von nahezu jeder sensorischen Modalität, darunter auch die visuelle Wahrnehmung und die Propriozeption. Darüber hinaus verfügt das Kleinhirn über einen hohen Output an andere Teile des Gehirns und ist daher wichtig für die Informationsverarbeitung und die Planung sensomotorischer Aktivitäten (Manto et al. 2012).

Anatomische Organisation des Kleinhirns

Das Kleinhirn besteht aus 2 Hauptbereichen, dem *zerebellären Kortex* und den *zerebellären Nuclei* (► Abb. 2.17). Vergleichbar mit der Großhirnrinde ist auch das Kleinhirn von einer Schicht grauer Substanz bedeckt, die man den zerebellären Kortex (Kleinhirnrinde) nennt und die aus 5 Kategorien besteht, die in 3 Schichten organisiert sind:

1. Die tiefste Schicht, die *granuläre Rinde*, ist die Input-Ebene mit ca. 100 Milliarden granulären Zellen und einigen Golgi-Zellen. Die Axone der granulären Zellen werden aufgrund ihrer langgestreckten T-Form, die parallel zur Oberfläche des zerebellären Kortex verläuft, oft als *Parallelfasern* bezeichnet. Die Parallelfasern sind die einzigen exzitatorischen Fasern innerhalb des zerebellären Kortex.
2. Die mittlere Schicht besteht aus Purkinjezellen, spezialisierten inhibitorischen Neuronen, die als einzige ihre Axone außerhalb des zerebellären Kortex senden. Die mittlere Schicht wird daher auch als *Output-Ebene* bezeichnet. Schätzungen zufolge liegt die Anzahl von Purkinjezellen beim Menschen bei ca. 15 Millionen (Manto 2009).
3. Bei der obersten Schicht handelt es sich um Zellkörper der *inhibitorischen Interneurone*, die *Stern- und Korbzellen*, wie auch die *Dendriten der Purkinjezellen*. Diese Schicht besitzt eine wichtige Verarbeitungsfunktion.

Die Axone der Parallelfasern projizieren in die mittlere Schicht und verbinden zahlreiche Purkinjezellen miteinander. Außerdem geht man davon aus, dass sie die Aktivitäten verschiedener zerebellärer Areale bündeln (Kandel et al. 2013).

Jede Purkinjezelle hat ca. 80.000–200.000 synaptische Kontakte mit einer ebenso großen Zahl von Parallelfasern (granulären Zellen) und 150–200 synaptische Kontakte mit *einer* Kletterfaser (bei den Kletterfasern handelt es sich um neuronale Projektionen aus dem unteren Olivenkern (S. 59)) (Rothwell u. Lennon 1994). Purkinjezellen erhalten mehr synaptischen Input als jeder andere Zelltypus im Gehirn. Daher treffen enorme Informationsmengen aufeinander, die hier moduliert und integriert werden, bevor die Purkinjezellen das „Ergebnis" an die tiefen zerebellären Neurone übertragen (Schaltstellen innerhalb von Output-/efferenten Verbindungen des zerebellären Kortex).

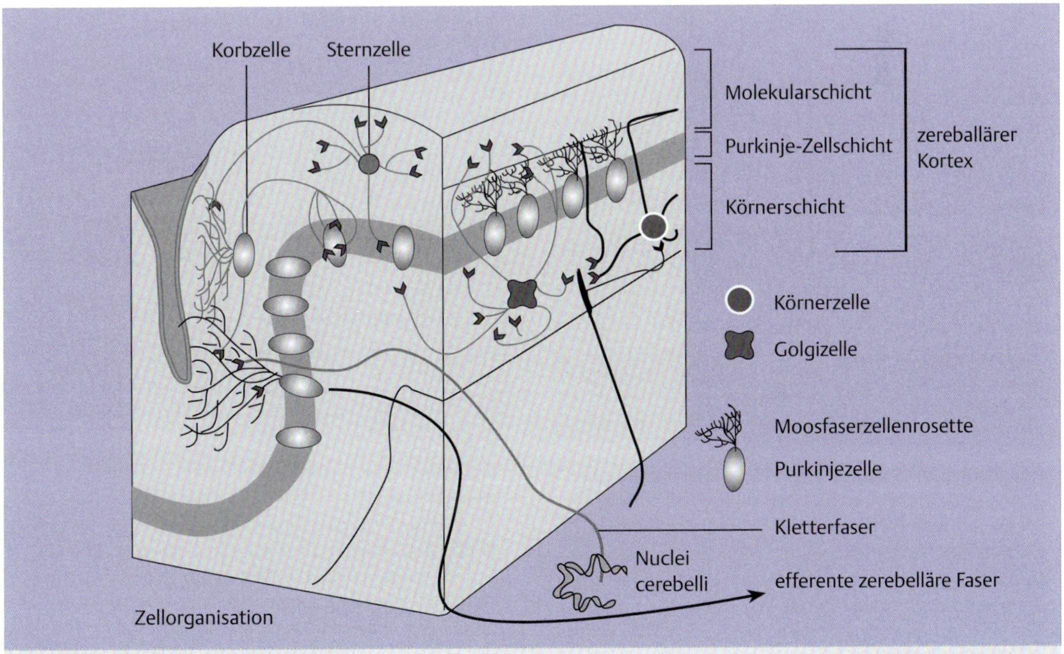

Abb. 2.17 Die anatomische Organisation des Kleinhirns.

Output aus dem Kleinhirn: zerebelläre Nuclei

Auf jeder Seite des Kleinhirns befinden sich in den tieferliegenden Schichten der weißen Substanz jeweils 4 Nuclei: der Nucleus fastigii, der Nucleus dentatus sowie der Nucleus globosus und der Nucleus emboliformis (bei Tieren als die vorderen und hinteren Nuclei bezeichnet). Diese Nuclei sind innerhalb der zerebellären Schaltkreise allein für den Output zuständig und übertragen Signale, insbesondere an die Nuclei des Hirnstamms, die thalamischen Nuclei, den motorischen Kortex, den prämotorischen Kortex und den präfrontalen Assoziationskortex (Manto 2009).

Der *Nucleus fastigii* ist wichtig für die Haltung, automatisierte Bewegungsabläufe und die Fortbewegung. Der *Nucleus dentatus* ist an willkürlichen (am wenigsten automatisierten) Bewegungen, der Fortbewegung sowie der Initiierung und Beendigung von Bewegungen beteiligt. Die *Nuclei globosus und emboliformis* vergleichen die zentralen motorischen Befehle mit dem tatsächlichen Bewegungsablauf. Die Verbindungen von den zerebellären Nuclei zur Großhirnrinde verlaufen durch den Thalamus über die zerebellothalamokortikalen Bahnen (► Abb. 2.18). Der Großteil des zerebellären Outputs geht an die ventralen Areale des Thalamus, die zum motorischen Kortex projizieren. Außerdem existiert eine kleine Projektion in eine Region innerhalb des Nucleus mediodorsalis des Thalamus, der auf den präfrontalen Kortex projiziert. Die Nuclei dentatus, globosus und emboliformis projizieren alle zum kontralateralen Nucleus ruber. Beim motorischen Kortex und dem Nucleus ruber handelt es sich um gekreuzte Strukturen, was zu einer ipsilateralen Beziehung zwischen dem Kleinhirn und der Bewegung der Extremitäten führt.

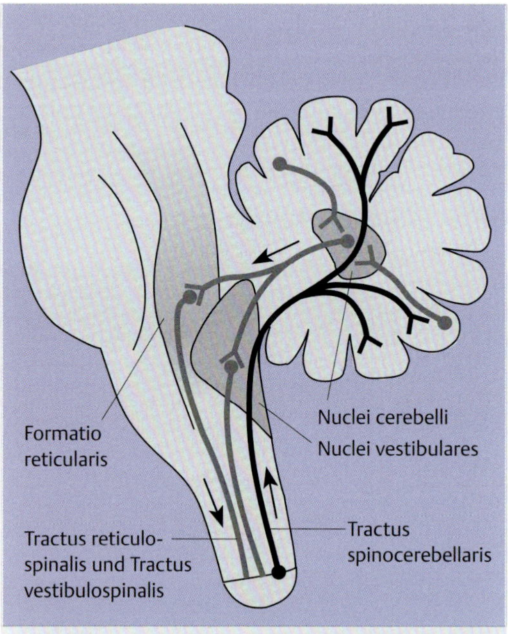

Abb. 2.18 Die Abbildung zeigt die Output-Beziehungen des Nucleus fastigii des Kleinhirns mit dem Nucleus vestibularis und Nucleus reticularis zum Rückenmark. Outputs des Nucleus fastigii des Kleinhirns zur retikulären Formation und zum Nucleus vestibularis sind grau dargestellt. Die Abbildung zeigt auch Inputs zum Kleinhirn aus den spinozerebellären Bahnen, die schwarz dargestellt sind.

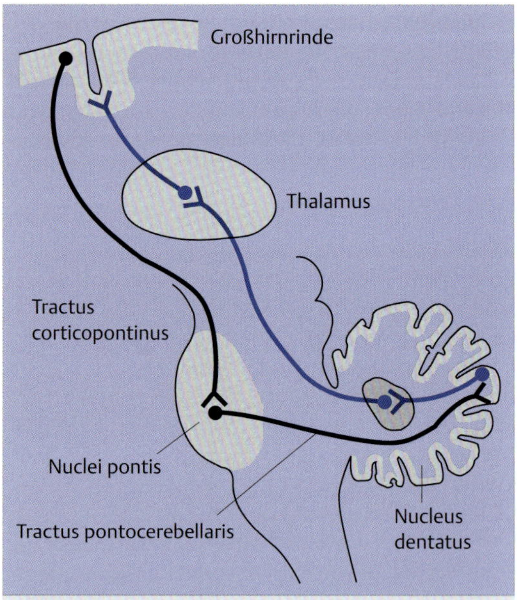

Abb. 2.19 Die Grundansicht zerebrozerebellärer Verbindungen. Das Kleinhirn erhält Informationen aus weitverzweigten kortikalen Arealen, darunter Abschnitte der frontalen, parietalen, temporalen und okzipitalen Lappen. Efferenzen aus den zerebellären Nuclei projizieren zu zahlreichen Unterbereichen des Thalamus, die wiederum zu diversen kortikalen Arealen projizieren, unter anderem zu prämotorischen, präfrontalen und hinteren parietalen Arealen der Großhirnrinde.

Input zum zerebellären Kortex

Das Kleinhirn erhält umfangreiche Projektionen kutanokinästhetischer Informationen direkt aus den Extremitäten über die spinozerebellären Bahnen sowie über die trigeminozerebellären Bahnen aus dem Gesicht und dem Kopf. Darüber hinaus empfängt es indirekte Informationen über die spinoolivarischen Bahnen (Stoodley u. Schmahmann 2010) (► Abb. 2.19). Es gibt 2 primäre Quellen des Inputs an das Kleinhirn: über das Moosfasersystem und von den Kletterfasern des unteren Olivenkernes. Beide verbinden sich mit zerebellären Neuronen, enden jedoch in unterschiedlichen Schichten des zerebellären Kortex und vermitteln wahrscheinlich unterschiedliche Funktionen (Kandel et al. 2013).

Moosfasern haben ihren Ursprung im Rückenmark und, über den Pons, in vielen Nuclei des Hirnstamms (den Nuclei pontis, vestibulares und trigeminus sowie den Nuclei des Hinterhorns).

Vom Pons projizieren die Fasern über die Moosfasern direkt zu spezifischen Arealen des zerebellären Kortex und von dort aus zu den tiefliegenden zerebellären Nuclei, insbesondere zum Nucleus dentatus (Rondi-Reiget et al. 2014).

Die *Kletterfasern* haben ihren Ursprung im unteren Olivenkern, einem Nukleus im ventralen Teil des Hirnstamms. Sie befördern Input aus dem Rückenmark und aus Zellkernen im Mittelhirn. Die übertragenen Informationen sind somatosensorischer, visueller und zerebrokortikaler Natur (Kandel et al. 2013). Die Kletterfasern stellen synaptischen Kontakt mit den Purkinjezellen her, indem sie sich um die Purkinjezellen wickeln und auf diese Weise zahlreiche Synapsen mit jeder Zelle bilden. Jede Purkinjezelle erhält nur von einer Kletterfaser Input und jede Kletterfaser kann Kontakt mit 1 bis 10 Purkinjezellen herstellen. Die Kletterfasern spielen wahrscheinlich eine wichtige Rolle bei der Information über Bewegungsfehler (Kandel et al. 2013) (nähere Informationen entnehmen Sie dem Kap. 2.2.3, Rolle des Kleinhirns beim motorischen Lernen (S. 60)).

Anatomische und funktionelle Verbindungen zwischen dem Kleinhirn und den basalen Ganglien

Das Kleinhirn und die basalen Ganglien (BG) haben Einfluss auf diverse Verhaltensaspekte und bilden zahlreiche synaptische Schleifen mit der Großhirnrinde. Jüngere Arbeiten von Bostan und Strick (2010) haben gezeigt, dass die BG und das Kleinhirn miteinander verbunden sind. Die Bahn vom Kleinhirn zu den BG hat ihren Ursprung im Nucleus dentatus, verläuft über den Thalamus und verbindet sich mit dem Striatum (der Input-Region der BG). Die Bahn von den BG zum Kleinhirn nimmt im Nucleus subthalamicus ihren Anfang und endet in der Großhirnrinde, nachdem sie die Nuclei pontis durchlaufen hat (Bostan u. Strick 2010). Somit kann der Output sowohl des Kleinhirns als auch der BG Einfluss auf ein größeres Areal der Großhirnrinde nehmen, als bislang angenommen. Eine Theorie lautet, dass die BG direkten Einfluss auf die Funktionen des Kleinhirns haben könnten, und umgekehrt. Dies hat möglicherweise wesentliche Auswirkungen auf die motorischen und auch die kognitiven Funktionen: So könnten etwa die direkten Verbindungen zwischen diesen beiden Strukturen dazu führen, dass sich abnorme Aktivitäten in der einen Struktur auch in der anderen verbreiten.

Anatomische und funktionelle Verbindungen zwischen dem unteren Olivenkern und dem Kleinhirn

Der untere Olivenkern ist ein Nukleus der zum Hirnstamm gehörenden Medulla oblongata. Er verfügt über 3 verschiedene Input-Quellen:

- eine Bahn, die die Großhirnrinde, den Nucleus ruber, den unteren Olivenkern und den zerebellären Kortex miteinander verbindet
- ein System mit Ursprung im Thalamus, das zum unteren Olivenkern und, über den Input von Kletterfasern, zurück zum Kleinhirn projiziert
- die olivozerebelläre Bahn, die aus den tiefen zerebellären Nuclei zum Nucleus olivaris und anschließend über das Kletterfasersystem zur Großhirnrinde projiziert

Der untere Olivenkern stellt sämtliche Kletterfasern zu den Purkinjezellen des zerebellären Kortex bereit und hat somit einen starken Einfluss auf den zerebellären Output. Daher ist die Signalverarbeitung des unteren Olivenkernes von elementarer Bedeutung für die zerebellären Funktionen.

Wie bereits erwähnt, erhält der untere Olivenkern über den Nucleus ruber auch Projektionen von der Großhirnrinde. Es gibt Vermutungen, dass diese Projektionen Informationen von der Großhirnrinde zum Kleinhirn befördern, die einen aktuell stattfindenden Prozess modulieren (Ausim Azizi 2007). Das erfolgreiche Erlernen neuer Verhaltensweisen ist abhängig davon, dass von Versuch zu Versuch andere Verhaltenskorrekturen durchgeführt werden. Es wird angenommen, dass der untere Olivenkern den zerebellären Output dahingehend einstellt, dass Bewegungen durch Übung präziser oder besser an neue Umweltbedingungen angepasst werden.

Rolle des Kleinhirns bei unterschiedlichen Funktionen

Das Kleinhirn spielt sowohl für motorische als auch für nichtmotorische Funktionen eine bedeutende Rolle (Koziol et al. 2014). Folgende Themen werden in diesem Kapitel behandelt:

- das Kleinhirn und die Kontrolle von Präzision und Koordination bei Gleichgewicht und willkürlichen Bewegungen
  - Kleinhirn und Gleichgewicht
  - Kleinhirn und Fortbewegung
  - Kleinhirn und Kontrolle der Greifkräfte
  - Kleinhirn und Timing von Bewegungen
  - Kleinhirn und die Kontrolle von Einzelgelenk- und Multigelenkbewegungen
  - Kleinhirn und sensomotorische Synchronisation
- die Rolle des Kleinhirns beim motorischen Lernen
- Kontrolle von kortikomotorischer Erregbarkeit

Das Kleinhirn und die Kontrolle von Präzision und Koordination bei Gleichgewicht und willkürlichen Bewegungen

Nachdem das Kleinhirn ein sensorisches oder motorisches Muster erhalten, analysiert und erkannt hat, werden die vorhergesagten und die tatsächlichen Bewegungsmuster miteinander verglichen. Daraufhin finden entsprechende Korrekturen statt, damit die Bewegung koordiniert und ohne unnötigen Aufwand ausgeführt werden kann. Hierbei arbeitet das Kleinhirn wahrscheinlich mit dem parietalen Kortex zusammen, der Informationen über den Zustand des Körpers (Körperschema) und die räumliche Umgebung speichert (Frey et al. 2011).

Kleinhirn und Gleichgewicht

Das Kleinhirn spielt eine Rolle bei der Kontrolle des Gleichgewichts, da es mit der retikulären Formation des Hirnstamms und dem vestibulären System verbunden ist, welche die Ursprünge des medialen absteigenden Systems darstellen, das Haltung und Gleichgewicht kontrolliert. Darüber hinaus sind auch Verbindungen zwischen dem Kleinhirn und der Großhirnrinde wichtig für diese Aufgabe.

Das Kleinhirn ist wesentlich an der Haltungskontrolle beteiligt, indem es die entsprechende antizipatorische Aktivität mehrerer Muskeln kombiniert und, als Reaktion auf sich verändernde Anforderungen, die auf Übung und Wissen über das Ergebnis basierenden Muskelaktivitäten reguliert.

Haltungskontrolle setzt die Fähigkeit voraus, auf externe Störungen zu reagieren und die Haltung von intern angestoßener, willkürlicher Bewegungen zu kontrollieren, etwa im Falle der Kräfte, die durch willkürliche Bewegungen und den Atem generiert werden. Das Individuum bereitet sich mithilfe von APA (nähere Informationen hierzu finden Sie in Kap. 3) auf kommende und vorhersehbare Störungen vor, noch bevor diese überhaupt auftreten. Die Fähigkeit, die Auswirkungen von Bewegungen der Extremitäten auf die Haltungskontrolle zu antizipieren, basiert auf der Kenntnis der statischen und dynamischen Eigenschaften der Extremitäten (d. h. auf dem Körperschema) (Kap. 2.2.3, Rolle des Kleinhirns beim motorischen Lernen (S. 63)). Es gibt Hypothesen, dass von den kortikalen motorischen Arealen während der Periode der motorischen Vorbereitung ausgesendete Signale das Kleinhirn mit Informationen über anstehende Bewegungen versorgen, die von essenzieller Bedeutung für die APA-Generierung sind (Coffman et al. 2011). Die Ergebnisse von Studien legen nahe, dass die zerebellokortikale Schleife verantwortlich ist für die Adaption posturaler Reaktionen, die angemessene Skalierung des Ausmaßes und die Abstimmung der Koordination dieser Reaktionen auf der Grundlage früherer Erfahrungswerte (Thach u. Bastian 2004). Das Kleinhirn ist möglicherweise in den Schaltkreis zwischen Großhirn und Hirnstamm involviert, der für die Abstimmung von posturalen Reaktionen mit Veränderungen im zentralen Set verantwortlich ist (Jacobs u. Horak 2007). Ein *zentrales Set* ist definiert als ein *„neuronaler Zustand der Bereitschaft, einen Stimulus zu empfangen und basierend auf existierenden, kontextualen Faktoren, wie etwa der Vorhersehbarkeit* *bevorstehender posturaler Störcharakteristika, eine Bewegung zu generieren*" (Horak et al. 1989). Das Ausmaß der posturalen Reaktionen basiert nicht nur auf dem durch die Störung gegebenen sensorischen Antrieb, sondern auch auf diesem zentralen Set. Die Großhirnrinde kann das zentrale Set für posturale Reaktionen über 2 zentrale Schleifen beeinflussen: eine, die das Kleinhirn umfasst, und eine weitere, die die BG beinhaltet. Die zerebellokortikale Schleife ist vermutlich verantwortlich für die Adaption posturaler Reaktionen auf der Basis von früheren Erfahrungswerten, während die von Großhirnrinde und BG gebildete Schleife möglicherweise die Vorauswahl und Optimierung posturaler Reaktionen auf der Grundlage des aktuellen Kontextes vornimmt (de Lima-Pardini et al. 2012).

Diverse Studien haben gezeigt, dass Patienten mit zerebellären Dysfunktionen größere Schwierigkeiten bei der antizipatorischen Kontrolle des Gleichgewichts haben als bei der reaktiven Gleichgewichtskontrolle (Morton u. Bastian 2004, Morton u. Bastian 2006). Morton und Bastian (2006) haben mithilfe von Gangexperimenten auf einem Laufband mit geteilten Riemen aufgezeigt, dass zerebelläre Schädigungen zwar die Fähigkeit beeinträchtigen, sich an vorhersehbare Veränderungen anzupassen, jedoch nicht an plötzliche, unvorhersehbare. Dies impliziert jedoch nicht, dass reaktive Gleichgewichtsresponsen normal sind. Das liegt daran, dass es eine Beziehung zwischen proaktiven und reaktiven Gleichgewichtsstrategien gibt, in der ein effektives, vorhersehbares Gleichgewicht (APA) die Notwendigkeit umfänglicher reaktiver Gleichgewichtsstrategien verringert und eine bessere Gleichgewichtskontrolle zum Ergebnis hat (Santos et al. 2010). Schwach ausgeprägte Fähigkeiten zur Vorhersage lassen daher Bewegungen unmittelbar aus dem Ruder laufen und periphere Feedback-Prozesse müssen aufgrund der anhaltenden Notwendigkeit, die Bewegung wieder auf ihr avisiertes Ziel zu lenken, skaliert werden.

Einige Autoren sind der Auffassung, dass Dystonie ein Ausdruck abnormer posturaler Kontrollmechanismen sein kann (Blood 2008). Obwohl Dystonien als eine Dysfunktion der BG betrachtet wurden, gibt es zunehmend Hinweise darauf, dass die kortikalen motorischen Areale und der Kleinhirnwurm zu Ursache und Aufrechterhaltung einiger Erscheinungsformen dieser Krankheit beitragen könnten (Coffman et al. 2011).

Kleinhirn und Fortbewegung

Die Kontrolle der Fortbewegung ist komplex und involviert ein Netzwerk von Arealen. Neben den ZMG des Rückenmarks tragen diverse subkortikale und kortikale Kontrollareale dazu bei. Innerhalb dieses Netzwerks ist das Kleinhirn elementar zur Vermeidung von Hindernissen und zur Adaption des Gehens an neue Konditionen (Takakusaki 2013). Das Kleinhirn kann jedoch die Fortbewegung auf diversen Wegen beeinflussen:

- indirekt über die spinovestibulären, die rubrosspinalen, die spinoretikulären und die kortikospinalen Bahnen
- durch Beeinflussung des extensorischen Tonus, um das Gleichgewicht bei aufrechter Haltung und den Stand auf einem Bein zu erhalten
- über intra- und interlimbische Koordinationsmuster, die während der Fortbewegung benötigt werden
- durch das Ausüben modulatorischer Kontrolle über die rhythmische Aktivierung von Flexoren und Extensoren durch die vestibulären und retikulären Nuclei, die Teile des Fortbewegungsmusters generieren

Über die spinozerebellären und die spinoretikulozerebellären Bahnen erhält das Kleinhirn efferente Kopien des ZMG-Outputs an die Motoneurone sowie – über die dorsospinozerebelläre Bahn – Informationen über die Aktivitäten des peripheren motorischen Apparats. Dieses sensorische Feedback wird eingesetzt, um die Fortbewegungsmuster mit Anpassungsfähigkeit zu versorgen, und zwar im Hinblick auf die Kontrolle des Timings, der Schrittlänge und des Tonus, sowie auf die Koordination und den „Feinschliff" des Outputs über die Anpassung jedes Schrittzyklus an die Anforderungen der Umwelt. Darüber hinaus leistet das Kleinhirn mittels Modulation des vestibulär-okularen Reflexes einen Beitrag zur Blickstabilität bei Kopfbewegungen während des Gehens.

Kleinhirn und Kontrolle der Greifkraft

Wenn Objekte mit den Händen manipuliert werden, ist die Fähigkeit zur Kontrolle der Greifkraft ein essenzieller Teil dieser Fertigkeit. Beim Greifen und Heben eines Objektes berechnet das ZNS das Tempo der Greifkraft-Generierung und das Gleichgewicht zwischen Greif- und Belastungskräften, um den Anforderungen des Objektes, wie etwa Gewicht, Textur oder Form, gerecht zu werden. Da das Kleinhirn eine wichtige Rolle bei der antizipatorischen Einstellung der Muskelaktivität während willkürlicher motorischer Aktionen spielt, scheint es auch wichtig für die vorausschauende Modulation der Greifkraft zu sein (Manto et al. 2012). Diese These wurde durch Studien gestützt, in deren Verlauf sich gezeigt hat, dass Personen mit zerebellären Störungen Schwierigkeiten bei der vorausschauenden Kontrolle der Greifkraft hatten, wohingegen ihre reaktiven Kontrollmechanismen im Vergleich uneingeschränkt waren (Manto et al. 2012).

Bei selbstproduzierten Manipulationen von Objekten geschieht im Normalfall die Koppelung von Greif- und Belastungskraft ganz automatisch. Uns wird überhaupt nicht bewusst, dass wir kontinuierlich unsere Greifkraft verändern. Dies legt die Vermutung nahe, dass es sich bei den Voraussagen durch das Kleinhirn um einen Prozess handelt, der mit hoher Geschwindigkeit und während der Aktivität kontinuierlich abläuft, und der möglicherweise dem Bewusstsein unzugänglich ist.

Kleinhirn und Timing von Bewegungen

Viele alltägliche Fertigkeiten, wie etwa Gehen, Reden und das Steuern eines Fahrzeugs, erfordern präzises Timing. Bei der Planung einer komplexen motorischen Aktion führt das ZNS eine korrekte Integration von temporalen und räumlichen Informationen durch. Somit ist Timing ein wesentlicher Teil der Bewegungskontrolle (Bastian 2011). Neurologische Störungen, die sich negativ auf das motorische Timing auswirken, führen zu dysmetrischen oder inakkuraten Bewegungen (Bares et al. 2011). Laut Manto (2009) arbeitet das Kleinhirn bei der Verarbeitung der Timing-Funktion mit den BG und dem frontalen Kortex zusammen. Das Kleinhirn fungiert wahrscheinlich als ein internes Timing-System, das eine präzise, temporale Abbildung sowohl motorischer als auch nichtmotorischer Aufgaben liefert (Ivry 2000, Ivry u. Spencer 2004).

Motorische Koordination kann als korrektes Timing muskulärer Aktivität interpretiert werden. Bewegungen werden in der Regel durch die Kontraktion agonistischer Muskeln generiert, um eine Extremität hin zu einem Ziel zu bewegen. Kontraktionen der antagonistischen Muskeln kontrollieren, verlangsamen und stoppen schließlich die Bewegung. Wenn beispielsweise der antagonistische Muskel nicht effizient arbeitet, kann eine Bewegung über das Ziel hinausschießen oder es kann zu Tremorzittern kommen.

Dysfunktionen bei der zerebellären Timing-Funktion

Läsionen des Kleinhirns können zu Beeinträchtigungen bei Aufgaben führen, in denen Bewegungen zeitlich an spezifische Ereignisse gebunden sind (z. B. die Konditionierung von Augenzwinkern) und eine Reaktion auf einen unkonditionierten Stimulus erlernt wird (Manto et al. 2012).

Ataxie bezeichnet sowohl ein neurologisches Symptom, das sich durch unkoordinierte Bewegungen unterschiedlicher Körperteile manifestiert, als auch eine Störung, die auf eine Familie neurologischer Erkrankungen verweist. Ataxien werden als eine heterogene Gruppe von Krankheiten betrachtet, in denen typischerweise eine zerebelläre Dysfunktion den zentralen neurologischen Manifestationen zugrunde liegt. Ataxie kann sowohl von Umwelt- als auch von Erbfaktoren verursacht werden. Es handelt sich bei Ataxie um einen Sammelbegriff, dessen klinische Anzeichen sich unterschiedlich manifestieren können, je nach Umfang und den betroffenen Arealen. Die Ataxie kann in Form von Sprachstörungen, instabilem Gang und instabiler Haltung oder dysmetrischer Bewegung von Extremitäten auftreten. Diese Beeinträchtigungen, die sich sowohl im Timing als auch in der Koordination zeigen, sind oft die Folge einer unzureichenden Kontrolle über das Zusammenspiel von agonistischen und antagonistischen Muskeln. Patienten mit Ataxie verfügen nicht über jene Fähigkeit zur spezifischen Kontrolle des Timings, die für die Generierung schneller Bewegungen und die Koordination von Multigelenkbewegungen unerlässlich ist. Klinisch betrachtet ist es wichtig, die Ataxie von Schwäche und Verlust der fraktionierten Bewegungsfunktion zu unterscheiden.

Kleinhirn und Kontrolle von Einzelgelenk- und Multigelenkbewegungen

Forschungsergebnisse deuten darauf hin, dass zerebelläre Schädigungen größere Auswirkungen auf Multigelenk- als auf Einzelgelenkbewegungen haben (Manto u. Haines 2012). Damit Bewegungen effizient und funktional ausgeführt werden können, sind komplizierte Synergien bei der Muskelrekrutierung über mehrere verschiedene Gelenke hinweg notwendig, was biochemisch betrachtet komplizierter ist, als Einzelgelenkbewegungen auszuführen. Wenn man beispielsweise die Hand nach einem Objekt ausstreckt, beeinflussen Schulterbewegungen die Muskelaktivität rund um den Ellenbogen. Dies bezeichnet man als *Wechselwirkung beim Drehmoment benachbarter Gelenke*. Im Normalfall integriert das Kleinhirn Informationen unterschiedlicher sensorischer Modalitäten, um die Wechselwirkungen beim Drehmoment zu antizipieren und Anpassungen vorzunehmen, um einen optimalen Bewegungsablauf zu generieren. Diese Fähigkeit zur Vorhersage ist besonders bei schnellen Bewegungen bedeutend, da sich das Drehmoment mit der Geschwindigkeit und Beschleunigung von Bewegungen erhöht. Anzeichen einer Ataxie in den oberen Extremitäten manifestieren sich als Dysmetrie oder Intentionstremor am Ende von Greif- oder Zeigebewegungen. Diese Symptome verschlimmern sich im Zuge von mit hoher Geschwindigkeit ausgeführten Multigelenkbewegungen, da Patienten mit zerebellären Läsionen nicht in der Lage sind, das Ausmaß der Wechselwirkung beim Drehmoment korrekt vorherzusehen (Bastian et al. 1996). Diese Beeinträchtigung kann jedoch auch als eine Beeinträchtigung der APA in proximalen Muskeln betrachtet werden, die zu größeren Problemen bei Multigelenk- als bei Einzelgelenkbewegungen führt (Bruttini et al. 2015).

Kleinhirn und sensomotorische Synchronisation

Ein zentrales Thema von Theorien zur motorischen Kontrolle ist es, herauszufinden, wie sensorische Informationen verwendet werden, um das motorische Timing zu kontrollieren. Unter *sensomotorischer Synchronisation* versteht man die rhythmische Synchronisation eines zeitlich festgelegten Stimulus und einer motorischen Reaktion (Molinari et al. 2008). Die Synchronisation von Bewegungsabläufen mit Ereignissen in der Umgebung (d. h. die Fähigkeit, die nächste Bewegung innerhalb einer Sequenz zu erkennen und vorherzusagen, was als nächstes geschieht) ist ein wesentlicher Aspekt menschlichen Verhaltens und bildet die Grundlage menschlicher Anpassung an Veränderungen der Umwelt. Die Rolle des Kleinhirns ist hier anscheinend eine Beteiligung am Erwerb des optimalen internen Modells zur Sequenzierung von Bewegungen für eine optimale Performance innerhalb eines bestimmten Kontextes. Wenn wir eine neue motorische Aktivität erlernen, müssen wir die korrekte Reihenfolge von Bewegungen ausführen und gleichzeitig die sensomotorischen Parameter optimieren, wie etwa Muskelkraft, Schnelligkeit, die Bewegungsbahn und das Bewegungstiming. Die Forschung hat ergeben, dass die Fähigkeit zur Erkennung von Sequenzen bei Patienten mit zerebellären Schädigungen beeinträchtigt ist: Patienten mit Schädigungen der zerebellären Hemisphären waren nicht in der Lage, Bild- und Wortsequenzen in die richtige Reihenfolge zu bringen (Manto u. Haines 2012).

Rolle des Kleinhirns beim motorischen Lernen

Während die BG über ihre vielfältigen Verbindungen mit der Großhirnrinde Entscheidungen darüber treffen, *wann* agiert wird, indem sie dem Thalamus gestatten, die „Bremse“ für aktives Verhalten zu lösen, bringt das Kleinhirn dem Gehirn bei, *wie* es agieren soll. Es ist seit Langem bekannt, dass das Kleinhirn eine bedeutende Rolle beim Erwerb motorischer Fertigkeiten spielt (Koziol et al. 2014). Das klassische Wissen über motorisches Lernen stützt sich auf die zentrale Rolle der Feedbackkontrolle (afferent) bei der Fehlerkorrektur. Man geht davon aus, dass das Gehirn beim motorischen Lernen Fehlerkontrollfeedback nutzt, um *neuronale interne Modelle* des motorischen Apparats und der Umgebung zur Planung und Ausführung von Bewegungen zu bilden. Ein internes Modell ist ein gespeichertes Modell der Anforderungen für jede spezifische Aktivität, wie etwa den Übergang von der Sitzposition in den Stand, eine Treppe hinuntergehen oder nach etwas greifen. Es beinhaltet alle sensorischen und motorischen Informationen, die für die Ausführung der spezifischen Aufgabe notwendig sind (Brodal 2010). Momentan gehen Theorien zur motorischen Kontrolle davon aus, dass interne Modelle motorische Befehle generieren, die an die Peripherie gesendet werden, um die gewünschte Bewegung zu produzieren, und dass die internen Modelle sensorische Inputs, frühere Erfahrungswerte und willentliche Intention kombinieren, um die motorischen Befehle auszubringen (Genewein u. Braun 2012). Das motorische System verwendet 2 Kategorien von internen Modellen: das inverse Modell und das Zukunftsmodell (Imamizu u. Kawato 2012). Das *Zukunftsmodell* sagt auf der Grundlage der Aktionsbefehle und der Informationen über den aktuellen Zustand des Körpers die sensorischen Konsequenzen einer Aktion voraus. Das *inverse Modell* beschäftigt sich mit der Transformation eines gewünschten Ziels in einen Satz motorischer Befehle. Beide Modelle beinhalten ein Körperschema. Das inverse Modell ist verantwortlich für jene motorischen Befehle, die, basierend auf dem aktuellen Zustand des Körpers, benötigt werden, um das gewünschte Ziel zu erreichen. Das Körperschema füttert das inverse Modell mit Informationen, etwa zur Größe der Extremitäten, zu Gelenkstellungen und zur Position der Hände oder Füße. Gleichzeitig antizipiert das motorische System über das Zukunftsmodell die sensomotorischen Konsequenzen der Bewegung. Die Antizipation der Veränderung von Körperhaltung durch Bewegung versorgt uns mit einem vorhergesagten Körperschema, das die antizipatorische Kontrolle der Bewegung ermöglicht. Eines der Resultate der Bewegung ist ein kontinuierlicher Fluss sensorischen Feedbacks, der benutzt wird, um das Körperschema zu aktualisieren. Sensorisches Feedback leitet nur Informationen über jene Körperparameter weiter, die geändert wurden (de Vignemont 2010b).

Es gilt weithin als erwiesen, dass das Kleinhirn interne Modelle erwirbt und speichert (Wolpert et al. 1998, Koziol et al. 2014, Schlerf et al. 2012). Das Kleinhirn bildet interne Modelle, die mit Wiederholung der Bewegung im Rahmen eines Lernprozesses angepasst und verfeinert werden. Aufgrund dieser internen Modelle ist der motorische Kortex in der Lage, allein unter Verwendung von internem Feedback – im Gegensatz zu externem Feedback aus tatsächlichen Bewegungen – akkurate Bewegungen auszuführen. Man kann also sagen, dass die internen Modelle wichtig sind, um die zeitlichen Verzögerungen zu überwinden, die mit sensorischem Feedback assoziiert werden (die sensorischen Feedbackschleifen weisen zeitliche Verzögerungen auf, die zu lange andauern und ihre Erträge sind zu gering, um schnelle und koordinierte Bewegungen auszuführen).

Interne Modelle können über Fehlersignale vermittelt werden, die ihren Ursprung im unteren Olivenkern haben. Der Olivenkern dient in diesem Prozess als „Fehlererkennungsmechanismus". Wenn eine Verhaltensweise nicht zum zerebellären Modell passt, enkodiert der Olivenkern den Fehler und sendet über das Kletterfasersystem ein Korrektursignal an das Kleinhirn, welches dann das interne Modell modifiziert. Die Kletterfasern aus dem unteren Olivenkern können eine selektive *langfristige Depression (long-term depression – LTD)* auslösen, die eine von 2 zentralen Formen der langfristigen synaptischen Plastizität im Gehirn von Säugetieren darstellt (Kandel et al. 2013). Somit erscheint das Kleinhirn als „Lernmaschine" und ist offenbar bedeutsam für das Erlernen von Bewegungen auf der Grundlage von Versuch und Irrtum. Es herrscht die Auffassung, dass zerebelläre Schädigungen zu einem Rückgang jener fehlergetriebenen motorischen Lernprozesse führen, die als *Adaptation* bezeichnet werden (Torres-Oviedo u. Bastian 2012). Diverse Studien haben gezeigt, dass Patienten mit zerebellären Schädigungen Lernbeeinträchtigungen aufweisen (Morton u. Bastian 2006, Torres-Oviedo u. Bastian 2012, Kitago u. Krakauer 2013). Man nimmt allgemein an, dass die Fehlerreduzierung beim Erlernen der Bewegungskontrolle über die Adaptation erfolgt. Patienten mit zerebellären Dysfunktionen benötigen lange Zeit, um Bewegungen an einen neuen Kontext anzupassen und speichern die Effekte kurzfristigen Trainings oft nicht ab. Dies wurde nachgewiesen für die visuomotorische Adaptation an Prismengläser, die Adaptation an Störungen während des Stands, die Konditionierung des Augenzwinkerns und die Adaptation an neue Situationen während des Gehens (rotierendes Laufband, Laufband mit geteiltem Riemen). In all diesen Beispielen sind fehlerbasiertes Lernen, Informationen aus unterschiedlichen Teilen des Körpers und die Verwendung sensorischer Inputs einer oder mehrerer Modalitäten notwendig (Torres-Oviedo u. Bastian 2012). Beeinträchtigungen der Adaptation bei Patienten mit zerebellären Dysfunktionen treten bei fast allen Arten der Bewegung auf (z. B. beim Gleichgewicht und Gehen, bei Bewegungen des Arms und der Hand zum Greifen nach und Ergreifen von etwas). Die Patienten sind nicht in der Lage, die optimale Kalibrierung für die Bewegungskontrolle aufrechtzuerhalten, was zu inkorrekten und häufig frustrierenden Bewegungsabläufen führt (Bastian 2008). Wenn zerebelläre Patienten Schwierigkeiten beim Erlernen von Bewegungen durch Versuch und Irrtum haben, kann dies eine Verbesserung durch rehabilitatives Training erschweren.

Das Lernen wird anscheinend durch verschiedene synaptische Veränderungen im zerebellären Kortex und den tiefliegenden Nuclei implementiert (Kandel et al. 2013). Veränderungen der synaptischen Stärke (synaptische Plastizität) sind ein wichtiger Mechanismus für das Lernen. Das Kleinhirn verfügt über einen synaptischen Plastizitätsmechanismus, der als zerebelläre LTD bezeichnet wird. Er ist definiert als aktivitätsabhängig verringerte synaptische Effizienz, die von Minuten bis zu Stunden andauern kann (Brodal 2010). Dieses

Phänomen tritt in der Purkinjezelle auf, wenn 2 zentrale exzitatorische Inputs kombiniert aktiviert werden. Während einer inakkuraten Bewegung reagieren die Kletterfasern auf die Fehler und unterdrücken die synaptische Stärke der an dem Fehler beteiligten Parallelfasern, was zu einer anhaltenden Verringerung der Effizienz der Synapse zwischen der Parallelfaser und der Purkinjezelle führt (Kandel et al. 2013). Somit spielen die Purkinjezellen eine einzigartige Rolle bei der Bewegungskontrolle und beim motorischen Lernen. Durch ihre inhibitorische Aktivität verhindern sie, dass sich unerwünschte Aktivitäten durchsetzen. Es wird angenommen, dass mit dem motorischen Lernen verbundene Plastizität primär auf die LTD durch Synapsen zwischen Parallelfasern und Purkinjezellen zurückzuführen ist (Criscimagna-Hemminger et al. 2010).

Es hat sich gezeigt, dass das Kleinhirn bei neuen Aufgaben (einem andersartigen oder unerwarteten Input an den unteren Olivenkern) aktiver ist und bei eher automatisierten Aktionen eine geringere Aktivität aufweist. Daher scheint das Kleinhirn wesentlich daran beteiligt zu sein, um einen höheren Automatisierungsgrad von Bewegungen zu erzielen (d. h. für die Reduzierung der Aufmerksamkeitsanforderungen an die Details oder Spezifika einer Bewegung) (Ioffe et al. 2007).

Obwohl diverse Studien ergeben haben, dass das Kleinhirn beim motorischen Lernen eine wesentliche Rolle spielt, sind auch andere Gehirnsysteme, wie etwa die BG und das motorische kortiko-kortikospinale System, spezifisch an diesem Prozess beteiligt. Dennoch scheint das Kleinhirn eine der zentralen beteiligten Strukturen beim Erlernen willkürlicher Haltungskontrolle zu sein.

Die *Neurorehabilitation* zielt darauf ab, dass Patienten durch motorisches Lernen einen Zugewinn an Fertigkeiten erlangen. Das Kleinhirn lernt durch wiederholte Erfahrungen. Durch diesen Lernprozess wird ein internes Modell aufgebaut. Interne Modelle sind keine fixen Entitäten, sondern werden durch sensorische Erfahrungen trainiert und aktualisiert (Nowak et al. 2004), wodurch sich das Modell mit jeder Wiederholung der Verhaltensweise verfeinert. Interne Modelle sagen die Haltung oder Bewegung von Körperteilen infolge eines motorischen Befehls und die sensorischen Konsequenzen von Aktionen voraus und ermöglichen es so dem Gehirn, die Aktivität präzise auszuführen, ohne dazu direkt auf das sensorische Feedback aus den sich bewegenden Körperteilen zurückgreifen zu müssen. Um jedoch alle sensorischen Vorhersagen korrekt treffen zu können, benötigt das Kleinhirn jederzeit eine kontinuierliche Rekalibrierung durch den Körper, um die sich verändernden Eigenschaften der Umwelt und das sensomotorische System miteinander in Einklang zu bringen. Bei dieser Operation spielt sensorisches Feedback über die spinozerebelläre Bahn eine bedeutsame Rolle. Eine wichtige klinische Erwägung ist, was mit der zerebellären Bewegungskontrolle geschieht, wenn der Patient einen Körperteil nicht mehr länger bewegt (z. B. infolge eines Schlaganfalls) und das Kleinhirn die benötigten sensorischen Informationen nicht mehr erhält.

Einstein soll einmal gesagt haben, dass *„die Definition von Wahnsinn ist, immer wieder das Gleiche zu tun und andere Ergebnisse zu erwarten“*. In der Neurorehabilitation ist die Wiederholung einer Aufgabe jedoch notwendig, um eine motorische Fertigkeit zu trainieren. Das Üben der Aufgabe kann aufgrund des motorischen Lernens funktionieren, das sicherstellt, dass die Wiederholung der gleichen motorischen Aktivität zu einer Verbesserung dieser spezifischen Aktion führt, da Fehler reduziert werden und sich die motorischen Fertigkeiten verbessern (d. h. das interne Modell wird verfeinert). Aufgrund der Funktionsweise des Kleinhirns bei der Erkennung von Fehlern oder neuen Anforderungen wird angenommen, dass das Kleinhirn dann am meisten involviert ist, wenn die Bewegung oder die Verhaltensweise ungewöhnlich oder unerwartet ist. Damit das Fehlerfeedback bei der prädiktiven Kontrolle von Nutzen ist, ist es erforderlich, dass Fehler aus der Vergangenheit genutzt werden, um zukünftig anstehende Bewegungsabläufe zu aktualisieren. Somit ist eine variable Wiederholung essenziell für das Lernen. Wenn wir aufstehen oder uns hinsetzen, geschieht dies von oder hin zu einer Vielzahl von unterschiedlichen Unterstützungsflächen: Stühlen, Betten, Bänken oder dem Boden, aus unterschiedlichen Höhen, Untergründen, Größen und posturalen Ausrichtungen (posturalen Sets) und mit Zielen, die unterschiedliche Geschwindigkeiten, ein unterschiedliches Timing und unterschiedliche Richtungen vorgeben. Durch variable Wiederholung lernen wir, welche Komponenten für das Erreichen der gewünschten Aktivität und somit für die Funktion unerlässlich sind. Andere, irrelevante Komponenten werden zum Zwecke der Effizienz und der Mühelosigkeit von Bewegungsabläufen graduell ausgefiltert.

Klinische Relevanz

Eine zerebelläre Läsion führt nicht zu Bewegungsverlust, aber möglicherweise zu Bewegungsdysfunktionen wie *Hypotonie, Gleichgewichtsproblemen, Ataxie (Ordnungsverlust), Dysmetrie (abnormes Maß,* charakterisiert durch Beeinträchtigungen beim Greifen nach etwas, Fehlern beim Timing und Problemen bei der Richtungsgebung und beim Umfang einer Bewegung), *terminalem Tremor* (unregelmäßige, zuckende Bewegungen um ein Ziel herum), *visuellen Problemen* und *Koordinationsstörungen.* Diese primären Defizite ziehen oft sekundäre Probleme nach sich, da somatosensorische, visuelle und vestibuläre Informationen gestört werden, wenn sich Bewegungsabläufe pathologisch verändern. Das Kleinhirn erhält Fehlinformationen, sodass sich die primären Defizite verschlimmern können.

Zerebelläre Störungen können zu Gleichgewichtsproblemen beim Sitzen, Stehen und Gehen sowie zu einem abnormen posturalen Tonus führen. Die Furcht vor Stürzen hat Einfluss darauf, wie die koordinierte Aktivierung von Muskeln als posturale Strategie eingesetzt wird, z. B. durch das Hervorbringen einer Versteifungsstrategie (Bakker et al. 2006), die mit einem höheren Ausmaß an koordinierter Muskelaktivierung im Stand in Verbindung gebracht wird (Nagai et al. 2013). Wiederholte Stürze oder die Furcht vor einem Sturz führen dazu, dass Patienten unterschiedliche Körperteile fixieren, um die Ataxie zu vermindern und um sich sicherer zu fühlen. Dies kann eine erhöhte Kokontraktion der posturalen Muskeln zur Folge haben (Asaka u. Wang 2011). Eine durch starke koordinierte Muskelaktivierung hervorgerufene, rigide Haltung verringert die Flexibilität und kann die Fähigkeit beeinträchtigen, sich an unerwartete Störungen anzupassen (Allum et al. 2002). Das Bobath-Konzept differenziert zwischen Fixation, definiert als statische Muskelaktivierungsstrategie, und dynamischer Stabilität, definiert als arretierte Mobilität (Graham et al. 2009) – und fördert die Vermittlung von Bewegung, die auf einer stabilen Haltung basiert anstatt einer Fixation (Kap. 5).

Einige Patienten mit neurologischen Defiziten (z. B. Schlaganfall, Multiple Sklerose oder Kopfverletzungen) verfügen augenscheinlich über eine verringerte Fähigkeit, sowohl zur Initiierung von notwendigen Aktivitäten als auch zur Korrektur unangemessener Bewegungsabläufe. Diese Patienten scheinen die internen Modelle nicht als Grundlage für variable Aktivität zu rekrutieren. Es kann zu einer Ausweitung der Aktivität auf Muskeln kommen, die normalerweise nicht primär involviert wären, die gelegentlich sogar vor der erwünschten Aktivität einsetzt. Diese „Zusatzbewegungen“ können beim Üben der Aktivität möglicherweise nicht ausgefiltert werden und verstärken sich gelegentlich sogar, sowohl im Hinblick auf den Umfang der Bewegung als auch auf den Kraftumsatz, und involvieren häufig eine ganze Extremität. Diese unerwünschten und ineffizienten Bewegungsmuster können durch Übung erlernt werden. Wenn das Kleinhirn diese Bewegungen als Teil einer Aktivität lernt, kann möglichweise ein neues internes Modell etabliert werden mit einer gröberen, weniger verfeinerten und weniger kontrollierten Form. Das ZNS des Patienten nimmt diese Form eventuell als Bestandteil des internen Modells für alltägliche Aktivitäten auf. Dies würde zu einer höheren Stressbelastung und Anstrengung führen, die die motorische Performance des Patienten stören und – vor allem – die Entwicklung einer stabilen Haltung negieren kann. Das Kleinhirn ist auf den Empfang von direkten und schnellen Informationen von den für die Bewegung relevanten sensorischen Strukturen angewiesen. Die zerebelläre, multisensorische Informationsverarbeitung ist der Mechanismus, der den Körper in einen Zustand versetzt, der für die korrekte Etablierung von Bewegungsabläufen erforderlich ist. Daher ist es notwendig, bei Patienten mit zerebellären Dysfunktionen das propriozeptive Bewusstsein zu stärken und den sensorischen Input zu kontextualisieren, um die motorische Kontrolle zu verbessern.

2.2.4 Hirnstamm

Der Hirnstamm befindet sich in einer der unteren Regionen des Gehirns. Er grenzt an das Zwischenhirn und ist kaudal direkt mit dem Rückenmark verbunden. Der Hirnstamm besteht aus 3 Teilen: dem *Mittelhirn* (Mesenzephalon), dem *Pons* und der *Medulla oblongata* (Brodal 2010). Im Hirnstamm sind zahlreiche Zentren für lebensnotwendige Körperfunktionen (z. B. Schlucken, Atmen) beheimatet, ebenso wie Nuclei, die wichtig für sympathische und parasympathische autonome Funktionen sind. Darüber hinaus sind sämtliche kranialen Nuclei hier lokalisiert, mit Ausnahme jener, die mit dem Geruchssinn und dem Sehvermögen in Verbindung stehen. Alle efferenten und afferenten Bahnen verlaufen durch den Hirnstamm, wo sich einige auch überkreuzen. Auch die retikuläre Formation (Formatio reticularis) ist im Hirnstamm angesiedelt.

Nachdem die kortikalen und subkortikalen Aspekte zu verschiedenen Funktionen betrachtet wurden, soll nachfolgend darauf eingegangen werden, auf welchen unterschiedlichen Wegen motorische Befehle aus dem Hirnstamm den Körper erreichen. Die absteigenden Bahnen aus dem Hirnstamm sind größtenteils am Erhalt von Haltung und den Bewegungen ganzer Extremitäten beteiligt.

Retikuläre Formation

Den Kern des Hirnstamms bezeichnet man als die *retikuläre Formation* (► Abb. 2.20). Das Wort *retikulär* bedeutet netzartig. Die retikuläre Formation ist eine diffuse, aber hochgradig organisierte Ansammlung von Neuronen mit unterschiedlichen Verbindungen und Funktionen (Kandel et al. 2013). Die retikuläre Formation erregt und inhibiert beispielsweise Aktivitäten, verbessert die Flexion und Extension und reguliert den Schlaf sowie den Wachzustand (Brodal 2010). Die retikuläre Formation kooperiert mit den meisten Systemen des ZNS und spielt eine Rolle sowohl bei proximalen als auch bei distalen Bewegungen. Sie aktiviert die höheren und niederen Ebenen und funktioniert als Integrationssystem.

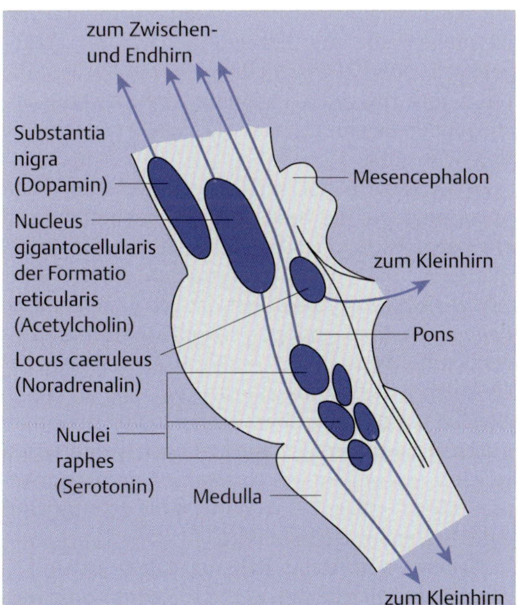

Abb. 2.20 Die retikuläre Formation innerhalb des Hirnstamms verfügt über einige wichtige, spezialisierte Zellgruppen.

Einige Neurone aus der retikulären Formation projizieren auf Motoneurone im Rückenmark und beeinflussen Funktionen, wie etwa die kardiovaskuläre und respiratorische Kontrolle. Im Allgemeinen ist die retikuläre Formation grob in einen lateralen und einen medialen Teil aufgegliedert.

Der *mediale Teil* ist im Pons und der Medulla verortet und ist *hauptsächlich efferent* – er sendet lange Projektionen an den Thalamus, die Großhirnrinde, das Kleinhirn und das Rückenmark. Der *laterale Teil* ist kleiner und empfängt viele der *afferenten Verbindungen* innerhalb der retikulären Formation. Zahlreiche sekundäre aufsteigende Fasern senden Kollaterale an die retikuläre Formation. Daher erhält die retikuläre Formation Informationen von:

- den meisten Rezeptoren, inklusive Schmerz und Hörvermögen
- dem Kleinhirn
- der Großhirnrinde
- den BG
- dem vestibulären System
- den limbischen Strukturen

Die retikuläre Formation des Pons enthält den *Nucleus caeruleus*, der zu jeder zentralen Region des Gehirns und des Rückenmarks projiziert und die Wachsamkeit für neuartige Stimuli aufrechterhält. Somit spielt er eine wichtige Rolle bei der Erregung, der sensorischen Perzeption und beim Muskeltonus. Die *Nuclei raphes* sind entlang der Mittellinie des Hirnstamms angesiedelt, projizieren hauptsächlich zum Vorderhirn und helfen bei der Regulierung von Schlaf-Wach-Rhythmus, affektivem Verhalten, Temperatur und anderen Funktionen. Sie projizieren auch zum Rückenmark, wo sie an der Regulierung des Tonus in motorischen Systemen und bei der Schmerzperzeption mitwirken.

Die Sensibilität der Muskelspindel kann durch die retikuläre Formation reguliert werden. Über die retikuläre Formation beeinflussen Großhirnrinde, Kleinhirn und andere Zentren der höheren Ebene den Muskeltonus. Psychologische Prozesse wie Motivation und Glücksempfinden können Auswirkungen auf die retikuläre Formation haben und scheinen die Initiative einer Person – und damit auch den Muskeltonus – zu erhöhen. Depression hat offensichtlich den gegenteiligen Effekt und reguliert den Tonus nach unten.

Das Mittehirn beinhaltet Neurone, die von elementarer Bedeutung für kortikale Erregungszustände sind. Diese Neurone projizieren zur Großhirnrinde, wo sie die kortikalen Reaktionen auf eingehende sensorische Stimuli verstärken. Die aufsteigenden Fasern der retikulären Formation bilden ein Netzwerk – das *absteigende retikuläre Aktivierungssystem* (ARAS). Das ARAS besteht aus mehreren neuronalen Schaltkreisen, die den Hirnstamm mit der Großhirnrinde verbinden. Diese neuronalen Verbindungen haben ihren Ursprung hauptsächlich in der retikulären Formation und projizieren über den Thalamus zur Großhirnrinde (Yeo et al. 2013). Dieses System beeinflusst den Wachzustand und das allgemeine Ausmaß von Erregung und Bewusstsein.

Der obere Hirnstamm umfasst Neurone, die über ihre Projektionen zum unteren Hirnstamm und dem Rückenmark über bilaterale, absteigende Bahnen die axiale und proaxiale Muskulatur der Extremitäten für den Gehvorgang kontrollieren. Fortbewegung ist eine rhythmische, motorische Aktivität, die von neuronalen Netzwerken innerhalb des Rückenmarks generiert wird, die man als ZMG bezeichnet (Näheres zur Funktion der ZMG finden Sie im Kap. 2.2.6). Die ZMG werden von supraspinalen Strukturen initiiert, moduliert und gestoppt. Verschiedene Areale, die für die Fortbewegung zuständig sind, sind auf unterschiedlichen Ebenen im Hirnstamm angesiedelt (Grabli et al. 2012, Takakusaki 2013):

- die subthalamische lokomotorische Region (SLR)
- die mesenzephale lokomotorische Region des Mittelhirns (MLR)
- das dorsale und ventrale tegmentale Areal des kaudalen Pons

Dies sind funktionell definierte Areale des Hirnstamms, in denen kontrollierte Fortbewegung hervorgerufen werden kann. Die MLR besteht aus dem Nucleus pedunculopontinus (PPN) und dem Nucleus cuneiformis (CN). Bei diesen beiden Strukturen handelt es sich jeweils um Gruppen von Neuronen, die in der retikulären Formation angesiedelt sind, die über reziproke Verbindungen mit den BG verfügen und bedeutende Outputs an die absteigende spinoretikuläre und die aufsteigende thalamokortikale Bahn geben. Mehrere jüngere Studien haben gezeigt, dass die MLR des Hirnstamms bei Menschen in die Kontrolle der Fortbewegung und bei Säugetieren in die Kontrolle des Gleichgewichts eingebunden ist (Grabli et al. 2012).

Da die Funktion der BG bei Patienten mit PD gestört sind, können die motorischen Areale des Hirnstamms, auf die die BG projizieren und die sie kontrollieren, ebenfalls dysfunktional sein. Gang- und Gleichgewichtsstörungen sind zentrale Probleme der PD. Bei PD degeneriert der PPN und trägt wahrscheinlich zu den Fortbewegungsproblemen bei. Kliniker nutzen ihr Wissen über MLR-Funktionen, um diese Strukturen zu stimulieren (Tiefenhirnstimulation) und die lokomotorischen Symptome von Patienten mit PD zu lindern (Ryczko u. Dubuc 2013).

Die *pontomedulläre retikuläre Formation* (PMRF) ist ein diffuses Netzwerk von Neuronen, das über den Kern des Hirnstamms verteilt ist. Man nimmt an, dass es sich bei der PMRF um ein Integrationsareal für diverse Signale aus den kortikalen und subkortikalen Strukturen handelt, wobei die Signale sicherstellen, dass die posturalen Reaktionen im Hinblick auf Zeitverlauf und Stärke angemessen auf die geplante Aufgabe abgestimmt werden (Yakovenko u. Drew 2009). Die PMRF empfängt Signale im Zusammenhang mit *vorbereitenden antizipatorischen posturalen Anpassungen* (*preparatory anticipatory postural adjustments – pAPA*), posturalen Anpassungen im Vorfeld der Bewegung und *begleitenden posturalen Anpassungen* (*accompanying postural adjustments – aAPA*), posturalen Anpassungen, die die Bewegung begleiten (Yakovenko u. Drew 2009). Sie integriert außerdem die pAPA und die aAPA in einem einheitlichen, absteigenden Befehlssignal zur Kontrolle von Haltung und Bewegung.

Aktivitäten in der retikulären Formation sind notwendig für die bewusste Wahrnehmung und eine spezifische Reaktion auf sensorische Informationen. Die retikuläre Formation erhält Inputs von der Großhirnrinde über die *kortikoretikulären Bahnen,* die Informationen sowohl an die exzitatorischen als auch an die inhibitorischen Areale der retikulären Formation übertragen und in diesen Arealen synaptische Kontakte herstellen, bevor die Informationen an das Rückenmark weitergeben werden. So entsteht das *kortikoretikulospinale* System (CRS) (▶ Abb. 2.21) (das auch als extrapyramidales System bezeichnet wird).

Diverse motorische Bahnen haben ihren Ursprung im Hirnstamm und projizieren zum Rückenmark. Zwei vom Hirnstamm absteigende Bahnen (die aufgrund ihres durch Synapsen unterbrochenen Abstiegs auch als *indirekte Bahnen* bezeichnet werden) wurden identifiziert: die *ventro-*

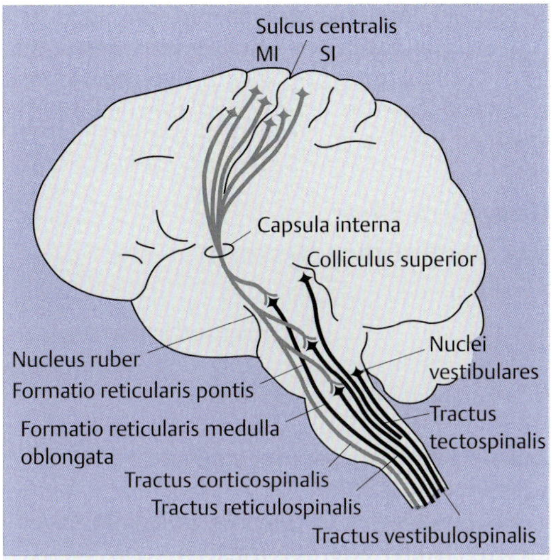

Abb. 2.21 Absteigende Bahnen zum Rückenmark: die kortikospinale Bahn und einige vom Hirnstamm ausgehende Bahnen. Viele der vom Hirnstamm ausgehenden Bahnen erhalten Fasern von der Großhirnrinde.

medialen und die *dorsolateralen Hirnstammbahnen* (Kandel et al. 2013). Funktionell betrachtet, setzen diese Bahnen die Kopf-Körper-Glied-Synergien in Gang, durch die Fortbewegung und Gleichgewicht befördert werden. Darüber hinaus sind diese Bahnen auch wichtig für jene notwendigen Anpassungen von Haltung und Einstellung, die eine Ausführung sachgerechter Bewegungen der kleinen Muskeln der Hände und Füße als Ausdruck von CST-Aktivität ermöglichen (de Oliveira-Souza 2012).

Die *ventromedialen Hirnstammbahnen* erhalten Informationen von der Großhirnrinde (kortikoretikuläre Fasern) und anderen subkortikalen Arealen (vestibuläre Nuclei, BG, Kleinhirn), die hauptsächlich der Kontrolle von Haltung und Fortbewegung dienen (Kandel et al. 2013). Dazu zählen:

- die aus dem Mittelhirn stammenden interstitiell-spinalen und tektospinalen Bahnen
- die lateralen und medialen spinovestibulären Bahnen
- die aus der pontinen und medullären retikulären Formation stammenden spinoretikulären und bulbospinalen Projektionen

Die *dorsolateralen Hirnstammbahnen* bestehen hauptsächlich aus der rubrospinalen Bahn, die dem magnozellulären Nucleus ruber entstammt und kontralateral in den dorsolateralen Funikulus absteigt (Kandel et al. 2013). Die größte der indirekten Bahnen ist die *spinoretikuläre Bahn (reticulospinal tract – RST)*, die dem Pons und der Medulla entstammt (Kandel et al. 2013). Diese Bahn hat 2 Teile: die pontine und die medulläre RST. *Die pontine (oder mediale) RST* hat ihren Ursprung in der oberen pontinen retikulären Formation. Sie projiziert hauptsächlich zu *ipsilateralen Motoneuronen*. Laut Brodal (2010) ist diese Bahn aufgrund ihrer Lokalisation im Rückenmark wahrscheinlich eher zur axialen Muskulatur hin orientiert (Hals, Rücken, Abdomen) und erleichtert es spinalen Motoneuronen, die die axiale Muskulatur und die Extensoren der Beine innervieren, die posturale Unterstützung aufrechtzuerhalten (Brodal 2010). Die *medulläre (oder laterale) spinoretikuläre Bahn* steigt ab zum Rückenmark und innerviert Motoneurone der Muskeln in den Extremitäten.

Die RST erhält umfänglichen Input von weiten Arealen der Großhirnrinde, darunter die primären und sämtliche prämotorischen Areale, sowie andere Inputs von spinalen Afferenzen und dem Nucleus fastigii des Kleinhirns. Sie ist eine wichtige Bahn, die Instruktionen für Bewegungen vom Gehirn zum Rückenmark kommuniziert. Mehrere Studien deuten darauf hin, dass die RST wichtig für die Erhaltung der aufrechten Position sowie für die Körperorientierung und die Greiffunktion ist (Brodal 2010). Spinoretikuläre Fasern stellen indirekte synaptische Kontakte über Interneurone und direkte mit Motoneuronen her (sowohl mit α- als auch mit γ-Motoneuronen). Diese Bahnen verlaufen sowohl gekreuzt als auch ungekreuzt und geben auf vielen Ebenen innerhalb des Rückenmarks diverse Kollaterale ab. Somit beeinflussen sie simultan Muskeln in verschiedenen Teilen des Körpers (Brodal 2010, Schepens u. Drew 2004, Schepens u. Drew 2006). Darüber hinaus enden spinoretikuläre Axone auch auf kommissuralen Interneuronen. Dadurch kann diese Bahn auch kontralaterale Aktivitäten vermitteln (Jankowska et al. 2003). Diese anatomische Organisation wird funktionell genutzt, um die Koordination interlimbischer Aktivitäten zu erleichtern, und sie kann als Reaktion auf willkürliche Bewegungen komplexe Muster muskulärer Aktivität zur posturalen Unterstützung hervorbringen (d. h. APA) (Schepens u. Drew 2006, Yakovenko u. Drew 2009). Beispielsweise ermöglichen die bilaterale und kontralaterale Innervierung der Muskulatur eine kontralaterale Stabilisierung des Körpers während der Streck- und Schwungphase des Arms.

Die *tektospinale Bahn* koordiniert die Kopf- und Augenbewegungen. Die Bahn hat ihren Ursprung in einer Region des Mittelhirns, die als der *obere Kollikulus* bezeichnet wird, verläuft über die Mittellinie, steigt kontralateral ab und endet meist auf zervikalen Motoneuronen innerhalb des Rückenmarks (Brodal 2010). Daher ist die tektospinale Bahn verantwortlich für motorische Impulse, die auf einer Seite des Mittelhirns ihren Ursprung haben, und sie aktiviert Muskeln auf der gegenüberliegenden Körperseite. Die Funktion der tektospinalen Bahn ist die Vermittlung reflexiver posturaler Bewegungen des Kopfes in Reaktion auf visuelle und auditive Stimuli.

Obwohl die RST in der Regel mit groben Bewegungen, wie etwa Haltungsanpassungen oder dem Gehen, in Verbindung gebracht wird, haben jüngere Arbeiten ergeben, dass sie auch über Verbindungen mit spinalen Zentren verfügt, die an Handfunktionen beteiligt sind (Baker 2011, Honeycutt et al. 2013). Riddle und Kollegen (2009) haben herausgefunden, dass die RST sogar Motoneurone mit Input versorgt, die zu intrinsischen Handmuskeln projizieren. Dieses Wissen hat die Wahrnehmung der distalen Kontrolle der Hand verändert. Es ist möglich, dass die spinoretikulären und die kortikospinalen Bahnen parallel arbeiten, um ein großes Repertoire an diversifizierten, koordinierten Handbewegungen zu generieren. Spinoretikuläre Bahnen zu den Muskeln der Hand können möglicherweise ein therapeutisches Ziel bei Patienten mit fehlender oder verletzter CSTsein, die beispielsweise infolge eines Schlaganfalls oder einer Rückenmarksverletzung auftreten kann (Riddle et al. 2009, Honeycutt et al. 2013).

Merke **M!**

Stabilität und Gleichgewicht sind Voraussetzung für Bewegung.
Stehen fördert Bewusstsein und Erregung.

2.2.5 Vestibuläres System

Das vestibuläre System verarbeitet Informationen über Kopfbewegungen und Orientierung. Es spielt im Alltagsleben eine wesentliche Rolle, da es uns unseren subjektiven Sinn für Eigenbewegungen und Orientierung verleiht und darüber hinaus maßgeblich an der Blickstabilisierung und der Kontrolle des Gleichgewichts beteiligt ist (Cullen 2012). Des Weiteren deuten mit neurologischen Patienten durchgeführte Studien sogar darauf hin, dass vestibuläre Signale auch bedeutend für verschiedene Aspekte der Selbstwahrnehmung und des Bewusstseins sind (Bottini et al. 2001).

Überblick über das vestibuläre System

Das vestibuläre System besteht aus einem peripheren Teil, den vestibulären sensorischen Organen, und aus einem zentralen Teil, dem vestibulären Nerv und den vestibulären Nuclei:

- das sensorische Organ des vestibulären Apparats: 5 Rezeptororgane im Innenohr
- der vestibuläre Nerv, der vestibuläre Signale von den sensorischen Organen des Innenohrs an die vestibulären Nuclei überträgt.
  - die vestibulären Nuclei (▶ Abb. 2.22): 4 zentrale Nuclei, bei denen es sich um eine Ansammlung von Neuronen handelt, die über den Hirnstamm verteilt sind und die kollektiv als der vestibuläre Komplex bezeichnet werden (Brodal 2010). In diesen Nuclei werden Informationen aus dem vestibulären System, dem Kleinhirn, dem Rückenmark und dem visuellen System integriert:
  - *der Nucleus vestibularis lateralis* (Deiters-Kern)
  - *der Nucleus vestibularis medialis* (MVN)
  - *der Nucleus vestibularis superior*
  - *der absteigende Nukleus* (Nucleus vestibularis inferior). Die vestibulären sensorischen Organe sind als symmetrisches Paar im rechten und linken Innenohr verortet. Sie bestehen aus 2 Typen von Sensoren: den 3 halbkreisförmigen Kanälen, die Winkelbeschleunigung in allen 3 Dimensionen wahrnehmen und den 2 Otholitenorganen (dem Sakkulus und dem Utrikulus), die lineare Beschleunigung in allen 3 Dimensionen spüren (d. h. Schwerkraft und Translationsbewegungen) (Cullen 2012). Somit ist das vestibuläre sensorische Organ in der Lage, das ZNS über das Ausmaß der Körperneigung aufgrund der Schwerkraft und der Körperschwankung in alle Richtungen zu unterrichten (Kandel et al. 2013).

Diese Rezeptoren sind zu jeder Zeit aktiv. Die Otolithenorgane nehmen die Schwerkraft sogar im Ruhezustand wahr.

Vestibuläre Signale werden zur Signalverarbeitung und zur Umleitung über den vestibulären Ast

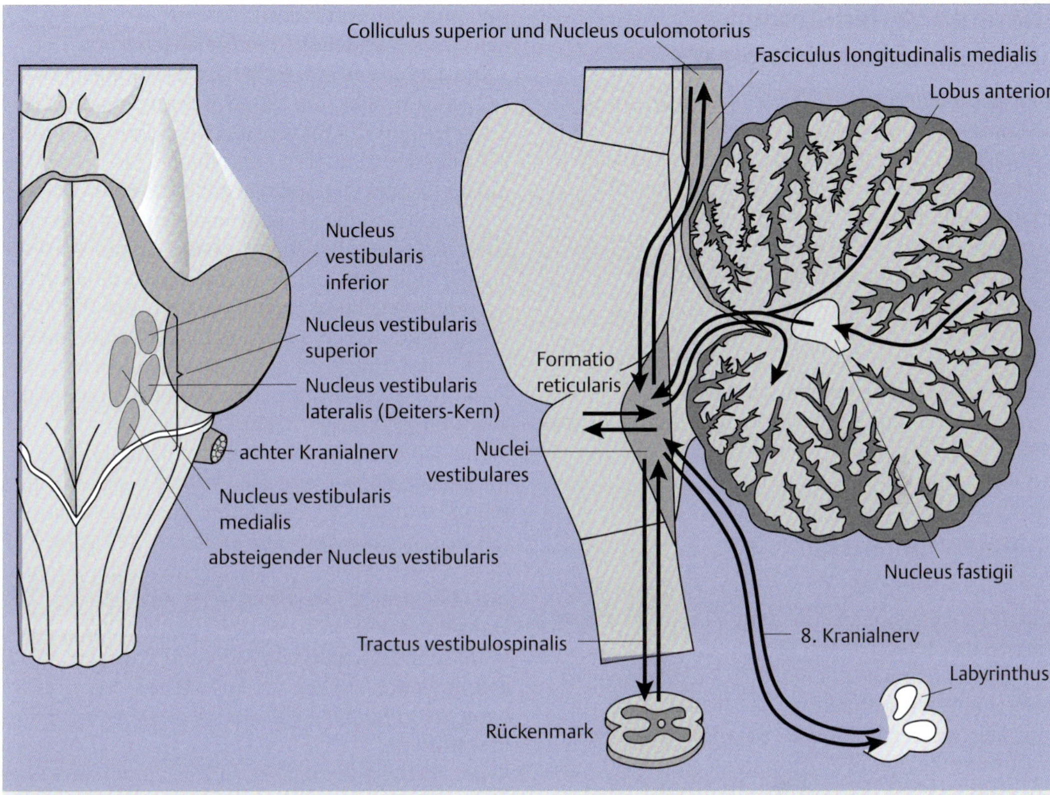

Abb. 2.22 Die vestibulären Nuclei im Hirnstamm. Die Abbildung stellt die wichtigsten afferenten und efferenten Bahnen dar.

des VIII. kranialen Nervs (Nervus vestibulocochlearis) an den vestibulären Nuklearkomplex übertragen. Hier werden die vestibulären Signale mit visuellen, propriozeptiven und anderen sensorischen Informationen integriert, um die Kopf- und Körperorientierung abzuschätzen.

Der vestibuläre Komplex erhält Informationen von den folgenden Instanzen:

- den vestibulären sensorischen Organen des Innenohrs, welche die Position des Kopfes und Veränderungen von Bewegung, Richtung und Geschwindigkeit signalisieren
- dem Rückenmark (propriozeptive Informationen), der retikulären Formation, dem Kleinhirn und einigen Nuclei des Mesenzephalon (Colliculus superior)
- den Augen
- der Großhirnrinde (hauptsächlich indirekt über die retikuläre Formation, aber auch über einige direkte Fasern)

Im vestibulären Komplex werden Informationen von Muskeln, Gelenken, Haut und Augen kontinuierlich mit Input aus den vestibulären sensorischen Organen integriert, daher geschieht die Informationsverarbeitung innerhalb des vestibulären Systems bereits auf der Ebene des vestibulären Komplexes multisensorisch und multimodal (Brodal 2010). Darüber hinaus erhält der vestibuläre Komplex Inputs von vielen kortikalen und zerebellären Strukturen sowie von Strukturen des Hirnstamms. Die Integration von vestibulären und extravestibulären Informationen ist bedeutsam für die vestibulären Funktionen höherer Ordnung, wie etwa die Wahrnehmung von Eigenbewegungen und räumlicher Orientierung (Angelaki u. Cullen 2008).

Efferente Verbindungen des vestibulären Komplexes

Informationen aus dem vestibulären Systems haben Auswirkungen auf 3 zentrale Regionen:

- Motoneurone des Rückenmarks über die spinovestibulären Bahnen, die für die spinovestibulären Reflexe (*vestibulospinal reflexes – VSR*) zuständig sind
- Motoneurone der extraokularen Muskeln: vestibulär-okularer Reflex (VOR)
- Kleinhirn

Der vestibuläre Nuklearkomplex besitzt reziproke Verbindungen zum Kleinkirn, die der Überwachung und Modulation von vestibulären Reflexen zur Haltungskontrolle dienen.

Spinovestibuläre Reflexe

VSR sind wichtig für die Koordination von Kopf- und Halsbewegungen mit dem Rumpf und dem Körper, mit dem Ziel, den Kopf in einer aufrechten Position zu halten (Cullen 2012). Sie haben außerdem eine Schlüsselfunktion bei der Aufrechterhaltung der Körperposition in Relation zur Schwerkraft ohne bewusste Anstrengung. Die vestibulären Einflüsse auf die posturale Kontrolle beinhalten die Modulation des posturalen Körpertonus, weshalb die spinovestibulären Bahnen in der Lage sind, den posturalen Tonus in Reaktion auf unerwartete Kopfbewegungen anzupassen. Die vestibulären Signale können nicht zwischen Kopf- und Ganzkörperbewegungen differenzieren, wenn sich der Kopf auf einem stationären Rumpf bewegt. Daher trägt der propriozeptive Input des Halses wichtige Informationen über die Bewegungen des Kopfes in Relation zum Rumpf bei. Die Aktivierung der Propriozeptoren der Halsmuskulatur ruft den zervikokollischen Reflex hervor, der gemeinsam mit dem vestibulär-kollischen Reflex für Kopfstabilität und Körperhaltung sorgt (Pettorossi u. Schieppati 2014).

Spinovestibuläre Bahnen

Die meisten der auf das Rückenmark ausgerichteten Fasern projizieren aus den lateralen vestibulären Nuclei, die die laterale spinovestibuläre Bahn bilden, welche sich über die gesamte Länge des Rückenmarks erstreckt und monosynaptische Auswirkungen auf die α-und γ-Motoneurone hat (Brodal 2010, Markham 1987). Aufgrund ihrer monosynaptischen Verbindung reagiert sie schnell bei der Wiederherstellung des Gleichgewichts.

Die laterale spinovestibuläre Bahn versorgt die axialen Muskeln (die tiefen Haltungsmuskeln des Rumpfes und des Halses) und die proximalen Muskeln der Extremitäten (Markham 1987). Darüber hinaus sendet die spinovestibuläre Bahn Kollaterale sowohl an die zervikalen als auch an die lumbalen Regionen des Rückenmarks. Somit wird die gleiche Botschaft auf der zervikalen und auch auf der lumbalen Ebene kommuniziert, um die Koordination des Körpers und der Extremitäten mit der Kopf- und Halsmuskulatur zu ermöglichen. Die Funktionen des vestibulären Systems sind auf das Hier und Jetzt ausgerichtet.

Die laterale spinovestibuläre Bahn beeinflusst die gleiche Körperseite. Sie verläuft ipsilateral zum Rumpf und den Extremitäten. Sie fördert die extensorische Aktivität und inhibiert die flexorische Aktivität der Motoneurone ipsilateral und erleichtert gleichzeitig die flexorische Aktivität auf der kontralateralen Körperseite (Dietz 1992). Diese Wahrnehmung wird von Kidd und Kollegen (1992) geteilt, denen zufolge die laterale spinovestibuläre Bahn während der Extension beim Stehen und Gehen aktiv ist.

Der *mediale vestibuläre Nukleus* innerviert über die mediale spinovestibuläre Bahn Motoneurone des zervikalen Segments und der oberen thorakalen Segmente. Diese Bahn ist kürzer als die laterale und stellt ipsilateralen synaptischen Kontakt mit Motoneuronen her. Diese Funktion stabilisiert den Kopf in Relation zum Körper. Der Kopf ist beim Stehen und Gehen relativ frei, um das visuelle „Scannen" der Umgebung zu ermöglichen.

Merke **M!**

Die Aktivität des vestibulären Systems ist dann am größten, wenn posturale Kontrolle benötigt wird.

Es existiert eine reziproke Wechselwirkung zwischen der Kontrolle des Kopfes und der postularen Kontrolle.

Der VOR kompensiert Kopfbewegungen, indem er die Augen still hält, während der Kopf sich bewegt (Kandel et al. 2013). Die vestibulären sensorischen Rezeptoren signalisieren, wie schnell der Kopf rotiert. Diese Information wird vom okulomotorischen System zur Stabilisierung der Augen genutzt, um visuelle Abbildungen auf der Netzhaut während der Bewegung ruhig zu halten. Während der Kopf rotiert, rotieren die Augen in die entgegengesetzte Richtung. Die visuelle Verarbeitung ist bei der Bildstabilisierung wesentlich langsamer und weniger effizient als die vestibuläre Verarbeitung. Dieser Reflex muss im Zuge des motorischen Lernens angepasst werden, da sich die Körperproportionen während des Wachstums verändern.

Kortikale Verarbeitung vestibulärer Signale

Alle vestibulären Nuclei projizieren zu den ventralen posterioren und den ventralen lateralen Nuclei des Thalamus (Kandel et al. 2013). Der Thalamus moduliert den vestibulären Informationsfluss und gibt ihn weiter an die Großhirnrinde. Er hat außerdem eine wichtige Funktion innerhalb der *kortiko-thalamo-kortikalen Bahnen*. Vom Thalamus werden die Informationen weiter zur Großhirnrinde befördert. Es existiert kein einzelner, gut ausdefinierter vestibulärer Kortex (Lopez u. Blanke 2011). Stattdessen liegt mittlerweile eine stetig wachsende Menge von Daten aus Studien vor, die Neuroimaging verwendeten, und die ein stark verzweigtes vestibuläres kortikales Netzwerk identifiziert haben. Dieses kommt durch vestibuläre Stimulation zustande und beinhaltet die Insula posterior, die Insula anterior, die temporoparietale Übergangsregion, den inferioren Parietallappen, die somatosensorischen Kortizes, den primären motorischen Kortex und den prämotorischen Kortex (Brodal 2010). Es gibt zunehmend Beweise dafür, dass das vestibuläre System an der Wahrnehmung, der okulomotorischen sowie der posturalen Kontrolle und außerdem an der räumlichen Kognition beteiligt ist (Brodal 2010). Vestibuläre Signale und die neuronalen Strukturen, die an der vestibulären Verarbeitung beteiligt sind, sind von elementarer Bedeutung bei der Unterscheidung zwischen Eigenbewegung und Objektbewegung, bei der Wahrnehmung der Welt als aufrechtstehend und für die visuelle Wahrnehmung in Abhängigkeit von der Schwerkraft (Cullen 2014). Das ZNS nutzt vestibuläre Signale, um ein internes Modell der Schwerkraft zu erschaffen, wobei Armbewegungen und die Position als Referenzen dienen. Darüber hinaus werden die vestibulären Signale zur Kontrolle des Muskeltonus und der Kontraktionen der limbischen Muskeln an das Gehirn zurückgespiegelt, damit die momentane Körperhaltung aktualisiert werden kann. Somit sind die vestibulären Signale an den sensomotorischen Schaltkreisen zwischen dem Gehirn und den Körperteilen beteiligt und tragen zur Wahrnehmung von Körpersegmenten bei (Lopez et al. 2012).

Klinische Relevanz

Der vestibuläre Apparat spielt eine zentrale Rolle für das Gleichgewicht und vermittelt Schlüsselreflexe für die Stabilisierung der Haltung und des Blickes. Beim Stehen erfüllen Reflexe mit kurzer Latenz eine wichtige Funktion bei unvorhergesehenen Gleichgewichtsstörungen, da sie ihnen entgegenwirken. Es gilt als erwiesen, dass Reflexe mit kurzer Latenz in den Bein- und Rumpfmuskeln ihren Ursprung in der Reaktion der vestibulären Rezeptoren auf Beschleunigungsbewegungen des Kopfes haben (Laube et al. 2012). Laut Forbes und Kollegen (2015) variieren die vestibulären Reflexe (VR) über Muskelgruppen hinweg und innerhalb von Muskelgruppen. Sie werden je nach Beitrag eines Muskels zur Systemdynamik – wobei die unterschiedlichen neuronalen Bahnen jeden Muskel innervieren – und je nach Konsistenz der sensorischen Signale und motorischen Befehle für die anstehende Aufgabe moduliert. Die Abhängigkeit der Aufgabe von vestibulären Reflexen wird während der Fortbewegung besonders deutlich, da vestibuläre Reflexreaktionen in allen lokomotorischen Muskeln um Knöchel, Knie und die Hüftgelenke dynamisch moduliert werden (Dakin et al. 2013).

Das vestibuläre System zeigt seine höchste Aktivität während des Stehens und Gehens und wenn die Anforderungen an die posturale Kontrolle am höchsten sind. Jede Änderung der Position oder Haltung, jede Gewichtsverlagerung oder Armbewegung verschiebt den Schwerpunkt im Verhältnis zu den Füßen und der Unterstützungsfläche. Unabhängig davon, wie klein die Veränderungen sind (die Atmung verursacht kleine, beinahe unsichtbare Veränderungen in der intersegmentalen Ausrichtung des Rumpfes, die als kleine Störungen des Schwerpunktes wahrgenommen werden), der Muskeltonus und die Aktivität müssen sich anpassen, um das Gleichgewicht zu halten.

Die oben beschriebenen Vorgänge haben wichtige funktionelle Konsequenzen. Aufgrund der Tatsache, dass vestibulären Nuclei die extensorische Muskulatur ipsilateral innervieren, könnte es den Anschein haben, dass ihre Aktivitäten am leichtesten auszuführen sind, wenn eine Person auf einem

Bein steht. Dietz (1992) diskutiert dies im Verhältnis zu einer „ordentlichen" Standhaltung oder -position. Klinisch betrachtet muss die Ausrichtung des Körpers optimiert werden, um das Halten des Gleichgewichts zu erleichtern. Bussel und Kollegen (1996) nehmen Bezug auf Studien mit querschnittsgelähmten Patienten, die darauf hindeuten, dass sich der flexorische Reflex während Versuchen, einen Schritt zu machen oder zu gehen, störend auf die ZMG-Aktivität auswirken kann. Vergleicht man diese Erkenntnisse verschiedener Autoren mit klinischen Erfahrungen, sieht es so aus, als wäre das Halten des Gleichgewichts beim einbeinigen Stand eine Voraussetzung für das freie Schwingen des gegenüberliegenden Beins. Gleichzeitig könnte eine zu frühzeitige Aktivierung des Schwingens in der Schwungphase die Stabilität des Standbeins negativ beeinträchtigen.

Merke **M!**

Die Fähigkeit, dynamisch auf einem Bein zu balancieren, scheint eine Voraussetzung für den freien Schwung zu sein.

Wird eine aktive Schwungphase zu früh initiiert, kann dies die Stabilität des Standbeins stören.

Den Patienten in eine Standposition zu bringen, die eine Interaktion mit der Schwerkraft ermöglicht (je nach Niveau der motorischen Aktivität des Patienten durch Platzierung oder Fazilitation), könnte das vestibuläre System dazu stimulieren, mehr motorische Aktivität auf der stärker beeinträchtigten Körperseite des Patienten zu generieren. Eine Gewichtsverlagerung auf die beeinträchtigte Seite mittels einer optimierten/normalisierten Ausrichtung würde die Aktivierung des vestibulären Systems am ehesten unterstützen.

Sowohl das retikuläre als auch das vestibuläre System innervieren die Körpermuskulatur auf der gleichen und auf der gegenüberliegenden Körperseite (ipsi- und kontralateral). Eine Läsion, die Auswirkungen auf die motorischen Bahnen hat, kann zu einer Verminderung der motorischen Kontrolle auf beiden Körperseiten führen. Betrachtet man das anatomische Arrangement des ventromedialen Systems, so wird deutlich, dass es, obwohl es bilateral absteigt, vor allem ipsilaterale Projektionen aufweist. Bei einem Schlaganfall auf der subkortikalen Ebene (z. B. innerhalb der Capsula interna) ist es sehr wahrscheinlich, dass sich die Läsion störend auf die neuronale Verbindung zwischen dem motorischen Kortex und der retikulären Formation auswirkt. Dies kann zu einer ipsiläsionialen Dysfunktion der posturalen Kontrolle des Rumpfes führen (Schepens u. Drew 2004, Schepens et al. 2008, Silva et al. 2014). Läsionen im Hirnstamm können zu Gleichgewichtsstörungen, Mobilitätsproblemen, Dysphagie und Dysarthrie führen, da die Nuclei der kranialen Nerven in dieser Region angesiedelt sind. Es kann zu einer Erhöhung, aber auch zu einer ernsthaften Verringerung des Muskeltonus kommen, je nachdem, ob die Läsion im inhibitorischen oder im exzitatorischen Teil der retikulären Formation auftritt. Wenn die Läsion die Fasern betrifft, die das exzitatorische Areal der retikulären Formation innervieren, kann es zu einem Verlust an Exzitation des Rückenmarks kommen und der Patient kann an Hypotonie leiden. Sind jedoch diejenigen Fasern durch Läsion geschädigt, die einen synaptischen Kontakt im inhibitorischen Teil herstellen, kommt es zu einem Verlust an inhibitorischem Einfluss auf das Rückenmark und der Patient entwickelt unter Umständen eine Hypertonie.

2.2.6 Rückenmark

Das Rückenmark wurde oft als eine simple Schaltstelle zwischen dem Gehirn und den Effektorganen (Muskeln, Haut etc.) bezeichnet. Im Laufe der letzten 4 Jahrzehnte haben Forscher allerdings herausgefunden, dass das Rückenmark an wesentlich komplexeren Prozessen beteiligt ist als der einfachen Leitung. Das Rückenmark erhält Informationen sowohl von den übergeordneten Zentren als auch von der Peripherie. Es verfügt über ein immenses Rezeptorfläche und erhält und moduliert Informationen aus dem ganzen Körper (mit Ausnahme des Kopfes), bevor diese an andere Systeme übertragen oder in Muskelaktivität übersetzt werden. Es besitzt eine Gate-Control-Funktion, d. h. die an das Rückenmark gesendeten Informationen werden den Bedürfnissen des Organismus angepasst, um das Gehirn vor Überstimulation zu schützen (Davidoff 1990, Kandel et al. 2013). Aufgrund seiner großen Rezeptorfläche und seiner Gate-Control-Funktion beeinflusst das Rückenmark die Aktivität in den übergeordneten Zentren. Das Rückenmark ist über mehrere auf- und absteigende Bahnen am Transport von Signalen zwischen dem Gehirn und dem Rest des

Körpers beteiligt. Darüber hinaus umfasst es sowohl relativ einfache Reflexbögen als auch komplexere neuronale Schaltkreise, die motorisches Verhalten kontrollieren, welches über einen Zentralmustergenerator (ZMG) hervorgerufen wird. Forschungsarbeiten haben für einige Spezies gezeigt, dass die rhythmische Muskelaktivierung einiger Bewegungen auf spinaler Ebene programmiert wird, wo sie umgebungsabhängig moduliert werden kann. Beispiele sind das gut erforschte spinale Netzwerk zur Produktion der Fortbewegung (ZMG) oder das zervikale propriospinale System, das erwiesenermaßen an Greif- und Handbewegungen von Katzen und Primaten beteiligt ist (Marchand-Pauvert u. Iglesias 2008).

Interne Struktur des Rückenmarks

Die interne Struktur des Rückenmarks weist 2 Typen von Gewebe auf: die *weiße* und die *graue Substanz.* Die weiße Substanz umgibt die graue Substanz auf der gesamten Länge des Rückenmarks und dient als Schaltstelle für ab- und aufsteigende Informationen. Die weiße Substanz ist in die dorsalen, lateralen und ventralen Säulen unterteilt (Axonbündel, die auch als Bahnen bezeichnet werden). Die dorsalen und lateralen Säulen übertragen sensorische Signale (Kap. 2.2.1, Integration von somatosensorischen Informationen auf der Ebene des Rückenmarks (S.34)). Die ventralen Säulen werden hauptsächlich mit absteigenden motorischen Signalen in Verbindung gebracht (Guertin 2013). Die *graue Substanz*, charakterisiert durch ihre Schmetterlings- bzw. H-Form, besteht aus unmyelinisierten Fasern. Die lateralen Anteile der grauen Substanz sind in Regionen unterteilt, die man auch das Hinterhorn, das Seitenhorn und das Vorderhorn nennt. Das *Hinterhorn* verarbeitet sensorische Informationen, wohingegen das *Vorderhorn* motorische Informationen verarbeitet. Die *Seitenhörner* sind nur auf der Ebene des Thorax präsent, enthalten die Zellkörper der präganglionären sympathischen Neurone und verarbeiten somit automatische Informationen (Lundy-Ekman 2007).

Im Rückenmark dienen Interneurone als Verarbeitungszentren, da sie Nerven- und Leitimpulse von einem sensorischen Neuron an ein Motoneuron weiterleiten (z. B. Renshaw-Zellen, inhibitorische Interneurone der Typen Ia und Ib, Interneurone in disynaptischen Bahnen von Afferenzen der Gruppe II und einige der Interneurone in polysynaptischen Bahnen von flexorischen Reflexafferenzen [FRAs]). Für die Interneurone der meisten spinalen Reflexbahnen konnte nachgewiesen werden, dass sie Reflexreaktionen übertragen, die von verschiedenen peripheren Stimuli hervorgerufen werden und außerdem zu diversen Aktionen beitragen, darunter willkürliche Bewegungen.

Einige der Neurone in der grauen Substanz bilden lokale spinale Reflexbahnen (die auch als Reflexbögen bezeichnet werden), während andere sich an komplexeren Schaltkreisen beteiligen, die zu spezifischen Funktionen beitragen. Ein Reflex ist definiert als *„eine schnelle, vorhersehbare, wiederholbare, stereotype und unwillkürliche motorische Reaktion oder Bewegung, die durch einen spezifischen Stimulus ausgelöst wird"* (Guertin 2013). Beispielsweise wird die Ia-Reflexbahn als der einfachste Reflex betrachtet (auch bekannt als monosynaptischer Dehnungsreflex oder Sehnenruck). Er vermittelt primäre afferente (Ia) Inputs aus den Muskelspindeln und wird durch Muskeldehnungen ausgelöst. Man geht davon aus, dass dieser Reflex eine Rolle für den Muskeltonus und posturale Anpassungen spielt (Guertin 2013).

Obwohl die spinalen Reflexe im Allgemeinen als stereotype Reaktionen betrachtet werden, können sie moduliert werden (z. B. durch das Angstniveau oder durch Training; die Stärke des Reflexes kann in Abhängigkeit von den Bedürfnissen der Aufgabe verstärkt oder abgeschwächt werden) (Brodal 2010).

Laut Alvarez und Kollegen (2013) sind die motorischen Funktionen des Rückenmarks von der Vernetzung und den Eigenschaften der Interneurone abhängig, die das Abfeuern der Motoneuron-Signale und den motorischen Output modulieren. Das Rückenmark verfügt über zahlreiche verschiedene Interneurone, die anhand anatomischer, physiologischer und/oder molekularer Kriterien in unterschiedliche Typen klassifiziert werden können. Interneurone, die ihre Verzweigungen über mehrere Segmente ausbreiten, nennt man *propriospinale Neurone* (PN). Sie sind über die gesamte weiße Substanz des Rückenmarks verteilt (Brodal 2010, Flynn et al. 2011). Funktionell betrachtet ist das propriospinale System an unterschiedlichen Aufgaben beteiligt, so auch an der Integration und Modulation von Inputs aus absteigenden supraspinalen Bahnen (z. B. beim Transport motorischer Befehle vom Gehirn) und peripheren Afferenzen (die sensorische Informationen von der Peripherie transportieren). Die PN synchronisieren auch Aktivitäten in motorischen Schaltkreisen auf der gesamten Länge des Rückenmarks (Brodal 2010). Darüber hinaus wird die Fortbewegung durch die Koppelung von zervikalen und lumbaren spinalen Erweiterungen über ein Netzwerk gefestigt, das ebenfalls PN beinhaltet.

Im Laufe der letzten Jahre wurden die PN als ein wichtiger Faktor für die funktionelle Genesung nach einer unvollständigen Verletzung des Rückenmarks (*spinal cord injury – SCI*) identifiziert. PN können neue spinale Schaltkreise bilden – entweder mit durchtrennten Axonen aus absteigenden Bahnen oder mittels Verbindungen über ihre eigene Sprossen oder Verzweigungen. Der Beitrag des propriospinalen Systems zur funktionellen Wiederherstellung bei Menschen ist ungesichert. Studien mit Tieren, die eine SCI aufweisen, liefern jedoch eindeutige Beweise dafür, dass die PN vielversprechende Ziele für therapeutische Interventionen sind (Flynn et al. 2011).

Zentrale Mustergeneratoren und Fortbewegung

„Die Existenz von Netzwerken aus Nervenzellen, die ohne bewusste Anstrengung und ohne Unterstützung durch peripheres afferentes Feedback spezifische, rhythmische Bewegungen hervorbringen, ist bei einer großen Anzahl von Wirbeltieren unbestreitbar.“ (Mackay-Lyons 2002) Zentrale Mustergeneratoren (ZMG), neuronale Netzwerke innerhalb des Rückenmarks, sind in der Lage, rhythmische Bewegungen zu erzeugen (Dietz 1992, Dietz 2003, Brodal 2010, Mackay-Lyons 2002) (▶ Abb. 2.23). ZMG bringen automatische, veränderliche Aktivitäten hervor, welche die beiden Körperhälften koordinieren, wie hauptsächlich an Wirbeltieren erforscht. ZMG für lebenswichtige Funktionen, wie etwa Atmen, Kauen und Schlucken, wurden im Hirnstamm lokalisiert, während jene für die lokomotorischen Funktionen im Rückenmark angesiedelt sind. Die Wahrscheinlichkeit, dass auch Menschen über ZMG verfügen, ist hoch (Kandel et al. 2013). Die frühen Schrittreaktionen von Babys zeigen rhythmische spinale Aktivitäten und legen daher die Vermutung nahe, dass diese Netzwerke angeboren und womöglich Ausdruck von Mustergenerierung sind (Kandel et al. 2013). Erkenntnisse im Hinblick auf Menschen ergeben konsistent, dass jeweils separate ZMG jede Extremität kontrollieren und dass diese ZMG im Rückenmark von sowohl Katzen als auch Menschen vorkommen (Dietz et al. 1994, Mackay-Lyons 2002, Zehr u. Duysens 2004). Die ZMG für jede Seite sind durch komplexe interneuronale Netzwerke miteinander verbunden. Die dorsalen Wurzelfasern peripherer Rezeptoren enden auf Interneuronen, die sich innerhalb des Rückenmarks verzweigen.

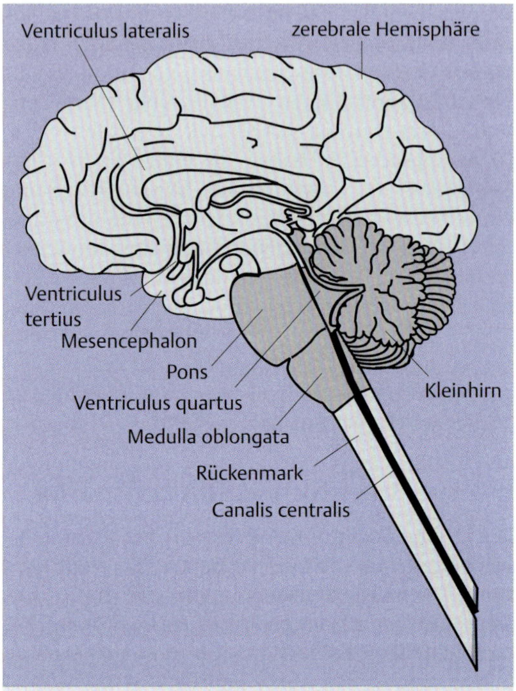

Abb. 2.23 Ein Längsschnitt des Gehirns und des Rückenmarks. Das Rückenmark und der Hirnstamm beinhalten spezialisierte Gruppen von Zellen – neuronale Pools, die man als zentrale Mustergeneratoren bezeichnet. Lange propriospinale Fasern (die sich aus den zervikalen bis hin zu den lumbaren Arealen erstrecken) werden während des Gehens zur Koordination zwischen der rechten und der linken Körperseite benötigt. Man nimmt an, dass dieser rhythmische Austausch von Aktivitäten zwischen den beiden Seiten von Zellen mit Schrittmachereigenschaften verursacht wird.

Die von einer dorsalen Wurzelfaser ausgehenden Impulse können sich daher, sowohl nach oben als auch nach unten, über mehrere Segmente verbreiten.

Beim Menschen gibt es eine neuronale Koppelung zwischen Armen und Beinen. Dabei handelt es sich um eine aufgabenabhängige neuronale Koppelung der oberen und unteren Extremitäten, die es ermöglicht, die Arme während des Ganges miteinzubeziehen, aber auch die Koppelung für willkürlich ausgeführte Arm- und Handbewegungen zu unterbrechen. Während des Gehens bewegen sich unsere Arme rhythmisch und phasenverschoben zum korrespondierenden Bein. Hierbei handelt es sich nicht um einen passiven, mechanischen Effekt, da mehrere Armmuskeln, insbesondere am Schultergelenk, während des Gangzyklus rhythmisch alternierende Aktivitäten aufweisen.

Diesbezüglich wurden Vergleiche mit der vierbeinigen Fortbewegung einiger Tierarten gezogen und Vermutungen angestellt, dass diese Aktivität auf die Existenz von spinalen ZMG hinweist (Zehr et al. 2009). Man geht davon aus, dass propriospinale Bahnen innerhalb der Wirbelsäule von elementarer Bedeutung für die vierbeinige Koordination sind, da sie zervikale und lumbare ZMG koppeln.

Die ZMG sind in ihrer ursprünglichen Form unabhängig von somatosensorischen Informationen. Studien an Menschen und Affen haben ergeben, dass willkürliche motorische Aufgaben wie das Greifen nach und das Ergreifen von etwas sowie andere rhythmische Bewegungen, einschließlich Schwimmen und Gehen, nach einer *Deafferenzierung* (Ausschaltung der sensiblen Impulse) ausgeführt werden können (Knapp et al. 1963, Mackay-Lyons 2002). Das Zusammenspiel von zentralen und sensorischen Einflüssen ist jedoch essenziell, um adaptives Verhalten zu ermöglichen. Jüngere Forschungsarbeiten zur lokomotorischen Kontrolle haben die Rolle von afferentem Input bei der Gestaltung von motorischem Output während des Gehens unterstrichen (Dietz et al. 2009). Laut Juvin und Kollegen (2012) herrscht mittlerweile weithin Konsens darüber, dass limbisches sensorisches Feedback sehr wichtig für die Regulierung der lokomotorischen ZMG-Netzwerkoperationen im Rückenmark von Säugetieren ist.

Somatosensorisches Feedback ist ein integraler Bestandteil des gesamten motorischen Kontrollsystems und wesentlich für die Modifikation der durch die ZMG generierten motorischen Programme, um die kontinuierliche Anpassung an die Umwelt während des Gehens zu erleichtern (Mackay-Lyons 2002, Zehr u. Duysens 2004, Dietz 2010). Die ZMG nutzen afferente Informationen unterschiedlicher Herkunft in den visuellen, vestibulären und somatosensorischen Systemen. Die ZMG und Motoneurone empfangen zur Kontrolle des Gleichgewichts und der Richtung sowie der Geschwindigkeit der Fortbewegung umfängliches Feedback von diversen sensorischen Rezeptoren (Grillner 2006). Darüber hinaus liefert das sensorische Feedback Informationen, die sicherstellen, dass die motorischen Aktivitäten an den biomechanischen Zustand der in Bewegung befindlichen Körperteile im Hinblick auf Position, Richtung und Stärke angepasst werden (d. h. zur Erleichterung von Phasenübergängen).

Es wurden 3 wichtige sensorische Ursprünge für die Fortbewegung ausgemacht (Duysens u. Van de Crommert 1998):

- Informationen zur Belastung von kraftsensitiven GTO der extensorischen Muskeln
- Belastungsfeedback von Mechanorezeptoren in der Fußsohle
- Positionsinformationen von dehnungssensitiven Muskelspindeln der Hüftmuskulatur

Man nimmt an, dass *extensorverstärkendes Feedback*, die Informationen von kraftsensitiven GTO der extensorischen Muskeln und Belastungsfeedback von Mechanorezeptoren in den Fußsohlen, die Muskelaktivität während der Standphase und die Dauer der Standphase während des Ganges erhöht. Positionsinformationen der Muskelspindeln in der Hüftmuskulatur erleichtern das Einleiten der Schwungphase (Duysens et al. 2000), mit der funktionellen Konsequenz, dass die Schwungphase nicht initiiert wird, bevor die extensorischen Muskeln entlastet werden und die von diesen Muskeln ausgeübten Kräfte gering sind. In anderen Worten: Wenn die Belastung der Extremitäten zum Ende der Standphase sinkt, wird das extensorverstärkende Feedback gedrosselt und das Einleiten der Schwungphase erleichtert (Takakusaki 2013).

Dietz und Duysens (2000) stellten fest, dass afferente Informationen notwendig sind, um die ZMG-Aktivitäten von denjenigen Muskeln zu stärken, die der Schwerkraft entgegenwirken. Informationen über Entlastung, Aufsetzen der Ferse und Gewichtsverlagerung sind für die Schrittkontrolle von elementarer Bedeutung (Maki u. McIlroy 1997). Kavounoudias und Kollegen (1998) haben die Rolle der kutanen Rezeptoren in den Fußsohlen für das Gleichgewicht erforscht. Sie betäubten die Füße der Probanden und konnten anschließend beobachten, dass diese nach dem Verlust ihrer Fußsensitivität nicht mehr auf einem Bein balancieren konnten. Eine spezifische Verteilung der Mechanorezeptoren in den Füßen enkodiert die räumliche Herkunft, die Amplitude und die

Veränderungsraten der Amplitude des Drucks, der auf die Haut ausgeübt wird. Dadurch erhält das ZNS von den Fußsohlen kontinuierlich Informationen im Hinblick auf die räumliche und sequenzielle Druckverteilung.

Neben den ZMG-Aktivitäten im Rückenmark zur Fortbewegung gibt es im ZNS noch zahlreiche andere Netzwerke, die Schlüsselrollen beim erfolgreichen Gehen spielen. Die folgenden übergeordneten Zentren sind an der Initiation, Modulation und Kontrolle der Fortbewegung beteiligt (Takakusaki 2013, Guertin 2012):

- die MLR
- das vestibuläre System
- die retikuläre Formation
- das Kleinhirn
- die BG
- die Großhirnrinde

Nuclei des Mesenzephalon, die als MLR bezeichnet werden, initiieren Fortbewegung durch die Aktivierung der spinoretikulären Neurone des unteren Hirnstamms (Mackay-Lyons 2002, Takakusaki 2013). Es wurden 3 verschiedene Zonen identifiziert, die jeweils unterschiedliche Rollen bei der Initiierung der Fortbewegung spielen:

- Der laterale Hypothalamus initiiert den Gang in Relation zu Hunger, Durst und dem Bedürfnis, auszutreten.
- Die Zona incerta initiiert das touristische Gehen (d. h. das visuell gelenkte Gehen).
- Die periventrikuläre Zone initiiert Wut- und Angstreaktionen (Angriff und Flucht).

Sowohl die retikuläre Formation als auch das vestibuläre System im Hirnstamm sind an der Aktivierung von Muskeln beteiligt, die der Schwerkraft entgegenwirken. Die spinoretikuläre Bahn aktiviert das spinale System zur Rhythmusgenerierung und verstärkt außerdem den posturalen Muskeltonus (Takakusaki 2013). Die BG integrieren Haltung und Bewegung, modifizieren so den Muskeltonus und adaptieren die Fortbewegung. Eine weitere Modifikationsinstanz ist das Kleinhirn, von dem man annimmt, dass es die ZMG-Aktivitäten für die rechte und linke Körperseite koordiniert. Verbindungen aus den motorischen kortikalen Arealen zu den BG und zum Kleinhirn tragen möglicherweise auch zur korrekten und adaptiven Bewegungskontrolle bei, die Willen, Kognition, Aufmerksamkeit und Vorhersehung voraussetzt (Takakusaki 2013). Das Kleinhirn ist auch beim motorischen Lernen und bei der Fehlerkorrektur aktiv. Die Großhirnrinde übt wenig Einfluss auf das einfache, ungehinderte Gehen aus, spielt aber eine Rolle beim visuellen „Scanning", bei der Wahrnehmung und Navigation sowie bei der Modifikation der ZMG, damit Aktivität an die Erfordernisse des Moments angepasst werden können. Je komplexer das Gehen wird, desto aktiver wird die Großhirnrinde. Die ZMG können den Untergrund, auf dem wir gehen, nicht sehen. Wird Fortbewegung also komplex, insbesondere wenn die Schrittzone eng gefasst ist und visueller Input wichtiger wird, feuert die Großhirnrinde rhythmischer ab, um die Platzierung des Fußes zu lenken (Lacquantini et al. 2012).

Merke **M!**

Das Gehen auf einem flachen, ebenen Untergrund wird wahrscheinlich durch die ZMG des Rückenmarks und des Hirnstamms kontrolliert und vom Kleinhirn koordiniert (d. h. es ist hauptsächlich eine automatisierte Aktivität).

Klinische Relevanz

Die Mustergenerierung spielt möglicherweise eine wichtige Rolle bei der frühzeitigen Aktivierung posturaler Aktivitäten und der Koordination bei Patienten im akuten/subakuten Stadium einer ZNS-Läsion, da die Fazilitation von Schritten in einer einfachen, nicht komplexen Umgebung keiner kognitiven Problemlösung durch den Patienten bedarf:

- Ein mustergenerierter Schritt ist das Ergebnis selektiver Verlagerung und unterscheidet sich in seiner motorischen Aktivität von einem reaktiven Schritt infolge einer Überverlagerung.
- Die Mustergenerierung kann automatisch erleichtert werden, sogar bei Patienten mit ernsthaften motorischen, sensorischen oder perzeptiven Dysfunktionen.
- Die Mustergenerierung kann motorische Aktivitäten im gesamten Körper verbessern, indem sie das Zusammenspiel und die Koordination zwischen unterschiedlichen Segmenten und den beiden Körperhälften erleichtert und somit die Gleichgewichtskontrolle fördert.
- Eine frühzeitige Erleichterung von Schritten aktiviert das ZNS und das neuromuskuläre System und motiviert den Patienten.

- Eine gute Standphase infolge des Aufsetzens der Ferse verleiht dem posturalen System Stabilität und stellt das gegenüberliegende Bein frei für die Schwungphase. Je besser die Kontrolle der Haltung ist, desto besser verläuft daher auch die Ganginitiation.
- Mustergenerierung hängt davon ab, dass angemessene afferente Informationen die Aktivität an die Umwelt anpassen.
- Das Tempo muss ein angemessenes Niveau haben, damit Phasenübergänge erleichtert werden, da Individuen offenbar über unterschiedliche inhärente Geschwindigkeiten verfügen.
- Eine frühzeitige Erleichterung von Schritten kann das Bewusstsein des Patienten für die Umgebung und die Wahrnehmung verbessern.
- Eine fokussierte Aufmerksamkeit des Patienten auf das Gangmuster kann den natürlichen ZMG-Rhythmus stören, indem sie die Priorität weg vom peripheren Input verlagert.

Um eine optimale Rehabilitation der Fortbewegung von Patienten mit spinalen oder zerebralen Läsionen sicherzustellen, muss ein angemessener afferenter Input bereitgestellt werden, um die ZMG zu aktivieren und zu stärken. Darüber hinaus müssen die postläsionalen Plastizitätsmechanismen gelenkt werden (Molinari 2009). Hierbei formt die afferente Aktivität die lokomotorischen Muster, um die Phasenübergänge zu kontrollieren und die laufende Aktivität zu verstärken. Laut Rossignol und Kollegen (2006) *„ist es wahrscheinlich, dass eine aktive sensorische Stimulation und verschiedene Formen des Trainings bei verbesserter sensorischer Stimulation zu einer verbesserten Genesung der Fortbewegung nach Rückenmarksläsionen führen“.*

2.2.7 Neuromuskuläres System

Das Ergebnis der Verarbeitung von Bewegung im ZNS ist die Aktivität der Skelettmuskeln. Das muskuläre System tauscht mit dem ZNS kontinuierlich Informationen und Anforderungen aus. Seine Struktur und Funktion sind darauf spezialisiert, die Anforderungen an verschiedene Bewegungen in unterschiedlichen Settings zu erfüllen, damit viele verschiedene Aufgaben ausgeführt werden können. Das neuromuskuläre System besitzt adaptive Kapazitäten: Veränderungen von Informationen, die das ZNS an das muskuläre System sendet, können Struktur und Funktion der Muskulatur beeinflussen und umgekehrt (d. h. ein veränderter Gebrauch der Muskulatur infolge von ZNS-Läsionen kann dann die Struktur und Funktionen des ZNS verändern).

Struktur und Funktion der Skelettmuskulatur

Der menschliche Körper ist mit über 300 Skelettmuskelpaaren ausgestattet (Kanning et al. 2010).

Ein Skelettmuskel besitzt *kontraktile* und *nichtkontraktile Elemente* sowie *spezialisierte Sinnesorgane* oder Rezeptoren. Die kontraktilen Elemente sind die extrafusalen Muskelfasern und die Enden von Muskelspindeln. Die nichtkontraktilen Elemente sind das Bindegewebe und die Sinnesorgane (GTO und Muskelspindeln).

Alle Skelettmuskeln bestehen aus *Muskelfasern*. Eine Muskelfaser ist eine einzige Zelle mit vielen Zellkernen. Jede Muskelfaser besitzt kontraktile Proteine, *Myosin* und *Aktin*. Diese Proteine spielen eine wichtige Rolle bei der Kontraktion des Muskels. Myosin bildet Querbrücken aus, die bis zu den Myosinköpfchen reichen, welche sich mit Aktin verbinden können. Ein Muskel kontrahiert, wenn sich Aktin relativ zu Myosin verschiebt (Lundy-Ekman 2007).

Myosin- und Aktinfilamente sind regelmäßig zueinander angeordnet und bilden gemeinsam die sogenannten *Sarkomere*. Mehrere aneinandergereihte Sarkomere werden als *Myofibrillen* bezeichnet. Jede Muskelfaser besitzt viele parallel angeordnete Myofibrillen. Die Kraft einer Muskelfaser ist proportional zur Anzahl ihrer Myofibrillen.

Motoneurone und motorische Einheiten

Motoneurone besitzen die gleiche Funktion: Sie steuern ebenfalls die Kontraktion der Muskelfasern. Motoneurone stellen die abschließende gemeinsame Bahn dar (d. h. das Konvergenzareal aller an motorischen Aktionen beteiligten zentralen und peripheren Bahnen) (Manuel u. Zytnicki 2011). Motoneurone sind die einzigen zentralen Neurone, deren Axone das ZNS verlassen, um nicht neuronales Gewebe zu innervieren und das Nerven- und das muskuläre System miteinander zu verbinden. Ihre Zellkörper sind im Vorderhorn der grauen Substanz des Rückenmarks lokalisiert (Floeter 2010). Säugetiere verfügen über 3 Arten von Motoneuronen; alpha (α), gamma (γ) und beta (β)

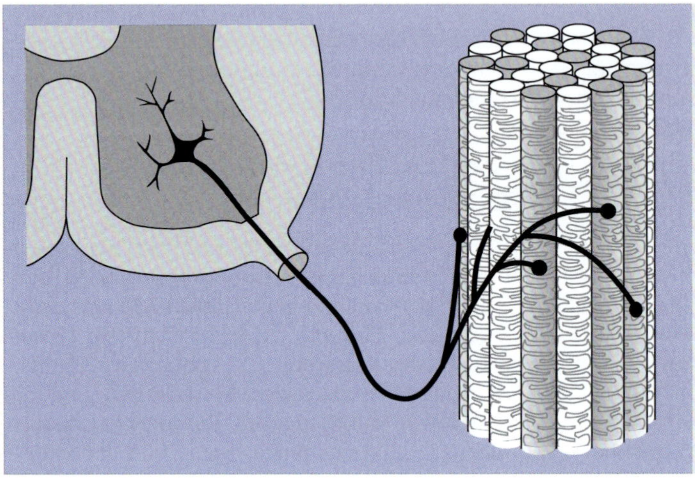

Abb. 2.24 Eine motorische Einheit umfasst mehrere Muskelfasen des gleichen Muskelfasertyps, das α-Motoneuron, das sie innerviert, und die axonalen Verzweigungen des α-Motoneurons, die zu den einzelnen Muskelfasern führen. Muskelfasern, die unterschiedlichen motorischen Einheiten angehören, sind im Muskels unterschiedlich verteilt.

(Floeter 2010). *α-Motoneurone* innervieren skeletale (längs- oder quergestreifte) Muskeln, *γ-Motoneurone* intrafusale Muskelfasern. Die *β-Motoneurone* innervieren sowohl intra- als auch extrafusale Fasern (Kanning et al. 2010). Die *motorische Einheit* ist die funktionelle Einheit des motorischen Systems. Sie besteht aus einem *Motoneuron* und *mehreren Muskelfasern*. Jede motorische Einheit stattet die Muskelfasern mit den gleichen strukturellen und funktionellen Eigenschaften aus. Ein Muskel besteht aus mehreren verschiedenen motorischen Einheiten mit unterschiedlichen Muskelfasertypen (Schiaffino u. Reggiani 2011) (▶ Abb. 2.24). Die Größe der motorischen Einheiten variiert. Im Falle der kleinen Muskeln, die für die feinmotorische Kontrolle zuständig sind, innervieren Motoneurone manchmal nur einige wenige, kleine motorische Einheiten. Bei größeren, krafterzeugenden Muskeln mit geringeren Anforderungen an die Feinmotorik kann ein einzelnes Motoneuron viele motorische Einheiten innervieren. Damit ein Muskel effektiv für eine reibungslose, koordinierte Bewegung eingesetzt werden kann, müssen die Motoneurone eine entsprechende Anzahl und Kombination von motorischen Einheiten selektiv aktivieren, um die benötigte Aktivität zu generieren.

Skelettmuskelfasern

Die Skelettmuskelfasern werden in 2 Gruppen aufgeteilt: die „roten“ Muskelfasern mit langsamer Kontraktionsdauer und die „weißen“ Muskelfasern mit schneller Kontraktionsdauer (Brodal 2010, Floeter 2010). Diese beiden übergeordneten Kategorien lassen sich wiederum in 3 Hauptgruppen und mehrere Untergruppen aufteilen. Zu den 3 Hauptgruppen gehören:

Fasern vom Typ I

Typ-I-Fasern, auch langsam zuckend (*slow twitch – ST)* (Brodal 2010) oder langsam oxidativ (*slow oxidative – SO)* (Rothwell u. Lennon 1994, Floeter 2010) genannt, werden oft auch aufgrund ihres hohen Gehaltes an Myoglobin als „rote Fasern“ bezeichnet.

Sie sind sehr ausdauernd, arbeiten sehr genau und erzeugen moderate Kräfte. Die Aktivität dieser Fasern wird oft als tonisch bezeichnet, da die Fasern eine dynamische Kontraktion über einen gewissen Zeitraum hinweg aufrechterhalten können. Man findet sie hauptsächlich in jenen Körperarealen, deren zentrale Funktion die Aufrechterhaltung von Aktivitäten entgegen der Schwerkraft ist. Da sie ihre Aktivität genau dosieren können, haben sie zudem eine stabilisierende Funktion. Tonische Aktivität ist dynamisch. Der Begriff *Muskeltonus* bezeichnet daher einen Zustand der *„durch Anspannung und Kontraktion gekennzeichnet ist, insbesondere durch Muskelspannung“* (Thomas 1997). Die motorischen Einheiten, die aus Typ-I-Fasern bestehen, werden als *S* (*slow to fatigue* – langsam ermüdend) bezeichnet (Rothwell u. Lennon 1994).

Beispiele

- Der M. soleus ist während der Standphase und des Gehens, das große Ausdauer erfordert, ständig aktiv. Er besteht daher hauptsächlich aus tonischen motorischen Einheiten des Typs I. Der M. soleus zählt damit zur Haltungsmuskulatur.
- Die kleinen Handmuskeln, Mm. interossei und Mm. lumbricales, bestehen ebenfalls größtenteils aus Typ-I-Fasern (Rothwell u. Lennon 1994). Sie stabilisieren die Handfläche und die Fingergrundgelenke und liefern damit der Hand den posturalen Hintergrund für Bewegungen der einzelnen Finger und für eine genau abgestimmte feinmotorische Kontrolle.
- Die kleinen Fußmuskeln stabilisieren die Aufrechterhaltung der Körperbalance.
- Die kleinen Rückenmuskeln sind wichtig für die posturale Kontrolle des Rumpfes und somit für die Kernstabilität.

Fasern vom Typ II

Typ-II-Fasern werden auch schnell zuckend *(fast twitch – FT)* genannt, da sie über eine höhere Kontraktionsgeschwindigkeit verfügen als Typ-I-Fasern. Diesen Muskelfasertypus bezeichnet man auch als „weiße Fasern". Die Typ-II-Fasern besitzen eine geringe oxidative Kapazität mit geringer Ausdauer. Ihr Vorteil besteht in einer hohen Kontraktionsgeschwindigkeit und darin, dass sie viel Kraft erzeugen können. Diese phasischen Fasern sind vor allem für Bewegungen zuständig. Ihre motorischen Einheiten werden als *FF (fast, fatigable* – schnell ermüdend) klassifiziert. Die Typ-II-Fasern lassen sich wie folgt weiter unterteilen:

- *Typ IIa* oder schnell oxidativ glykolytisch (*fast oxidative glycolytic – FOG*) (Rothwell u. Lennon 1994, Floeter 2010). Die motorischen Einheiten werden als ermüdungsresistent (*fatigue resistant – FR*) bezeichnet, da sie über größere Ausdauer verfügen.

Beispiel

Der M. gastrocnemius spielt eine wichtige Rolle bei der Krafterzeugung bei Fortbewegung, Laufen, Springen, Bewegungen auf unebenem Boden und Treppensteigen. All diese Tätigkeiten setzen sowohl Ausdauer als auch Kraft voraus. Der Muskel verfügt daher über einen größeren Anteil an FOG-Muskelfasern.

- Beim *Typ IIb* handelt es sich um die eigentlichen weißen Fasern (Brodal 2010). Die motorischen Einheiten werden als schnell glykolytisch (*fast glycolytic – FG*) bezeichnet (Rothwell u. Lennon 1994). Sie zeichnen sich durch eine geringe Ausdauer und eine hohe Krafterzeugung aus.

Beispiel

Der M. tibialis anterior arbeitet während der Fortbewegung und beim Stehen nur zeitweise. Sein Einsatz zielt hauptsächlich auf phasische Aktivitäten mit geringen Anforderungen an die Ausdauer ab.

Möglichkeiten des ZNS zur Kontrolle des Aktivitätsniveaus der Motoneurone

Die Stärke der Muskelkontraktionen kann auf 2 Arten beeinflusst werden (Brodal 2010):

1. *über die Anzahl der rekrutierten Motoneurone.* Je mehr es davon gibt, desto höher ist die Krafterzeugung.
2. *über die Impulsfrequenz der Motoneurone.* Je höher die Frequenz, desto höher die Krafterzeugung.

Die motorische Aktivität eines Muskels wird sequenziell gemäß dem *Henneman'schen Prinzip* rekrutiert (Hennemann 1985, Mendell 2005), wonach kleine, langsame motorische Einheiten (Typ-I-Muskelfasern) vor den größeren und schnelleren motorischen Einheiten aktiviert werden, die phasische Muskelfasern umfassen. Das Rekrutierungsprinzip wurde von Brodal (2010) als das *Größenprinzip der Rekrutierung* und von Rothwell als *Rekrutierungsordnung* bezeichnet (Brodal 2010, Rothwell u. Lennon 1994).

Funktionelle Relevanz

Die meisten kleinen motorischen Einheiten mit der größten Ausdauer findet man in Muskeln, deren Hauptfunktion posturale Aktivitäten sind (d. h. anhaltende, der Schwerkraft entgegenwirkende Aktivitäten). Diverse Autoren haben die posturale Aktivität als Basis für die Funktionsfähigkeit der Extremitäten beschrieben (Dietz 1992, Massion et al. 2004, Shumway-Cook 2011).

Merke **M!**

Die motorischen Einheiten eines Muskels werden sequenziell rekrutiert, wobei die kleineren motorischen Einheiten vor den größeren motorischen Einheiten aktiviert werden.

Posturale Stabilität ist die Basis für selektive Bewegungskontrolle und -funktion.

Die meisten Muskeln sind aus unterschiedlichern motorischen Einheiten zusammengesetzt. Deshalb kann die Muskulatur bei unterschiedlichen Aktivitäten verschiedene Funktionen erfüllen: Ein Muskel kann mit bestimmten Muskeln zusammenarbeiten und so eine stabilisierende Funktion haben, während er bei der Zusammenarbeit mit einer anderen Muskelgruppe eher eine Bewegungsfunktion wahrnimmt. Motorische Einheiten werden sequenziell rekrutiert, damit die Muskulatur ihre Aktivität in Bezug auf Stärke, synergetische Muskulatur und die notwendige Funktion abstufen kann (Massion 1992). Muskeln können ihre Aktivität und Funktion abhängig von der Art der ihrer Verwendung als Agonisten, Antagonisten oder Synergisten variieren.

Die meisten Muskeln verfügen über eine interne Selektivität, die auf der Verteilung der motorischen Einheiten und dem Typ und der Größe der Muskelfasern basiert. Motorische Einheiten können unterschiedlich aktiviert werden: So können einige exzentrisch arbeiten, während andere zur gleichen Zeit unterschiedlich stark konzentrisch agieren. Anatomisch definierte Muskeln, die über 2 oder mehr Gelenke hinweg verlaufen, können sich über einem Gelenk exzentrisch verlängern, während sie sich über dem anderen verkürzen. Diese Fähigkeit bezeichnet man als *Kompartmentalisierung* (van Ingen Schenau et al. 1990).

Beispiel

Die Aktivität des M. quadriceps variiert während der Fortbewegung kontinuierlich. In der Standphase muss sein proximaler Teil exzentrisch kontrahieren, um die Hüftextension zu ermöglichen, während der distale Teil gleichzeitig konzentrisch agiert, um das Knie für die Gewichtsbelastung zu stabilisieren. Während der initialen Schwungphase wird die Aktivität des M. quadriceps ins Gegenteil verkehrt: Der proximale Teil kontrahiert eher konzentrisch, um das Vorschwingen des Beins zu unterstützen, während der distale Teil eher exzentrisch agiert, um die Flexion des Knies zu ermöglichen.

Merke **M!**

Als Kompartmentalisierung bezeichnet man die Fähigkeit eines Muskels, der über mehr als ein Gelenk verläuft, simultan unterschiedliche Funktionen auszuführen.

Plastizität von motorischen Einheiten und Muskelfasern

Eine bemerkenswerte Eigenschaft der Skelettmuskelfaser ist ihre Fähigkeit, sich an unterschiedliche umweltbedingte und physiologische Anforderungen anzupassen (Matsakas u. Patel 2009, Brodal 2010). Eindeutige Indizien sprechen dafür, dass Muskelfasern, und damit auch motorische Einheiten, bei veränderten Anforderungen nicht nur ihre Größe verändern, sondern sich auch von einem Fasertyp in einen anderen verwandeln können (Scott et al. 2001). Diese Wandlungsfähigkeit als Reaktion auf Stimuli, die auch als *Muskelplastizität* (z. B. im Training oder im Zuge der Rehabilitation) bezeichnet wird, ermöglicht eine Adaption an unterschiedliche funktionelle Erfordernisse.

Zum Zeitpunkt der Geburt bestehen die meisten Muskeln aus langsamen (Typ I) Fasern. Erst im Laufe der Zeit entsteht das endgültige Verhältnis von langsamen zu schnellen Muskeln (Rubinstein u. Kelly 1981). Athleten verfügen je nach Sportart über eine unterschiedliche Verteilung von Muskelfasern: Bei Langstreckenläufern, Radfahrern und Skilangläufern ist der prozentuelle Anteil an roten Typ-I-Fasern höher, während Gewichtheber und

Kurzstreckenläufer (schnelle Krafterzeugung notwendig) prozentual über mehr weiße Typ-II-Fasern verfügen. Dies ist wahrscheinlich zum Teil auf eine unterschiedliche individuelle genetische Ausstattung zurückzuführen, die Muskelplastizität ist jedoch eine zentrale Voraussetzung für physiologische Anpassungen an die äußere Umwelt.

Beispiele für Muskelplastizität sind die Anpassung aufgrund von Training, die Effekte einer von Schwerelosigkeit gekennzeichneten Umgebung, Altersprozesse und verschiedene pathophysiologische Zustände. Muskelplastizität kann nicht nur vorteilhaft sein, sondern auch zu Fehlanpassungen führen. Veränderungen der Muskelfasertypen sind auch verantwortlich für einige der Funktionsverluste im Zusammenhang mit einer Dekonditionierung (Scott et al. 2001).

Muskelzellen weisen eine immense Fähigkeit zur Anpassung an neue Ebenen der Genexpression in Reaktion auf eine breite Palette von umweltbedingten Anforderungen und klinischen Zuständen auf (Sieck 2001). Dieser Vorgang wird auch als *nutzungsabhängige plastische Adaption* bezeichnet.

Versuche mit Elektrostimulation zeigten, dass sich Muskelfasern durch veränderte Informationen und in Abhängigkeit der funktionellen Anforderungen verändern können (Kidd 1986, Doucet et al. 2012).

Definition [ ]

Genexpression

Bei der Genexpression wird die genetische Information in Genprodukte übersetzt, die die Zelle nutzen kann, wie z. B. Proteine (Flavell u. Greenberg 2008).

Merke M!

Muskeln können ihren Fasertyp bis zu einem gewissen Grade nutzungsabhängig verändern.

Die Anzahl der Sarkomere ist ausschlaggebend für die Länge einer Muskelfaser: je mehr Sarkomere, desto länger der Muskel. Im menschlichen Körper ist die Anzahl der Sarkomere und somit die Länge der Muskeln normalerweise optimal auf die Muskelfunktion abgestimmt. Die Kontraktionskräfte sind daher dort am stärksten ausgeprägt, wo sie am meisten benötigt werden. Wird die Faser überdehnt oder in einer stark verkürzten Position gehalten, können die Sarkomere nur sehr wenig Kraft erzeugen. Die Länge eines Muskels ist also abhängig davon, wie er eingesetzt wird. Wird ein Muskel über längere Zeit in einer stark verkürzten Position gehalten, wird der Muskel aufgrund des Verlustes von Sarkomeren anatomisch verkürzt (Lundy-Ekman 2007).

Laut Sahrmann (1992) ist ein verkürzter Muskel leichter zu rekrutieren als seine Antagonisten, die sich in einer verlängerten Position befinden, weshalb der verkürzte Muskel stärker ist. Sahrmann bezeichnet dies als *prädisponierte Rekrutierung*.

Wird ein Muskel über längere Zeit gedehnt gehalten, kann er „wachsen" – das heißt, die Anzahl der Sarkomere kann zunehmen, sodass der Muskel unter Umständen nicht mehr dazu in der Lage ist, die für eine Aktivität notwendige Kraft zu erzeugen. Sahrmann (1992) bezeichnet dies als *Dehnungsschwäche*.

Funktionelle Relevanz

Ein wichtiger Aspekt bei der Rehabilitation von neurologischen Patienten ist es, die Auswirkungen der Immobilität auf die Skelettmuskeln zu reduzieren. Dies gilt insbesondere für jene Muskeln, die in einer verkürzten Position immobil waren. Die Länge eines Muskels beeinflusst seine Fähigkeit, Spannung zu erzeugen (Gray et al. 2012). Die *Kraft-Längen-Beziehung* ist ein Maß für die Veränderung der Muskelspannung aufgrund unterschiedlicher Muskellänge. Muskelfasern verlängern bzw. verkürzen sich parallel zu einer Vergrößerung bzw. Verringerung des Gelenkwinkels. Es gibt eine bestimmte Position, die für jedes Gelenk die optimale Kraft erzeugt. Diese Position ist abhängig von der relativen Stellung des Sehnenansatzes auf dem Knochen sowie von internen und externen Kräften. Welche Position dies ist, wird dadurch bestimmt, ob die Aktin- und Myosinfilamente eine optimale Anzahl an Querbrücken bilden.

Wird z. B. der Knöchel längere Zeit in Plantarflexion gehalten, passen sich die plantaren Flexoren an diese neue Länge an, indem sie die Anzahl der Sarkomere verringern, wodurch die Plantarflexion zur Ruhestellung des Knöchels wird. Außerdem verändert sich die Position, in der die plantaren Flexoren die meiste Kraft generieren können. Dies fördert eine Muskelschwäche und beeinträchtigt die funktionellen Fähigkeiten des Muskels, da die maximale Kraft, die die plantaren Flexoren erzeugen, nun in einer Position erreicht wird, die für funktionelle Zwecke nicht mehr optimal ist (Gray et al. 2012).

> **Merke** M!
>
> Die Länge eines Muskels ist bedeutend für Bewegung und Funktion.

Muskelbalance

Muskelbalance resultiert aus der Zusammenarbeit zahlreicher Muskeln oder Muskelgruppen, die ein Gelenk umgeben: Agonisten, Antagonisten und Synergisten. Bei Menschen mit intaktem ZNS und muskuloskeletalem System ist die Abstufung der Aktivitäten in den unterschiedlichen Muskelgruppen fein abgestimmt und an die Funktionen und Situationen angepasst. Der Erhalt der Muskelbalance hängt von nachfolgenden Faktoren ab (Sahrmann 1992, Sahrmann 2002, Stokes 1998):

- *muskulären Faktoren* – Muskelbalance wie etwa die Längen-Spannungs-Beziehung des Muskels und seine Fähigkeit, angemessen Kraft zu erzeugen
- *neurologischen Faktoren* – die Sequenz der Rekrutierung von motorischen Einheiten innerhalb des Muskels und die Reihenfolge der Aktivierung unterschiedlicher Muskeln oder Muskelgruppen
- *biomechanischen Faktoren* – Ausrichtung, Struktur und Funktion der Gelenke

Ist einer der oben genannten Faktoren gestört, kann eine muskuläre Dysbalance entstehen, die zu Fehlstellungen führen kann, wie z. B. bei einigen neurologischen Erkrankungen.

> **Merke** M!
>
> Die Muskelbalance hängt von muskulären, neurologischen und biomechanischen Faktoren ab. Veränderungen der Rekrutierung und Verteilung von motorischer Aktivität wirken sich unter anderem auf die Ausrichtung aus, mit der Folge, dass die Muskelfunktion beeinträchtigt wird.

Zackowski und Kollegen (2004) beschreiben die *beeinträchtigte Gelenkindividualisierung* als die Unfähigkeit, ein Gelenk während der Bewegung eines anderen zu stabilisieren – ein Phänomen, dass sie als Beeinträchtigung der motorischen Kontrolle bezeichnen. Die Autoren verweisen auf andere Studien, die weitere Hinweise dafür liefern, dass eine beeinträchtigte Extremität eine reduzierte Kapazität aufweist, sodass sie bestimmte Muster zur Koaktivierung von Muskeln nicht mehr generieren kann. Diese Tatsache ist möglicherweise auf eine abnorme räumliche Optimierung (Verteilung) von Muskelaktivität zurückzuführen.

Nichtkontraktile Muskelelemente

Bindegewebe hält die Muskelfaserbündel zusammen und umhüllt den Muskel komplett. Diese Hülle wird auch als Faszie bezeichnet. Das Bindegewebe des Muskels und der Faszie ist identisch mit der Muskelsehne (Brodal 2010). Es umgibt und verbindet die Strukturen des Körpers, unterstützt sie und hält sie zusammen. *Fibröses Gewebe* ist elastisch, unterstützt die Muskeln und Gelenke und ermöglicht Bewegung. Da Muskelkraft durch die Sehnen übertragen wird, sind die Eigenschaften der Sehnen wichtig im Hinblick auf die Funktionsfähigkeit des Muskels. Mit zunehmendem Alter büßt das fibröse Gewebe seine Stärke und Elastizität ein. Wird fibröses Gewebe verkürzt gehalten, kann es zu Kontrakturen kommen (Tyldesley u. Grieve 1996). Eine nachgiebigere Sehne reduziert gespeicherte Energie, die kontraktile Geschwindigkeit und die Menge an generierter Kraft (Gray et al. 2012). Klinisch betrachtet ist es wichtig, dass die Sehne intakt bleibt und nicht nachgibt, um eine übermäßige Verkürzung der Muskelfasern zu verhindern (Gray et al. 2012).

Muskeltonus

Der Tonus ist abhängig vom Zustand der Muskelfasern, von der Aktivität der Sinnesorgane, der Muskelviskosität und dem Bindegewebe. Der Muskeltonus ist Ausdruck der Steifigkeit des Gewebes. Die Beziehung zwischen Muskellänge und Spannung wird als *Steifigkeit* bezeichnet (Brodal 2010). Die Kontrolle dieser Beziehung nennt man *Steifigkeitskontrolle*.

Der Begriff „Muskeltonus" beschreibt den Tonus eines entspannten Muskels. Dieser Tonus wird auch als *Ruhetonus* bezeichnet. Laut Brodal (2010) ist die Muskelkontraktion der wichtigste Faktor bei der Änderung des Tonusniveaus. Die viskoelastischen Eigenschaften der Muskelfasern, das Bindegewebe des Muskels und die Muskelsehne sind nur wenig darin involviert (Simons u. Mense 1998). Shumway-Cook und Woollacott (2006) definieren *posturalen Tonus* als Muskelaktivität, die beim Aufrechtstehen der Schwerkraft entgegenwirkt. Sie stellten fest, dass *„Muskeln in allen Bereichen des Körpers, nicht nur die Rumpfmuskeln, tonisch aktiv sind, um den Körper während der ruhigen Standphase in einer eng begrenzten vertikalen Position zu halten.“* Sie benutzen den Begriff *Idealausrichtung*, um den Anstieg der Muskelarbeit zu beschreiben, der notwendig wird, wenn der Körper die eng begrenzte vertikale Position verlässt (d. h. sogar Bewegungen mit kleiner Reichweite vergrößern die Anforderungen an die muskuläre Aktivität). Um die Normalfunktion zu erhalten, muss der Tonus hoch genug sein, damit der Körper eine *dynamische Aktivität* in Relation zur Schwerkraft ausführen kann. Der posturale Tonus wird durch Informationen von somatosensorischen Rezeptoren (unter anderem Hautrezeptoren in den Fußsohlen und Halsrezeptoren) sowie durch visuelle und vestibuläre Inputs beeinflusst. Andere Faktoren, die den Tonus beeinflussen, sind Schmerz, Angst, Emotion sowie Inputs aus anderen Arealen des Gehirns und des Rückenmarks.

Merke **M!**

Der Tonus hängt vom Zustand der Muskelfasern, von der Aktivität der Sinnesorgane, der Muskelviskosität und dem Bindegewebe ab. Die wichtigste Ursache für eine Veränderung des Tonus ist die Muskelkontraktion.

Sämtlichen somatosensorischen Rezeptoren des Körpers liefern Informationen an das Rückenmark, wie etwa die der Haut, der Gelenke, des Bindegewebes, der Muskeln, der Sehnen und auch anderer sensorischer (Seh- und Hörvermögen, Gleichgewicht) und motorischer Systeme des ZNS. Auf jedem einzelnen Motoneuron befinden sich bis zu 50.000 Synapsen von Sinnesorganen und Rezeptoren sowie aus sämtlichen Ebenen und Bahnen des Gehirns und Rückenmarks (▶ Abb. 2.25). Informationen werden kontinuierlich moduliert und können motorische Aktivitäten auslösen. Muskellänge, -spannung und -aktivität werden aufgrund dieser Integration von Informationen in den meisten Situationen der auszuführenden Funktion oder Aktivität angemessen sein (Brodal 2010).

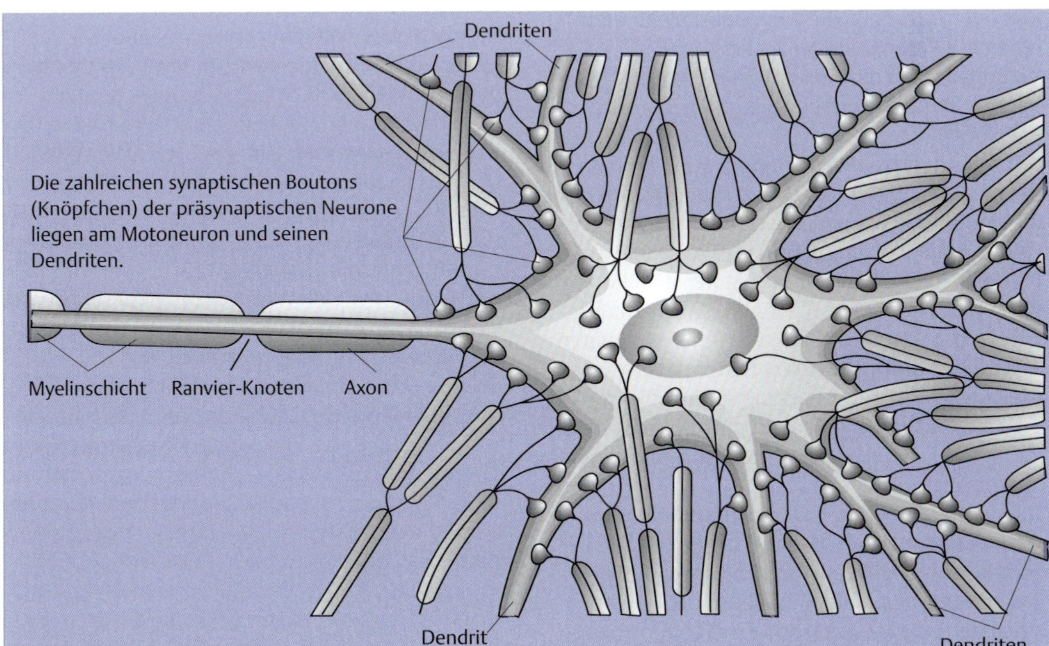

Abb. 2.25 Die synaptischen Verbindungen eines Motoneurons. Auf einem Motoneuron können sich bis zu 50.000 Synapsen befinden.

Klinische Relevanz

Viele Patienten mit ZNS-Läsion leiden unter Gleichgewichtsverlust, einem Verlust von selektiver Bewegungskontrolle sowie von Stärke. Die Läsion selbst, die Positionierung der Person (wie sie sitzt und liegt), das Bedürfnis nach Unabhängigkeit, Stimulation, Training und die Fähigkeit der Person zur Aktivierung und Kontrolle des eigenen Körpers haben alle einen Einfluss auf die neuromuskulären Adaptionen, die sich im Laufe der Zeit einstellen. Das neuromuskuläre System passt sich an die neue Situation und den Gebrauch des Körpers an. Daraus können sich folgende Konsequenzen ergeben:

- Veränderungen der Längen-Spannungs-Beziehung, Änderungen des Tonus
- ein verändertes Rekrutierungsmuster für Motoneurone, das die Fähigkeit zur Stabilisierung des Körpers/Körperteils als Grundlage für Bewegung beeinträchtigen kann
- muskuläre Dysbalance (reduziertes Zusammenspiel verschiedener Muskelgruppen)
- Änderungen des Muskelfasertyps sowie der Verbreitung und des Zustands von Binde- und fibrösem Gewebe; Verlängerungen oder Verkürzungen von Muskeln; Zunahme der Muskelsteifigkeit oder -dehnung, die eine funktionelle und effiziente Aktivierung ausschließt
- Veränderungen der Art und Weise, wie der Patient seinen Körper bewegt und gebraucht; die Notwendigkeit neuer Bewegungsstrategien, um Ziele zu erreichen. Patienten, eine entsprechende Aktivität für für eine geforderte Funktion nicht initiieren können, können kompensatorische Strategien entwickeln und anwenden. Patienten nutzen die zur Verfügung stehenden Bewegungsstrategien, die ihnen aktuell Funktionalität ermöglichen. Unangemessene Aktivitäten können die oben genannten Faktoren verstärken und die Auswahl an Bewegungsmöglichkeiten, die einem Patienten zur Verfügung stehen, sowohl kurz- als auch langfristig komplizieren und begrenzen.
- Ausrichtungsprobleme als Resultat tonaler Faktoren. Gebrauch und Veränderungen des kontraktilen und nichtkontraktilen Gewebes haben Auswirkungen auf die Muskelfunktion.
- Veränderungen somatosensorischer Informationen oder der Perzeption können die Bewegungsfähigkeit des Patienten beeinträchtigen.

Mit den Begriffen Hypotonie und Hypertonie beschreibt man tonische Veränderungen des Muskels. Brodal (2010) definiert *Hypotonie* als verringerten Muskeltonus. In der klinischen Situation ist die Fähigkeit, die Muskulatur angemessen zu aktivieren, reduziert. Gleichzeitig zeigt sich eine geringere Muskelspannung oder -steifigkeit als in der gleichen Situation bei Personen ohne ZNS-Läsion. *Hypertonie* ist durch einen stetigen Anstieg von Spannung und Steifigkeit gekennzeichnet, der sogar dann auftritt, wenn die Person versucht, sich zu entspannen. Klinisch betrachtet, können die Patienten mit einer Hypertonie den Tonus nicht abstufen oder modulieren bzw. es vermehrt Spannung oder Steifigkeit auf, als man es bei gesunden Menschen in der gleichen Situation erwarten würde.

Im frühen Stadium einer akuten Hirnläsion, etwa bei einem Schlaganfall, können Patienten allgemeinere Lähmungserscheinungen aufweisen. Im Falle einer akuten traumatischen Gehirnverletzung kann es zu einer schweren Hypertonie im ganzen Körper kommen (Opisthotonus). Läsionen an bestimmten Teilen des Hirnstamms können zum klinischen Erscheinungsbild eines oft bilateral auftretenden, schwerwiegend verringerten Tonus/Paralyse führen. Allerdings ist der Therapeut selten mit Patienten konfrontiert, die entweder gänzlich hypotonisch oder völlig hypertonisch sind. Die meisten Patienten zeigen gemischte Muskelaktivitäten: Einige Muskeln bzw. Muskelgruppen besitzen einen hohen, andere einen niedrigen Tonus und einige Arealen weisen eine eher normale Aktivität auf. Ein erhöhter Tonus lässt den Muskel steifer und weniger nachgiebig werden. Auch die Flexibilität lässt nach, wohingegen ein niedriger Tonus Instabilität nach sich ziehen kann, wenn die präzise Abstufung von Aktivitäten nicht angepasst werden kann.

Die Muskulatur scheint infolge von ZNS-Läsionen ihre Variabilität und Flexibilität einzubüßen. Eine veränderte Verteilung der Aktivität von motorischen Einheiten und Veränderungen der Ausrichtung können negative Auswirkungen auf die Muskelfunktion haben, da die Muskeln neue Arbeitsbedingungen vorfinden. Daher ist der Patient unter Umständen nicht in der Lage, sich auszurichten und die für die effiziente Erreichung des avisierten Ziels notwendigen neuromuskulären Aktivitäten zu rekrutieren. *Effizient* bedeutet in diesem Zusammenhang, dass der Patient nicht mehr Kraft und Anstrengung aufwenden muss, als dies für einen gesunden Menschen normal wäre.

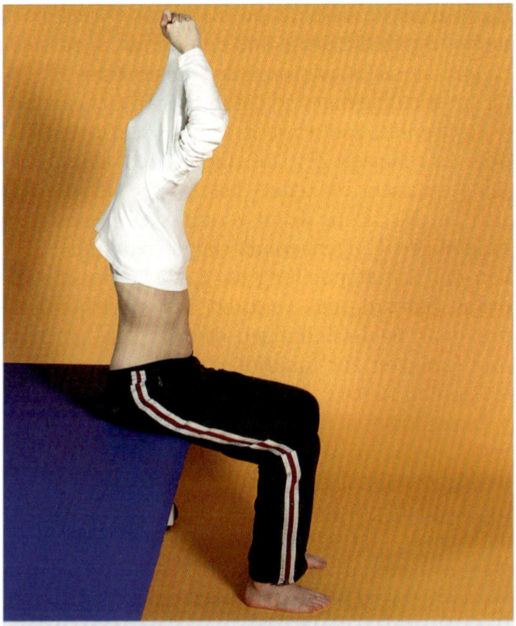

Abb. 2.26 Aktivierung des M. latissimus dorsi.

Der M. latissimus dorsi wird anatomisch als ein einziger Muskel beschrieben, besteht jedoch aus zahlreichen Segmenten, die funktionell zusammenarbeiten. Wenn der gesamte Muskel kontrahiert, führt dies zu einer Extension der Wirbelsäule, zu einer vermehrten lumbalen Lordose in Kombination mit Innenrotation, zu Adduktion und einer Extension des Arms. Unter normalen Umständen kann der M. latissimus dorsi unterschiedlich aktiviert werden, um beispielsweise gleichzeitig die lumbale Extension zu vergrößern, wie dies passiert, wenn die Arme über den Kopf ausgestreckt werden, um einen Pullover während des Ausziehens über Hals und Kopf ziehen zu können (▶ Abb. 2.26) (d.h. der Muskel kontrahiert gleichzeitig distal konzentrisch und in Bezug auf die Armfunktion proximal exzentrisch). Die klinischen Erfahrungen der Autorinnen mit ZNS-Läsionen lassen vermuten, dass die Muskeln dieser Patienten keine unterschiedlichen Aktivitäten ausführen können. Die Fähigkeit des Patienten, muskuläre Aktivitäten zu kompartmentalisieren, kann reduziert sein und die Muskeln scheinen, wenn sie aktiviert werden, über ihre gesamte Bewegungsreichweite hinweg zu kontrahieren. Im Falle des M. latissimus dorsi tendieren die Arme bei Aktivierung dazu, parallel zur lumbalen Extension nach innen zu rotieren, zu abduzieren und sich auszustrecken. Wenn dieses Gesamtbewegungsmuster erlernt wird, kann es zu einer Reduzierung der funktionellen Fertigkeiten und einer Unabhängigkeit des Patienten kommen.

Bei ZNS-Läsionen konnten Veränderungen der Muskelfasern nachgewiesen werden (Ada u. Canning 1990, Gray et al. 2012). Inaktivität aufgrund von Unbeweglichkeit, Denervierung oder ein Rückgang der Aktivierung machen die Muskulatur anfällig für Atrophie. Es können auch Veränderungen der Muskelfasertypen auftreten: Laut Hufschmidt und Mauritz (1985) könnte eine tonische Transformation von Muskelfasern einer der Gründe für den erhöhten Widerstand gegen die Dehnung bei spastischen Muskeln sein. Die Funktion phasischer Muskelfasern kann hin zu einer eher tonischen Aktivität transformiert werden.

Bei zahlreichen neurologischen Störungen scheint die posturale Kontrolle des Patienten die am stärksten betroffene Funktion zu sein. Klinische Erfahrungen legen die Vermutung nahe, dass der Patient verfügbare Strategien nutzt, um das Gleichgewicht zu halten, beispielsweise durch eine Fixation mittels der Arme, eine vermehrte Unterstützung durch die Arme oder durch Flexion und Adduktion der Hüften. Wenn die Arme zum Halten des Gleichgewichts eingesetzt werden, werden sie zur Unterstützung des Körpers rekrutiert und sind dann nicht mehr frei für den funktionellen Gebrauch. Normalerweise dominiert die phasische Aktivität in den Armen, da schnelle Bewegungen in einer Vielzahl von Kontexten möglich sein müssen. Wenn die Armmuskeln zur Erhaltung der Stabilität rekrutiert werden, verändern sich die funktionellen Anforderungen an die Armmuskulatur und eine graduelle Transformation des Muskelfasertyps kann die Folge sein. Dies trägt auch zur erhöhten Steifigkeit der Armmuskeln bei, unter der einige Patienten ohnehin bereits leiden.

Bei pathologischen Zuständen des ZNS kommt es auch zu Veränderungen der Muskellänge (Goldspink u. Williams 1991, Gray et al. 2012). Belässt man Patienten jeden Tag über viele Stunden hinweg in einer sitzenden Position, werden die Hüftflexoren in einer verkürzten Position gehalten. Die Muskelfasern verkürzen sich und passen sich an die Position an, in der sie gehalten werden. Dies kann eine Reduzierung von Sarkomeren und somit anatomisch eine Verkürzung der Hüftflexoren nach sich ziehen. Versucht der Patient aufzustehen oder wollen ihn Helfer in eine stehende Position bringen, werden die verkürzten Muskeln gedehnt.

Die Muskelspindeln und die GTO informieren das Rückenmark über die Dehnung und Spannung, die α-Motoneurone werden aktiviert, um die Hüftflexoren kontrahieren zu lassen und die Spannung von den Spindeln zu nehmen – die Hüftflexoren kontrahieren aufgrund der prädisponierten Rekrutierung zu früh. Also hebt der Patient entweder das Bein vom Boden ab und wird dadurch destabilisiert, oder er wird in den Hüften und im Becken nach unten gezogen und ist nicht in der Lage, eine Standposition zu erreichen. Gleichzeitig befinden sich die Hüftextensoren des Patienten beim Sitzen in einer verlängerten Position. Wenn der Patient täglich viele Stunden lang sitzt, werden die Hüftextensoren passiv gedehnt und dazu stimuliert, in die Länge zu „wachsen". Dadurch kann sich die Anzahl der Sarkomere erhöhen, sodass der Muskel keine angemessene Kraft mehr erzeugen kann, um dem Patienten das Aufstehen, das Aufrechterhalten der Standposition oder die Stabilisierung der Hüfte während der Standphase des Gehens zu ermöglichen. Der Grund hierfür ist eine Überdehnungsschwäche. Im Ergebnis ist der Patient möglicherweise gezwungen, seine Arme zur Unterstützung beim Übergang, beim Stehen und beim Gehen einzusetzen. Dies wiederum erhöht die flexorische Aktivität des Patienten (Druck nach unten) durch die Arme und den Rumpf, sodass der Patient versucht, während der flexorischen Aktivität stehenzubleiben und die Extension zu negieren.

Positioniert der Patient seinen Arm jeden Tag über eine längere Zeit auf einem Tisch oder hält er ihn permanent im Schoß, besteht die Gefahr, dass sich der M. biceps distal verkürzt. Ob es auch zu proximalen Längenveränderungen kommt, hängt von der Schulterstellung ab. Der M. triceps wird distal gedehnt und verkürzt sich üblicherweise proximal. Beide Endungen des Muskels verlieren ihre Fähigkeit zur funktionellen Aktivierung (Ada u. Canning 1990).

Durch Inaktivität erhöht sich der Anteil an fibrösem Gewebe im Muskel und der Muskel wird steifer (Goldspink u. Williams 1991, Gray et al. 2012). Die gegenüberliegenden Muskelgruppen, die Gelenkkapsel und die Bänder werden unter Umständen gedehnt und die Steifigkeit des gedehnten Muskels nimmt ab. Hierdurch kann es zu einer Dysbalance des stützenden Gewebes und somit zu einem Verlust der Stabilität kommen. Dies wiederum kann sich negativ auf die Bewegungsfähigkeit des Patienten auswirken.

Zusammenfassung ✓

- Die Organisation des ZNS wird als parallele, verteilte Verarbeitung bezeichnet.
- Motorische Aktivität ist das Ergebnis einer komplexen Interaktion zwischen sensorischen, motorischen und kognitiven Systemen.
- Eine zentrale Funktion des perzeptiven Systems ist die Bereitstellung der notwendigen sensorischen Informationen für unsere motorischen Aktionen.
- Sensorische Informationen spielen eine grundlegende Rolle bei der motorischen Kontrolle.
- Motorische Aktivitäten und Empfindungen sind eng miteinander verbunden. Motorische Aktivität ist ein Werkzeug der Empfindung.
- Somatosensorische Systeme umfassen die Rezeptoren und die Leitungsbahnen für sensorische Informationen vom Körper hin zu jenen Arealen des Gehirns, die diese Informationen integrieren und auf deren Grundlage handeln müssen.
- Stereognosie wird auch als haptische Perzeption bezeichnet und basiert auf somatosensorischen Informationen, Bewegungen, der Fähigkeit zur Erkennung von Variationen und auf der Wahrnehmung.
- Die Mechanorezeptoren spielen eine bedeutende Rolle bei der Wahrnehmung von Größe, Form, Textur und Bewegung von Objekten und liefern außerdem wichtige Informationen für die posturale Kontrolle.
- Die Muskelspindeln informieren das ZNS kontinuierlich über den Zustand des Muskels. Daher weiß das ZNS zu jeder Zeit, welche Bewegungen als nächstes geschehen werden, gerade geschehen oder geschehen sind und kann diese miteinander vergleichen.
- Die GTO nehmen kleine Veränderungen der Muskelspannung wahr und informieren das ZNS über den Zustand der Muskelkontraktion.
- Man nimmt an, dass das Feedback zu Belastung und/oder Länge durch die GTO, die Muskelspindeln sowie die Gelenk- und Hautrezeptoren wichtige Feedbacksignale zur motorischen Kontrolle des Gehens beiträgt. Das Aufsetzen der Ferse ist wichtig für die Initiierung der Standphase und somit für die Fortbewegung.
- Das Anheben der Ferse ist ein bedeutendes Signal zur Beendigung der Standphase und leitet somit die Schwungphase der Fortbewegung ein.

- Die Übertragung von bewusster somatosensorischer Information erfolgt über 2 zentrale Bahnen: die Dorsalsäulen-Lemniscus-medialis-Bahn und das anterolaterale System. Darüber hinaus gibt es somatosensorische Bahnen zum Kleinhirn, die als die ventralen und dorsalen spinozerebellären Bahnen bezeichnet werden.
- Die visuellen Bahnen beginnen bei den Zellen in der Netzhaut, die ihre Axone zum Thalamus senden und im visuellen Kortex enden.
- Die eigene Hand zu sehen, verbessert die Tastgenauigkeit der Hand – der Effekt der visuellen Verbesserung des Tastsinns.
- Die Greifbewegung (Greifen nach und Ergreifen von etwas) wird mit der Aktivität der Augen koordiniert.
- Das Körperschema ist eine kontinuierlich aktualisierte, sensomotorische Karte des Körpers, die im Kontext der Aktion eine wichtige Rolle spielt.
- Willkürliche Bewegungen sind abhängig von den Beiträgen aus vielen Arealen des ZNS.
- Als kortikospinale Bahn (*corticospinal tract – CST*) werden all jene Fasern bezeichnet, die ausgehend von der Großhirnrinde durch die Capsula interna absteigen, um Inter- und Motoneurone innerhalb des Rückenmarks ohne synaptische Unterbrechungen auf dem Weg zu innervieren.
- Das kortikospinale System versorgt hauptsächlich die distale Muskulatur. Distale motorische Kontrolle (d. h. Geschicklichkeit von Finger- und Zehenbewegungen) ist ein Beispiel für willkürliche (am wenigsten automatisierte) Aktivität.
- Die kortikospinale Bahn hat diverse Funktionen, darunter die Kontrolle willkürlicher Bewegungen, das Gating von sensorischem Input, die Kontrolle spinaler Reflexschleifen und die Vorbereitung des Rückenmarks auf Bewegungen. Es wird angenommen, dass die pyramidalen Fasern aus dem SI genauso wichtig für die Übertragung von Impulsen durch die sensorischen Bahnen sind, wie für die Initiierung motorischer Aktivitäten.
- Die BG sind mit sämtlichen Lappen der Großhirnrinde und den subkortikalen Strukturen verbunden und sind in mehreren anatomisch und funktionell unterschiedlichen Netzwerken organisiert.
- Das Kleinhirn ist eine zentrale Struktur des Nervensystems und kann als das für die Verhaltensverfeinerung zuständige Gehirnareal betrachtet werden, da es die Rate, den Rhythmus und die aufgewendete Kraft von Verhalten zur Koordination und Verfeinerung der Bewegungsqualität reguliert. Das Kleinhirn verfügt außerdem über Verbindungen zur sensorischen Verarbeitung, und jüngere Forschungen haben aufgezeigt, dass das Kleinhirn auch von einer Vielzahl an kognitiven Aufgaben aktiviert wird, die keine Bewegungen beinhalten.
- Die retikuläre Formation kooperiert mit den meisten Systemen innerhalb des ZNS und spielt sowohl bei proximalen als auch bei distalen Bewegungen eine Rolle. Sie aktiviert höhere ebenso wie niedrigere Ebenen und funktioniert als Integrationssystem.
- Man geht davon aus, dass es sich bei der PMRF um ein Areal der Integration von verschiedenen Signalen aus kortikalen und subkortikalen Strukturen handelt, wobei Signale sicherstellen, dass die posturalen Reaktionen hinsichtlich Zeitablauf und Stärke angemessen im Hinblick auf die geplante Aufgabe skaliert werden.
- Es wurden 2 vom Hirnstamm absteigende Bahnen identifiziert: die ventromedialen und die dorsolateralen Hirnstammbahnen. Diese Bahnen lösen die Kopf-Körper-Glied-Synergien aus, welche die Fortbewegung und das Gleichgewicht fördern und bedeutend für die notwendigen posturalen und einstellungsbezogenen Anpassungen sind, die eine Ausführung der geschickten Bewegungen der kleinen Hand- und Fußmuskeln ermöglichen.
- Das vestibuläre System verarbeitet Informationen über Kopfbewegungen und Orientierung und spielt im Alltagsleben eine elementare Rolle, da es uns unseren subjektiven Sinn für Eigenbewegung und Orientierung verleiht. Darüber hinaus ist es bedeutend für die Blickstabilisierung und die Gleichgewichtskontrolle.
- Das Rückenmark ist am Transport von Signalen zwischen dem Gehirn und dem Rest des Körpers über mehrere auf- und absteigende Bahnen beteiligt. Des Weiteren umfasst es sowohl die grundlegenden Reflexbögen als auch komplexere neuronale Schaltkreise, die zentralmustergenerierte motorische Verhaltensweisen kontrollieren.
- Neuronale Netzwerke innerhalb des Rückenmarks, die man ZMG nennt, sind in der Lage, rhythmische Bewegungen zu erzeugen.
- Das limbische sensorische Feedback zur Regulierung des lokomotorischen ZMG-Netzwerks ist von elementarer Bedeutung für die menschliche Fortbewegung.

- Muskelfasern können ihren Fasertyp bis zu einem gewissen Grade nutzungsabhängig verändern.
- Die Länge eines Muskels ist wichtig für Bewegung und Funktion.
- Motorische Einheiten werden sequenziell rekrutiert, wobei die kleineren vor den größeren motorischen Einheiten aktiviert werden.
- Als Kompartmentalisierung bezeichnet man die Fähigkeit eines Muskels, der über mehr als ein Gelenk verläuft, simultan unterschiedliche Funktionen auszuführen.
- Die Muskelbalance ist abhängig von muskulären, neurologischen und biomechanischen Faktoren. Veränderungen bei der Rekrutierung und der Verteilung von motorischer Aktivität haben Auswirkungen auf die Ausrichtung. Eine veränderte Ausrichtung wirkt sich auf die motorische Funktion aus.
- Der Muskeltonus steht in Beziehung zum Zustand der Muskelfasern, der Aktivität in den Sinnesorganen, der Muskelviskosität und des Bindegewebes. Die wichtigste Grundlage für den Tonus ist die Muskelkontraktion.

2.3 Motorisches Lernen und Plastizität

2.3.1 Einführung

Im Jahre 2004 brachte die Academy of Medical Sciences (2004) zum Ausdruck, wie wichtig die Wissenschaft in der Neurorehabilitation ist: *„Die letzten 2 Jahrzehnte haben bislang ungekannte Fortschritte auf dem Gebiet der Neurowissenschaft gebracht und unser Verständnis dafür verändert, bis zu welchem Grade eine funktionelle Genesung nach einer neuronalen Schädigung möglich ist, wie diese Genesung vor sich geht und wie sie gefördert werden kann.“* Die bahnbrechende Entdeckung der Gehirnplastizität im Erwachsenenalter bei Tier und Mensch hat die im Bereich der Forschung zur Neurorehabilitation angewendeten Theorien und Konzepte und ihre Umsetzung in die Praxis enorm verändert. Es ist nunmehr klar, dass das menschliche Gehirn nicht fix und unveränderbar ist, sondern über die ganze Lebensspanne hinweg eine anhaltende Plastizität aufweist. Das Ziel der Physiotherapie in der neurologischen Rehabilitation ist es, funktionelles Unvermögen zu minimalisieren und die funktionelle motorische Wiederherstellung zu optimieren. Es wird vermutet, dass dies durch eine Modulation *plastischer Veränderungen im Gehirn* erreicht wird, eine angeborene Fähigkeit zum lebenslangen Erlernen und Neulernen von Fertigkeiten (Cai et al. 2014).

> **Definition** [ ]
>
> **Neuroplastizität**
> Neuroplastizität wurde definiert als *„die Fähigkeit des Nervensystems, durch eine Reorganisation seiner Struktur, Funktion und Verbindungen auf intrinsische und extrinsische Stimuli zu reagieren“* (Cramer et al. 2011).

Hypothesen über die Struktur und Funktion des Gehirns und seine Fähigkeit zur Restrukturierung und Reparatur basierten ursprünglich auf Studien an Seesternen und Fröschen. Bis vor relativ kurzer Zeit herrschte die allgemeine Auffassung, dass es innerhalb des ZNS nach einer Läsion keine Möglichkeit zur Reparatur oder Veränderung gäbe. In der klinischen Praxis stellten Therapeuten jedoch fest, dass sich der Zustand zahlreicher Patienten verbesserte. Sie lernten sogar, sich wieder wie zuvor oder unter Verwendung anderer Strategien zu bewegen (Bobath 1990). Die wissenschaftliche Forschung hat ergeben, dass sich bei Patienten, die einen Schlaganfall erlitten haben, die Struktur des Gehirns verändert und sich daran anpasst, wie es verwendet wird – und dass es einen Zusammenhang zwischen dem Verhalten und der Gehirnstruktur nach ZNS-Läsionen gibt (Ward u. Cohen 2004). Das menschliche Gehirn verfügt über eine immense Fähigkeit zum Lernen, was wiederum zu strukturellen und funktionellen Veränderungen im Gehirn führt, sowohl in einem intakten als auch in einem läsionierten ZNS. Inzwischen liegen Beweise vor, dass Verhaltenswiederholungen zu Veränderung der neuronalen Struktur und Funktion führen und somit den Erwerb motorischer Fertigkeiten nach sich ziehen (Richards et al. 2008). Bei funktionellen Verbesserungen infolge von ZNS-Läsionen handelt es sich um einen *Prozess des Neulernens*. In der Therapie soll der Patient durch Üben die Fähigkeit wiedererlangen, Verhaltensweisen auszuführen, die er nach der Schädigung seines ZNS verloren hat. Das menschliche Gehirn ist dabei auf die gleichen neurobiologischen Prozesse angewiesen, die ihm den Erwerb der Verhaltensweisen ursprünglich ermöglicht haben. Es wird gelegentlich die Frage aufgeworfen, ob das ZNS, das Schädigungen der elementaren motorischen Netzwerke aufweist, genauso auf motorisches Lernen reagiert wie ein intaktes Gehirn. In den Wochen unmittelbar nach einem Schlaganfall oder einer Läsion des ZNS ist die Reaktionsbereitschaft des Gehirns erhöht, da seine Umgestaltungsmechanismen hochreguliert werden (Richards et al. 2008). Das Wissen über die lernabhängige neuronale Plastizität des intakten Gehirns liefert uns wertvolle Einsichten darüber, wie sich das verletzte Gehirn im Laufe der Rehabilitation anpassen kann. Im weiteren Verlauf dieses Kapitels werden die Autoren hierauf näher eingehen.

Die Fortschritte bei bildgebenden Technologien, die eine nichtinvasive Erkundung des menschlichen Gehirns ermöglichen, haben unser Verstehen der Gehirnreorganisation nach einer ZNS-Läsion verbessert. Diese Verfahren können in 2 Kategorien unterteilt werden: in funktionelles und strukturelles Imaging (Fantini u. Aggarwal 2001).

Funktionelles Imaging umfasst verschiedene Messverfahren, wie etwa funktionelle Magnetresonanztomografie, (fMRT), Positron-Emissions-Tomografie (PET), transkranielle Magnetstimulation (TMS), Elektroenzephalogramm (EEG) und Magnetenzophalografie (MEG), die auf der Grundlage bildbasierter Daten quantitative Informationen über physiologische Funktionen liefern. Funktionelle Imaging-Techniken ermöglichen es, unterschiedliche Aspekte der Gehirnaktivität zu visualisieren, indem sie spezifische Bilder der veränderten ZNS-Struktur liefern. Diese Veränderungen können dann in Beziehung zu ZNS-Läsion gesetzt werden (Ward u. Cohen 2004). Diesen Verfahren sind jedoch Grenzen gesetzt, da die Patienten z. B. ihren Kopf ruhig halten müssen, während die Bilder aufgenommen werden. Jedoch werden permanent neue Methoden entwickelt, wie beispiels-

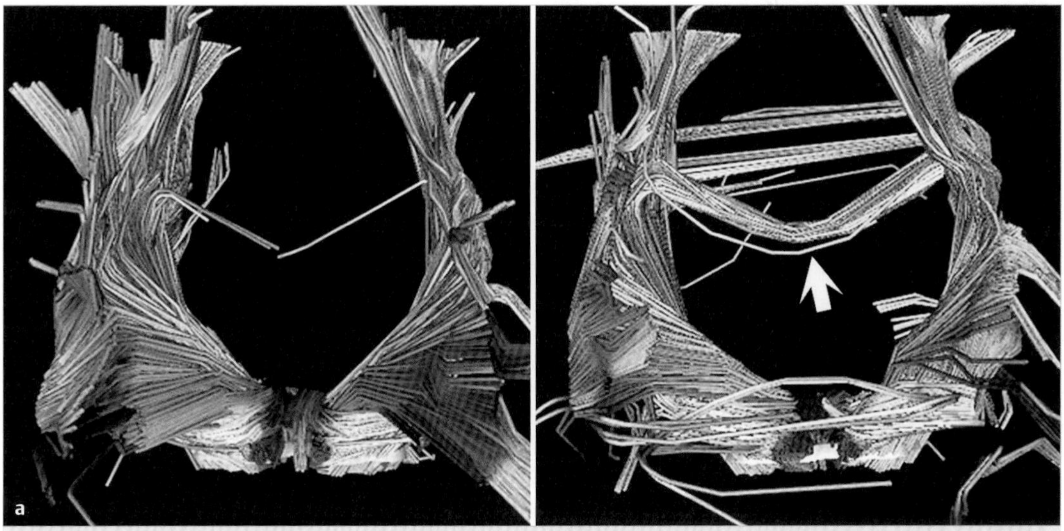

Abb. 2.27 Nichtinvasive Bildgebungstechnologien.
a Diffusions-Tensor-Bildgebung (Traktografie) ist ein Beispiel für eine nichtinvasive Technik zum Gehirn-Monitoring, mit deren Hilfe die Anatomie des Gehirns studiert wird. Beide Abbildungen zeigen den gleichen Teil der Gehirnanatomie, wobei der Pfeil auf die Größenunterschiede der Faserbahnen (Trakte) zwischen den beiden Abbildungen zeigt.
b Magnetenzephalografie.
c Positron-Emissions-Tomografie.
d Funktionelle Magnetresonanztomografie.

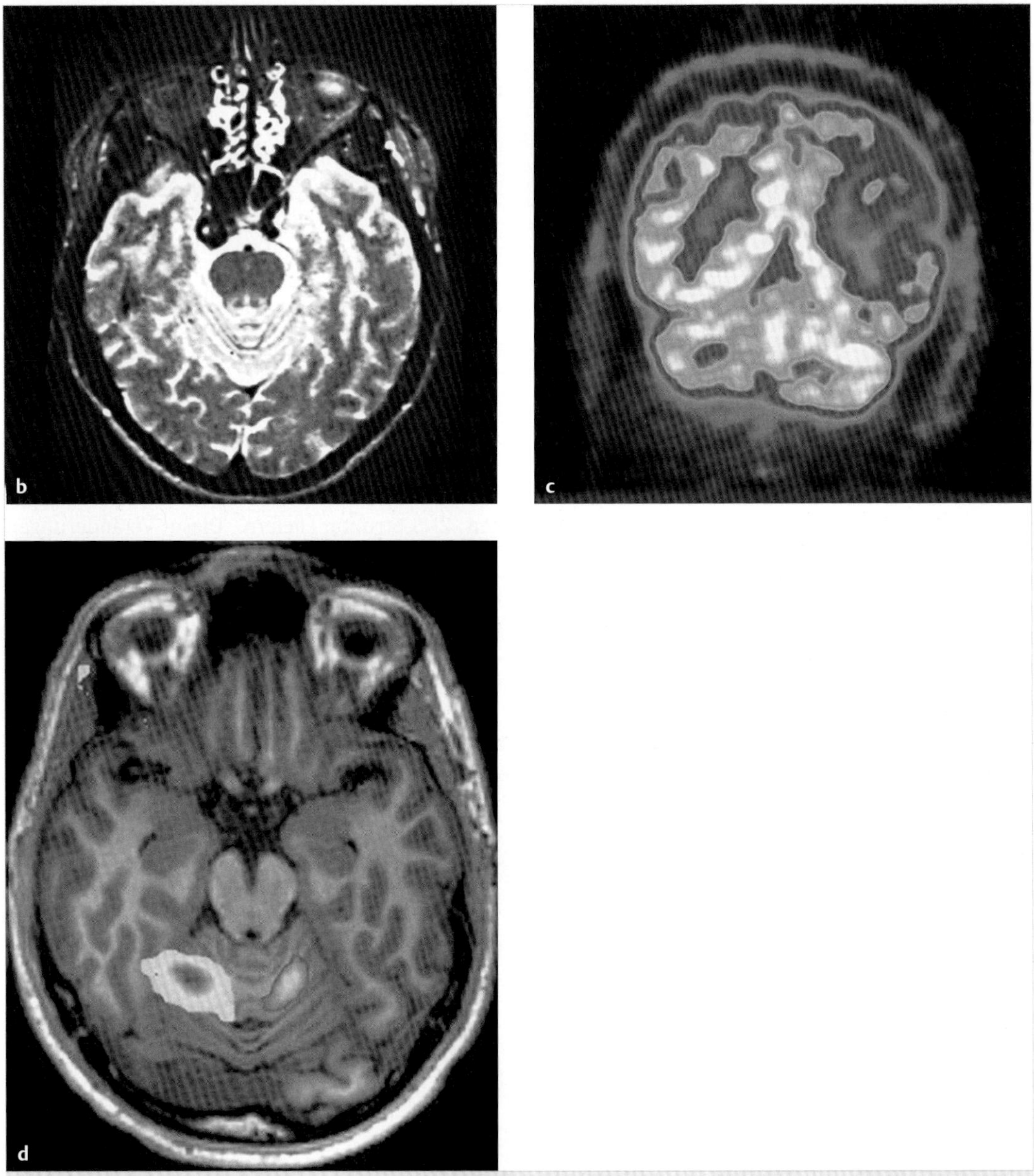

Abb. 2.27 (Fortsetzung)

weise die funktionelle Nahinfrarotspektroskopie (fNIRS).

Strukturelles Imaging umfasst eine Reihe an Messverfahren, die anatomische Informationen bereitstellen können. Zu diesen Modalitäten zählen das Röntgen, die Computertomografie (CT), die Magnetresonanztomografie (MRT) und die Diffusions-Tensor-Bildgebung (Traktografie). Letztere ist eine kürzlich entwickelte Technologie, die eine nichtinvasive Visualisierung der Faserbahnen im menschlichen Gehirn in vivo ermöglicht (▶ Abb. 2.27).

Die Tatsache, dass wir über die Fähigkeit zum Lernen verfügen, zeigt, dass die Funktion des Nervensystems auf synaptischer Ebene durch externe Einflüsse verändert werden kann. Plastizität existiert auf allen Ebenen des ZNS und des peripheren

Nervensystems sowie in der Muskulatur (Kap. 2.2.7 Plastizität von motorischen Einheiten und Muskelfasern (S. 82)). Plastische Adaptation geschieht das ganze Leben lang. Auf lokaler Zellebene kann dies zu einer substanziellen Transformation von Axonen und Dendriten, der internen Umgebung sowie der Synapsen und Transmitter führen. Lernen verursacht wahrscheinlich synaptische Veränderungen in vielen Teilen des ZNS, wobei die spezifische Verteilung abhängig vom Gelernten ist (Brodal 2010). Zum Beispiel wird das Erlernen motorischer Fähigkeiten mit Synaptogenese und Plastizität der Wirbelsäulendendriten im motorischen Kortex und im Kleinhirn sowie mit der Plastizität motorischer Karten in Verbindung gebracht (Kleim et al. 2003, Adkins et al. 2006). Erfahrung scheint die neuronalen Strukturen und die synaptische Effizienz zu verändern, vaskuläre und gliale Prozesse umzugestalten und die Rate der Neurogenese zu verändern (Kleim u. Jones 2008).

Neuroplastizität ist nicht erklärbar, wenn man nicht versteht, auf welche Art der Lernprozess im unverletzten Gehirn stattfindet. Die Neurorehabilitation basiert auf der Annahme, dass die Prinzipien des motorischen Lernens für die motorische Wiederherstellung nach einer Verletzung anwendbar sind und das Training bei Patienten mit motorischen Defiziten zu dauerhaften Verbesserung der motorischen Funktionen führen kann. Als Nächstes gehen die Autoren daher auf einige grundlegende Prinzipien des motorischen Lernens bei gesunden Individuen ein, die in Laborstudien ermittelt wurden.

2.3.2 Motorisches Lernen

Das motorische System des Menschen kann durch Übung und Erfahrung lernen. Wenn das Gehirn lernt, eine Bewegung auszuführen, konstruiert es eine Verbindung zwischen motorischen Befehlen und sensorischem Feedback. Das Ergebnis solchen Lernens ist ein (neues) internes Modell einer bestimmten Aufgabe, das genutzt wird, um die sensorischen Konsequenzen von eigengenerierten Aktionen vorherzusagen.

Motorisches Lernen kann als die Entwicklung interner Modelle angesehen werden, die eine exakte Übereinstimmung von wahrgenommenen sensorischen und motorischen Informationen darstellen (Wolpert et al. 1995). Das Bewegungsmuster wird nach dem Lernen gespeichert und im entsprechenden Kontext wieder abgerufen und verwendet (Bastian 2008). Man nimmt an, dass das Lernen und der Aufbau dieser internen Modelle auf Fehlersignale angewiesen sind, die wiederum auf Feedback aus vorhergehender Performance basieren. Experimente legen den Schluss nahe, dass interne Modelle, die für eine Art von Bewegung erlernt wurden, auf andere Bewegungen übertragen werden können: Laut Krakauer (2006) *„liegt die Relevanz des Konzepts der internen Modelle für die Rehabilitation darin, dass das Modell bei Veränderungen des Zustandes der Extremität aktualisiert werden kann. Daher muss der Schwerpunkt der Rehabilitation auf Techniken zur Förderung der Herausbildung angemessener interner Modelle und nicht allein auf der Wiederholung von Bewegungen liegen.“*

Motorisches Lernen ist ein Begriff, für den es keine allgemein anerkannte Definition gibt. Jedoch beschreiben Lee und Schmidt (2008) motorisches Lernen als *„den Prozess, in dessen Verlauf die Fähigkeit zur kompetenten motorischen Kontrolle im Gedächtnis festgeschrieben wird. Das motorische Gedächtnis ist das Produkt des Lernens.“* Es gibt 2 unterschiedliche Typen motorischen Lernens (Kitago u. Krakauer 2013):

- motorische Adaption
- Erwerb von Fertigkeiten

Motorische Adaption ist eine spezifische Komponente des Erlernens motorischer Fertigkeiten (Kitago u. Krakauer 2013, Reisman et al. 2010). Laut Bastian (2008) kann Adaption definiert werden als *„der Prozess der Anpassung einer Bewegung an neue Anforderungen über das Üben nach der Trial-and-Error-Methode.“* Eine Schlüsseleigenschaft der Adaption ist, dass bei Wegfall der neuen Anforderung ein umfangreicheres Üben benötigt wird, um die Bewegung wieder in ihren ursprünglichen Zustand zurückzuversetzen. Somit handelt es sich bei der Adaption um einen „kurzfristigen motorischen Lernprozess“ (Bastian 2008). Effiziente Bewegungen sind in hohem Maße auf Adaption angewiesen und wichtig für menschliches Verhalten sowie die Rehabilitation. Adaption macht das Nervensystem zu einem wichtigen, flexiblen Kontrollinstrument, das vorhersehbare Veränderungen der Anforderungen an eine Aufgabe erkennen kann. Infolgedessen können „erlernte“ motorische Muster an viele unterschiedliche Situationen angepasst werden (Bastian 2008).

Man geht davon aus, dass die Fähigkeit, Fehler vorherzusagen (d. h. die Differenz zwischen dem vorhergesagten und dem tatsächlichen Ergebnis einer Bewegung) die treibende Kraft hinter der Adaption ist. Adaptives Lernen wird vom Kleinhirn vermittelt, sodass Schädigungen des Kleinhirns den Prozess der Adaption beeinträchtigenkönnen (Shadmehr et al. 2010). Dies konnte für viele verschiedene Arten der Bewegungen demonstriert werden, darunter Augenbewegungen, Armbewegungen, Gehen und Balancieren (Bastian 2008) (Kap. 2.2.3, Rolle des Kleinhirns beim motorischen Lernen (S. 63)).

Die spezifischen Charakteristika von Fehlern (z. B. das Ausmaß des Fehlers) beeinflussen den Ablauf des Lernprozesses (Criscimagna-Hemminger et al. 2010). Studien haben gezeigt, dass je größer die Fehler im Verlauf des Adaptionsprozesses sind, desto geringer der Lerntransfer auf natürliche Bewegungen (Orban de Xivry et al. 2011). Dies wird von Reisman und Kollegen gestützt (Reisman et al. 2007), die mittels einer Aufgabenstellung auf einem Laufband mit 2 Riemen (bei denen ein Riemen schneller rotiert als der andere) demonstrieren konnten, dass eine schrittweise Veränderung der Riemengeschwindigkeit eine wichtige Rolle bei der Förderung der Adaption spielt. Dies legt nahe, dass wir als Erwachsene hauptsächlich aus kleinen, graduellen Fehlern lernen und weniger aus großen Fehlern.

Das Erlernen von Fertigkeiten steht in Beziehung zu den Veränderungen, die im Laufe der Zeit zu Verbesserungen der Performance führen (z. B. das Erlernen des Radfahrens) (Shmuelof et al. 2012). Adkins und Kollegen (Adkins et al. 2006) definieren *Fertigkeitstraining* als *„den Erwerb und die darauf folgende Verfeinerung von neuartigen Kombinationen von Bewegungssequenzen.“* Der motorische Fertigkeitserwerb bezeichnet den Prozess, in dessen Verlauf einzelne Bewegungen oder eine Bewegungssequenz durch wiederholtes Üben und Interaktion mit der Umwelt ohne Anstrengung ausgeführt werden (Doyon u. Benali 2005).

Kandel und Mitarbeiter (2013) stellten fest, dass Verhalten durch Lernen geformt wird, und dass das Langzeitgedächtnis als Ergebnis des Lernens mindestens 2 Formen aufweist (▶ Abb. 2.28).

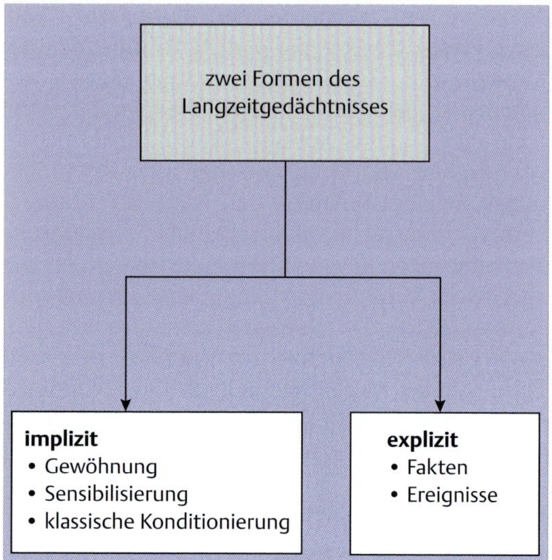

Abb. 2.28 Zwei Formen des Langzeitgedächtnisses.

Das *implizite* (nicht deklaratorische oder prozedurale) *Gedächtnis* ist das unbewusste Gedächtnis für perzeptive und motorische Fertigkeiten (d. h. das Gedächtnis kann nicht bewusst abgerufen werden, wie etwa beim Radfahren); es ist unbeabsichtigt. Das implizite Gedächtnis verlangt weniger Aufmerksamkeit und ist von grundlegender Bedeutung für das Neulernen der meisten alltäglichen Fertigkeiten. Es stellt sich ein, wenn sich der Patient über die Komponenten der Aufgabe nicht bewusst ist. Am impliziten Lernen und an impliziten Gedächtnissystemen sind Areale des medialen temporalen Lappens, des dorsolateralen präfrontalen Kortex, des Kleinhirns, der basalen Ganglien und des sensomotorischen Kortex beteiligt. Aufgrund ihrer weiten Verbreitung geht die Fähigkeit zum impliziten Lernen im Normalfall infolge eines Schlaganfalls nicht komplett verloren (Levin et al. 2009). Das implizite Gedächtnis hat viele Erscheinungsformen – *Gewöhnung, Sensibilisierung* und *klassische Konditionierung* –, die hauptsächlich an Wirbeltieren und Wirbellosen erforscht wurden, die jedoch beim Menschen wesentlich komplexer sind:

- *Gewöhnung* ist ein Lernprozess, bei dem sich die Reaktion auf eine Stimulation verringert, wenn diese Stimulation häufig wiederholt wird. Dies zeigt, dass ein Tier oder ein Mensch lernen kann, Stimuli zu ignorieren, denen es/er häufig ausgesetzt ist. Die Gewöhnung beinhaltet die präsynaptische Inhibition synaptischer Übertragung. Infolge einer reduzierten Anzahl an Transmissionsvesikeln, die von den präsynaptischen Endungen der sensorischen Neuronen freigesetzt werden, verringert sich die Stärke der synaptischen Übertragung. Die plastischen Veränderungen der funktionellen Stärke der synaptischen Verbindungen stellen die zellulären Mechanismen dar, die das Kurzzeitgedächtnis im Hinblick auf Gewöhnung beeinflussen. Lernen kann daher zu Veränderungen der Stärke der synaptischen Übertragung führen. Diese Veränderungen können kurz- und langfristige Auswirkungen auf das Kurzzeitgedächtnis haben. Die Speicherdauer des Kurzzeitgedächtnisses wird demnach von der Dauer der synaptischen Änderungen bestimmt.

- *Sensibilisierung* geht mit einer präsynaptischen Verstärkung der synaptischen Übertragung und somit mit Reflexreaktionen einher, die durch schädigende Stimuli ausgelöst werden. Sie ist komplexer als die Gewöhnung, da die Stimulation einer Bahn zu Veränderungen einer anderen Bahn führt. Die Wiederholung der Stimulation entscheidet darüber, ob es sich dabei um eine kurz- oder eine langfristige Veränderung handelt.
- *Klassische Konditionierung* bezeichnet das Lernen mittels der Assoziation von Vorstellungen – assoziatives Lernen – und beinhaltet die Koppelung zweier Stimuli. Mit dieser Methode lernen Tiere, Umweltereignisse vorherzusehen (Kandel et al. 2013). Sie ist abhängig von Aktivitäten sowohl der prä- als auch der postsynaptischen Zelle und bezieht die präsynaptische Fazilitation synaptischer Übertragungen mit ein. Die postsynaptische Komponente ist ein retrogrades Signal des sensorischen Neurons. In einem sensorischen Neuron müssen 3 Signale konvergieren, um den hohen Anstieg der Freisetzung von Neurotransmittern zu erzeugen, der mit der klassischen Konditionierung einhergeht – wobei 2 davon von Aktionspotenzialen ausgelöst werden, um die chemischen Prozesse für die konditionierten und nichtkonditionierten Stimuli zu aktivieren. Bei dem 3. handelt es sich um ein retrogrades Signal des sensorischen Neurons, welches anzeigt, dass die postsynaptische Zelle durch die nichtkonditionierte Stimulation ausreichend aktiviert wurde.

Diese unterschiedlichen Formen des impliziten Gedächtnisses spielen zusammen und können einander verstärken, um eine länger anhaltende Verbesserung zu erzielen.

Das *explizite* (deklaratorische) *Gedächtnis* beinhaltet die bewusste Erinnerung an frühere Erfahrungen und den Erwerb deklaratorischen Wissens um die Komponenten einer motorischen Aktion. Explizites Lernen findet dann statt, wenn sich der Patient bewusst ist, welche Strukturen der zu erlernenden Fertigkeit zugrunde liegen. Vor dem Üben einer Aufgabe können explizite Anweisungen gegeben werden, beispielsweise wenn der Therapeut den Patienten über die notwendigen Schritte beim Übergang von der Sitzposition in den Stand informiert. Ebenso kann ein Patient zu explizitem Bewusstsein gelangen, wenn er die Ausführung einer Aufgabe ohne Anweisungen übt, etwa wenn sich der Patient der Schritte bewusst wird, die notwendig sind, um aus der Sitzposition in den Stand zu wechseln. Explizites Lernen und das explizite Gedächtnis verteilen sich auf den medialen temporalen Lappen und den dorsolateralen präfrontalen Kortex (Levin et al. 2009, Kandel et al. 2013).

Therapeuten verwenden in der Regel rationale Argumente und verbale Anweisungen, um Patienten zum motorischen Lernen zu animieren (d. h. sie nutzen explizite Formen des motorischen Lernens). Bei Patienten mit Hirnschädigungen ist dieser Ansatz jedoch häufig unbrauchbar.

Während des Lernens finden im Nervensystem reversible physiologische Veränderungen der synaptischen Übertragung statt. Damit ein Lernprozess ablaufen kann, müssen diese Veränderungen stabilisiert oder gefestigt werden (Lamprecht u. LeDoux 2004). Das Gedächtnis ist die *Kapazität, erlernte Informationen zu behalten* und kann auf Grundlage der Speicherdauer in ein *Kurzzeit- und Langzeitgedächtnis* unterteilt werden. Die temporären, reversiblen Veränderungen bezeichnet man als Kurzzeitgedächtnis (*short-term memory – STM*) oder Arbeitsspeicher (Kandel et al. 2013), die anhaltenden Veränderungen als Langzeitgedächtnis (*long-term memory – LTM*) (Lamprecht u. LeDoux 2004).

Anders als die Adaption, die auch während einer einzigen Sitzung erfolgen kann, ist der Erwerb von motorischen Fertigkeiten nur durch intensives Üben und daher abhängig von der Komplexität der Aufgabe manchmal erst nach einigen Tagen, Wochen oder sogar Jahren möglich (Kitago u. Krakauer 2013). Das Gehirn muss zunächst die kurzfristigen Erinnerungen verarbeiten und abspeichern, die in Beziehung zu plastischen Veränderungen stehen, die Sekunden oder Minuten anhalten und von Veränderungen der präsynaptischen Membran verursacht werden. Das Langzeitgedächtnis kann hingegen bis zu mehreren Wochen anhalten und wird durch Veränderungen der postsynaptischen Membran hervorgerufen. Sowohl diese prä- als auch die postsynaptischen Veränderungen werden als kurzfristige Potenzierung (*short-term potentiation – STP*) bezeichnet (Kandel et al. 2013). Veränderungen, die über Monate oder Jahre hinweg anhalten, stehen in Zusammenhang mit Veränderungen der Genexpression im Zellkern und werden langfristige Potenzierung (*long-term potentiation – LTP*) genannt (Kandel et al. 2013). Kortikale LTP ist von elementarer Bedeutung für die Verbesserung des sensorischen Inputs, die Formation des Gedächtnisses und das Lernen (Carmichael 2010).

Als *Gedächtniskonsolidierung* bezeichnet man entweder die Stabilisierung oder die Verbesserung einer motorischen Fertigkeit, die auch als Offline-Lernen bezeichnet wird. Unter *Konsolidierung* versteht man den neurologischen Prozess des graduellen Übergangs vom Kurzzeit- zum Langzeitgedächtnis. Dieser Prozess beginnt auf der synaptischen Ebene, indem das ZNS neue Bahnen herausbildet, und kann sich über einen Zeitraum von einigen Tagen bis hin zu Jahren erstrecken. Es wurde beobachtet, dass Schlaf im Anschluss an das Einüben motorischer Fertigkeiten eine Umgebung im ZNS schafft, die diverse zelluläre und molekulare Mechanismen fördert, welche die Gedächtniskonsolidierung verbessern (Siengsukon u. Boyd 2009). Auch bei jungen, gesunden Erwachsenen hat sich gezeigt, dass explizites Lernen und das Gedächtnis durch Schlafen verbessert werden. Es gibt auch zunehmend Hinweise darauf, dass Personen mit Gehirnverletzungen bei der Offline-Konsolidierung des impliziten und expliziten Lernens von motorischen Fähigkeiten von Schlaf profitieren (Siengsukon u. Boyd 2009).

Ein Grundprinzip des motorischen Lernens ist es, dass das Niveau der Performanceverbesserung davon abhängt, wie häufig man übt (Krakauer 2006). Allerdings geht aus Studien zum motorischen Lernen im Rahmen der Neurorehabilitation hervor, dass variable Wiederholung (d. h. „Wiederholung ohne Wiederholung") effektiver für den zeitlichen Erhalt motorischen Lernens ist als geblocktes, massiertes Üben (Wiederholung einer einzelnen Aufgabe). Darüber hinaus konnte nachgewiesen werden, dass variables Üben in höherem Maße zum Transfer des Erlernten auf neue Aufgaben beiträgt (Kitago u. Krakauer 2013).

Versteht ein Patient, wie wichtig es für das angestrebte Gesamtziel ist, die Aufgabe immer wieder einzuüben, fördert dies seine Motivation. Wird der Patient an der Auswahl der geeigneten Behandlungsziele beteiligt, so erhöht dies ebenfalls seine Motivation. Die Rolle einer Person in der Gesellschaft, der Familie, in sozialen Beziehungen, Möglichkeiten, Einschränkungen, Zielen, Anforderungen und Bedürfnisse ist enorm wichtig im Hinblick darauf, wie sich ein Individuum weiterentwickelt und lernt. Die Art und Weise, wie eine Person seinen Körper und Geist benutzt, formt sein ZNS. Bewegung, Aktivitäten, Strategien und Bewegungsmuster bestimmen die Verbindungen im ZNS.

2.3.3 Neuroplastizität

Kidd und Mitarbeiter (1992) haben festgestellt, dass *„die Neuroplastizität ein Konzept ist, das auf der Fähigkeit des zentralen Nervensystems basiert, sich im Hinblick auf seine molekulare Form und Funktion selbst anzupassen, wiederherzustellen und zu reorganisieren."* Kidd hat das Konzept von *Form-Funktion* eingeführt, um die gegenseitige Abhängigkeit von Form (Struktur) und Funktion hervorzuheben. Die Abhängigkeit von Form und Funktion gibt Menschen die Möglichkeit, funktionelle Bedürfnisse zu entwickeln und zu erfüllen. Plastische Adaption bezeichnet den von der Umwelt abhängigen Gebrauch und ist gleichzeitig das Ergebnis unserer Interaktion mit der Umwelt.

Neuroplastizität kommt sowohl im intakten als auch im läsionierten ZNS auf unterschiedliche Arten zum Ausdruck und findet auf zahlreichen Ebenen statt, von den Molekülen bis hin zur kortikalen Reorganisation (Johansson 2011). Brodal (2010) beschreibt, inwiefern Datenmaterial aus Experimenten darauf hindeutet, dass *nutzungsabhängige synaptische Plastizität* die Grundlage für das Lernen und das Gedächtnis bildet. *Synaptische Plastizität* bedeutet, dass die präsynaptischen Aktionspotenziale zu einer erhöhten Freisetzung von Neurotransmittern führen oder dass die postsynaptische Zelle ihre Reaktion auf eine gleichbleibende Anzahl an Neurotransmittern verändert – oder beides. Eine Voraussetzung für die Veränderung der postsynaptischen Zelle ist, dass präzise sensorische Informationen und modulierende Transmitter (z. B. jene, die Informationen über Motivation und Bewusstsein übertragen) gleichzeitig auf die Synapse treffen. Dies erklärt, warum Motivation wichtig für strukturelle Veränderungen ist (d. h. für das Lernen). Synaptische Aktivität ist von diversen Faktoren abhängig. Die synaptischen Verbindungen werden das ganze Leben hindurch modelliert (Benowitz u. Routtenberg 1997). Zelluläre Plastizität kann letztendlich zu einer Systemreorganisation führen.

Strukturelle Grundlage der Neuroplastizität im erwachsenen Gehirn

Folgende strukturelle Prozesse sind für die Plastizität im reifen Gehirn verantwortlich (Jellinger u. Attems 2013):
- synaptische Wirksamkeit und Remodeling: Mechanismen, die die Wirksamkeit und Stärke eines Signals einer einzelnen Synapse verändern
- Synaptogenese: Bildung von Synapsen im ZNS
- kollaterales, axonales Aussprossen und dendritisches Remodeling
- Neurogenese und Rekrutierung von neuronalen, progenetischen Zellen

Plastizität manifestiert sich in den folgenden Prozessen:
- anterograder und retrograder Transport
- Zellinteraktionen (Neuron – Glia)
- neuronale Netzwerke und verwandte Aktivitäten

Faktoren, die Plastizität im menschlichen Gehirn bestimmen

Neuroplastizität ist abhängig von der *Genexpression, neurotrophen Faktoren,* vom *axonalen Transport,* von der *kollateralen Keimung,* von der *Neurogenese,* von den *Glia-Zellen* und wahrscheinlich von zahlreichen anderen Faktoren.

Genexpression

Alle Zellen des Körpers verfügen über einen kompletten Satz an Genen. Die unterschiedlichen Gene haben unterschiedliche Funktionen, welche Haut, Haare, Nägel, Augen, verschiedene Arten von Muskelfasern, unterschiedliche Typen von Nervenzellen usw. exprimieren. Die Tatsache, dass Nägel zu Nägeln werden, ist einzig auf die Expression des Nagelgens zurückzuführen – die anderen Gene in den Nagelzellen werden nicht exprimiert. Dies wird als Genexpression bezeichnet (Martin u. Magistretti 1998, Brodal 2010).

> **Definition** [ ]
>
> **Genotyp**
>
> Der Begriff *Genotyp* bezeichnet die komplette genetische Konstitution eines Organismus, wie sie von der spezifischen Kombination und Lokalisation der Gene auf den Chromosomen bestimmt wird.

Organismen mit dem gleichen genetischen Erbgut gehören dem gleichen Genotyp an. Die menschliche Rasse, der Homo sapiens, konstituiert einen Genotyp (Harris et al. 2010). Als Menschen verfügen wir über ein gemeinsames Erbe, das es uns ermöglicht, zu balancieren und auf 2 Beinen zu gehen, während wir gleichzeitig unsere Arme und Hände für funktionelle Aktivitäten gebrauchen. Menschen sind der einzige Genotyp, der diese Fähigkeiten herausgebildet hat, welche die Grundlage für die intellektuelle Entwicklung der menschlichen Rasse darstellen (Eccles 1990). Individuen erben eine einzigartige Kombination von Genen von ihren Eltern, und jede Person entwickelt sich durch die Interaktion von natürlichen Anlagen und Umweltfaktoren zu einem einzigartigen Phänotyp.

> **Definition** [ ]
>
> **Phänotyp**
>
> Der Ausdruck *Phänotyp* ist definiert als die Summe der wahrnehmbaren Eigenschaften eines Organismus und beinhaltet anatomische, physiologische, biochemische und verhaltensbedingte Aspekte, die sich durch die Interaktion des genetischen Erbguts eines Individuums und der Umwelt herausbilden (Harris et al. 2010).

Jedes Individuum besitzt die angeborene Fähigkeit, Gene auf seine eigene, einzigartige Art und Weise zu entwickeln und zu exprimieren. Daher bewegen wir uns als Individuen unterschiedlich, verhalten uns unterschiedlich und verfügen über unterschiedliche Talente, die wir auf unsere eigene Art und Weise weiterentwickeln – jede Person ist einzigartig. Uns ist allerdings ein gemeinsames Bewegungsrepertoire eigen, das individuell exprimiert wird. Das Lernvermögen ist die Basis für individuelle und spezifische Ausprägungen physischer und intellektueller Fähigkeiten. Anhaltende plastische Veränderungen sind das Ergebnis einer geänderten Genexpression.

Diverse Wissenschaftler beschreiben Veränderungen es ZNS als aktivitätsabhängig (Seil 1997, Martin u. Magistretti 1998, Brodal 2010, Ward u. Cohen 2004).

> **Merke** M!
>
> Umwelteinflüsse und -stimuli dirigieren die Plastizität und somit das Lernen.

Neurotrophe Faktoren

Zahlreiche Proteine sind verantwortlich für das Wachstum, die Entwicklung und den programmierten Tod von Zellen (Apoptose) im ZNS. In der Summe bezeichnet man diese als *neurotrophe Faktoren* (auch Neurotrophine genannt). Es gibt viele verschiedeneTypen von neurotrophen Faktoren, wie z. B. den Nervenwachstumsfaktor (*nerve growth factor – NGF*), das wachstumsassoziierte Protein (*growth-associated protein – GAP-43/B-50*) und den Wachstumsfaktor BNDF (*brain-derived neurotrophic factor*). Es werden ständig neue entdeckt. Die Produktion dieser Proteine wird durch die Genexpression gesteuert. Die Proteine kommen zwar ständig im Nervensystem vor, doch während der Entwicklung und bei einem besonders hohen Bedarf an Regenerierung und Reorganisation ist ihr Level am höchsten.

Neurotrophe Faktoren beeinflussen und steuern die folgenden Prozesse (Stein et al. 1997, Butz et al. 2009):

- das kollaterale Aussprossen und Regenerierung
- das Überleben beschädigter Neurone
- den neuronalen Tod (Apoptose)
- die Entstehung neuer Endungen und Wachstumskegel von Axonen
- die Bildung und Erhaltung neuer Synapsen und die Transmission durch diese
- die Inhibition der vorgenannten Prozesse

Neurotrophe Faktoren sind notwendig für den Lernprozess. Physiologische Aktivität in Form von Training, Übungen und täglichen Aktivitäten stimuliert die Freisetzung von neurotrophen Substanzen. Aktivität fördert die Produktion, Inaktivität reduziert sie (Agnati et al. 1992, Bailey u. Kandel 1993, Olson 1996). Diese Faktoren stimulieren den Metabolismus der Nervenzellen, das Wachstum der Nervenfasern und aktivitätsgetriebene Veränderungen der synaptischen Effizienz. Sie sind abhängig von retrograden Signalen von der postsynaptischen zur präsynaptischen Zelle. Das ZNS wird von motorischer Aktivität und der Art ihrer Ausführung beeinflusst, d. h. davon, wie sich ein Körper bewegt und gebraucht wird, sowie von Aktivität im Allgemeinen.

Neurotrophine fördern die Genesung nach einer ZNS-Läsion, indem sie folgende Prozesse verbessern (Ergul et al. 2012):

- Angiogenese (Ausbildung neuer Blutgefäße aus bereits existierenden)
- Neurogenese (Bildung von Neuronen)
- Synaptogenese (Bildung von Synapsen zwischen Neuronen)
- neuronale Plastizität

Die positiven Effekte der Angiogenese nach einer ZNS-Läsion können von prämorbiden Krankheiten beeinträchtigt werden, wie etwa durch Diabetes mellitus und Bluthochdruck (Ergul et al. 2012). Patienten mit Alzheimer oder Parkinson verfügen über eine geringere Neuroplastizität aufgrund einer verringerten Expression von Wachstumsfaktoren (Jellinger u. Attems 2013).

Merke **M!**

Aktivität und Bewegung haben positive *und* negative Auswirkungen auf plastische Veränderungen des ZNS.

Axonaler Transport

Nervenfasern oder Axone enthalten Axoplasma, in dem verschiedene Partikel transportiert werden. Dieser axonale Transport, auch als *axoplasmischer Fluss* bezeichnet, verläuft mit jeweils unterschiedlicher Geschwindigkeit in 2 Richtungen (Olson 1996, Benowitz u. Routtenberg 1997):

- *anterograder axonaler Transport* – vom Zellkörper zu den Synapsen
- *retrograder axonaler Transport* – von den Synapsen zurück zum Zellkörper

Diese axonalen Transportmechanismen erleichtern den intrazellulären Transport von Organellen in allen Sekretzellen (Kandel et al. 2013). Die Partikel werden in einer Art Start-und-Stopp-Modus (saltatorisch) entlang linearer Bahnen transportiert, die an der zentralen Achse des Axons ausgerichtet sind. Axonaler Transport ist damit nicht nur für den Aufbau von *Aktionspotenzialen* zuständig, sondern dient auch der Informationsübertragung zwischen Neuronen (Kidd et al. 1992). Der retrograde Transport befördert außerdem Signale zurück zum Zellkörper (Kandel et al. 2013). Die Aktionspotenziale beeinflussen möglicherweise die Geschwindigkeit des axonalen Transports von Partikeln, die das ZNS für Entwicklung, Lernen und Reorganisation benötigt.

Merke M!

Motorische Aktivität kann den axonalen Transport fazilitieren.

Axonaler Transport spielt ebenfalls eine wichtige Rolle bei der Regeneration und Reorganisation des ZNS sowie des neuromuskulären Systems. Alle plastischen Veränderungen des Nervensystems hängen von trophischen Prozessen ab. Axonaler Transport befördert Proteine und andere Partikel von den Zellkörpern zu den Synapsen, und umgekehrt.

Man nimmt an, dass aktivierte Wachstumsfaktorrezeptoren über den retrograden Transport entlang des Axons zu ihrem Einsatzort im Nukleus befördert werden und dass beispielsweise die zytoskeletale Matrix anterograd transportiert wird. Unter *Synthese* versteht man die durch chemische Prozesse vermittelte Produktion komplexer Substanzen aus einfachen. Die Proteinsynthese im ZNS ist von grundlegender Bedeutung für die Genexpression und das Lernen.

Über den retrograden Transport werden die Zellkörper über Aktivitäten an den Synapsen und den postsynaptischen Zellen sowie über die von den präsynaptischen Zellen verursachten Effekte informiert. Auf der Grundlage dieses Feedbacks kann die präsynaptische Zelle dann bei Bedarf ihr synaptisches Signal ändern (Brodal 2010). Dadurch können die Effektorzellen Neurone beeinflussen, die sie selbst innervieren, und das ZNS darüber informieren, welche Informationen dazu benötigt werden. Somit ist der Zustand der Muskeln wichtig für die Funktion des ZNS und die Aktivität der Motoneurone für den Erhalt der Struktur der motorischen Endplatte sowie den Muskelstoffwechsel. Die motorische Endplatte, die Dichte und Verteilung der spezifischen Rezeptoren im Muskel und die funktionellen Eigenschaften der Muskelfasertypen können durch direkte Stimulation verändert werden (Troen u. Edgar 1982).

Merke M!

Muskuläre Aktivität verbessert den Transport und die Produktion neurotropher Substanzen. Stimulation kann Veränderungen des Stoffwechsels, der Struktur und der Funktion von Muskeln verursachen.

Kollaterales (axonales) Aussprossen

Axone können, wie Knospen an einem Baum, Sprossen bilden (▶ Abb. 2.29). Dieser Vorgang wird als *axonales*oder *kollaterales Aussprossen* bezeichnet und findet sowohl im intakten als auch im geschädigten Nervensystem statt. Wird eine Nervenzelle durch eine ZNS-Läsion geschädigt, degeneriert ihr Axon von distal nach proximal und hinterlässt an den Stellen, an denen zuvor Kontakte stattfanden, leere Synapsenplätze. Dies geschieht auf allen Ebenen des Nervensystems. Unbeschädigte Axone in der näheren Umgebung werden durch reaktive Synaptogenese oder durch reaktive Reinnervierung zum Aussprossen angeregt. Dieser Vorgang wird durch neurotrophe Substanzen aus-

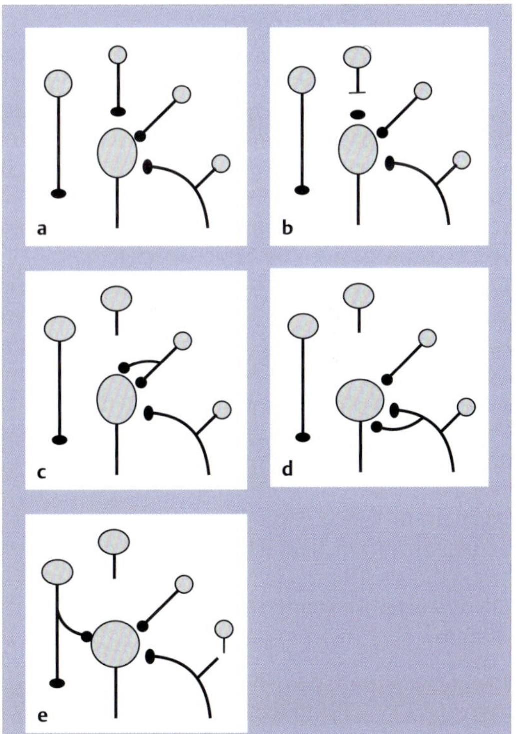

Abb. 2.29 Vereinfachte Darstellung der Bildung neuer Synapsen durch kollaterales Aussprossen.
- **a** Normalzustand.
- **b** Eine Schädigung führt zur Degeneration von Axonen von distal zu proximal.
- **c** Aussprossen aus einem Interneuron.
- **d** Aussprossen aus einer afferenten (sensorischen) Faser.
- **e** Aussprossen aus einer absteigenden Faser.

gelöst, die als Reaktion auf die Schädigung freigesetzt wurden. Der retrograde axonale Transport befördert Informationen über aktivierte Wachstumsfaktorrezeptoren, welche die Bildung eines Wachstumskegels auf dem Axon stimulieren können. Bei GAP-43/B-50 handelt es sich um ein Protein, das von Nervenzellen mit leeren Synapsenplätzen freigesetzt wird. Die entstehenden Verzweigungen oder Kollaterale suchen sich neue Kontaktstellen, um dort neue Synapsen zu bilden, wo die alten verlorengegangen sind (Halett 1995, Lee u. van Donkelaar 1995).

Die neuen Verbindungen können jedoch das ursprüngliche Innervationsmuster nicht wiederherstellen (Brodal 2010). Sie verwenden wahrscheinlich andere Neurotransmitter und sind daher womöglich nicht in der Lage, die verlorene Funktion vollständig zu ersetzen.

Der Effekt des kollateralen Aussprossens muss nicht zwingend positiv sein. Es führt nicht immer zur Normalisierung der Bewegungskontrolle oder anderer verlorener Funktionen (Brodal 2010). Wenn die kollateralen Sprossen aus sensorischen Neuronen hervorgehen, kann der Patient hypersensibel für periphere Stimuli werden. Kollaterales Aussprossen ist auch nicht notwendigerweise ein Ergebnis des Lernens. Kollaterale Sprossen aus nahegelegenen Axonen konnten experimentell aufgrund der Freisetzung lokaler tropher Faktoren neue Synapsen bilden. Ob diese erhalten bleiben, hängt scheinbar davon ab, ob sie genutzt (d. h. stimuliert) werden und ob der Organismus sie als angemessen erlebt. Wenn der Patient versucht, sich angemessen zu bewegen, kann dies unter Umständen zu einer sekundären Veränderung der ersten, zufälligen Kontakte führen. Diese können sich dann als dauerhafter erweisen und zu mehr – oder weniger – angemessenen Bewegungsmustern führen.

Merke **M!**

Sowohl angemessene als auch unangemessene Bewegungen können erlernt werden.

Neurogenese

Bis in die frühen 1990er Jahre war man der Meinung, dass sich die Nervenzellen im Gehirn von Erwachsenen nicht regenerieren können. Seither wurden im Hippocampus, dem Gedächtniszentrum des Gehirns, neu regenerierte Nervenzellen – Stammzellen – entdeckt (Eriksson et al. 1998, Kempermann et al. 1998, Jellinger u. Attems 2013). Neuroplastizität im Gehirn von Erwachsenen ist daher nicht auf strukturelle Modifikationen auf der Ebene der Axone, Dendriten und Synapsen beschränkt, sondern umfasst auch die Generierung, die Differenzierung und die Reifung neuer Neurone in begrenzten Hirnregionen (Faralli et al. 2013, Cayre et al. 2009).

Jegliche Schädigung des ZNS zieht eine endogene neuroprotektive Reaktion nach sich, in der Neuroplastizität und Neurogenese kombiniert werden. Diese Reaktion wird von den neurotrophen Faktoren initiiert und moduliert (Jellinger u. Attems 2013). Diverse Studien haben gezeigt, dass eine ischämische ZNS-Läsion die Ausbreitung neuronaler Stammzellen steigert, worauf mehr neue Neurone in der subgranulären Zone des Gyrus dentatus (Regionen der Hippocampus-Formation) und der subventrikulären Zone generiert werden (Greenberg 2007, Chen et al. 2010, Komitova et al. 2006). Neurogenese findet das ganze Leben lang statt, nimmt jedoch mit zunehmendem Alter ab, weil ältere Menschen weniger neuronale Stammzellen besitzen, die sich zu reifen Neuronen entwickeln können. Es wurde nachgewiesen, dass Bewegung die Neurogenese im Gyrus dentatus des Hippocampus erhöht (van Praag 2009).

Aus neuronalen, progenitorischen Stammzellen können sich Neurone, Astrozyten und Oligodendrozyten entwickeln. Außerdem verfügen sie über eine inhärente Plastizität, die Selbsterneuerung und Differenzierung ermöglicht. Tatsächlich haben Studien an Tiermodellen ergeben, dass neuronale Stammzellen Populationen von kranken und beschädigten Zellen spezifisch ersetzen und in manchen Fällen zu einer Verbesserung des Verhaltens führten (Hori et al. 2003).

Beitrag von Gliazellen zu postläsionaler Plastizität und Reparatur

Plastizität wird nicht ausschließlich von Neuronen bestimmt, sondern auch von Astrozyten. Astrozyten besitzen vielfältige Aufgaben, die wichtig für die Entwicklung, Funktion und Reparatur des ZNS sind (Kap. 2.1.1). Bei nahezu der Hälfte aller Zellen im menschlichen Gehirn handelt es sich um Astrozyten, die eng mit den Synapsen des ZNS von Erwachsenen verbunden sind. Dort wirken sie bei der Regulierung von Ionen- und Neurotransmitterkonzentrationen mit. Jüngere Studien haben ergeben, dass die Astrozyten auch die Anzahl der Synapsen, die im ZNS gebildet werden, maßgeblich kontrollieren. Außerdem spielen sie eine wichtige Rolle bei postsynaptischen Funktionen und ferner bei der synaptischen Stabilität und ihrer Aufrechterhaltung (Faralli et al. 2013). Außerdem sind Astrozyten an aktivitätsabhängigen strukturellen und funktionellen synaptischen Veränderungen im gesamten Nervensystem beteiligt (Ullian et al 2004, Faralli et al. 2013). Deshalb wurde angeregt, Astrozyten nicht primär als Stützzellen zu betrachten, sondern vielmehr als Zellen, die aktiv die strukturelle und funktionelle Plastizität der Synapsen in Organismen kontrollieren, die sich entwickeln und reifen. Darüber hinaus fördern sie möglicherweise das neuronale Überleben, den synaptischen Umbau und die Synaptogenese (Faralli et al. 2013). Gliazellen sind exzitatorisch und kommunizieren mit anderen Zellen (Diniz et al. 2014).

2.3.4 Kortikale Plastizität

Eine kortikale Reaktion auf sensorischen Input, Erfahrung, Training oder Gehirnläsionen ist die Reorganisation der kortikalen Repräsentationsareale (der kortikalen Karten) (Johansson 2004). Der Modifikation der kortikalen Karten (d. h. der Plastizität) liegen diverse neurologische Phänomene zugrunde, darunter die Wiederherstellung von Funktionen nach einer Schädigung des Gehirns oder der peripheren Nerven, aber auch Phantomschmerz und -empfindungen nach einer Amputation (Johansson 2004). Die Reorganisation der kortikalen Karten und das Verhaltensvermögen scheinen miteinander zu korrespondieren. Das Studium dieser Mechanismen ist von entscheidender Bedeutung für unser Verständnis des Genesungsprozesses nach Schädigungen des zentralen oder peripheren Nervensystems (Dancause u. Nudo 2011).

Die kortikale Plastizität wurde intensiv erforscht. Eine bahnbrechende Studie von Nudo und Kollegen (1996b) erregte große Aufmerksamkeit, da sie zeigte, dass die für Ellenbogen und Schultern zuständigen Areale des motorischen Kortex nach intensivem Training bei Affen, die einen Schlaganfall in dem Areal des motorischen Kortex erlitten hatten, das für die Hand zuständig ist, die Kontrolle der Handbewegungen übernahmen. Zahlreiche spätere Studien haben ergeben, dass die Großhirnrinde über eine wesentliche Fähigkeit zur funktionellen und strukturellen Plastizität verfügt. Die These, dass Input- und Output-Eigenschaften in sensorischen und motorischen kortikalen Arealen das geamte Leben hindurch plastisch sind, ist mittlerweile weithin anerkannt und kann für sämtliche kortikale Regionen verallgemeinert werden (Dancause u. Nudo 2011). MRT-basierte Studien haben aktivitätsabhängige Reaktionen von Gehirnstrukturen demonstriert: Beispielsweise hat sich bei Londoner Taxifahrern ein größeres Volumen des Hippocampus herausgebildet, von dem man annimmt, dass er einen Bezug zum räumlichen Orientierungsvermögen besitzt. Das vergrößerte Volumen korrelierte mit der Zeitdauer, die die Fahrer damit verbrachten, sich auf Londons Straßen zu orientieren (Chen et al. 2010). Darüber hinaus verfügen Klavierspieler und Braille-Leser im Vergleich zum Durchschnitt der Bevölkerung über größere Repräsentation in jenen Arealen der Großhirnrinde, denen manipulative Fertigkeiten (Geschicklichkeit, feinmotorische Aktivität) zugeordnet sind (▶ Abb. 2.11). Ein Mangel an sensorischem Input führt zu kortikalem Remodeling, das wiederum Verzerrungen der kortikalen Repräsentation mit vergrößerten und sich überlappenden rezeptiven kortikalen Feldern nach sich zieht. So sind z. B. bei Menschen mit Amputationen im Vergleich zum Bevölkerungsdurchschnitt die Repräsentationsareale jener Körperteile, die sich in der Nähe der amputierten Extremität befinden, vergrößert. Eine veränderte somatosensorische Perzeption verursacht Veränderungen der funktionellen Architektur des Gehirns. Aktivität ist erforderlich, um die Verbindungen herauszubilden, die die neuronalen Repräsentationen formen (Bailey u. Kandel 1993). Eine Reorganisation der kortikalen Areale kann im Anschluss an Veränderungen des peripheren Inputs sehr schnell stattfinden (Johansson 2004). Huber und Kollegen (2006) haben gezeigt, dass bereits eine kurze Immobilitätsphase zu kortikalen plastischen Veränderungen führt. Im Rahmen ihrer Studie induzierte Immobilität der oberen Extremitäten nach 12 Stunden signifikante Veränderungen der somatosensorisch evozierten Potenziale (SEP) (eine nichtinvasive Methode zur Beurteilung der Funktionalität des somatosensorischen Systems) sowie der Amplitude der motorisch evozierten Potenziale (MEP) (gemessen in Muskeln nach einer direkten Stimulation des exponierten motorischen Kortex oder einer transkraniellen Stimulation des motorischen Kortex). Heutzutage ist bekannt, dass sowohl der Nichtgebrauch von Extremitäten als auch Immobilität zu kortikomotorischer Depression führen, die sich in einem Rückgang der Erregbarkeit der motorischen Areale niederschlägt (Huber et al. 2006, Avanzino et al. 2011). Dies macht deutlich, wie wichtig ein frühzeitiger Einsatz des sensorischen Neulernens und eine frühzeitige Stimulation nach einer ZNS-Läsion ist.

Kortikale Reorganisation ist nicht einfach auf vermehrten oder verminderten Gebrauch zurückzuführen. Wiederholte motorische Aktivität reicht nicht aus, um plastische Veränderungen der kortikalen motorischen Karten hervorzurufen. Diverse Studien zeigen, dass die Art des Trainings für die kortikale Plastizität eine Rolle spielt. Beispielsweise wurde nachgewiesen, dass das Erlernen motorischer Fertigkeiten bei Tieren die Topografie der Repräsentationen im motorischen Kortex verändert, was zeigt, dass sich die Repräsentationen von Bewegungen, die im Rahmen einer neu erlernten Aufgabe verwendet werden, über umfangreichere kortikale Bereiche erstrecken (Adkins et al. 2006). Die kortikalen Areale, die mit den sensomotorischen Funktionen jener Körperteile assoziiert werden, die beim Training von Fertigkeiten die höchste Aktivität verzeichnen, weisen aufgrund des neu Erlernten einen Anstieg der Anzahl an Verbindungen und/oder der Größe auf (Nudo 2003, Ward u. Cohen 2004). Das Training von Fertigkeiten führt zu einem größeren Repräsentationsareal, einer erhöhten Synapsendichte, einer größeren Synapsenzahl sowie einer dickeren Schicht der kortikalen motorischen Areale, die wahrscheinlich auch auf eine vermehrte Angiogenese (mehr Blutgefäße, erhöhter Blutfluss) zurückzuführen ist (Nudo 2003). Die TMS wurde verwendet, um die mit dem Training von Fertigkeiten einhergehende, lernabhängige neuronale Plastizität im motorischen Kortex des Menschen aufzuzeigen. Bei Testpersonen, die das Klavierspielen mit 5 Fingern trainierten, vergrößerte sich das kortikale motorische Areal, das die trainierten Handmuskeln repräsentierte, und die MEP-Amplitude stieg an. Bei Personen, die eine geschickte Bewegung der Fußknöchel trainierten, vergrößerten sich diejenigen Areale, die Bewegung repräsentieren und – im Vergleich zu der Kontrollgruppe, die die Fußmuskeln nicht trainierten – erhöhte sich die MEP-Amplitude der trainierten Muskeln (Kleim 2011). Darüber hinaus haben fMRT-Studien ergeben, dass es bei Individuen, die geschickte Fingerbewegungen erlernen, zu Veränderungen des motorischen Kortex, des Kleinhirns und der BG kommt (Chen et al. 2010).

Der sensorische und motorische Kortex verfügen jeweils über eine signifikante, lebenslange Fähigkeit zur Reorganisation – sowohl im intakten ZNS als auch im geschädigten (vorausgesetzt, keine degenerative Krankheit stört die Fähigkeit zur Veränderung). Somit verfügt das neuromuskuläre System von Erwachsenen über beträchtliche Möglichkeiten der funktionellen Plastizität. Nudo (2011) beschreibt mehrere Mechanismen der Reorganisation, sowohl des somatosensorischen als auch des motorischen Kortex:

- Demaskierung existierender, aber funktionell inaktiver Bahnen: Dieser Prozess ist abhängig davon, dass Neurone oder neuronale Bahnen über eine Region mit anatomischer Konnektivität verfügen, die wesentlich umfangreicher ist als ihr angestammter Bereich für funktionelle Einflussmöglichkeiten. Einige Zonen werden eventuell durch tonische Inhibition nicht demaskiert. Fällt die Inhibition weg (z. B. nach einem Schlaganfall), kann die Einflussregion schnell vergrößert oder demaskiert werden.
- kollaterales Aussprossen und die Bildung neuer Synapsen: Kollaterales dendritisches Aussprossen spielt eine Rolle beim langfristigen kortikalen Umbau.
- Reorganisation kortikaler Areale, von denen man annimmt, dass eine Langzeitpotenzierung (LTP) und Langzeitdepression (LTD) daran beteiligt sind: Bei LTP und LTD handelt es sich um andauernde Veränderungen der Stärke der synaptischen Übertragung. LTP ist eine Form der aktivitätsabhängigen Plastizität, die zu einer anhaltenden Verbesserung der synaptischen Übertragung führt und inputspezifisch ist (Veränderungen können an einer Reihe von Synapsen vorgenommen werden, ohne Auswirkungen auf andere Synapsen zu haben). LTD ist der gegenteilige Prozess zu LTP und resultiert in einer langanhaltenden Verringerung der synaptischen Effizienz. Das Speichern von Informationen wird durch diese beiden Mechanismen ermöglicht (Johansson 2004).

2.3.5 Plastizität im Rückenmark

Inzwischen gibt es einige Studien, die im ZNS Plastizität auf verschiedenen Ebenen und an verschiedenen Orten infolge einer Verletzung des Rückenmarks (spinal cord injury – SCI) nachgewiesen haben (Onifer et al. 2011). Die Plastizität der spinalen neuronalen Schaltkreise ist ebenfalls aufgabenspezifisch und gebrauchsabhängig.

Nach einer SCI hängt die Neuroplastizität von zahlreichen Faktoren ab: von der Ebene und dem Ausmaß der Verletzung, der medizinischen und chirurgischen Versorgung nach der Verletzung und von rehabilitativen Interventionen (Lynskey et al. 2008).

Adaptive Veränderungen finden auch in neuronalen Schaltkreisen statt, die von der Läsion verschont geblieben sind und zwar sowohl ober- als auch unterhalb der spinalen Läsion auf der Ebene der Großhirnrinde, des Hirnstamms, des Kleinhirns und des Rückenmarks (Darian-Smith 2009). Fast die Hälfte aller SCI sind unvollständig, sodass unterhalb der Läsionsebene einige Funktionen erhalten bleiben (Lam et al. 2008). Das Potenzial für eine funktionelle Wiederherstellung ist bei unvollständigen SCI höher als bei einer kompletten Durchtrennung des Rückenmarks (Lam et al. 2008).

Nach einer unvollständigen SCI sprossen Kollaterale aus intakten und verletzten Axonen in der Umgebung der Läsion aus (Rank et al. 2015). Man nimmt an, dass diese Sprossen neue synaptische Kontakte herstellen, die die Läsion umgehen und zu einer verbesserten, funktionellen Wiederherstellung beitragen. Diese plastischen Veränderungen werden durch Trainingsübungen verstärkt (Rank et al. 2015).

Die kurzen und langen präganglionären sympathischen Neurone (PSN) können infolge einer spinalen Verletzung ebenfalls wichtig sein. Es wurde kürzlich nachgewiesen, dass durchtrennte spinoretikuläre Fasern spontan sprossen, Kontakte zu einer plastischen, propriospinalen Schaltstelle ausbilden und so die Läsion umgehen (Rossignol u. Frigon 2011).

Übung und Training haben tiefgreifende Auswirkungen auf zelluläre und molekulare Funktionen, die an der Plastizität beteiligt sind (Cotman et al. 2007). Der am besten erforschte Trainingsparameter zur Verbesserung der Plastizität nach einer SCI ist das Laufbandtraining unter Verwendung von Techniken zur Körpergewichtsentlastung (*body weight support – BWS*). Dies ermöglicht ein Gangtraining, das die Plastizität auf eine aktivitätsabhängige Art und Weise fördert. Das BWS-Gangtraining kann ein Patient bereits aufnehmen, bevor er in der Lage ist, das volle Körpergewicht zu tragen und bevor er eine angemessene motorische Kontrolle entwickelt hat.

Sensorischer Input spielt eine elementare Rolle bei der Regulierung der normalen Fortbewegung, die sich infolge einer SCI verändern kann (Rossignol u. Frigon 2011). Die Schaltkreise des Rückenmarks sind hochsensibel für propriozeptiven und kutanen Input. Daher kann Laufbandtraining unter Umständen dazu verwendet werden, die existierenden Schaltkreise des Rückenmarks „umzuprogrammieren" (Onifer et al. 2011). Darüber hinaus sind sensorische Informationen bedeutend für die Herausbildung von ZMG-Funktionen und für die Steuerung postläsionaler Plastizitätsmechanismen (Molinari 2009). Ein wichtiger Trainingsparameter ist die Bereitstellung von sensorischen Stimuli, die den normalen Konditionen möglichst nahekommen (d. h. angemessene sensorische Informationen liefern). Das Laufbandtraining kann dabei helfen, die spinalen Schaltkreise mit sensorischem Input zu versorgen, der im Zusammenhang mit Gewichtsbelastung und dem Schrittemachen steht und von wesentlicher Bedeutung für die Aktivierung der lokomotorischen Schaltkreise sowie die Wiederherstellung effektiver Fortbewegung ist (Molinari 2009). Die Gewichtsbelastung und der Bodenkontakt sind wesentlich für die Aktivierung der Beinmuskeln, weshalb eine komplette BWS bei vollständig querschnittsgelähmten Patienten nicht zu einer signifikanten Muskelaktivierung führt (Dietz 2002).

Der menschliche Gang setzt nicht nur die Fähigkeit voraus, die Beine zu bewegen, sondern erfordert auch die Koordination neuronaler Befehle, um das Gleichgewicht kontrollieren und die Haltung im aufrechten Zustand regulieren zu können. Wichtig ist hier auch die Fähigkeit, den Gang an die geforderte Aufgabe anzupassen. Daher ist die Wiederherstellung der posturalen Kontrolle eine Grundvoraussetzung für die Wiederherstellung der Fortbewegung nach einer SCI. Allerdings wurden die Auswirkungen einer SCI auf posturale Mechanismen sehr viel weniger erforscht als die Auswirkungen auf die Schrittfunktion (Boulenguez u. Vinay 2009).

Darüber hinaus müssen die essenziellen sensorischen Informationen, die das Laufbandtraining durch die Belastung des Körpers und der Afferenzen der Hüftgelenke liefert, dadurch ergänzt werden, dass der Schwerpunkt auf die Aktivierung der Rumpfmuskeln zum Erhalt einer aufrechten Haltung gesetzt wird.

Plastische Veränderungen im Gehirn können auch fehlangepasst sein. Dies kann auch für das

Rückenmark zutreffen. So sind z. B. Veränderungen der Schmerzbahnen an der Entwicklung von neuropathischem Schmerz und Allodynie infolge einer Verletzung beteiligt (Onifer et al. 2011). Zu den weiteren fehlangepassten Veränderungen, die durch Plastizität infolge einer SCI zurückzuführen sind, gehören autonome Dysreflexie und Spastizität (Onifer et al. 2011).

2.3.6 Theorien zur Wiederherstellung nach einer ZNS-Läsion

Laut diverser Hypothesen leisten verschiedene Mechanismen einen Beitrag zur funktionellen Wiederherstellung. Diese werden allgemein in 2 Hauptphasen kategorisiert werden: (1) spontane Reorganisation und (2) durch Training induzierte Reorganisation (Chen et al. 2010). Eine Wiederherstellung nach einer Hirnschädigung *ohne Interventionen* wird häufig als *spontane Wiederherstellung* bezeichnet. Es wird angenommen, dass eine spontane Wiederherstellung nach einem Schlaganfall rund 3 Monate nach Eintritt der Läsion (Kwakkel et al. 2006) und nach einer traumatischen Gehirnverletzung (*traumatic brain injury – TBI*) etwa 6 Monate nach der Verletzung (Nakamura et al. 2009) ihr Plateau erreicht. Theorien zufolge erklären 3 Prozesse die spontane Wiederherstellung nach einer Verletzung (Dancause u. Nudo 2011):

- das Abklingen von Diaschisis-Effekten
- Kompensation
- Substitution

Eine durch Training induzierte Wiederherstellung der Funktionsfähigkeitist ist zeitlich nicht begrenzt und konnte noch Jahre nach Eintritt der Verletzung beobachtet werden. Sie ist von zahlreichen Faktoren abhängig, unter anderem von der individuellen Erfahrung und der Motivation. Abhängig von der Phase der Wiederherstellung sind unterschiedliche neuronale Mechanismen an der Initiierung von Wiederherstellungsstrategien beteiligt, oder sie setzen als Reaktion auf veränderte Erfahrungswerte ein (z. B. Rehabilitation).

Abklingen von Diaschise-Effekten

Weit von dem verletzten Areal entfernte Gehirnregionen besitzen infolge einer akuten Gehirnläsion eine verminderte Funktion. Dies ist auf eine Reihe pathologischer Veränderungen des Stoffwechsels zurückzuführen wie Blutfluss, Entzündungen, Ödeme und neuronale Erregbarkeit, die während der akuten Phase besonders offensichtlich sind (Kleim 2011). Diese Mechanismen werden zusammenfassend als *Diaschisis* bezeichnet (Pekna et al. 2012): Aktivitäten in einem Areal, das weit von der geschädigten Region entfernt, aber anatomisch mit dieser verbunden ist, werden unterdrückt, weil der funktionellen Input aus dem verletzten Areal unterbrochen ist. Man geht davon aus, dass zumindest ein Teil der sowohl an Menschen als auch an Tiermodellen beobachteten, frühzeitigen funktionellen Wiederherstellung nach Überleben eines Schlaganfalls auf das Abklingen von Diaschisis-Effekten zurückzuführen ist (Dancause u. Nudo 2011).

Dass das Kleinhirn bei der Vermittlung der funktionellen Wiederherstellung nach einem Schlaganfall eine Rolle spielt, wurde bereits beschrieben (Makin et al. 2013). Daten deuten darauf hin, dass es bei Patienten, die einen günstigen Genesungsverlauf zeigen, zu eindeutigen Veränderungen der Aktivierung jener zerebellären Hemisphäre kommt, die der verletzten CST gegenüberliegt. Dies weist auf eine mögliche Verbindung zwischen der zerebellären Aktivierung und einer Wiederherstellung der Funktionsfähigkeit nach einer Handparese infolge eines Schlaganfalls. Der zugrunde liegende Mechanismus ist zwar unbekannt, könnte aber auf hämodynamische Veränderungen, wie etwa die Diaschisis, oder auf die postulierte Rolle des Kleinhirns beim Erlernen motorischer Fertigkeiten zurückzuführen sein (Small et al. 2002).

Kompensation

Infolge einer ZNS-Läsion lernt das Gehirn, sich anderer Informationsquellen zu Bewegung, oder geänderten Bewegungsstrategien zur Erreichung eines Bewegungsziels, zu bedienen (Brodal 2010). *Motorische Kompensation* bezeichnet den Gebrauch neuer Bewegungen oder Bewegungssequenzen zur Ausführung einer Aufgabe auf eine Art und Weise, die sich von jener vor der Verletzung unterscheidet (Kleim 2011). Einen kompensatorischen Gebrauch von Muskeln oder Bewegungsmustern kann man normalerweise bei Personen nach einem Schlaganfall beobachten. So setzen die Patienten zur Kompensation von Beeinträchtigungen der oberen Extremitäten infolge einer Gehirnläsion exzessive Rumpfbewegungen ein, heben die Schultern an, führen eine Schulterabduktion und eine Innenrotation des Schultergelenks aus. Zu den kompensatorischen Bewegungen der unteren Extremitäten gehören etwa eine verstärkte Nutzung des weniger beeinträchtigten Beins beim Übergang aus der Sitzposition in den Stand, exzessiver Gebrauch einer Gehhilfe anstelle einer Gewichtsbelastung beider Beine, das Anheben der Hüfte und die Zirkumduktion beim Vorschwingen des Beins während des Gehens. Weil der Patient mit einer Gehirnläsion möglichst schnell seine funktionelle Unabhängigkeit wiedererlangen möchte, versucht er, die defizitäre motorische Kontrolle zu kompensieren. Um dies zu erreichen, ist ihm jedes Mittel recht – Effizienz und Qualität der Bewegung sind dann zweitrangig. Möglicherweise schmälert diese Fokussierung auf eine durch kompensatorische Bewegungsstrategien erzielte, frühzeitige Unabhängigkeit, das langfristige Potenzial des Patienten, seine körperliche Funktion, Struktur und Aktivität zu verbessern. Nutzt ein Patient in der akuten Phase nach einem Schlaganfall nicht die beeinträchtige Extremität und verlässt sich einzig und allein auf kompensatorische Strategien, verpasst dieser Patient möglicherweise ein Zeitfenster an Plastizität, in dem eine tatsächliche Genesung hätte maximiert werden können (Levin et al. 2009) (nähere Informationen vermittelt das Kap. 2.3.6 Fehlangepasste Plastizität und motorische Genesung nach ZNS-Läsionen (S. 107)).

Substitution

Die *Theorie der Vikariation*, die sich auf die Fähigkeit eines Teils des Gehirns bezieht, die Funktionen eines anderen zu übernehmen, beinhaltet diverse Plastizitätsmechanismen, die der funktionellen Genesung zugrunde liegen (Brodal 2010). Dieser Mechanismus kann möglicherweise die Netzwerkfunktion nicht wieder auf das gleiche Niveau führen, das sie vor der Läsion innehatte (Brodal 2010). Die Theorie der Vikariation der Funktion beinhaltet Erkenntnisse zu mehreren physiologischen Prozessen, wie etwa der Demaskierung bereits zuvor vorhandener, aber funktionell inaktiver Verbindungen, dem kollateralen Aussprossen, der Synaptogenese und der Hypersensibilität infolge von Denervierung.

Rolle der unbeschädigten Hemisphäre bei der Genesung

In der Regel sind die beiden zerebralen Hemisphären miteinander gekoppelt und stehen in einem Gleichgewicht zueinander. Jüngere Studien zeigten jedoch, dass eine unilaterale Läsion, wie etwa infolge eines Schlaganfalls, dieses Gleichgewicht stört mit der Folge, dass die beiden Hemisphären, welche die erfahrungsabhängige Plastizität beeinflussen, miteinander konkurrieren. Man hat beobachtet, dass in der subakuten Phase nach einem Schlaganfall in der betroffenen Hemisphäre nahe der Verletzungsstelle sich die Erregbarkeit des motorischen Kortex verringert und sich die Repräsentationsareale paretischer Muskeln verkleinern (Bütefisch et al. 2006). Darüber hinaus haben Studien, die mit Schlaganfallpatienten durchgeführt wurden, mittels fMRT und PET gezeigt, dass es in der kontraläsionalen (unverletzten) Hemisphäre zu einem Anstieg der Aktivität kommt (Dancause u. Nudo 2011). Dieses interhemisphärische Ungleichgewicht ist bekannt als die Hypothese vom *interhemisphärischen Wettbewerb* (Allred u. Jones 2008, Dancause u. Nudo 2011, Takeuchi u. Izumi 2012). Im Rahmen dieser Hypothese führt der Verlust von neuronalem Gewebe in der ipsiläsionalen Hemisphäre zu einem Rückgang der interhemisphärischen Inhibition aus der ipsiläsionalen Hemisphäre. Eine exzessive interhemisphärische Inhibition verlagert die Verhaltensaktivierung hin zum unverletzten Kortex (Allred u. Jones 2008). Dies wirkt sich negativ auf die Diaschisis aus und führt zu einer reduzierten motorischen Aktivierung und möglicherweise zu einem verringerten Genesungspotenzial der beeinträchtigten Körperteile (Dancause u. Nudo 2011, Jones et al. 2009, Calautti et al. 2010, Allred et al. 2014). Um dem entgegenzuwirken und die fehlangepasste Plastizität zu blockieren oder zu reduzieren, wurden nichtinvasive Techniken zur Gehirnstimulation (*noninvasive brain stimulation – NIBS*) wie die wiederholte transkranielle Magnetstimulation (*repetitive transcranial magnetic stimulation – rTMS*) und die transkranielle direkte Gleichstromstimulation (*transcranial direct current stimulation – tDCS*) verwendet (Raffin u. Siebner 2014). Das Ziel der Behandlung mittels nichtinvasiver Gehirnstimulation ist eine Wiederherstellung der Erregbarkeit der läsionierten Hemisphäre sowie eine Verringerung der Überaktivität der nicht läsionierten Hemisphäre (Mally 2014). Khedr und Mitarbeiter

(Khedr et al. 2009) haben nachgewiesen, dass es bei Patienten mit einem akuten Schlaganfall, die 5 Tage lang eine nichtinvasive Gehirnstimulation erhalten hatten, um die kontraläsionale Hemisphäre zu inhibieren, zu einer Steigerung des ipsiläsionalen Outputs an die paretischen oberen Extremitäten kam und so die Genesung verbessert werden konnte. Diese Effekte waren 3 Monate nach der Behandlung immer noch vorhanden. Diese Erkenntnisse deuten darauf hin, dass die konkurrierende Interaktion zwischen den Hemisphären die erfahrungsabhängige Plastizität beeinflusst. Eine exzessive Erregbarkeit der unbeschädigten Hemisphäre, aktiviert durch den Gebrauch der nichtparetischen Extremität, kann die beeinträchtigte Hemisphäre durch eine abnorme interhemisphärische Inhibition hemmen. Um eine solche fehlangepasste Plastizität zu verhindern, sollte der exzessive Gebrauch kompensatorischer Bewegungen vermieden werden, weil er möglicherweise eine echte motorische Wiederherstellung nach einem Schlaganfall einschränkt. Anders ausgedrückt kann sich der kompensatorische Gebrauch der intakten Körperhälfte negativ auf die Wiederherstellung der Funktionsfähigkeit der stärker beeinträchtigten Seite auswirken, mit negativen auf die verbliebenen Fähigkeiten der beeinträchtigten Körperhälfte, einschließlich solcher, die möglicherweise erst im Rahmen eines angemessenen rehabilitativen Trainings erkannt werden (Allred u. Jones 2008).

Funktionelle Verbesserung nach einer Hirnschädigung

Funktionelle Verbesserungen im geschädigten Gehirn stellen sich aufgrund von 2 Mechanismen ein: *Genesung und Kompensation* (Kleim 2011). Die Begriffe *Genesung* und *Kompensation* sind nicht klar definiert, weder in der Literatur noch klinisch (Levin et al. 2009). Der Begriff *Genesung* wird sowohl für die Wiederherstellung von beschädigten Strukturen oder Funktionen im ZNS als auch zur Beschreibung klinischer Verbesserungen gebraucht. Ein unterschiedliches Verständnis der verwendeten Begrifflichkeiten kann zu Missverständnissen in der interdisziplinären Kommunikation führen. Daher werden, um eine sinnvolle Neurorehabilitation zu gewährleiten, klare Definitionen benötigt, die es Neurowissenschaftlern und Therapeuten ermöglichen, eine gemeinsame Sprache mit eindeutig definierten Termini zu verwenden. Kleim (2011) zufolge ist es für eine Differenzierung zwischen *Genesung* und *Kompensation* auf der neuronalen und der verhaltensbedingten Ebene erforderlich, ein Verständnis für die Zusammenhänge zwischen neuronaler Plastizität und rehabilitationsabhängigen, funktionellen Veränderungen zu entwickeln. Eine eindeutige Definition ermöglicht es, Einsichten in die spezifischen neuronalen Strategien zu erlangen, die der individuelle Patient verwendet – oder zu denen er im Rahmen des Rehabilitationsprozesses hingeführt werden kann. Im Hinblick auf die motorischen Funktionen haben Levin et al. (2009) Definitionen von sowohl Genesung als auch Kompensation auf der Grundlage des Referenzrahmens der WHO vorgeschlagen – der Internationalen Klassifikation der Funktionsfähigkeit, Behinderung und Gesundheit (*International Classification of Functioning, Disability and Health – ICF*) (► Tab. 2.1). Die ICF differenziert zwischen der zugrunde liegenden Pathophysiologie des gesundheitlichen Zustands und den Beeinträchtigungen der Körperdomäne und Behinderungen der Aktivitätsdomäne (Kap. 4 für nähere Informationen zur ICF). Dadurch wird sowohl auf der Verhaltensebene als auch auf der neuronalen Ebene ein Verständnis von Genesung und Kompensation ermöglicht.

Levin und Kollegen (2009) definieren im Rahmen der ICF Genesung und Kompensation im Hinblick auf die *motorische Performance* (► Tab. 2.1):

1. Gesundheitszustand (neuronale Ebene)
2. Körperfunktionen und -struktur (Performance)
3. Aktivität (funktionell)

Die meisten Wissenschaftler, die die neuronale Plastizität und Gehirnreorganisation nach einem Schlaganfall untersuchen, sind sich darüber einig, wie man Genesung und Kompensation auf neuronaler Ebene definiert. Keine Einigkeit herrscht hingegen im Hinblick auf die Körper- und Aktivitätsdomäne. Zahlreiche Studien verwenden für ihre Ergebnismessungen funktionelle Tests oder Assessments zur Überprüfung der Fähigkeit des Patienten, Aktivitäten des täglichen Lebens (*activities of daily living – ADL*) auszuführen. Die Bewegungsqualität jedoch wird mit diesen Tests nicht gemessen, weshalb sie nicht geeignet sind, zwischen einer Genesung von der Beeinträchtigung und einer Genesung aufgrund der Entwicklung kompensatorischer Strategien zu differenzieren (Kitago u. Krakauer 2013). Dieses kann zu verwirrenden Interpretationen der Effizienz unterschiedlicher Behandlungsinterventionen und zu irreführenden Resultaten führen (Levin et al. 2009).

Tab. 2.1 Definitionen von motorischer Genesung und motorischer Kompensation auf 3 verschiedenen Ebenen.

Ebene	Genesung	Kompensation
ICF: Gesundheitszustand (neuronal)	*Wiederherstellung von Funktionen in neuronalem Gewebe, die nach der Verletzung zunächst verloren waren.* Dies kann als Reaktivierung von Gehirnarealen angesehen werden, die zuvor durch Mangeldurchblutung deaktiviert waren. Obwohl nicht davon auszugehen ist, dass diese im Areal der primären Hirnläsion stattfindet, kann sie in den Arealen in der Umgebung der Läsion (Penumbra) und im Rahmen der Diaschisis vonstatten gehen.	*Neuronales Gewebe übernimmt eine Funktion, die es vor der Verletzung nicht innehatte.* Dies kann als eine Aktivierung alternativer Gehirnareale angesehen werden, die man üblicherweise bei nicht beeinträchtigten Individuen nicht beobachtet.
ICF: Körperfunktionen/ Struktur (Performance)	*Wiederherstellung der Fähigkeit, eine Bewegung auf die gleiche Art und Weise auszuführen, wie dies vor der Verletzung üblich war.* Dies kann durch die Wiederherstellung prämorbider Bewegungsmuster während der Aufgabenerfüllung geschehen (willkürliche Gelenkbeweglichkeit, temporale und räumliche Koordination zwischen Gelenken usw.)	*Ausführung einer althergebrachten Bewegung auf eine neue Art und Weise.* Dies kann als das Erscheinen alternativer Bewegungsmuster während der Erfüllung einer Aufgabe angesehen werden (z. B. der Rekrutierung zusätzlicher oder unterschiedlicher Freiheitsgrade; Veränderungen der Muskelaktivierungsmuster, wie etwa eine erhöhte Koaktivierung von Agonist und Antagonist; Verzögerungen beim Timing zwischen Bewegungen benachbarter Gelenke usw.).
ICF: Aktivität (funktional)	*Erfolgreiches Erfüllen einer Aufgabe unter Verwendung derjenigen Extremitäten oder Endeffektoren, die üblicherweise auch von einem nicht beeinträchtigten Individuum dafür eingesetzt werden.*	*Erfolgreiches Erfüllen einer Aufgabe unter Verwendung alternativer Extremitäten oder Endeffektoren.* Beispielsweise das Öffnen einer Chipstüte mit einer Hand und dem Mund, statt mit 2 Händen

Fehlangepasste Plastizität und Wiederherstellung motorischer Fähigkeiten nach ZNS-Läsionen

Verletzungen und exzessives Training können eine Fehlanpassung der neuronalen Plastizität bewirken, die entsprechend als *fehlangepasste Plastizität* bezeichnet wird. Diese kann nach einer SCI zur Pathogenese von Phantomschmerz und Dystonie, erneuten Epilepsieanfällen und autonomer Dysreflexie sowie zu einer graduellen Entwicklung von Hyperreflexie und Klonus beitragen (Cramer et al. 2011, Ferguson et al. 2012).

Es hat sich gezeigt, dass eine fehlangepasste Plastizität die motorischen Funktionen schwächt und die Wiederherstellung motorischer Fähigkeiten nach einem Schlaganfall beeinträchtigt (Takeuchi u. Izumi 2012, Takeuchi u. Izumi 2013). Kompensatorische Bewegungsstrategien, aktivierte ipsilaterale motorische Projektionen und eine konkurrierende hemisphärische Interaktion infolge einer ZNS-Läsion können zur fehlangepassten Plastizität beitragen (Allred et al. 2010, Jones et al. 2009, Takeuchi u. Izumi 2013).

Erlernter Nichtgebrauch

Hypothesen zufolge können wiederholte Fehlversuche, die beeinträchtigte Extremität zu nutzen, die Beeinträchtigung aufgrund von *erlerntem Nichtgebrauch* verschlimmern. Dieser Begriff bezeichnet Zustände, in denen eine verringerte motorische Kontrolle zu weitergehender Inaktivität der beeinträchtigten Extremität führt. So kann z. B. die verringerte motorische Kontrolle über einen beeinträchtigten Arm bei Hemiplegie zu kompensatorischen Strategien führen. Der Patient nutzt dann den weniger beeinträchtigten Arm, um so den Funktionsverlust des stärker beeinträchtigten Arms zu kompensieren. Der stärker beeinträchtigte Arm wird somit weder genutzt noch stimuliert und damit zunehmend deaktiviert. Dies führt zu einer Schrumpfung des Repräsentationsareals der motorischen Karte in der geschädigten Hemisphäre. Daraus ergibt sich eine Prädisposition für Veränderungen des sekundären muskulären Gewebes und der Weichteile (Ada u. Canning 1990). Gleichzeitig wird die weniger beeinträchtigte Extremität mehr als sonst gebraucht, wodurch sich ihre motorische Karte vergrößert. So hat Erfahrung (bzw. ein Mangel daran) während der Phase der spontanen Genesung Auswirkungen auf die kortikalen Repräsentationen des MI. Erlernter Nichtgebrauch kann außerdem zu einem interhemisphärischen Ungleichgewicht beitragen (Takeuchi u. Izumi 2012).

Schlaf und neuronale Plastizität

Schlaf und synaptische Plastizität scheinen stark miteinander in Beziehung zu stehen. Schlafen stellt offenbar die synaptische Plastizität wieder her, da sich anscheinend verschiedene synaptische Remodeling-Prozesse im Schlaf abspielen und positive Auswirkungen auf den Genesungsprozess haben (Gorgoni et al. 2013).

Die Förderung des Schlafes zwischen therapeutischen Sitzungen ist möglichweise wichtig für die Gedächtniskonsolidierung und somit für das Lernen.

Merke **M!**

Motorisches Training führt zu einer Reorganisation der sensomotorischen Areale der Großhirnrinde.

Klinische Relevanz

Eine ZNS-Läsion verändert die Lebenssituation einer Person plötzlich und dramatisch. Die physischen und psychologischen Konsequenzen für die betroffenen Personen und ihre Familien sind beträchtlich. Physisch betrachtet sind sogar die einfachsten Aufgaben schwierig, wie z. B. sich unabhängig von anderen Hinsetzen zu können, wie auch komplexere Aktivitäten, wie z. B. die Körperpflege und das Anziehen. Das ZNS wird daher dazu angetrieben, so schnell wie möglich zu lernen, um diese funktionellen Bedürfnisse wieder erfüllen zu können.

Die Plastizität des ZNS birgt das Potenzial für einen gewissen Grad an funktioneller Genesung, da die Lernfähigkeit von Patienten nach einer akuten ZNS-Läsion erhöht ist. Im ZNS müssen die Synapsen die richtigen sensorischen Informationen erhalten, damit sie entsprechende Verbindungen bilden können. Arbeiten von Nudo und Mitarbeitern (1996a) und anderen Autoren haben eindeutig zeigen können, dass die Gehirnexpansion im Repräsentationsareal der Hand eines Affen durch die trainingsinduzierte Reorganisation von Arealen in der Nachbarschaft der Läsion konterkariert wurde. Darüber hinaus haben mehrere Studien zur nutzungsabhängigen kortikalen Reorganisation Hinweise darauf geliefert, dass Training intensiv und verhaltensrelevant sein muss, um eine kortikale Reorganisation zu induzieren (Demain et al. 2006, Takeuchi u. Izumi 2013):

Die Interaktion zwischen Form und Funktion beeinflusst plastische Mechanismen. Motorische Wiederherstellung und Plastizität sind daher von der Art der motorischen Rehabilitation abhängig. Es ist eine große Herausforderung, den richtigen Patienten mit dem richtigen Trainingsansatz zusammenzubringen. Interventionen mit dem Ziel der Förderung von Plastizität sind dann besonders erfolgversprechend, wenn sie optimal mit Training und Erfahrung gekoppelt sind.

Das Wissen um die Plastizität lässt die Fachkräfte im Gesundheitswesen hoffen, Menschen mit Dysfunktionen des ZNS besser versorgen zu können, bürdet ihnen aber gleichzeitig eine beachtliche Verantwortung auf. Betreuungspersonen beeinflussen den Patienten durch gegenseitige Interaktion und spielen eine bedeutende Rolle bei der Gestaltung der Reorganisation des ZNS des Patienten – und somit für den Fortschritt seiner Fähigkeiten. Das Lernen kann sowohl im Hinblick auf physische Funktionen als auch auf das Verhalten zu positiven oder negativen Entwicklungen führen. Wie Patienten ihren Körper gebrauchen, wie sie sich bewegen oder von anderen bewegt werden, beeinflusst die Restrukturierung ihres Nerven- und ihres muskulären Systems. Wenn sich ein Patient auf einem Bein dreht und wendet, um sich von einem Stuhl aus ins Badezimmer zu begeben, und er seinen Arm dabei unkontrolliert flektiert, dann erlernt das ZNS diesen Bewegungsablauf. Wenn eine Aktion ständig wiederholt wird, etabliert sich das Gelernte durch funktionelle und strukturelle plastische Veränderungen des ZNS. Einige Autoren nehmen an, dass es für die akutesten plastischen Veränderungen nach einer ZNS-Läsion einen Zeitrahmen gibt (Nudo et al. 1996a, Seil 1997). Diese Studien wurden hauptsächlich an Tieren durchgeführt (Katze, Ratte, Affe), einige jedoch auch an Menschen nach einer Läsion des

ZNS unter Verwendung funktioneller Bildgebungstechniken (unter anderem PET und fMRT). Die nachfolgende Diskussion beschäftigt sich mit diesen Zeitrahmen, die weit gefasst sind und großzügigen Raum für individuelle Interpretationen lassen, je nach prämorbidem Statuts des Patienten, seinem Allgemeinzustand sowie der Art, Lokalisation und Größe der Läsion.

In der *akuten* postläsionalen Phase befindet sich das ZNS in einem Schockzustand, der 2 bis 3 Tage anhalten kann und möglicherweise durch eine direkte, neuronale Schädigungen sowie eine erhöhte inhibitorische Aktivität zum Schutz des ZNS vor weiterem Schaden ausgelöst wird. Veränderungen der kortikalen und spinalen Funktionen setzen nach einigen Stunden ein, und zwar wie folgt:

- Das Niveau neurotropher Substanzen steigt an.
- Latente Synapsen und Verbindungen werden aktiviert.
- Die synaptische Stärke erhöht sich (LTP).
- Es entwickelt sich eine Hypersensibilität bei Denervierung.

Die initiale Wiederherstellung setzt früh ein, wahrscheinlich aufgrund einer Reapsorption von Ödemen und einem Abbau nekrotischen Gewebes, und kann je nach Größe der Läsion einige Tage und möglicherweise auch Wochen dauern. Der Übergang von akuten zu subakuten und späteren Phasen ist graduell.

Die Veränderungen der Aktivität und der Funktionen, die nach 3 bis 4 Wochen am Patienten zu beobachten sind, könnten auf neuroplastische Veränderungen zurückzuführen sein:

- synaptische Veränderungen
- Reorganisation von kortikalen Karten
- weitere Demaskierungen
  - Redundanz
  - kollaterales Aussprossen (setzt nach einigen Tagen ein)
- Bildung neuer Verbindungen, auch auf spinaler Ebene

Die klinische Erfahrung zeigt, dass viele Patienten, die an einem Schlaganfall, einer Kopfverletzung, an MS usw. leiden, möglicherweise hypersensibel auf Stimuli reagieren. Unerwartete Geräusche, Unruhe, Angst, Furcht vor Stürzen und plötzliche oder unsensible Berührungen sind Beispiele für Situationen, in denen der Tonus des Patienten unkontrollierbar in die Höhe geht und zur Entwicklung von Spastizität beitragen kann (Craik 1991, Stephenson 1993). Aktivitätsanforderungen, die über die Balance und die motorischen Fähigkeiten des Patienten hinausgehen und während der Ausführung zu einer Fehlausrichtung führen, sind hierbei ein hervorstechendes Merkmal. „*Die funktionelle Genesung nach einer ZNS-Verletzung hängt möglicherweise zum Teil von der Reorganisation der unbeschädigten neuronalen Bahnen ab. Die Rückenmarksschaltkreise sind in hohem Maße fähig zur Reorganisation in Form von sowohl aktivitätsabhängiger als auch verletzungsinduzierter Plastizität.*“ (Muir u. Steeves 1997, Oudega u. Perez 2012, Lynskey et al. 2008) Neuronale Schaltkreise, stimuliert durch eine spezifische Aktivierung der peripheren sensorischen Afferenzen mittels Training, können sich reorganisieren, indem sie bestehende und zuvor inaktive absteigende Verbindungen und lokale neuronale Schaltkreise stärken (Bose et al. 2012).

Im klinischen Umfeld sind Therapeuten konfrontiert mit Veränderungen der Muskelviskosität, Kontraktionen, Veränderungen der Ausrichtung und der Rekrutierungsmuster, Ödemen sowie einer Reduktion von Zirkulation und Stoffwechsel, die negative Auswirkungen auf die muskuläre Aktivität haben. Abgesehen von den physischen Beeinträchtigungen des Bewegungsrepertoires, kann außerdem der axonale Transport durch Inaktivität reduziert sein. Eine Verbesserung der vorgenannten Faktoren sollte zu einem verbesserten axonalen Transport führen, die Produktion und den Transport von neurotrophen Substanzen zur Wiederherstellung und Reorganisation des neuromuskulären Systems stimulieren und somit die funktionelle Wiederherstellung der Fähigkeiten des Patienten fördern. „*Um spinale Schaltkreise für eine bestimmte Aufgabe zu trainieren und zu modifizieren, ist es wichtig, dass die Bewegungen, die im Verlauf des Trainings stattfinden, so normal wie möglich ausgeführt werden.*“, und „*In mehreren Studien hat sich gezeigt, dass eine verstärkte periphere Stimulation die Aktion der Extremitäten nach einer Verletzung des Rückenmarks verbessert.*“ (Muir u. Steeves 1997, Hubli u. Dietz 2013, Hubli 2011) Unter *normal* verstehen die Autoren eine Ausrichtung und Muskelaktivierungsmuster, die der auszuführenden Aufgabe angemessen sind.

> **Merke** M!
>
> Eine Verbesserung der motorischen Kontrolle erfordert, dass die Bewegungen im Training und bei Übungen so normal wie möglich ausgeführt werden, und dass die afferenten Informationen über die Haut, die Gelenke und die Muskeln im Hinblick auf temporale und räumliche Parameter angemessen sind.
>
> Neuroplastizität schafft das ganze Leben hindurch Möglichkeiten.

Kurz nach einer ZNS-Läsion leiden viele Patienten in unterschiedlichem Ausmaß unter einer Parese oder Paralyse. Das ZNS kompensiert den Funktionsverlust sehr schnell, indem es neue Strategien zur Zielerreichung entwickelt, z. B. durch eine erhöhte Abhängigkeit von der weniger beeinträchtigten Körperseite oder durch eine Fixation von Teilen des Körpers, um eine unangemessene Haltung und mangelndes Gleichgewicht zu kompensieren. Der Einsatz kompensatorischer Strategien ist nach einer ZNS-Läsion unvermeidlich. Jedoch kann durch eine angemessene Behandlung die Kompensation so weit minimiert werden, wie es für das Erreichen des Funktionsziels notwendig ist. Die Verwendung kompensatorischer Strategien kann allerdings nur eingedämmt werden, wenn die Patienten die Kontrolle über ihre eigene Haltung, ihr Gleichgewicht und ihre selektive Bewegungen erlangen.

Therapeuten, die das Bobath-Konzept praktizieren, differenzieren zwischen unangemessenen kompensatorischen Strategien, die eine Verbesserung und das Erreichen der Zielsetzung des Patienten beeinträchtigen, und dem Gebrauch von Strategien, die zur Ausführung einer spezifischen Aufgabe in einem vorgegebenen Umfeld zu einer bestimmten Zeit erforderlich sind, die jedoch nicht beibehalten werden, wenn die Aufgabe erfüllt ist (Graham et al. 2009).

Unangemessene Kompensationen haben die folgenden Merkmale:

- Sie werden nach der Erfüllung der Aufgabe beibehalten.
- Sie beeinträchtigen andere Funktionen.
- Sie verschleiern das Potenzial für eine weitere Genesung.

Dennoch sollten Patienten nicht davon abgehalten werden, sich auf eine bestimmte Art und Weise zu bewegen, solange man ihnen keine alternativen und effizienteren Strategien zur Erreichung des gleichen Ziels dargelegt hat (Raine et al. 2009). Die therapeutische Herausforderung liegt darin, die Aufgabe so anzupassen, dass sie eine aktive Teilhabe fördert, ohne einen negativen Einfluss auf das zukünftige Potenzial zur Aufgabenperformance zu haben (Graham et al. 2009).

Bobath-Kliniker streben danach, das Potenzial eines jeden Individuums durch die intrinsische Plastizität des Systems zu erkunden (Raine et al. 2009). Gehirnläsionen und ihr klinisches Erscheinungsbild variieren innerhalb der Gruppe der betroffenen Patienten. Die Auswirkungen von Bewegungsdysfunktionen sind bei jedem Individuum einzigartig und werden von Erfahrungen vor und nach der Läsion beeinflusst. Die Faktoren, die einer neurologischen Beeinträchtigung, einer Widerherstellung der Aktivität und der Partizipation zugrunde liegen, sind individuell verschieden. Ein Schlüsselkonzept für effektive Rehabilitationsinterventionen ist die Anerkennung der Heterogenität von Mechanismen, die einen Schlaganfall verursachen, und der plastischen Prozesse, die nach einer Gehirnverletzung zu einer funktionellen Widerherstellung der Fähigkeiten führen. Der Gesundheitszustand, das Alter und der Lebensstil des Patienten sowie der seit Eintritt der Hirnverletzung vergangene Zeitraum, ihre Art und ihr Umfang, haben allesamt Einfluss auf die plastischen Eigenschaften des Gehirns.

Keim und Jones (2008) haben eine Reihe von Prinzipien vorgeschlagen, die wichtig für eine effektive Behandlung zur Maximierung funktioneller Ergebnisse sind:

▶ **Nichtgebrauch führt zu Verlust.** Diverse Studien haben gezeigt, dass neuronale Netzwerke zerfallen, wenn sie über einen längeren Zeitraum hinweg nicht aktiv an der Aufgabenerfüllung beteiligt sind. Die Verringerung des sensorischen Inputs, beispielsweise durch einen Mangel an sensorischen Informationen aufgrund der Paralyse einer Extremität infolge einer ZNS-Läsion, führt zu einer „Invasion“ durch benachbarte kortikale Repräsentationsareale aus intakten Regionen des sensorischen Kortex in die kortikalen Repräsentationsareale der beeinträchtigten sensorischen Region (Elbert u. Rockstroh 2004). Ein permanenter Wettbewerb um kortikalen Raum vergrößert jene Areale, die mit wichtigen Informationen versorgt werden, und schmälert die anderen. Wenn

Gehirnareale nicht aktiviert werden, wird die Transmitterproduktion reduziert. Dieses Wissen ist wichtig für die Neurorehabilitation. Wenn ein Gehirnsystem durch unzureichenden Gebrauch nicht eingesetzt wird, kann dies zu einem weiteren Verfall der neuronalen Aktivität und Funktion führen. Wenn es dem Patienten infolge eines Schlaganfalls nicht gelingt, ein Objekt mit dem stärker beeinträchtigten Arm zu erreichen, passt sich der Patient schnell an, indem er den weniger beeinträchtigten Arm einsetzt. Der stärker beeinträchtigte Arm lernt, inaktiv zu sein, und die kortikalen Areale, die diesen Arm repräsentieren, schrumpfen und werden von intakten Arealen übernommen. Verhaltenserfahrungen der nicht paretischen Körperseite können zu einer abnormen interhemisphärischen Interaktion nach einem Schlaganfall beitragen. Erlernter Nichtgebrauch ist ein weiterer Faktor, der in Kombination mit einer stark erhöhten Nutzung der intakten Extremität, welche die neuronale Aktivität in der unbeeinträchtigten Hemisphäre in die Höhe treibt, zu einem interhemisphärischen Ungleichgewicht beiträgt (Takeuchi u. Izumi 2012). Erlernter Nichtgebrauch stellt ein erhebliches Hindernis für eine sensomotorische Besserung des Patienten dar. Es wurde von positiven Veränderungen des Gehirns infolge einer intensiven Therapieform, der sogenannten *zwangsinduzierten Bewegungstherapie* (*constraint-induced movement therapy – CIMT*) berichtet, die auf Theorien zum *erlernten Nichtgebrauch* (erlernter Inaktivität) basiert. Ein gewisses Niveau an Intensität scheint zur Optimierung des Potenzials für Funktionsverbesserungen von Bedeutung zu sein (Feys et al. 2004, Kwakkel et al. 2004, Langhorne et al. 2011).

▸ **Gebrauch führt zur Verbesserung.** Im Gegensatz zum Vorhergehenden haben diverse Experimente erwiesen, dass verstärkter Gebrauch die korrespondierenden kortikalen Repräsentationsareale vergrößert. Aufgrund einer intensiven Stimulation sowie Anforderungen zu Gebrauch und Aktivierung wird das Gehirn in den aktivierten Arealen zur Produktion einer höheren Menge von Transmittern angeregt. Wird die Stimulation nicht innerhalb eines bestimmten Zeitrahmens wiederholt, kann sich die Produktion wieder auf ihrem ursprünglichen, niedrigen Niveau einpendeln. Dies deutet darauf hin, dass Patienten, die sich in einer Wiederherstellungsphase befinden, möglicherweise täglich eine zielgerichtete Behandlung erhalten sollten, um die sensomotorischen Funktionen zu verbessern. Übungen, die eine spezifische Gehirnfunktion anregen, können zu einer Verbesserung sowohl der Funktion als auch der Struktur der neuronalen Mechanismen führen, die an dieser Verhaltensweise beteiligt sind. Dies impliziert den allgemeinen Nutzen eines intensiven Trainingsprogramms, das an mehreren aufeinanderfolgenden Tagen jeweils mehrere Stunden umfasst.

▸ **Spezifität ist notwendig.** Die Natur der Trainingserfahrung bestimmt die Natur der Plastizität. Veränderungen der neuronalen Funktionen können auf die spezifischen Funktionen beschränkt sein, die trainiert werden. Die klinische Konsequenz ist, dass spezifisches Training, wie etwa Fertigkeits- oder Ausdauertraining, bestimmend für die plastischen Veränderungen spezifischer Areale ist.

▸ **Wiederholung ist notwendig.** Um langanhaltende neuronale Veränderungen zu bewirken, ist nicht nur das Erlangen einer Fertigkeit notwendig, sondern auch die kontinuierliche Ausführung dieser Fertigkeit über einen längeren Zeitraum hinweg, d. h. eine ausreichende Wiederholung zum Zwecke der Konsolidierung. Es liegen stichhaltige Indizien aus jüngeren Tierversuchen vor, deren Resultate sich mit Erkenntnissen aus randomisierten kontrollierten Studien (*randomized controlled trials – RCT*) in der Schlaganfallrehabilitation decken, dass die Anzahl an Wiederholungen auch das Ausmaß an nutzungsabhängiger kortikaler Plastizität beeinflusst, die bei Tieren und Menschen ähnlich ist. Studien zum motorischen Lernen im Rahmen der Neurorehabilitation haben gezeigt, dass eine variable Wiederholung – „Wiederholung ohne Wiederholung" – für den Erhalt des motorischen Lernens über einen längeren Zeitraum effektiver ist als geblocktes, massiertes Üben (Wiederholung derselben Aufgabe). Es wurde außerdem nachgewiesen, dass variables Training die Übertragung des Gelernten auf neue Aufgaben erhöht.

▸ **Intensität ist notwendig.** Zur Induktion von Plastizität ist eine ausreichende Trainingsintensität erforderlich. Es herrscht allerdings kein Einvernehmen darüber, wie viel Behandlung sinnvoll ist, und inwiefern ein frühzeitiger Beginn einer intensiven Schlaganfallrehabilitation in Beziehung zu einer vermehrten und schnelleren Verbesserung von

Aktivitäten nach einem Schlaganfall steht. Die Bedeutsamkeit eines multidisziplinären Ansatzes in der Rehabilitation neurologischer Patienten gilt als erwiesen. Auf welche Art man Patienten hilft, trainiert und dabei unterstützt, aus dem Bett aufzustehen oder sich anzuziehen, trägt zu einer verbesserten erfahrungsabhängigen Plastizität bei. In der akuten Phase müssen Patienten lernen, ihre beeinträchtigte Extremität einzubeziehen und sich nicht auf kompensatorische Strategien zu verlassen, um eine frühzeitige Unabhängigkeit zu erlangen. Im Rahmen des Bobath-Konzepts wird der 24-Stunden-Ansatz als ein wichtiges Mittel zur Schaffung von Übungsgelegenheiten betrachtet, wodurch die Intensität der angemessenen Therapie den ganzen Tag über maximiert wird. Dies beinhaltet auch die Einbeziehung sämtlicher Mitglieder des multidisziplinären Teams, wann immer nötig.

► **Bewegungsvorstellung ist hilfreich.** Die Bewegungsvorstellung ist eine kognitive Technik, mit deren Hilfe physische Fertigkeiten auf eine sichere, wiederholbare Art und Weise eingeübt werden können. Bewegungsvorstellung kann den Patienten als therapiebegleitendes Werkzeug dienen, mit dem sie ihr Fertigkeitstraining auch nach Beendigung der betreuten Therapiesitzung fortsetzen können. Somit kann die Bewegungsvorstellung die Intensität und den Zeitumfang der Rehabilitation eines Patienten wesentlich erhöhen. In einigen Studien konnte nachgewiesen werden, dass dies das Erlernen motorischer Fertigkeiten verbessert. Beim mentalen Üben einer Bewegung werden einige der gleichen neuronalen Netzwerke aktiviert, die auch beim physischen Einstudieren der gleichen Fertigkeiten involviert sind (Calayan u. Dizon 2009).

► **Die Zeit spielt eine Rolle.** Die Mechanismen der neuronalen Plastizität, die für das motorische Lernen von elementarer Bedeutung sind, laufen als Prozesses ab und nicht als Einzelereignis. Unterschiedliche Erscheinungsformen neuronaler Plastizität können in unterschiedlichen Zeiträumen stattfinden. Eine Therapie zur Förderung der neuronalen Plastizität sollte jederzeit ihre Wirkung zeigen, aber möglicherweise gibt es Zeitfenster, in denen sie besonders effektiv ist. Eine frühzeitige und intensive Rehabilitation erscheint bedeutsam für die funktionelle Verbesserung des Patienten zur Förderung des Lernens (Winstein u. Stewart 2006). Diese These wird gestützt durch Studien zum Überleben, zum psychosozialen Funktionieren und der heimischen Situation des Patienten (Aboderin u. Venables 1996 (S.304), Karger 2008). Wie frühzeitig und mit welcher Intensität diese Rehabilitation einsetzen sollte, ist ungeklärt (Bernhardt et al. 2009). Einige Autoren vertreten die Meinung, dass die Fortsetzung einer aktiven Rehabilitation nach Ablauf von 6 Monaten nicht mehr sinnvoll ist (Aboderin u. Venables 1996 (S.304)). Laut Ashburn (1997) sind diese Studien von beschränkter Relevanz, da dabei das Ergebnis mit Instrumenten gemessen wurde wurde, die keine Sensitivität aufwiesen und damit nicht geeignet waren, um qualitative Veränderungen der physischen Funktionen des Patienten zu erkennen. Auch wenn eine Neurorehabilitation zu einem frühen Zeitpunkt und so schnell wie möglich nach Eintritt einer Verletzung zu den besten Ergebnissen führt, ist dies kein Grund anzunehmen, dass zu einem späten Zeitpunkt oder einige Jahre nach Eintritt der Verletzung keine positiven Trainingseffekte mehr erzielt werden können (Nielsen et al. 2015).

► **Relevanz spielt eine Rolle.** Relevanz (Sinnhaftigkeit für das Individuum), Motivation und Aufmerksamkeit können wesentliche Modulatoren der Plastizität sein (Woldag et al. 2010, Kleim u. Jones 2008, Takeuchi u. Izumi 2013, Nielsen et al. 2015). Dies bedeutet, dass die Intervention für das Individuum wichtig und sinnvoll sein muss. Patienten reagieren besser auf Interventionen, die sie als sinnvoll erachten, als auf solche, die sie für weniger bedeutsam halten (Feuerstein et al. 2013). Dies wurde als die *Relevanz* der Intervention beschrieben. Sinnhaftigkeit kann einen direkten Bezug zur Schaffung von Bewusstsein haben, d. h. der Patient bzw. die Patientin wird sich seiner oder ihrer Funktionen, deren Wert, der Veränderungserfahrungen und der Wichtigkeit (Wert, Relevanz etc.) dieser Veränderungen bewusst (Feuerstein et al. 2013).

Mehrere Experimente mit Tieren und Menschen haben ergeben, dass ein neuronales System existiert, welches Relevanz vermittelt (Kleim u. Jones 2008). Das Relevanznetzwerk konnte bei fMRT-Studien im Ruhezustand beobachtet werden: Es umfasst die bilaterale Insula anterior, den vorderen temporoparietalen Übergang und den dorsalen vorderen cingulären Kortex (Luo et al. 2014). Dieses Netzwerk kann zwischen der Relevanz mehrerer interozeptiver und exterozeptiver Stimuli unterscheiden und lenkt das Verhalten, während es unsere Erwartungen hinsichtlich der internen und externen Umwelt aktualisiert (Luo et al. 2014). Dieses System einzubeziehen ist wichtig für die Stimulation erfahrungsabhängiger Plastizität. Es ist bekannt, dass Gefühle die Stärke der Gedächtniskonsolidierung modulieren. Daher kann neuronale Plastizität verstärkt werden, wenn die Bewegung/Verhaltensweise, die trainiert wird, dem Individuum zielgerichtet erscheint. Sein Engagement im Trainingsprozess kann somit verbessert werden. Motivation und Aufmerksamkeit sind notwendig für das Lernen, daher muss der Patient „Herr" über die Bewegungen sein. Nach einem Schlaganfall muss das Gehirn die neuen Eigenschaften der hemiparetischen Extremität erlernen, um die sensorischen Konsequenzen motorischer Befehle genau vorhersagen zu können. Dies kann mittels einer Vergrößerung der Repräsentationen der beeinträchtigten Körperteile innerhalb des Körperschemas geschehen.

► **Das Alter spielt eine Rolle.** Das alternde Gehirn reagiert auf Erfahrungen. Allerdings ist eine trainingsinduzierte Plastizität dem jüngeren Gehirn leichter zu vermitteln.

Zusammenfassung

- Das Ziel physiotherapeutischen neurologischen Rehabilitation ist es, die funktionellen Beeinträchtigungen zu minimieren und die funktionelle motorische Wiederherstellung zu optimieren. Dies wird durch die Modulation plastischer Veränderungen im Gehirn erzielt.
- Neuroplastizität wird definiert als „die Fähigkeit des Nervensystems zur Reaktion auf intrinsische und extrinsische Stimuli durch eine Reorganisation seiner Struktur, seiner Funktion und seiner Verbindungen".
- Neurorehabilitation basiert auf der Annahme, dass die Prinzipien des motorischen Lernens auf die motorische Genesung nach einer Verletzung übertragbar sind, und dass Training bei Patienten mit motorischen Defiziten zu einer dauerhaften Verbesserung der motorischen Funktionen führen kann.
- Das Resultat motorischen Lernens ist ein (neues) internes Modell einer bestimmten Aufgabe, das verwendet wird, um die sensorischen Konsequenzen eigengenerierter Aktionen vorherzusehen.
- Motorisches Lernen umfasst 2 verschiedene Arten des motorischen Lernens: motorische Adaption und Fertigkeitserwerb.
- Bei plastischen Veränderungen im ZNS kann es sich um Fehlanpassungen handeln.
- Aktivität und Bewegung fazilitieren plastische Veränderungen im ZNS, sowohl positive als auch negative.
- Sowohl angemessene als auch unangemessene Bewegungen können erlernt werden.
- Muskuläre Aktivität fördert den Transport und die Produktion neurotropher Substanzen. Stimulation kann zu Veränderungen des Stoffwechsels, der Struktur und der Funktion von Muskeln führen.
- Neuroplastizität manifestiert sich sowohl im intakten als auch im läsionierten ZNS auf unterschiedliche Arten und tritt auf vielen Ebenen auf, von molekularer bis hin zu kortikaler Reorganisation.
- Die sensorischen und motorischen Kortizes verfügen ein Leben lang über eine signifikante Fähigkeit zur Reorganisation, sowohl im intakten als auch im geschädigten ZNS.
- Eine exzessive interhemisphärische Inhibition verlagert die Verhaltensaktivierung hin zum unbeschädigten Kortex. Dies hat einen negativen Einfluss auf die Diaschisis und führt zu einer verringerten motorischen Aktivierung und möglicherweise zu einem reduzierten Genesungspotenzial der beeinträchtigten Körperteile.
- Zur Verbesserung der motorischen Kontrolle ist es erforderlich, dass Bewegungen, die während des Trainings und Übens stattfinden, so normal wie möglich ausgeführt werden, und dass afferente Informationen, die durch die Haut, die Gelenke und die Muskeln vermittelt werden, angemessen im Hinblick auf temporale und räumliche Parameter sind.
- Neuroplastizität ermöglicht ein Leben lang Anpassung an veränderte Bedingungen.
- Eine gewisse Intensität der Behandlung ist notwendig, um die sensomotorischen Fähigkeiten des Patienten zu verbessern.

2.4 Konsequenzen und Reorganisation nach ZNS-Läsionen

Die Konsequenzen einer ZNS-Läsion hängen von der Interaktion zahlreicher Faktoren ab:

- Diagnose: Handelt es sich um eine vaskuläre Läsion, ein Trauma oder einen Erkrankungsprozess?
- Lokalisierung: Hat die Läsion nur einen oder mehrere Lokalisationen?
- Wie groß ist das Ausmaß der Läsion(en)?
- Geschwindigkeit der Entwicklung: Handelt es sich um einen akuten oder allmählichen Krankheitsausbruch?

Wie sich die Kondition entwickelt, ist abhängig vom Ausmaß der plastischen Veränderungen im ZNS des Patienten, den individuellen Merkmalen der Läsion, davon, ob es zu Komplikationen kommt und vom Patienten selbst, d. h. seinem prämorbiden physischen Zustand, seiner sozialen Situation, seinem mentalen Zustand (Ressourcen und Coping-Strategien) und seinem sozialen Netzwerk (Familie, Freunde und Kollegen).

Die initiale Paralyse oder Parese nach einem Schlaganfall ist auf den akuten Eintritt einer Läsion (Schock), die Zerstörung und das Absterben von Neuronen, Ödeme, eine verminderte Blutzirkulation und eine möglicherweise erhöhte inhibitorische Aktivität zurückzuführen, die das Gehirn

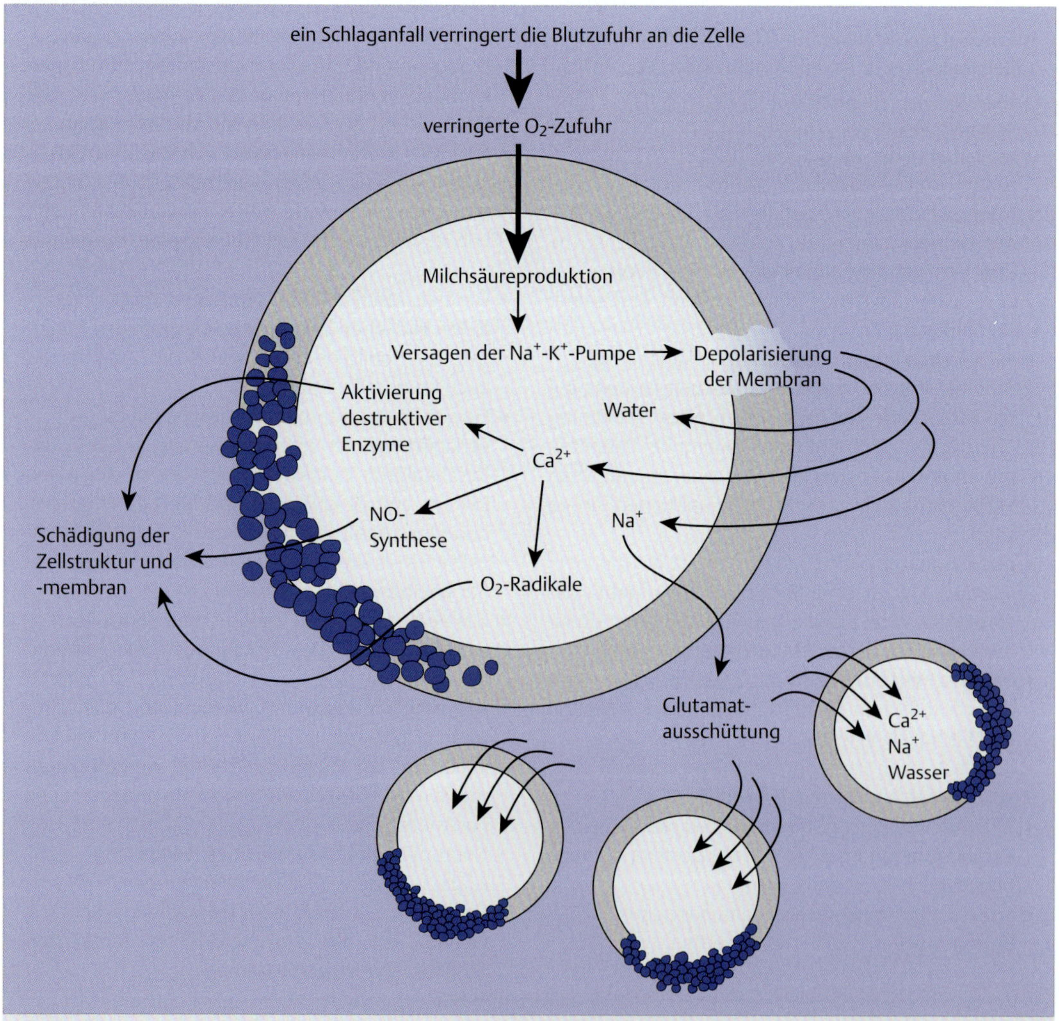

Abb. 2.30 Die biochemische Kaskade (Reproduktion mit Genehmigung aus Turton und Pomeroy 2002).

vor weiteren Schädigungen schützt (► Abb. 2.30). Als Resultat der biochemischen Abfolge der Ereignisse treten bei ca. 75 % der Schlaganfallpatienten Veränderungen des Herz-Kreislauf-Systems und des Blutdrucks auf. Bei den meisten Patienten wird binnen 7 Tagen das normale Niveau wiederhergestellt. Schwere Hyper- oder Hypotonie wird mit einer negativen Prognose assoziiert.

Ein zu hoher oder zu niedriger Blutdruck, Hypo- oder Hyperglykämie sowie eine erhöhte Temperatur sind Faktoren, die zu einer weiteren Zerstörung der Penumbra führen können. Das Ziel einer akuten Schlaganfalltherapie ist eine Normalisierung der Durchblutung und die Unterbrechung der Kaskade von biochemischen Dysfunktionen zum Erhalt einer möglichst großen Menge an Penumbralgewebe (Maas u. Safdieh 2009).

Turton und Pomeroy (2002) haben herausgefunden, dass 2 Wochen nach dem Schlaganfall bei ca. 50 % der Patienten die Größe des Infarktbereiches entweder zu- bzw. abgenommen hatte. Sie plädieren für einen zurückhaltenden Einsatz von Stimuli oder Aktivitäten, die aufgrund einer erhöhten Blutversorgung in anderen, aktivierten Regionen des ZNS zum Absterben weiterer Zellen in der Penumbra führen können. Die allmähliche Rückkehr von Reflexen und motorischer Aktivität ist auf die Auflösung von Ödemen und nekrotischem Gewebe sowie auf die Reorganisation des ZNS im Anfangsstadium zurückzuführen. Mehrere Autoren berichten bei Patienten nach einem akuten Schlaganfall auch von pathologischen Anzeichen und Symptomen auf der weniger stark betroffenen Körperseite, einer eher proximalen als distalen Schwäche und von veränderten Dehnungsreflexen (Mani et al. 2013, Bohannon u. Andrews 1995, Haaland u. Delaney 1981, Rothwell u. Lennon 1994).

2.4.1 Läsionen der oberen Motoneurone

Schlaganfall, MS und andere Ursachen für Gehirnläsionen aufgrund von Traumata oder Krankheiten werden gemeinsam als Läsionen der oberen Motoneurone klassifiziert. Bei den oberen Motoneuronen (*upper motor neurons – UMN*), auch Betz-Zellen genannt, handelt es sich um pyramidale Neurone innerhalb des MI, die das Gehirn mit dem Rückenmark verbinden. Motorische Dysfunktionen nach UMN-Läsionen werden in *negative* und *positive Anzeichen* unterteilt (Canning et al. 2004). Die *negativen Anzeichen* sind die direkten Auswirkungen der Läsion an sich und die *positiven Anzeichen* beziehen sich auf sekundäre Veränderungen. Diese Einteilung berücksichtigt weder kognitive und perzeptive Dysfunktionen noch psychologische Reaktionen, obwohl diese wesentliche Ursachen für Beeinträchtigungen des Lernens und der Wiederherstellung der Unabhängigkeit des Patienten sein können.

Negative Anzeichen

- Schwäche
- Verlust der Geschicklichkeit
- Erschöpungszustände

Die negativen motorischen Beeinträchtigungen infolge eines Schlaganfalls schränken die Funktionsfähigkeit am meisten ein (Burke 1988, Bohannon 2007, Canning et al. 2004).

Man nimmt an, dass ein unilateraler Schlaganfall, der zu einer Hemiparese führt, lediglich Auswirkungen auf die kontralaterale Körperseite hat. Die Effekte eines Schlaganfalls auf der zur geschädigten Hemisphäre ipsilateralen Körperhälfte sind deutlich weniger erforscht. Bei Schlaganfallpatienten kann sich Schwäche nicht nur auf der betroffenen Seite, sondern auch auf der weniger stark beeinträchtigten Seite zeigen (Canning et al. 2004, Kitsos et al. 2013). Entgegen der landläufigen Meinung können die Rumpfmuskeln bei Patienten nach Schlaganfall auf beiden Körperseiten beeinträchtigt sein (Fujiwara et al. 2001). Ipsilateral zu einer Gehirnläsion scheint dabei die Muskelkraft tendenziell eher proximal als distal beeinträchtigt zu sein (Bohannon u. Andrews 1995). Die Schwäche ist in allererster Linie auf eine verminderte oder veränderte neuronale Aktivierung zurückzuführen (d. h. Schwäche in den Systemen und Bahnen des ZNS). Sekundär können Inaktivität und eine reduzierte muskuläre Aktivierung die Ursache von Atrophie und Veränderungen der Muskelfaserpopulation sein (Patten et al. 2004, Gray et al. 2012). Eine reduzierte Krafterzeugung wird auch von einer relativ zum normalen Niveau geringeren Anzahl an funktionierenden motorischen Einheiten und der Unfähigkeit verursacht, die gleiche Anzahl von motorischen Einheiten wie zuvor zu aktivieren (Toft 1995).

Schwäche

Nach einer ZNS-Läsion ist die zentrale Ausführung motorischer Befehle gestört, was zu einer unmittelbaren Schwäche oder Parese führt (Gracies 2005). *Parese* kann definiert werden als *„der quantitative Mangel an Befehlen an die agonistischen Muskeln beim Versuch, Kraft oder Bewegung zu erzeugen“* (Yelnik et al. 2010). Dieser Mangel an Befehlen kann durch eine unzureichende synchrone Rekrutierung der richtigen Anzahl an Motoneuronen und/oder eine unzureichende Entladungsfrequenz verursacht werden (Yelnik et al. 2010).

Nach einem Schlaganfall verringert sich die Muskelmasse, Muskelfasern können ihre Länge verändern (je nach Gebrauch kürzer oder länger werden) und Sehnen können nachgiebiger oder (oder weniger nachgiebig) werden, was alles zur Muskelschwäche beiträgt (Gray et al. 2012).

Verlust der Geschicklichkeit

Geschicklichkeit ist die Fähigkeit, sich an die Anfordernisse des Moments anzupassen. Die hierfür benötigte Stabilitätsgrundlage ist abhängig von der posturalen Kontrolle. Canning und Mitarbeiter (2004) definieren Geschicklichkeit als die Fähigkeit, jedwede motorische Aufgabe, bei der Flexibilität im Hinblick auf eine sich verändernde Umwelt und die Fähigkeit zur Koordination der Muskelaktivität zur Erfüllung umweltbedingter Anforderungen wichtig sind, präzise, schnell, rationell und gewandt zu lösen.

Erschöpfungszustände

Erschöpfungszustände (*Fatigue*) wurden als die bewusste Wahrnehmung eines Mangels an physischer und mentaler Energie beschrieben (Lerdal et al. 2009). Viele Patienten klagen über Erschöpfungszustände infolge einer ZNS-Läsion. Bei MS ist die Fatigue eines der wesentlichen Symptome (Giovannoni 2006), sie kann jedoch auch bei anderen Krankheiten oder Infektionen beobachtet werden (Soderlund u. Malterud 2005). Viele Patienten leiden auch nach einem Schlaganfall unter Erschöpfung (Canning et al. 2004). Eine systematische Untersuchung von Lerdal und Kollegen (2009) berichtet von einer Häufigkeit zwischen 38 und 77 %. Eine erfolgreiche Genesung lässt sich bei Patienten beobachten, die zu relativ normalen Gehirnaktivierungsmustern zurückkehren, während bei Patienten, bei denen eine MRT eine anhaltende, bilaterale kortikale Aktivierung aufzeigt, die Genesung langsamer verläuft (Ward et al. 2003). Allerdings zeigen nichtinvasive Studien der Gehirnfunktion, dass auch bei Patienten, die sich gut erholen, eine erheblich veränderte Aktivierung vorliegt (Ward u. Cohen 2004, Cramer u. Bastings 2000, Cramer et al. 1997). Die veränderten Gehirnaktivierungsmuster tragen möglicherweise zur Fatigue bei. Selbst nach einer guten Wiederherstellung werden beträchtliche Mengen an Energie und eine hohe Gehirnaktivierung benötigt, um auch nur einen Zeigefinger bewegen zu können (Cramer u. Bastings 2000). Eine verringerte Krafterzeugung geht mit einer verstärkten Anstrengung für das Ausführen von Bewegungen einher (Toft 1995). Somit kann Schwäche eine weitere Ursache der Erschöpfungszustände sein. Mehrere Studien haben die maßgeblichen Faktoren von Erschöpfungszuständen nach einem Schlaganfall untersucht. Die Ergebnisse waren nicht eindeutig genug bzw. unzureichend, um auch nur eine einzige Ursache genau zu bestimmen (Lerdal et al. 2009).

Aktuell vorliegende Erkenntnisse legen nahe, dass eher die negativen als die positiven Anzeichen die funktionelle Wiederherstellung nach einem Schlaganfall beeinträchtigen (Canning et al. 2004). Diese sollten somit ein primäres Ziel der Neurorehabilitation sein.

Positive Anzeichen

Folgende positive Anzeichen lassen sich nach einer Läsion der oberen Motoneurone beobachten (Pandyan et al. 2005, Canning et al. 2004, Thibaut et al. 2013):

- verstärkte Sehnenreflexe mit Radiatio
- Massenreflexe
- Klonus
- dyssynergetische Muster der Kokontraktion bei Bewegungen
- Spastizität
- assoziierte Reaktionen und dyssynergetische, stereotype spastische Dystonien
- Flexorspasmus
- Extensorspasmus

Diese Symptome gehen in erster Linie mit der Reorganisation des ZNS einher, was impliziert, dass Lernen eine wesentliche Rolle bei der Entwicklung und Etablierung sekundärer Veränderungen (positiver Anzeichen) spielt. In der klinischen Situation werden häufig die Begriffe *Spastizität* und *assozi-*

ierte Reaktionen verwendet. Der Ausdruck Spastizität wird in unterschiedlichen Kontexten mit unterschiedlichen Bedeutungen gebraucht.

Spastizität

Der Begriff *Spastizität* wird sehr unterschiedlich interpretiert, angefangen von Lances Definition (1980) (in Young 1994) einer Hyperreflexie und einem geschwindigkeitsabhängigen Widerstand gegen passive Dehnung, bis hin zu einem Problemkomplex, der sowohl neuronale als auch nichtneuronale Gewebeveränderungen einschließt. Die Definition von Lance wurde dahingehend kritisiert, dass sie zu restriktiv sei und Spastizität lediglich als eine Form der Hypertonie betrachte. Spastizität wurde als Syndrom (Burke 1988, Brown 1994), als Erkrankung (Toft 1995) und als Ergebnis einer Entwicklung (Carr et al. 1995) beschrieben. Sie steht in Beziehung zur funktionellen Plastizität des ZNS (Burke 1988, Brown 1994, Barnes u. Johnson 2008). Eine Untersuchung der in der Literatur verwendeten Definitionen von Spastizität hat ergeben, dass 31 % der Referenzen die Definition von Lance zugrunde legten, wohingegen 35 % von einem erhöhten Muskeltonus sprachen, ohne diesen näher zu spezifizieren. Darüber hinaus verwendeten 3 % andere Definitionen, während 31 % überhaupt keine Definition anwendeten (Malhotra et al. 2009). Diese unterschiedlichen Definitionen machen es schwierig, Studien zur Spastizität und dem Ergebnis von Behandlungsinterventionen miteinander zu vergleichen. Das *Support Network for the Assembly and Database for Spasticity Measurement* (EU-SPASM) wurde von der Europäischen Kommission beauftragt, Methoden zur Messung von Spastizität zu untersuchen und zu evaluieren, sowie in Europa einen Rahmen der Expertise zu schaffen. Diese Gruppe hat die Literatur ausgewertet und unterschiedliche Aspekte des Gebrauchs des Begriffs *Spastizität* hervorgehoben. Die Ergebnisse wurden 2005 in der Zeitschrift *Disability and Rehabilitation* veröffentlicht (Pandyan et al. 2005, Platz et al. 2005, Wood et al. 2005, Voerman et al. 2005, Burridge et al. 2005).

Pandyan und Mitarbeiter (Pandyan et al. 2005) definieren Spastizität als *„gestörte sensomotorische Kontrolle, verursacht durch eine Läsion der oberen Motoneurone (UMN), die sich als eine intermittierende oder nachhaltige unwillkürliche Aktivierung von Muskeln manifestiert“*. Diese Definition schließt Veränderungen der Struktur und der Funktion des ZNS ein – sowohl die negativen Anzeichen von Läsionen der oberen Motoneurone als auch die biomechanischen Veränderungen von Weichteilen und Gelenken (nicht neuronale Veränderungen).

Eine gestörte motorische Kontrolle hat folgende Konsequenzen:

- Der Verlust der Modulation aus höheren Zentren führt zu einer verminderten Inhibition von α-Motoneuronen, die auf eine exzitatorische Stimulation mit abnormen Feuerfrequenzen und abnormer Dauer reagieren. Der Verlust von zum Rückenmark absteigender Fasern führt bei zahlreichen verschiedenen Arten von inhibitorischen Interneuronen zu einer verringerten Aktivität.
- Aktivität in anderen afferenten Leitungsbahnen (z. B. kutan, propriozeptiv). Die kutanen Leitungsbahnen scheinen eine Rolle bei der Spastizität zu spielen.
- Störungen der Feedforward-Modulation von Reflexaktivität
- Ein untypisches Verhalten von Moto- und Interneuronen, das als *Plateaupotenziale* beschrieben werden. Ein stabiles Membranpotenzial, das stärker depolarisiert wird als das normale Ruhepotenzial, verursacht, dass eine Zelle in Abwesenheit einer kontinuierlichen synaptischen Erregung Aktionspotenziale abfeuert. Der Schwellenwert zum Abfeuern wird auf einem niedrigeren Niveau erhalten und führt zur Depolarisation des Neurons, auch ohne kontinuierliche synaptische Erregung.

Die Mechanismen, die der Spastizität zugrunde liegen, sind komplex und multifaktoriell. Man nimmt an, dass das spastische Syndrom beim Menschen auf vielfältige klinische Faktoren zurückzuführen ist, zu denen unter anderem ein exzessiver Muskeltonus (Hypertonus), Veränderungen der Muskeleigenschaften, eine exzessive Reflexaktivität (Hyperreflexie) und Muskelzuckungen (Klonus) gehören (Dietz u. Sinkjaer 2007). Alle vorgenannten Faktoren sind klinische Anzeichen für Spastizität, die auch unabhängig voneinander auftreten können und nicht unbedingt eine gemeinsame Pathophysiologie aufweisen. Zu den Veränderungen der Struktur und Funktion des ZNS können zählen:

- eine Verstärkung (Amplifikation) des Dehnungsreflex-Netzwerkes; d. h. das entsprechende α-Motoneuron reagiert stärker als gewöhnlich auf den jeweiligen afferenten Input (Ia und II), was auf diverse Mechanismen zurückzuführen sein kann:

  - erhöhte Erregbarkeit von Motoneuronen
  - Änderungen der Eigenschaften des α-Motoneurons
  - eine verringerte Ia-präsynaptische Inhibition
  - Veränderungen der Inhibition aus der efferenten Bahn
  - eine veränderte reziproke Inhibition
  - eine verringerte rekurrente Inhibition
  - eine erhöhte Erregbarkeit in den Flexorreflexbahnen (Entzug)
  - ein verändertes Feedback zur Krafterzeugung (Feedback über die tatsächliche Krafterzeugung im Muskel)
- ein verringerter Schwellenwert der Dehnungsrezeptoren (d. h. der Dehnungsreflex wird bei Menschen mit Spastizität leichter ausgelöst). Dies wird möglicherweise von einer erhöhten Sensibilität der Rezeptoren und einem verstärkten Antrieb der Muskelspindelefferenzen ausgelöst. Aktuelle Erkenntnisse legen die Vermutung nahe, dass die afferente Spindelaktivität bei Schlaganfallpatienten nicht unbedingt pathologisch ist (Pandyan et al. 2005).

Laut Yelnik und Kollegen (2010) *„wird der Begriff Spastizität oft über seine Definition hinaus verwendet, um unterschiedliche Arten muskulärer Überaktivität zu bezeichnen. Der Begriff „Muskelüberaktivität“ ist zutreffender und sollte bevorzugt genutzt werden“.*

Das komplexe Problem des Syndroms des oberen Motoneuronss

Die komplexen Probleme, vor denen Fachkräfte im Gesundheitswesen bei Patienten mit UMN-Läsionen stehen, können also eine Kombination aus negativen Anzeichen, Spastizität oder – wie bereits definiert – Muskelhyperaktivität und anderen Faktoren sein. Pandyan und Kollegen (2005) vertreten die Ansicht, dass *„es in der Literatur nicht ausreichend Beweise gibt, welche die Hypothese stützen, dass die abnorme Muskelaktivität bei Spastizität einzig auf eine Hypererregbarkeit der Dehnungsreflexe zurückzuführen ist. Es sieht so aus, als ob Aktivität in anderen afferenten Bahnen (z. B. kutan), supraspinalen Kontrollbahnen (oder -systemen) und sogar Veränderungen des α-Motoneurons ebenfalls zu den Anzeichen und Symptomen beitragen, die mit Spastizität und anderen Merkmalen des UMN-Syndroms in Verbindung gebracht werden.“* Auch weitere Faktoren können mit dem UMN-Syndrom assoziiert sein:

- Trägheitskomponenten aus Segmenten der Extremitäten
- Veränderungen der viskoelastischen Eigenschaften von Weichteilen und Gelenken
- eine abnorme willkürliche Muskelaktivierung
- abnorme unwillkürliche Aktivierung, die aus anderen Phänomenen resultiert als der Hypererregbarkeit des Dehnungsreflexes
- die kognitiven und/oder perzeptiven Fähigkeiten des Patienten (die Fähigkeit, eine Anleitung zu verstehen usw.)

Klinisch betrachtet scheinen ein verändertes sensorisches Feedback und eine veränderte sensorische Wahrnehmung ebenfalls eine bedeutende Rolle zu spielen. Therapeuten beobachten an ihren Patienten, dass die Patienten die *Konsequenzen* der Läsion als Ganzes wahrnehmen. Daher müssen die Ressourcen und Probleme des Patienten analysiert und Interventionen auf einer individuellen Basis geplant werden.

Muskelhyperaktivität wird mit Läsionen in Verbindung gebracht, die die CRS-Bahnen beeinträchtigen: Es sind dies Läsionen der kortikoretikulären Bahnen auf der Ebene der Großhirnrinde oder der Capsula interna und der spinoretikulären sowie spinovestibulären Bahnen auf der Ebene des Rückenmarks (Pandyan et al. 2005, Burke 1988, Burke et al. 2013, Brown 1994, Brodal 2010). Das spinoretikuläre System spielt eine wichtige Roll bei der Stabilisierung der proximalen Körpersegmente. Läsionen, welche die CRS beeinträchtigen, werden oft mit Dysfunktionen der posturalen Kontrolle und Balance sowie mit Spastizität in Verbindung gebracht. Studien zum kortikospinalen System lassen vermuten, dass Läsionen dieses Systems nicht zu Spastizität führen, sondern einen Verlust distaler Geschicklichkeit mit sich bringen (Brodal 2010). Indirekt können die Funktionen des Kleinhirns und der BG gestört sein, was zu Ungeschicklichkeit führt.

Klinische Überlegungen: Spastizität und assoziierte Reaktionen

Der Begriff *assoziierte Reaktionen* wird von verschiedenen Klinikern sowohl unterschiedlich verstanden als auch unterschiedlich verwendet. Dieser Abschnitt präsentiert klinisch relevante Überlegungen zu Spastizität und assoziierte Reaktionen und beschäftigt sich mit einigen Hypothesen zu möglichen kausalen Beziehungen, mit Faktoren, die diese Reaktionen initiieren, und den Konsequenzen für die motorische Kontrolle des Patienten.

Der Begriff *assoziierte Bewegung* bezieht sich auf natürliche Aktivität, die weder erhebliche Anstrengung erfordert noch komplex oder neu ist, und bei der es sich um normale Eigenschaften der Bewegung handelt. Assoziierte Bewegungen haben zahlreiche gemeinsame Merkmale mit assoziierten Reaktionen, doch manche Aspekte sind unterschiedlich. Wenn eine neue Fertigkeit erlernt wird, nehmen die assoziierten Bewegungen allmählich ab. Dies ist bei assoziierten Reaktionen nicht der Fall. Assoziierte Reaktionen sind durch eine Aktivierung von motorischen Einheiten und Muskeln gekennzeichnet, die normalerweise nicht an der ausgeführten Bewegung beteiligt sind und die sich durch das Üben der Bewegung verstärken. Man kann sie auch als *dyssynergetische Bewegungsmuster* bezeichnen. Viele Patienten mit unterschiedlichen ZNS-Läsionen leiden unabhängig von ihrer genauen Diagnose unter ähnlichen Symptomen (z. B. zerebralen Infarkten, intrazerebralen Blutungen, subduralen Blutungen, traumatischen Hirnverletzungen (TBI), MS und anderen Läsionen der oberen Motoneurone, sowie unter unvollständigen SCI).

Die folgende Diskussion bezieht sich auf Veränderungen, die infolge eines Schlaganfalls beobachtet wurden. Einige Stunden oder Tage nach einem Schlaganfall beginnt der Patient, initiale motorische Aktivitäten zu zeigen. Manche davon sind kontrolliert, bei einigen handelt es sich jedoch häufig um unkontrollierte Bewegungen der stärker beeinträchtigten Körperteile (der sogenannten hemiplegischen Seite). Unkontrollierte Aktivität tritt meist zuerst in Situationen auf, die eine motorische Kontrolle erfordern, die der Patient noch nicht entwickelt hat (z. B. Gleichgewicht). Sie tritt in der Regel zunächst im Arm oder im Bein auf, ist oft aber auch im Rumpf zu beobachten. Es escheint, als ob eine kompensatorische, unwillkürliche motorische Reaktion dann auftritt, wenn die Aufgabe zu schwierig oder mit Anstrengung verbunden ist (zu hohem Kraftaufwand für die Erfordernisse der aktuellen Situation), oder in Situationen, in denen sich der Patient unsicher, instabil oder unglücklich fühlt – oft in Verbindung mit der Furcht vor einem Sturz oder dem Gefühl, über zu wenig Kontrolle zu verfügen, um die Aufgabe meistern zu können. Im Laufe der Zeit kann sich diese unwillkürliche Muskelrekrutierung verstärken, sie tritt in einer größeren Anzahl von Situationen auf, sie wird leichter getriggert und kann sich – für den einzelnen Patienten – zu einem stereotypen unwillkürlichen Aktivitätsmuster entwickeln. Diese Muster sind durch einen Mangel an Variabilität gekennzeichnet und können in einer zunehmenden Anzahl von Situationen in unterschiedlicher Ausprägung zunehmend leicht aktiviert werden. In der Literatur werden sie oft wie folgt beschrieben:

- abnorme synergistische Muskelaktivität (Carr u. Shepherd 1983)
- abnorme Bewegung oder Mobilität (Shumway-Cook u. Woollacott 2006)
- abnorme Bewegungssynergien (Tyldesley u. Grieve 1996)
- spastische Bewegungsmuster (Stokes 1998)
- assoziierte Reaktionen (Bobath 1990, Dvir u. Panturin 1993, Edwards 1996, Pandyan et al. 2005, Burke et al. 2013)

Laut Auffassung der Autorinnen beziehen sich diese motorischen Störungen alle auf den gleichen Aspekt der motorischen Aktivität. Im Folgenden wird hier der Begriff *assoziierte Reaktion* (AR) verwendet. Ausgehend von einem hierarchischen Modell des ZNS, betrachtete man AR früher als das Auslösen eines primitiven Reflexes aufgrund einer ZNS-Läsion (Bobath 1978). Die Forschung im Hinblick auf Struktur und Funktion des ZNS, Plastizität und verschiedene Aspekte der Bewegungswissenschaft hat gezeigt, dass das ZNS im Rahmen kontextbasierter Bewegungen nicht von Reflexen an sich gesteuert wird und außerdem nicht hierarchisch organisiert ist. Stattdessen handelt es sich um ein multidirektionales, integriertes System, das sich durch die Interaktion des Individuums mit der Umwelt entwickelt.

AR stehen in Bezug zur postläsionalen Reorganisation des ZNS und werden als ein aktivitätsabhängiger Lernprozess betrachtet, in dem der Patient versucht, mit der Umwelt zu interagieren, ohne über die notwendigen Voraussetzungen zur motorischen Kontrolle zu verfügen (d. h. als das Ergebnis eines veränderten Verhaltens).

Walshe (1923) hat als erster die assoziierten Reaktionen als tonische, posturale Reaktionen von Muskeln beschrieben, die ihrer willkürlichen Kontrolle beraubt sind. Wenn motorische Kontrolle allgemein oder lokal vermindert ist, wirkt sich dies auf das Gleichgewicht aus. Spastizität und assoziierte Reaktionen stehen in Verbindung mit Schädigungen (indirekt oder direkt) der CRS- und der vestibulären Systeme, die eine wichtige Rolle bei der posturalen Kontrolle spielen. Klinische Erfahrungen haben gezeigt, dass assoziierte Reaktionen häufiger mit Aktivitäten einhergehen, die eine Herausforderung für das Gleichgewicht darstellen, als mit Aktivitäten wie Liegen oder Sitzen. Das Gehen ist eine Herausforderung für das menschliche Gleichgewicht und kann über die spinovestibulären Bahnen zu einer verstärkten Muskelarbeit gegen die Schwerkraft führen (den Extensoren der Beine und den Flexoren des Arms und der Hand). Somit könnte eine Erhöhung der Erregbarkeit der spinovestibulären Bahnen eine Erklärung für die flektierte Armhaltung nach Schlaganfall sein, die klinisch oft beim Gehen oder beim Übergang von der Sitzposition in den Stand beobachtet wird (Kline et al. 2007). Wenn ein Schlaganfallpatient positive Anzeichen aufweist, kann man davon ausgehen, dass seine posturale Kontrolle bis zu einem gewissen Grade reduziert sein wird. Daher muss der Patient sowohl eine verringerte posturale Kontrolle als auch geschwächte motorische Funktionen kompensieren. Die (Re-)Organisation des ZNS ist aktivitätsabhängig, d. h. davon, wie der Körper gebraucht wird (Form-Funktion). Umgekehrt ist die motorische Kontrolle von der Struktur und Funktion des ZNS, der integrierten Systemkontrolle und von den biomechanischen Faktoren (Form-Funktion) abhängig. Wahrscheinlich gibt es keine *einzelne* Ursache für die Entwicklung von AR. Sie sind multifaktoriell und der exakte Mechanismus variiert von Individuum zu Individuum. AR sind das, was der Kliniker als unwillkürliche, desorganisierte Aktivität wahrnimmt oder betrachtet, ein Ausdruck der Aktivität innerhalb des ZNS und der Interaktion mit externen und internen Anforderungen. AR können zu sekundären Veränderungen von Muskeln, Bindegewebe und Haut sowie zur Fehlausrichtung (d. h. nichtneuralen Veränderungen) führen.

Andere Faktoren, die zur Muskelsteifigkeit beitragen: nichtneuronale Veränderungen

Jüngere Studien deuten darauf hin, dass neben pathologischen Veränderungen in der Aktivierung von Motoneuronen (unwillkürliche, supraspinale absteigende Inputs, inhibierte Reflexe usw.) auch veränderte Muskeleigenschaften zum klinischen Erscheinungsbild der Spastizität von Extremitäten beitragen (Dietz u. Sinkjaer 2007). Muskelhypertonie nach einem Schlaganfall scheint eher mit einer subklinischen Muskelkontraktur in Verbindung zu stehen als mit der Hypererregbarkeit von Reflexen, außerdem mit Veränderungen des Kollagengewebes und der Sehnen, einer Verstärkung der intrinsischen Steifigkeit von Muskelfasern und einem Verlust von Sarkomeren, der zur subklinischen Kontraktur führt. Darüber hinaus tragen veränderte mechanischen Eigenschaften von Muskelfasern eventuell auch zu einem Anstieg des Muskeltonus bei (Dietz u. Sinkjaer 2007).

Zahlreiche Autoren beschreiben sekundäre Veränderungen der Muskeln und des Bindegewebes als Teil der motorischen Störung des Patienten (Goldspink u. Williams 1991, Voerman et al. 2005, Wood et al. 2005). Einige Studien zeigen, dass es infolge einer UMN-Läsion möglicherweise zu einer graduellen Umwandlung von Muskelfasern kommt: Goldspink und Williams (1991) sowie Hufschmidt und Mauritz (1985) haben beobachtet, dass Typ-I-Fasern schnell verkümmern aufgrund veränderten Aktivierungsmustern, die zu Immobilität oder verändertem Gebrauch der Extremtiäten führen. Die Autoren haben außerdem demonstriert, dass Muskeln, die ursprünglich eher phasisch waren, sich teilweise in Muskulatur mit eher tonischen Eigenschaften umwandelten. Schlaganfallpatienten, die Spastizität aufweisen, zeigen auch eine verstärkte Muskelatrophie, insbesondere von Typ-II-Fasern (Dietz u. Sinkjaer 2007). Die Forscher entdeckten eine erhöhte Anzahl von Typ-I-Fasern im M. gastrocnemius, der normalerweise über einen höheren Anteil von Typ-IIa-Fasern verfügt. Je nach Art der erforschten Patienten und Muskeln haben unterschiedliche Studien verschiedene Ergebnisse hervorgebracht, aber alle haben demonstriert, dass sich Muskelfasern in Reaktion auf eine UMN-Läsion verändern.

Wenn ein paralysierter Muskel in einer verkürzten Position gehalten wird, verliert er Sarkomere: Der Muskel „passt sich an", damit er trotz verkürzter Muskellänge optimal Kraft erzeugen kann. Das Ergebnis ist der Beginn einer Kontrakturformation.

Bei Patienten mit TBI, die mehr als 3 Wochen im Koma lagen, hat man festgestellt, dass die Kontrakturen signifikant anstiegen – vermutlich aufgrund des langen Zeitraums der Immobilität. Von den Patienten, die infolge der TBI unter Hemiplegie litten, entwickelten 97 % auch Kontrakturen in den weniger beeinträchtigten Extremitäten (Yarkony u. Sahgal 1987).

Der erhöhte Widerstand gegen passive Bewegungen infolge einer ZNS-Läsion ist wahrscheinlich auch das Ergebnis eines weiteren Muskelphänomens, das man als *Thixotropie* bezeichnet (Vattanasilp et al. 2000). Der Begriff *Thixotropie* wurde für Substanzen verwendet, die man durch Umrühren von Gel in eine Lösung verwandeln kann. Sowohl Muskeln als auch Bindegewebe weisen dieses Phänomen auf. Muskeln verhalten sich insofern thixotrop, als dass ihre Steifigkeit von der Bewegungshistorie der Extremitäten abhängt. Zum Beispiel kann die paralysierte Extremität, wenn sie über einen längeren Zeitraum in verkürzter Position gehalten wurde, einen erhöhten Widerstand gegen passive Bewegungen zeigen. Nachdem die paralysierten Muskeln jedoch gedehnt, bewegt oder aktiviert wurden, verringert sich der Widerstand und die Muskeln werden „lockerer" (Vattanasilp et al. 2000).

Die Frage, ob nun Veränderungen der Muskeleigenschaften oder Veränderungen der neuronalen Aktivität wichtiger sind, hängt vom individuellen Patienten und den untersuchten Muskeln ab. Es ist daher sehr wichtig, dass das Behandlungsteam weiß, welche Faktoren für die AR, die motorischen Ressourcen und die Abweichungen verantwortlich sind. Die Kombination aus Dysbalance und einer gestörten motorischen Kontrolle, zusammen mit dem Erfordernis, unabhängig zu funktionieren, können den Patienten dafür prädisponieren, assoziierte Reaktionen und sekundäre, nichtneuronale Komplikationen zu entwickeln (Ashburn u. Lynch-Ellerington 1988 (S. 307), Cornall 1991). Klinisch ist es bedeutsam, zwischen den neuronalen und nichtneuronalen Komponenten der motorischen Störung zu differenzieren. Interventionen zur Behandlung der graduellen Entwicklung von Kontrakturen unterscheiden sich von der Behandlung der motorischen Störung an sich, und können die Verwendung von Schienen, chirurgische Eingriffe, eine strengere Positionierung und ein umfängliches Managementprogramm beinhalten.

Zusammenfassung ✓

- In der ersten Woche nach Schlaganfall sollte eine intensive, spezifische Stimulation nur mit Vorsicht durchgeführt werden. Klinische Entscheidungen sollten sich an dem Niveau des Patienten hinsichtlich Exzitation und Aufmerksamkeit orientieren. Außerdem sollten der Blutdruck, der intrakraniellen Druck und die Körpertemperatur des Patienten miteinberücksichtigt werden. Wenn die Stimulation zu spät geschieht, kann dies dazu führen, dass die Patienten eine zu geringe Aktivität wiedererlangen.
- Schlaganfall, MS und andere Ursachen von Gehirnläsionen durch Trauma und Krankheit werden gemeinsam als UMN-Läsionen klassifiziert.
- Motorische Dysfunktionen infolge von UMN-Läsionen werden in positive und negative Anzeichen eingeteilt.
- Die negativen Anzeichen – Schwäche, Geschicklichkeitsverlust und Erschöpfungzustände – scheinen die wesentlichen Faktoren zu sein, die eine Wiederherstellung der Funktion bei Schlaganfallpatienten beeinträchtigen.
- Die Mechanismen, die der Spastizität zugrunde liegen, sind komplex und multifaktoriell.
- Pandyan und Mitarbeiter (2005) definieren Spastizität als *„gestörte sensomotorische Kontrolle, verursacht durch eine Läsion der oberen Motoneurone (UMN), die sich als eine intermittierende oder nachhaltige unwillkürliche Aktivierung von Muskeln manifestiert."*
- Veränderungen von Muskeleigenschaften (nichtneuronale Veränderungen) tragen ebenfalls zum klinischen Erscheinungsbild der Spastizität von Extremitäten bei.
- Bei assoziierten Reaktionen handelt es sich um tonische, posturale Reaktionen von Muskeln, die keine willkürliche Kontrolle mehr besitzen.

Kapitel 3

Bewegung

3

3 Bewegung

3.1 Einführung

Die menschliche Bewegung ist komplex. Zum Thema liegt bereits sehr umfangreiche Literatur vor: In der jüngeren Vergangenheit wurden zahlreiche Forschungsarbeiten auf unterschiedlichen Gebieten der Bewegungswissenschaften publiziert. Die Bewegungswissenschaften erforschen Bewegung aus unterschiedlichen Perspektiven, beispielsweise aus Sicht der Physiotherapie, Psychologie, Pädagogik, Physik, Neurophysiologie, Biomechanik und Biologie. Die Wissenschaftler stellen Basiswissen über Bewegung zur Verfügung, das für alle Therapeuten relevant ist. Viele Forschungsarbeiten zum Thema Bewegung werden allerdings nach wie vor in Forschungslaboren an gesunden, jüngeren Menschen durchgeführt. Ihre Ergebnisse sind daher nicht unbedingt immer direkt auf Patienten in einer klinischen Situation anwendbar.

In diesem Buch wird die Physiotherapie auf der Grundlage der Erfahrung, des Wissens und der Meinung der Autorinnen dargestellt, die qualifizierte Trainerinnen der *International Bobath Instructors Training Association* (IBITA) sind. Beschrieben wird ein Konzept. Das Wort *Konzept* bezieht sich auf *„etwas, das verstanden wurde, eine Idee"* (Thomas 1985), oder es ist *„ein Element, dass zur Entwicklung einer Theorie"* genutzt wird. In diesem Buch wird *Konzept* auf die Wissensbasis bezogen, die Grundlage für das Clinical Reasoning ist. Ein konzeptionelles Verständnis entsteht somit nicht allein durch das Erlernen einer Methode, sondern vielmehr dadurch, dass man lernt, die Bewegungsprobleme des Individuums zu *analysieren* und *Verknüpfungen herzustellen.* Die entscheidende Frage hierbei lautet: *Wieso* bewegt sich die Person auf diese Art und Weise? Dieses Kapitel ermöglicht es den Leserinnen und Lesern, ihr eigenes Verständnis für Gleichgewicht und Bewegung zu entwickeln. Ferner beleuchtet es einige der Hypothesen, auf die sich Therapeuten bei der Auswahl ihrer Behandlungsmethoden für Patienten mit Läsionen des zentralen Nervensystems (ZNS) stützen.

Man weiß heute, dass sich das ZNS je nach Input und den Reaktionen darauf verändert. Zwischen dem Individuum und der Umwelt findet eine konstante Interaktion statt, die den Körper und das Gehirn formt – Plastizität stellt die Brücke zwischen Gehirn und Verhalten dar. Dies bedeutet, dass menschliche Bewegung anpassungsfähig ist. Sowohl gesunde Menschen als auch Patienten nach einer ZNS-Läsion verfügen über die Fähigkeit, zu lernen. Therapeuten gestalten maßgeblich das Umfeld und die Rehabilitation des Patienten. Die Behandlung führt mit der Zeit zu Veränderungen der kortikalen Aktivierungsmuster (Nelles 2004). Das Ziel sollte sein, Patienten bei der Entwicklung und Optimierung ihres eigenen Potenzials zu unterstützen. Allerdings *„sind wir derzeit zu Interventionen gezwungen, um den Patienten ‚herauszuholen', die angeblich kosteneffizient sind. Aber trainieren wir damit nicht womöglich kompensatorische Strategien, die eine echte Genesung verhindern, den Behandlungszeitraum verlängern und den langfristig benötigten Pflegeaufwand für den Patienten erhöhen?"* (Held 1987). Diese Aussage scheint heute noch genauso zutreffend, wie vor fast 30 Jahren, als sie ursprünglich formuliert wurde.

Fachkräfte im Gesundheitswesen sind mit einem Dilemma konfrontiert: Sie wissen oft, was möglich ist, verfügen aber selten über die Ressourcen, um es umzusetzen. Dadurch können sie das Potenzial des Patienten einschränken, weil ihnen z. B. der Optimismus und die Visionen sowie das Vertrauen in die Genesung des Patienten fehlen. Therapeuten setzen Ziele auf einem Niveau, das ihren eigenen Ressourcen (Zeit, Wirtschaftlichkeit, Kompetenz) und Überzeugungen entspricht. Dies steht häufig nicht unbedingt im Einklang mit den tatsächlichen Zielen, die ein Patient in Bezug auf die Wiederherstellung seiner Funktionen erreichen könnte, basierend auf der Lokalisation und dem Ausmaß der Läsion sowie dem prämorbiden Status, dem Allgemeinzustand und seinen plastischen Möglichkeiten – der Lernfähigkeit des Patienten.

Zuallererst sollten Therapeuten ihre Hypothesen in Bezug auf die funktionellen Fähigkeiten des Patienten überprüfen. Sie sollten stets von einer Genesung ausgehen und auf diese hinarbeiten und daher Kompensation eher verhindern als fördern. Sie sollten die Probleme jeder einzelnen Person sorgfältig analysieren und frühzeitig intervenieren (Held 1987).

In der Rehabilitation orientieren sich die Ziele an den Domänen der Internationalen Klassifikation der Funktionsfähigkeit, Behinderung und Gesundheit (*International Classification of Functioning, Disability, and Health – ICF*):

- Teilhabe:
  - Teilhabe am Leben, Rollenerfüllung

- Aktivität:
  - Hauptaktivitäten
  - Alltagsfunktionen
  - Funktionen innerhalb der eigenen Umgebung des Patienten
- Körperfunktionen und -strukturen:
  - Gleichgewichtskontrolle, Bewegung und Funktion
    - Verbesserung von posturaler Kontrolle und selektiven Bewegungen
    - Wiederherstellung der Fähigkeit, mit der Umwelt zu interagieren
    - Kontrolle über die Rekrutierung des Tonus durch das Erlernen einer frühzeitigen, schrittweisen Interaktion mit der Schwerkraft bei guter Ausrichtung, um die Muskelaktivierung zu optimieren – mit Unterstützung oder Fazilitation, wo und wann immer nötig
    - Entwicklung angemessener Strategien und Bewegungsmuster
    - Entwicklung angemessener Kraft, um mit der Schwerkraft interagieren zu können
    - Erhalt der Muskellänge und des Bewegungsumfangs

Patient und Therapeut legen die physiotherapeutischen Ziele gemeinsam fest. Die Bedürfnisse und Ziele des Patienten müssen mit den Therapiezielen übereinstimmen. Die Herausforderung für den Therapeuten besteht darin, die Kompetenzen, die Kenntnis und das Verständnis des Patienten für einen Prozess zu stärken, der zu größerer Teilhabe und Unabhängigkeit führt. Dies benötigt allerdings Zeit. Für viele Patienten besteht die Behandlung in allererster Linie darin, die selektive posturale Kontrolle und das Gleichgewicht in funktionellen Situationen zu verbessern, um sie auf die täglichen Aktivitäten im eigenen Umfeld übertragen zu können. Wenn es Patienten gelingt, ihre posturale Kontrolle auf einem Niveau wiederherzustellen, das ihnen eine umfänglichere Teilhabe an ihrem Umfeld, eine bessere Umweltorientierung und Integration in die sie umgebende Welt ermöglicht, verfügen sie nach dem Verständnis der Autorinnen über größere Möglichkeiten zur Teilhabe an verschiedenen sozialen Umfeldern.

Interessen, Wünsche, Ziele, Bedürfnisse, frühere Erfahrungen, Präferenzen und Abneigungen sind bei jedem Menschen anders. Um eine konstruktive Beziehung zum Patienten herstellen zu können, muss der Therapeut dazu in der Lage sein, sich an die unterschiedlichen Individuen anzupassen und ihnen mit einer positiven Einstellung, Empathie, Professionalität und Respekt für die Integrität der Person zu begegnen. Es ist wichtig, eine positive Lernumgebung zu schaffen, den Patienten zu motivieren und zu inspirieren und gleichzeitig realistische Informationen zu vermitteln, ohne ihm die Hoffnung zu rauben. Erkenntnisse stützen die Theorie, dass Patienten ein vielfältiges Umfeld vorfinden sollten, damit ihr Lernpotenzial gesteigert werden kann (Virji-Babul 1991). Motivation und fokussierte Aufmerksamkeit sind wichtige Faktoren für das Lernen (Kap. 2.3). Beurteilung und Behandlung eines Patienten sollten basieren auf:

- Analyse der „normalen" Bewegung
- Analyse der Abweichungen von der „normalen" Bewegung
- Clinical Reasoning
- angemessenen Behandlungsmethoden, um die Wiederherstellung der motorischen Kontrolle des Patienten zu fazilitieren

Die nachfolgenden Kapitel behandeln folgende Themenbereiche:

- Gleichgewicht und Bewegung
- konzeptionelles Verständnis, um sinnvolle Behandlungsgrundlagen zu schaffen, und Auswahl von Behandlungsmethoden, die an die Bedürfnisse der Patienten angepasst sind
- sonstige Formen der Behandlung bzw. Intervention

3.2 Gleichgewicht und Bewegung

3.2.1 Bewegungskontrolle

Wenn wir Mitmenschen beobachten, wie sie sich bewegen, können wir meist gut erkennen, ob diese Bewegungen „normal" ausgeführt werden, da die Art und Weise, wie wir sitzen, stehen, gehen, aufstehen, uns hinsetzen oder uns umdrehen, fast immer gleich ist. Wir nehmen wahr, wenn jemand über ein gutes Gleichgewichtssinn verfügt. Wenn wir die Bewegungsstrategien unserer Mitmenschen beobachten, erkennen wir die gemeinsamen Merkmale der Durchschnittsbevölkerung, die unseren *Genotyp* definieren. Es gibt viele, uns allen gemeinsame Merkmale, wie wir Bewegungsaufgaben lösen:

- angemessene Rekrutierungssequenz und Spannungsaufbau der Muskeln

- notwendiges Bewegungsausmaß zwischen verschiedenen einzelnen Gelenken
- notwendiges Bewegungsausmaß der Extremitäten relativ zum Rumpf
- angemessene Entwicklung des Drehmoments
- angemessene Ausrichtung, die wesentlich für die Sequenzierung und die selektive Aktivierung von Muskeln ist
- angemessener Kraftaufwand – nicht mehr als nötig, um ein Ziel effizient und erfolgreich erreichen zu können
- Rhythmus, Tempo, Variabilität

Damit wir einerseits mit der Schwerkraft interagieren und andererseits gleichzeitig unsere Arme funktionell gebrauchen können, müssen wir grundlegende Komponenten der Bewegungen zeitlich und räumlich koordinieren. Unsere alltäglichen Aktivitäten bedürfen sowohl der Haltungs- als auch der Bewegungskontrolle. Welche Komponenten die wichtigsten sind, hängt von der Person, dem Ziel, der Umwelt und der aktuellen Situation ab. Jedes Individuum verfügt über eine eigene, persönliche Art der Bewegung, den individuellen Ausdruck – den *Phänotyp*. Wir erkennen eine Person an der Art und Weise, wie sie sich bewegt. Bereits die Schritte auf dem Flur zu hören, kann dazu ausreichen: Rhythmus, Schrittfolge, Tempo, Festigkeit, leichte, harte oder schlurfende Schritte – all dies sind Merkmale des Individuums. Der Bewegungsausdruck kann sogar den mentalen Zustand einer Person widerspiegeln: die „extendierte", selbstsichere Persönlichkeit oder die „flektierte", bescheidene, unsichere oder furchtsame Person – um nur 2 mögliche Extreme zu nennen.

Eine Bewegung wird als willkürlich (fokussiert oder zielgerichtet) bezeichnet, wenn sie mit dem Ziel ausgeführt wird, eine gegebene Aufgabe zu bewältigen (d. h. als Mittel zur Umsetzung einer motorischen Aufgabe) (Le Bozec u. Bouisset 2004, Bouisset u. Do 2008). Gemäß den Gesetzen der Mechanik erzeugt eine willkürliche Bewegung Kräfte und Drehmomente, die sich durch den ganzen Körper hindurch bis zur Unterstützungsfläche (*base of support – BoS*) fortpflanzen, wo die Bodenreaktionskräfte (*ground reaction forces – GFR*) entstehen (mehr zum Thema BoS und GRF siehe Kap. 3.3.1). Diese Kräfte und Drehmomente rufen Störungen des menschlichen Gleichgewichts hervor. Daher unterliegen willkürliche Bewegungen 2 antagonistischen Zwängen zum Erhalt des Gleichgewichts: (1) der Bewegung des/der fokalen Segments/Segmente hin zu einem Ziel und (2) der Stabilisation des/der „posturalen" Segments/Segmente (d. h. jener Körpersegmente, die nicht unmittelbar an der willkürlichen Aktion beteiligt sind) (Yiou et al. 2012).

Merke **M!**

Menschliche Bewegung ist variabel und erfordert einen angemessenen Kraftaufwand. Sie ist effizient, effektiv, präzise und erfolgreich und entwickelt sich durch die Interaktion zwischen der Person, der Aufgabe und der Umwelt.

Der Ausdruck *menschliche Bewegung* beinhaltet sowohl die allen Menschen gemeinsamen Merkmale als auch den individuellen Ausdruck. Der Körperbau und die Haltung einer Person vermitteln dem Therapeuten die Bewegungserfahrung der Person und wie sie bislang ihren Körper eingesetzt hat. Im Rahmen der Bewegungsanalyse werden der individuelle Ausdruck und die Ausführung der Bewegung im Hinblick auf das Aktivitätsziel und die Umwelt sowie die Fähigkeit zur Variation bei unterschiedlichen Aktivitäten und in verschiedenen Situationen evaluiert. Die Bewegungsanalyse umfasst sowohl die Beobachtung als auch die (praktische) Ausführung der Aktivität, wobei die Aufmerksamkeit spezifisch auf die folgenden Aspekte gerichtet sein sollte:

- Gleichgewicht
  - posturale Kontrolle
  - posturale Aktivität, Körperbau und Haltung – posturaler Tonus
- die Beziehung zur Schwerkraft, zur Umwelt und zur Unterstützungsfläche
- Koordination, reziproke Innervierung
- die Beziehung zwischen Körpersegmenten und ihrer Funktion (Stabilität – Bewegung)
- Koordination der individuellen Komponenten im Hinblick auf Abfolge, Zeit und Raum (d. h. die Rekrutierung von Bewegungsmustern)
- die selektive Bewegung einzelner Komponenten

3.2.2 Gleichgewicht

Durch Bewegung interagieren wir mit der Umgebung und lernen, uns selbst in Beziehung zur Welt wahrzunehmen, die uns umgibt. Die Grundlage für unsere alltäglichen Aktivitäten ist das Gleichgewicht. Es ist das Ergebnis der Interaktion motorischer, sensorischer und kognitiver Prozesse. Das Gleichgewicht ermöglicht uns Stabilität und Aktivität in Relation zur Schwerkraft und zur Unterstützungsfläche, während wir gleichzeitig unsere – freibleibenden – Arme für funktionelle Aktivitäten einsetzen können. Im grundlegenden Sinne ist das Halten des Gleichgewichts einfach definiert als *nicht hinfallen*. Dennoch ist die Gleichgewichtskontrolle komplex und beinhaltet das Behaupten von Haltungen, die Fazilitation von Bewegungen und die Wiederherstellung des Gleichgewichts (Mancini u. Horak 2010). Damit kann Gleichgewicht sowohl selbst Bewegung sein als auch eine Voraussetzung für Bewegung. Gleichgewicht ist ein ganzheitliches sensomotorisches und perzeptives Zusammenspiel zwischen unserer Umgebung und uns selbst. Es erfordert eine abgestufte, koordinierte und gleichzeitige neuromuskuläre Aktivität des gesamten Körpers. Normalerweise kann sich eine Person der aktuellen Situation anpassen. Das Gleichgewicht verleiht dem Körper Harmonie sowie Sicherheit in Bezug zur Umgebung und ist die Grundlage unseres motorischen Systems. Patienten mit neurologischen Erkrankungen haben einen Teil ihres Bewegungsrepertoires verloren und sind daher nicht mehr in der Lage, ihr Gleichgewicht im gleichen Ausmaß anzupassen, wie zuvor. Sie besitzen weniger Handlungsmöglichkeiten, weil ihr Gleichgewicht gestört ist. Mit einem gestörten oder fehlenden Gleichgewichtssinn müssen wir andere Strategien anwenden, um Stürze zu verhindern. Nach einem Schlaganfall können bei 50–70 % der Patienten Stürze auftreten, die durch ein mangelndes Gleichgewicht zurückzuführen sind und damit auf Beeinträchtigungen der motorischen, sensorischen, kognitiven oder integrativen Aspekte der Bewegungskontrolle können (Kamphuis et al 2013). Die Fähigkeit, das Gleichgewicht zu halten, wird beschrieben als *„der Akt der Aufrechterhaltung, Erreichung oder Wiederherstellung des Körperschwerpunktes (center of mass – COM) in Relation zur Unterstützungsfläche (BoS) oder, allgemeiner ausgedrückt, innerhalb der Grenzen der Stabilität“* (Pollock et al. 2000).

Um das Gleichgewicht halten zu können, muss das Nervensystem dem erstmals von Nikolai Bernstein (1967) dargestellten Problem der „Freiheitsgrade“ begegnen. Aufgrund der Freiheitsgrade bzw. der hohen Anzahl an Faktoren, die während der Bewegung zu kontrollieren sind, haben wir verschiedene Möglichkeiten, eine Aufgabe auszuführen. Das heißt, das Nervensystem ist so flexibel, dass wir eine Auswahl haben. Wie jedoch trifft das ZNS eine solche Auswahl unter einer scheinbar unbegrenzten Anzahl an Möglichkeiten? Wie wählt es beispielsweise eine Kombination aus Gelenkwinkeln aus, um die gewünschte Bewegung zu erzeugen? Oder die richtigen Muskeln mit der angemessenen muskulären Krafterzeugung? Die neuronalen Prinzipien und Mechanismen, die der Fähigkeit des ZNS zur Kontrolle der Freiheitsgrade zugrunde liegen, sind immer noch unbekannt. Bernstein vermutete eine neuronale Strategie zur Vereinfachung der Kontrolle zahlreicher Freiheitsgrade durch die Gruppierung von Outputvariablen. Diese Hypothese gründete sich auf die Beobachtung von Bernstein in Experimenten, dass die Gelenkwinkel während motorischer Aufgaben gemeinsam und nicht unabhängig voneinander kontrolliert zu werden scheinen. Dies wurde durch mehrere Studien bestätigt. Auch jüngere Forschungsergebnisse stützten Bernsteins Hypothese, dass das ZNS die motorische Kontrolle vereinfacht, indem es die Anzahl der zu aktivierenden Muskeln durch feste Gruppierungen oder Synergien begrenzt (Ting u. McKay 2007, Safavynia u. Ting 2012). Eine *Synergie* kann definiert werden als *„ein Set von Muskeln, das durch ein einziges neuronales Kommandosignal rekrutiert wird“* (Torres-Oviedo et al. 2006). Daher kann die Aktivierung von Muskelsynergien ein Mechanismus sein, mit dem das Nervensystem eine wiederholbare und korrelierte Multigelenkkoordination erzielt (Ting 2007).

Die Sprache, die verwendet wird, um Gleichgewicht zu beschreiben, ist nicht eindeutig (Tyson et al. 2006). Die Bezeichnungen *Gleichgewicht* und *posturale Kontrolle* werden synonym verwendet. Es gibt keine allgemein anerkannten Definitionen dieser Begriffe. Gemäß dem Verständnis der Autorinnen ist *Gleichgewicht* ein ganzheitlicher, umfassender Begriff, der das Folgende beinhaltet:

- posturale Kontrolle
- antizipatorische posturale Anpassungen (APA) oder posturale Feedforward-Kontrolle
- Schutzreaktionen/reaktive Strategien

Posturale Kontrolle

Eine der wichtigsten Funktionen des ZNS ist die Koordination von Haltung und Bewegung, um den Körper während selbst initiierter Bewegungen oder extern verursachter Störungen zu stabilisieren (Horak 2006). Das Nervensystem muss bei sämtlichen motorischen Aktivitäten, die auf beiden Füßen stehend ausgeführt werden, den Körperschwerpunkt automatisch oberhalb der Füße ins Gleichgewicht bringen: Jede Bewegung beginnt und endet notwendigerweise mit einer Haltungsanpassung (Dietz 1992). Die posturale Kontrolle wurde sowohl an gesunden Personen als auch an Personen mit muskuloskeletalen und neurologischen Störungen ausführlich untersucht (Jacobs u. Horak 2007, Sousa et al. 2012, Gribble et al. 2012). Sie wird nicht mehr länger als ein System oder ein Set von korrigierenden und das Gleichgewicht wiederherstellenden Reflexen betrachtet (Horak 2006), sondern als organisiert in Beziehung zum Individuum, der Aufgabe und dem Kontext, in dem die Aufgabe ausgeführt wird (Shumway-Cook u. Woollacott 2006). Das posturale Kontrollsystem umfasst sämtliche sensomotorischen und muskuloskeletalen Komponenten, die am Erhalt des Gleichgewichts beteiligt sind. Anders ausgedrückt ist die posturale Kontrolle ein System, das motorische Aktionen unterstützt, indem sie sicherstellt, dass wir während motorischer Aktivitäten unser Gleichgewicht halten. Posturale Kontrolle ist anerkanntermaßen eine Schlüsselkomponente, um Unabhängigkeit bei Aktivitäten des täglichen Lebens (ADL) und instrumentalen ADL (IADL) zu erreichen, wie etwa einkaufen zu gehen (Hsieh et al. 2002).

Eine wesentliche Funktion des Nervensystems ist es, eine effiziente Koordination zwischen Bewegung und Haltung sicherzustellen: *„Haltung und Bewegung sind wie siamesische Zwillinge: unzertrennlich, aber bis zu einem gewissen Grade unabhängig."* (Morasso et al. 2010), oder *„Haltung ist das Fundament, auf dem sich Bewegung entfaltet."* (Cram u. Criswell 2011). Somit hat die Effizienz unseres Gleichgewichtssystems Auswirkungen auf die Effizienz unserer willkürlichen Bewegungen. Um die Gleichgewichtskontrolle zu optimieren, entwickeln wir posturale Anpassungen, die eine kommende Störung vorwegnehmen. Bouisset u. Le Bozec (2002) bezeichnen die Fähigkeit des Körpers, solche Gegenstörungen zu entwickeln, als postural-kinetische Kapazität (*posturo-kinetic capacity – PKC*). Sie beinhaltet *„die Fähigkeit der stabilisierenden Segmente des menschlichen Körpers, willkürliche Bewegungen im Hinblick auf deren Geschwindigkeit und Eindringlichkeit zu unterstützen"*. Gemäß der PKC-Theorie ist die Ausführung einer funktionellen Aufgabe in hohem Maße abhängig von der Fähigkeit der posturalen Komponente, eine effiziente Gegenstörung zu entwickeln (Yiou et al 2007). Diese Theorie wird von mehreren Autoren gestützt, denen zufolge die Ausführung einer willkürlichen motorischen Aufgabe, z. B. auf etwas deuten oder nach etwas greifen, von der exakten Koordination zwischen proximalen (z. B. Rumpf) und distalen Körpersegmenten (z. B. Hand) abhängig ist. Mononen et al. (2007) haben bewiesen, dass die Genauigkeit des Abfeuerns von einer korrekten posturalen Kontrolle des Rumpfes und der unteren Extremitäten abhängig ist. Einige dieser Nachweise stammen aus der Pathologie. Hsieh und Kollegen (2002) z. B. zeigten, dass die Rumpfkontrolle kurz nach einem Schlaganfall einer der stärksten Prädiktoren für die funktionelle Wiederherstellung der oberen Extremität ist. Stoykov und Kollegen (2005) berichteten, dass sich die Geschwindigkeit und Genauigkeit von Bewegungen einer ataktischen oberen Extremität verbesserten, wenn man das Sitzgleichgewicht und die Rumpfkontrolle des Patienten, der einen Schlaganfall im Hirnstamm erlitten hatte, verstärkt trainierte.

Die PKC-Theorie unterstreicht, wie notwendig es ist, posturale Anpassungen in antizipatorischer Erwartung einer Störung zu entwickeln, um die Gleichgewichtskontrolle zu optimieren (Yiou et al 2007). Diese posturalen Anpassungen korrespondieren mit den APA (die APA werden im weiteren Verlauf dieses Kapitels noch ausführlicher behandelt). Die PKC-Theorie betont, wie wichtig posturale Gelenkbeweglichkeit zur Sicherstellung einer effizienten posturalen Kontrolle ist. Insbesondere besagt diese Theorie, dass jeder Faktor, der die posturale Gelenkbeweglichkeit beeinträchtigt (z. B. Alterung oder Pathologie), zu einer Veränderung der Performance von fokussierter Bewegung führt.

Die Haltungskontrolle kann in 2 unterschiedliche, aber interagierende Systeme unterteilt werden:

- das *antizipatorische oder vorsteuernde (Feedforward)* System, in dem posturale Korrekturen im Vorfeld der Bewegung ausgeführt werden
- das *rückgekoppelte (Feedback) oder reaktive System*, in dem die Korrekturen in Reaktion auf Störungen vorgenommen werden

Muskeln sind die Effektoren des posturalen Kontrollsystems und sind wesentlich an der posturalen Stabilität sowohl zu Feedforward- als auch zu Feedback-Mechanismen beteiligt. Die posturale Aktivität ist somit das Ergebnis eines veränderten Tonus – eine funktionelle Adaption (d. h. eine veränderte Verteilung von Aktivität auf unterschiedliche motorische Einheiten, um die Stabilität zu erhalten).

Antizipatorische posturale Anpassung

Als antizipatorische posturale Anpassung (APA) oder Feedforward-Kontrolle bezeichnet man die auf Erfahrung und Lernen basierende, vorausschauende Abstimmung sensorischer und motorischer Systeme in Erwartung posturaler Anforderungen (Shumway-Cook u. Woollacott 2006). Die APA sind aktiv, bevor die Bewegung einsetzt. Sie beinhalten die Aktivität von Muskeln, die an der Erzeugung der Bewegung (der zielgerichteten Bewegung) nicht direkt beteiligt sind, dafür aber am Erhalt der posturalen Kontrolle. Die antizipatorische Kontrolle wird genutzt, wenn vorhersehbar ist, dass Gleichgewicht und Stabilität benötigt werden und das ZNS bereits vor dem Beginn der geplanten Bewegung eine posturale Ausrichtung programmieren kann. Belenkiy und Kollegen (1967) (Massion et al. 2004) haben die APA erstmalig für eine Aufgabe im Zusammenhang mit dem Heben der Arme beschrieben. Seitdem wurden sie an einer großen Bandbreite von willkürlichen Bewegungen erforscht. Durch Erfahrung lernt das ZNS, die Auswirkungen einer *vorhergesehenen Störung* präzise abzuschätzen und die synergetische, antizipatorische Aktivierung selektiver Muskeln einzusetzen, um das höchstmögliche Ausmaß an Körperstabilisierung zu erzielen (Santos u. Aruin 2008).

Zwei unterschiedliche Phänomene werden als APA betrachtet. Dies sind zum einen die frühzeitigen posturalen Anpassungen im Vorfeld der Bewegung, die gelegentlich als vorbereitende APA (*preparatory APA – pAPA*) (Schepens u. Drew 2004, Leonard et al. 2009) oder als *frühzeitige posturale Anpassungen (early postural adjustments – EPA*) (Klous et al. 2011, Krishnan et al. 2012) bezeichnet werden. Das 2. Phänomen sind die posturalen Reaktionen die *während* der Bewegung stattfinden. Sie stabilisieren den Körper oder die Körpersegmente während der Ausführung der Bewegung an sich. Diese werden oft als begleitende APA (*accompanying APA – aAPA*) (Schepens u. Drew 2004) bezeichnet. Sowohl die pAPA als auch die aAPA werden als Feedforward-Mechanismen betrachtet, da sie bereits erzeugt werden, bevor das Feedback aus der stattfindenden Bewegung Einfluss auf sie nehmen kann (Massion 1992). Bei den pAPA und den aAPA handelt es sich nicht um ein einziges Phänomen mit variablem Timing, sondern um 2 unterschiedliche Aspekte der posturalen Vorbereitung auf Störungen (Krishnan et al. 2012). Das Hauptziel der pAPA ist es, effiziente mechanische Bedingungen für die geplante Aktion herzustellen (Klous et al. 2011), wohingegen die aAPA posturale Reaktionen sind, die die Bewegung begleiten. Sie generieren einwirkende Kräfte und kraftvolle Bewegungen, die jenen entgegenwirken, die mit der erwarteten Störung in Verbindung gebracht werden.

Für eine Antizipation ist es notwendig, die eintretende Störung vorhersehen zu können. Dies impliziert, dass das ZNS im Zuge der Bewegungserfahrung interne Modelle entwickelt und abspeichert, die es dann während die Aufgabe ausgeführt wird, verwendet. Der Schlüsselfaktor für die Fähigkeit zur Antizipation ist das *Lernen* (Massion et al. 2004).

Die Forschung hat ergeben, dass die APA auf spezifische Merkmale fokussierter Bewegungen zugeschnitten sind, wie etwa die Richtung und die Geschwindigkeit der erwarteten Störung (Berg u. Strand 2012). Darüber hinaus werden die APA reduziert und die Feedback-Strategien vermehrt, wenn eine Störung unvorhersehbar ist, z. B. wenn wir einen Schritt machen, um einen Sturz zu verhindern. Wenn die Verlagerung plötzlich einsetzt und die Füße Bewegungsfreiheit haben, finden APA möglicherweise nicht immer statt (Santos u. Aruin 2009, Santos u. Aruin 2008). Außerdem kann das ZNS die Aktivierung von APA verringern, wenn bei gesunden Personen posturale Instabilität eintritt, da die APA selbst das Gleichgewicht stören können. Daher wird das ZNS versuchen, zu vermeiden, dass ein verwundbarer, instabiler Zustand einer weiteren Störquelle ausgesetzt wird (Yiou et al. 2012).

Schutzreaktionen und -strategien

Die 2. Kategorie von Anpassungen beschäftigt sich mit den tatsächlichen Störungen des Gleichgewichts. Diese werden als Schutzreaktionen oder kompensatorische Reaktionen (oder kompensatorische posturale Anpassungen [*compensatory postural adjustements – CPA*]) bezeichnet (Santos u. Aruin 2009). Unter diesen Reaktionen versteht man die koordinierte Aktivierung von Muskeln zur Stabilisierung des Körpers *infolge einer Störung* (Ting et al. 2009). Es handelt sich hier nicht um einfache Reflexe, sondern um die synergetische Aktivierung von Muskeln – und somit um Strategien (Kandel et al. 2013). Im Allgemeinen können CPA nicht vorhergesehen werden, sondern sie werden von sensorischem Feedback initiiert (Alexandrov et al. 2005). Jede Schutzstrategie aktiviert unterschiedliche muskuläre Muster und verleiht eine angemessene posturale Stabilität.

Im Stand greifen wir hauptsächlich auf 3 wesentliche Kategorien von Schutzstrategien zurück, um das Gleichgewicht des Körpers wiederherzustellen: Zwei Strategien halten die Füße an Ort und Stelle (diese werden als *Fußplatzierungsstrategien* bezeichnet) und die 3. verändert durch Schritte oder durch Greifen nach etwas die Unterstützungsfläche (Horak 1987, Horak 2006). Letztere bezeichnet man auch als *Unterstützungsveränderungsstrategien.*

- Fußplatzierungsstrategien:
  - Die Fußgelenkstrategie wirkt Schwankungen des Körpers im Stand entgegen und basiert auf einer Aktivierung von distal nach proximal (Horak u. Nashner 1986, Rothwell u. Lennon 1994, Shumway-Cook u. Woollacott 2006).
  - Die Hüftstrategie aktiviert zunächst die untere Rumpf-, Becken- und Hüftmuskulatur (d. h. es handelt sich hier um eine eher kranial-kaudale [proximal-distale] Rekrutierungssequenz). In zahlreichen Situationen werden Schritte gemacht, sofern das Gleichgewicht nicht gefährdet ist, auch wenn die Linie der Schwerkraft innerhalb der Unterstützungsfläche verläuft (Maki u. McIlroy 1997, Shumway-Cook u. Woollacott 2006).
- Unterstützungsveränderungsstrategien:
  - Das Ausführen eines schnellen Schritts und das Greifen nach etwas sind wichtig für die Wiederherstellung des Gleichgewichts. Diese Schutzreaktionen spielen sich viel schneller ab als willentliche Bewegungen der Extremitäten. Sie können sehr effektiv sein, die durch plötzliche, unvorhersehbare Gleichgewichtsstörungen induzierte Bewegung des Körperschwerpunkts (CoM) zu verlangsamen (Maki u. McIlroy 2006). Das Schrittemachen ist in dieser Situation reaktiv, aber Elemente der Planung und Strategie sind stets präsent: Wir platzieren den Fuß in der Richtung, in der wir wahrscheinlich das Gleichgewicht wiederherstellen können. Wenn wir jedoch einen Schritt machen, um die Fortbewegung einzuleiten, planen wir voraus und initiieren Feedforward-Strategien. Dadurch sind nun in stärkerem Maße kognitive Elemente präsent, und es handelt sich nicht mehr um eine Schutzreaktion.
  - Schutzreaktionen zur Abwehr von Gleichgewichtsstörungen sind während des Stehens oder Gehens nicht auf die unteren Extremitäten beschränkt. Vielmehr nimmt man häufig Ganzkörperreaktionen wahr (Marigold u. Misiaszek 2009). Diese Reaktionen zeigen sich in Form von koordinierten Aktionen der unteren Extremitäten und der Arme, sowie in stabilisierenden muskulären Aktivitäten des Rumpfes (Marigold u. Misiaszek 2009). Die Arme werden zu Schutzreaktionen eingesetzt, wenn es nicht möglich oder nicht angebracht ist, Schritte zu machen. Häufig kommen Planungselemente zum Einsatz: Wir platzieren die Arme so, dass sie uns möglichst gut schützen oder die Heftigkeit des Sturzes abschwächen, beispielsweise wenn man nach dem Geländer greift, um das Gleichgewicht zu halten, weil man beim Heruntergehen einer Treppe ausrutscht oder beim Stehen im Bus schwankt (Marigold u. Misiaszek 2009).

Frühe Theorien zur posturalen Kontrolle gingen davon aus, dass sich kompensatorische Strategien von einer festen Unterstützung ausgehend entwickelten, d. h. dass es mit zunehmendem Ausmaß der Störung sukzessive zum Einsatz der Fußgelenkstrategie und dann zur Hüftstrategie kam, und dass Unterstützungsveränderungsreaktionen nur bei extrem großen Störungen eingesetzt wurden, die den CoS aus der BoS drängten. Allerdings ist mittlerweile erwiesen, dass Unterstützungsveränderungsstrategien auch dann oft gewählt werden, wenn das Ausmaß der Störung eher gering ist (McIlroy u. Maki 1996).

Wenn es zu einer Verlagerung kommt, sind Menschen normalerweise in der Lage, unterschiedliche Strategien einzusetzen. Die Fähigkeit zur Auswahl der angemessenen reaktiven Strategie zur posturalen Kontrolle beinhaltet komplexe und integrative sensomotorische Prozesse. Eine effiziente posturale Kontrolle beim Menschen setzt genaues Wissen über die räumliche Konfiguration des gesamten Körpers (Körperschema) und die Lokalisation des Körperschwerpunkts relativ zur Gravitationslinie und Unterstützungsfläche voraus (Bouisset u. Zattara 1981). Daher ist der Einsatz der Strategien situationsabhängig: Die Reihenfolge der Muskelaktivierung variiert in Relation zu Bedürfnissen und Möglichkeiten. Die Auswahl einer Strategie hängt von früheren Erfahrungen, Gewöhnung, Erwartungen und Ängsten ab (Ting 2007). Die Reaktion variiert außerdem in Abhängigkeit von den Füßen: ob diese zum Zeitpunkt der Verlagerung Bewegungsfreiheit haben oder ruhig gehalten werden, ob die Unterstützungsfläche kleiner oder größer ist als die Füße, wie die Verlagerung geschieht und ob die Teilnehmenden an der Studie angewiesen werden, stillzustehen oder es ihnen gestattet ist, sich zu bewegen. Aus der Forschung zu Unterstützungsveränderungsstrategien bei Patienten mit Schlaganfall geht hervor, dass Schrittreaktionen bei diesen prädominant von der „weniger beeinträchtigten“ Extremität ausgeführt werden, selbst dann, wenn diese Extremität durch Hindernisse blockiert ist (Lakhani et al. 2011, Mansfield et al 2012). Darüber hinaus konnte bei Patienten mit Schlaganfall beobachtet werden, dass diese, wenn sie die stärker beeinträchtigte Extremität zur Ausführung von Schritten nutzten, sie den Fuß zeitlich verzögert anhoben, eine geringere Schrittlänge zeigten, mehrere Schritte machten oder überhaupt nicht in der Lage waren, einen Schritt zu initiieren (Lakhani et al. 2011, Martinez et al. 2013). Wird die paretische Extremität stärker genutzt, geht man davon aus, dass dies zu einer besseren Wiederherstellung des Gleichgewichts führt (Mansfield et al. 2013, Mansfield et al. 2012). Studien, die sich mit dem Gleichgewicht bei Patienten mit Parkinson'scher Krankheit (PD) beschäftigen, zeigten, dass bei der Schrittreaktion ein „Einfrieren“ von Schritten bzw. eine verringerte Geschwindigkeit und Schrittlänge vorhanden war (Jacobs u. Horak 2007, Smith et al. 2012).

Es konnte eine Beziehung zwischen APA und CPA demonstriert werden. Santos und Kollegen (2010) haben die Rolle der APA bei kompensatorischen posturalen Anpassungen erforscht und ein Zusammenspiel zwischen antizipatorischen und kompensatorischen Mechanismen zur Gleichgewichtskontrolle nachgewiesen. Die Resultate dieser Studie belegen auch, wie wichtig eine optimale Nutzung von APA bei der Rehabilitation von Personen mit Gleichgewichtsbeeinträchtigungen ist.

3.2.3 Neuronale Prozesse, die zur Entstehung posturaler Kontrollmechanismen beitragen

Es ist weitgehend unbekannt, wie die Koordination von Gleichgewicht und Kontrolle erreicht wird. Man weiß jedoch, dass mehrere neuronale Netzwerke im ZNS zu dieser Koordination beitragen: Areale des Rückenmarks, des Kleinhirns, der basalen Ganglien, der Großhirnrinde und des Hirnstamms sind alle wichtig für das Gleichgewicht (Jacobs u. Horak 2007, Deliagina et al. 2008).

Die Großhirnrinde beeinflusst wahrscheinlich die posturalen Reaktionen, sowohl direkt über die kortikospinalen Schleifen als auch indirekt über eine Kommunikation mit dem Hirnstamm. Ist das Gleichgewicht gefährdet, sorgt sie für eine schnelle und flexible Vorauswahl von spezifischen Aufgaben und angemessenen posturalen Reaktionen (Jacobs u. Horak 2007). Verhaltensexperimente haben gezeigt, dass gesunde Personen, die Informationen über das Ausmaß einer kommenden posturalen Störung erhalten, ihre posturalen Reaktionen in Relation zu diesen Informationen abstufen und modifizieren können. Dies beweist, dass die Großhirnrinde für Feedforward-Anpassungen notwendig ist (Papegaaij et al. 2014). Man nimmt an, dass das supplementäre motorische Areal (SMA) eine Rolle bei der Generierung von APA spielt (Jacobs et al. 2009). Darüber hinaus hat die Verminderung exekutiver Funktionen, wie etwa Aufmerksamkeit, mentaler Kalkulation, Orientierung und Erinnerungsvermögen, Auswirkungen auf das Gleichgewicht, was ebenfalls auf eine Beteiligung der kortikalen Schaltkreise an der posturalen Kontrolle hindeutet (Jacobs u. Horak 2007). Die basalen Ganglien agieren wahrscheinlich bei der Automatisierung der Auswahl und Implementierung von kontextspezifischen posturalen Reaktionen als „Mittler“ zwischen der Großhirnrinde und dem Hirnstamm (Takakusaki et al. 2004). Deshalb können wir die Gleichgewichtsstrategie je nach den aktuellen Anforderungen der Aufgabe verändern. Ferner besteht wahrscheinlich ein Zusammenhang zwischen den basalen Ganglien und den kognitiven Merkmalen der posturalen Kontrolle, z. B. um mit unvorhersehbaren Dingen umgehen zu können und den Schwerpunkt auf die wesentlichen Elemente einer komplexen posturale Aufgabe zu können (Visser u. Bloem 2005).

Das Kleinhirn spielt eine bedeutende Rolle bei der Kontrolle der aufrechten Haltung und ist an der Anpassung der posturalen Kontrolle während momentan stattfindender Bewegungen beteiligt (Massion et al. 1999). Es trägt während komplexer motorischer Programme zu Feedforward-Anpassungen von Bewegungen des Rumpfes und der Extremitäten oder zur Koppelung posturaler Kontrolle an Bewegungen der Extremitäten bei (Thach u. Bastian 2004, Gramsbergen 2005).

Diverse Studien an Katzen und an Menschen haben die neuronalen Prozesse betrachtet, die zur Entstehung posturaler Kontrollmechanismen führen (Massion 1992, Schepens u. Drew 2004, Schepens u. Drew 2003). Es wurden 2 unterschiedliche Modi der zentralen Organisation vorgeschlagen (Robert et al. 2007):

1. eine Einzelprozesskontrolle, in deren Rahmen die APA und die willkürlichen Bewegungen einem einzigen, gemeinsamen Befehl folgen (Aruin u. Latash 1996)
2. eine parallele Prozesskontrolle (Dualprozesskontrolle), in deren Rahmen die APA und die willkürlichen Bewegungen unabhängig voneinander mittels paralleler Befehle kontrolliert werden (Massion et al. 1999, Schepens et al. 2006, Schepens u. Drew 2004, Tagliabue et al. 2009)

Die Hypothese einer Parallelbeziehung zwischen posturaler Kontrolle und Bewegung kann durch die Verbindung zwischen der Großhirnrinde und der retikulären Formation gerechtfertigt werden. Diverse Studien haben nachgewiesen, dass neuronale Befehle für posturale Feedforward-Anpassungen in der pontomedullären retikulären Formation (PMRF) des Hirnstamms identifiziert werden können (Schepens u. Drew 2004, Schepens et al. 2006, Schepens et al. 2008). Schepens und Drew (2004) und Schepens et al. (2006) haben demonstriert, dass sich die Neurone in diesem Areal während Greifbewegungen einer stehenden Katze entweder während der pAPA, der aAPA oder während beider entladen. Sie entdeckten in der PMRF voneinander unabhängige Kanäle zur Initiierung der posturalen Reaktion und zur Erzeugung der Greifbewegung. Diese Forschung stützt also die These der Dualprozesskontrolle.

3.2.4 Funktion der posturalen Kontrolle

Die beiden wesentlichen funktionellen Ziele der posturalen Kontrolle sind *posturale Orientierung* und *posturales Gleichgewicht* (Horak 2006).

Posturale Orientierung

> **Definition**
>
> **Posturale Orientierung**
> Posturale Orientierung ist die Fähigkeit des Körpers, sich an umweltbedingten Variablen zu orientieren und die unterschiedlichen Körperteile entsprechend auszurichten.

Die menschliche Haltung kann sich aktiv an einer Vielzahl von Referenzrahmen orientieren, je nach Aufgabe und Bewegungsziel. Posturale Orientierung basiert auf der Interpretation sensorischer Informationen. Der Referenzrahmen kann visueller, somatosensorischer oder vestibulärer Natur sein (Horak 2006), oder es handelt sich bei ihm um eine interne Repräsentation der „Körperorientierung an der Umwelt", wie etwa eine aus dem Gedächtnis geschätzte Referenzposition (Popovic u. Sinkjær 2008).

Die posturale Orientierung umfasst die folgenden Merkmale:

- die Fähigkeit, die Körpersegmente in Bezug zueinander angemessen auszurichten
- die Fähigkeit, eine angemessene Beziehung zur Umwelt aufrechtzuerhalten
- die Notwendigkeit, eine vertikale Position zu etablieren, um der Schwerkraft entgegenzuwirken
- die Schaffung eines Referenzrahmens für Wahrnehmung und Aktion

Informationen, die für den Erhalt der posturalen Kontrolle wichtig sind, sind auch relevant für eine bewusste Wahrnehmung unseres eigenen Körpers, für die räumliche Orientierung und für interne Modelle (Brodal 2004).

> **Definition**
>
> **Interne Modelle**
> Unter internen Modellen versteht man die gespeicherten Informationen, die für spezifische Aktivitäten benötigt werden, wie etwa eine Treppe hinuntergehen oder seine Hand nach etwas im Raum ausstrecken (Kap. 2.2.3).

Neuronale Netzwerke in der Großhirnrinde koordinieren die unterschiedlichen sensorischen Modalitäten und verleihen ihnen Sinn. Posturale Kontrolle schafft somit einen Referenzrahmen für Wahrnehmung und Aktion in Relation zur uns umgebenden Welt (Brodal 2004).

Die posturale Orientierung relativ zur Unterstützungsfläche und zur Schwerkraft bestimmt darüber, welche Bewegungsstrategien verfügbar und effektiv sind (van der Fits et al. 1998). Die Orientierung des Rumpfes ist wahrscheinlich eine der am stärksten kontrollierten Variablen des Körpers, da sie die Positionierung der Extremitäten bestimmt (Popovic u. Sinkjær 2008).

Mittellinie ist ein Begriff, der im klinischen Umfeld häufig verwendet wird. Es handelt sich um einen weitgefassten Ausdruck, der nur schwer genau zu definieren ist. *Mittellinie* bezieht sich auf das Zusammenspiel von Körpersegmenten und deren Ausrichtung. Der Begriff beinhaltet sowohl physische als auch perzeptive Faktoren, wie etwa das Körperschema. Wir erkunden unsere Umwelt und passen uns ihr an. Wahrnehmung, Gleichgewicht und Bewegung sind wichtige Faktoren, um Aktionen ausführen zu können. Wir müssen unseren Körper im Raum wahrnehmen, um uns an die Umwelt anpassen zu können. Der Begriff *Mittellinienkontrolle* bezieht sich sowohl auf die Fähigkeit, das Gleichgewicht zu halten, als auch auf die Erfahrung, ausbalanciert zu sein. Die Wahrnehmung der Mittellinie (d. h. vertikal) ist wesentlich für die Gleichgewichtskontrolle und die Interaktion mit der Umwelt. Bei einem Menschen in aufrechter Position ist die Wahrnehmung der Vertikalen, die auch als die *subjektive Vertikale* (SV) bezeichnet wird, exakt an der Vertikalen der Erde ausgerichtet. Voraussetzung hierfür ist ein stets aktuelles internes Modell (Barbieri et al. 2008). Diese interne Repräsentation der Vertikalen entsteht auf der Basis von multisensorischen Komponenten, darunter visuelle, auditive, somatosensorische und vestibuläre Inputs (Mittelstaedt 1996, Mittelstaedt 1992). Es gibt unterschiedliche Modalitäten, um die subjektive Vertikale zu evaluieren: die visuelle Vertikale (VV), die haptische Vertikale (HV) und die posturale Vertikale (PV), wobei letztere Gleichgewichtsstörungen am ehesten erklärt (Pérennou et al. 2008). Gemäß Mittelstaedt (1992) wird die subjektive PV primär von Informationen aus den viszeralen Gravizeptoren des Rumpfes und sekundär von somatosensorischem Input bestimmt.

Posturale Stabilität

Definition [ ]

Gleichgewicht (posturale Stabilität)
Gleichgewicht kann als Stabilität definiert werden – als Widerstand sowohl gegen lineare als auch gegen Winkelbeschleunigung – und wird daher als *posturale Stabilität* bezeichnet.

Posturale Stabilität beinhaltet die Koordination sensomotorischer Strategien zur Stabilisation des Körperschwerpunktes in Relation zur Unterstützungsfläche während selbst initiierter oder extern angestoßener Störungen (Horak 2006).

Einige Aktivitäten können die Stabilität an ihre Grenzen und darüber hinaus bringen und bedingen so eine Veränderung der Unterstützungsfläche (z. B. das Ausführen eines Schrittes). Manche Aufgaben sind eher auf das Erreichen des Ziels als auf den Erhalt der Stabilitätsgrenzen gerichtet (z. B. wenn ein Fußballtorhüter sich zu Boden wirft, um einen Ball zu fangen, wobei das Hinfallen selbst so kontrolliert wie möglich geschieht). Stabilität ist das Ergebnis sich ausgleichender oder gleichstarker Kräfte. Bei Bewegung ist Stabilität immer dynamisch (d. h. Bewegung findet auch innerhalb der stabilisierenden Segmente statt). Dynamische Stabilität stellt in jedem Moment das dynamische Gleichgewicht sicher (d. h. dynamische Stabilität ermöglicht die effiziente Ausführung einer Aufgabe von Anfang bis Ende) (Bouisset u. Do 2008). Sogar dann, wenn wir still stehen, passt sich der Körper segmental an (d. h. die Stabilität im Stand ist dynamisch). Kontinuierliche Anpassungen neuromuskulärer Aktivität sind notwendig, um eine Position zu halten.

Stabilität ermöglicht Bewegung von Körperteilen in Bezug aufeinander. Um nach einem Objekt zu greifen, muss sich der Körper stabilisieren, stehen bleiben und dann graduell den Arm bewegen, um – wenn notwendig – eine größere Reichweite zu erzielen. Während wir greifen, initiiert die Hand die eigentliche Bewegung des Arms, während Feedforward-Mechanismen (APA) den Körper stabilisieren. Stabilität während des Gehens (dynamische Stabilität) kann als die Fähigkeit definiert werden, die funktionelle Fortbewegung trotz externer Störungen oder interner Kontrollfehler aufrechtzuerhalten (Hilfiker et al. 2013).

Die posturale Stabilität während des Gehens zu kontrollieren, ist eine komplexere Aufgabe, als den aufrechten Stand aufrechtzuerhalten (Winter 1995). Während der Vorwärtsbewegung muss die neuromuskuläre Aktivierung der Hüfte und des Beckens die Stabilität dieser Segmente aufrechterhalten, während wir uns gleichzeitig räumlich nach vorne bewegen. Dabei rotiert das Hüftgelenk und wechselt zwischen Flexion und Extension. Wenn wir die Schwungphase erreichen, verändert sich die Aktivität: Der Tonus wird reduziert, um einen freien Schwung zu ermöglichen (► Abb. 3.1).

Die Stabilitätsbereiche variieren kontinuierlich, nicht nur abhängig von der Funktion, sondern auch von allen Phasenübergängen der Bewegung.

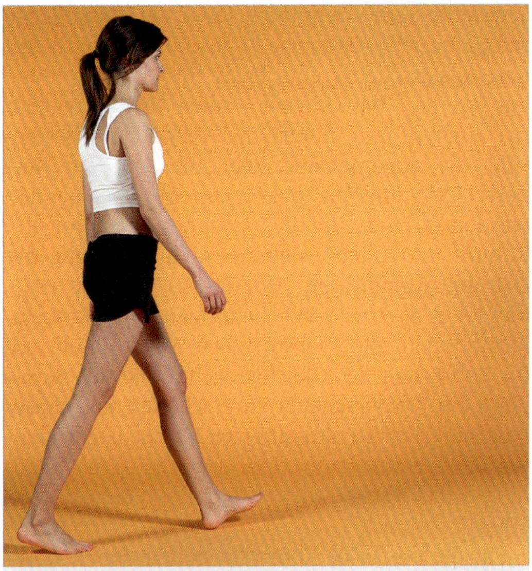

Abb. 3.1 Die Stabilitätsareale variieren während der Fortbewegung.

Somit ist Beweglichkeit eine essenzielle Voraussetzung für Stabilität, so wie es die Stabilität für die Bewegung ist. Der Rumpf wird für Bewegungen der Extremitäten stabilisiert, die Extremitäten für Bewegungen des Rumpfes, der obere Rumpf für die Beweglichkeit des Beckens, das Beckenareal für Rumpfbewegungen, die rechte Seite für Bewegungen der linken Körperhälfte usw.

Sogar distal muss der Unterarm für Handbewegungen stabilisiert werden und das Handgelenk für Bewegungen der Finger. Das Gleiche gilt für den Unterschenkel und den Fuß. Stabile Referenzareale passen sich an und verändern sich, während die Bewegung entsteht.

3.2.5 Multisensorische Integration zur posturalen Kontrolle

Um eine kontextabhängige posturale Aktivierung zu generieren, muss sich das ZNS zunächst des aktuellen Status des Körpers in Relation zu seiner Umgebung vergewissern. Um dies zu erreichen, bedienen sich der Mensch multipler sensorischer Referenzen: der Schwerkraft (vestibuläres System), des Kontakts mit der Umwelt (somatosensorische Systeme), der propriozeptiven Signale zur Körperpositionierung (Mergner et al. 2003) und der Beziehung zwischen dem Körper und Gegenständen in der Umgebung (Vision) (Horak et al. 1997). Die Integration aller 3 Systeme ermöglicht es uns, das Gleichgewicht zu halten (Marigold et al. 2004). Die sensorischen Informationen werden in angemessene motorische Reaktionen übersetzt, um sowohl die antizipatorischen als auch die reaktiven Aspekte der Gleichgewichtskontrolle sicherzustellen. Die posturale Kontrolle des Menschen muss in vielen verschiedenen Situationen, die einen Prozess der *Neugewichtung* multisensorischer Stimuli beinhalten, anpassungsfähig und stabil sein.

Definition

Sensorische Neugewichtung

Unter sensorischer Neugewichtung versteht man die Fähigkeit des ZNS, fehlerhafte oder schwache sensorische Informationen zu unterdrücken und gleichzeitig sensibler für andere verfügbare sensorische Informationen zu werden (Pasma et al. 2012).

Visuelle, vestibuläre und somatosensorische Informationen werden dynamisch neu gewichtet, um die aufrechte Haltung zu bewahren, während sich die Umweltbedingungen oder der Zustand des Nervensystems verändern (Logan et al. 2014).

Beispiel

Studien haben gezeigt, dass sich gesunde Individuen in einer gut beleuchteten Umgebung mit einer stabilen Unterstützungsfläche auf eine Kombination somatosensorischer (70 %), visueller (10 %) und vestibulärer (20 %) Informationen verlassen, um eine aufrechte Standposition zu erhalten (Peterka 2002). Bei einer Verlagerung von einer stabilen auf eine schwankende Oberfläche, verschiebt sich die sensorische Gewichtung von somatosensorischen hin zu vestibulären Hinweisen (Peterka 2002). Dies bedeutet, dass bei einer intakten sensorischen Integration eine bestimmte Kategorie an sensorischem Inputs erhöht wird, um die Verminderung oder den Wegfall von Informationen aus einem anderen sensorischen Kanal zu kompensieren. Daher verliert ein neurologisch gesunder Mensch bei visueller Deprivation (z. B. wenn er sich aus einer hellen in eine dunkle Umgebung begibt) nicht das Gleichgewicht, weil die Informationen, die er über vestibulären und somatosensorischen Input erhält, verstärkt werden, um die posturalen Bedürfnisse abzudecken, die in einer dunklen Umgebung entstehen.

Eine stetige Neugewichtung unterschiedlicher Kategorien von sensorischen Informationen ist notwendig für eine effiziente, flexible und kontextabhängige posturale Kontrolle (Bonan et al. 2013). Das ZNS wählt die Kategorie an sensorischer Information aus, die es in einer gegebenen Situation für die wichtigste hält und ignoriert Informationen, die als weniger verlässlich eingeschätzt werden. Quellen mit variablem Input werden mit höherer Wahrscheinlichkeit ignoriert (Brodal 2004). Sensorische Defizite sind eine wohlbekannte Folge von vielen neurologischen Störungen. Unter anderem hat sich gezeigt, dass sich die meisten Schlaganfallpatienten übermäßig auf visuelle Informationen verlassen, um ihre Haltung zu kontrollieren (Bonan et al. 2006, Yelnik et al. 2006). Dies konnte auch für Patienten mit PD demonstriert werden (Brady et al. 2012). Dies führt dazu, dass sich der Patient auch dann, wenn dies unangebracht ist – und trotz normaler vestibulärer oder somatosensorischer Funktionen – auf visuelle Informationen verlässt (Yelnik et al. 2006). Eine verminderte multisensorische Integration mit exzessiver Abhängigkeit von visuellen Informationen und einer resultierenden schwachen Gleichgewichtskontrolle wurde im chronischen Stadium (> 1 Jahr) nach einem Schlaganfall (Bonan et al. 2004) und in den späteren Phasen der PD (Keijsers et al. 2005) nachgewiesen. Die sensorische Neugewichtung ist wesentlich für die Wiederherstellung der Gleichgewichtskontrolle bei pathologischen Zuständen (Bonan et al. 2013). Aus Forschungsarbeiten geht hervor, dass sich die sensorische Integration nach spezifischen multisensorischen Trainingsprogrammen verbessert und bei neurologisch intakten älteren Menschen (Alfieri et al. 2010) sowie bei Personen, die vor über 6 Monaten einen Schlaganfall erlitten haben (Bayouk et al. 2006), positive Auswirkungen auf die posturale Stabilität haben kann.

Um die angemessene posturale Reaktion auswählen zu können, muss das Nervensystem die Positionierung der Körperteile relativ zueinander und relativ zu einer Repräsentation der äußeren Umwelt beurteilen können. Dies wird über ein internes Modell des Körperaufbaus und seiner Orientierung im Raum erzielt – das Körperschema (Kap. 2). Das *Körperschema* umfasst alle für Aktionen relevanten Informationen und wird kontinuierlich durch Bewegung aktualisiert. Es ist eine Abbildung des Körpers im Gehirn, die uns über die Positionierung der Körpersegmente in Relation zueinander informiert und auch die Länge der Segmente der Extremitäten sowie die Muskellänge mit einbezieht (Gandevia et al. 2002). Somit liefert das Körperschema eine Basis für die Erkundung des Raums – der Umwelt – sowie für die perzeptive Analyse und motorische Aktionen. Daher beruht die angemessene Reaktion auf dem Körperschema und die posturalen Muskelsynergien werden aktiviert, um die passenden Kopf-, Augen-, Rumpf- und Gliedbewegungen zur Wahrung der Haltung auszuführen (Horak 1997, Horak 1987, Kandel et al. 2013). Wir benötigen detaillierte Informationen aller sensorischen Modalitäten, um für den Erhalt des Gleichgewichts und zur Bewegung ein Körperschema zu erschaffen und dieses kontinuierlich zu aktualisieren. Daher beeinträchtigt die Verminderung einer oder mehrerer Modalitäten das Körperschema drastisch (Blouin et al. 1993).

Für die posturale Kontrolle stehen dem ZNS diverse Modalitäten sensorischer Information zur Verfügung. Visuelle Informationen tragen dazu bei, die Orientierung von Gegenständen im Raum zu etablieren und Bewegungen zu erkennen. Es existiert ein enger Bezug zwischen dem Sehvermögen und der posturalen Kontrolle. Dies konnte leicht demonstriert werden, indem man Personen aufforderte, ihre Augen zu schließen, was unwillkürlich zu einer verstärkt schwankenden Haltung führte. Visuelle Hinweise wirken sich auf die Haltung sowohl durch Feedforward-Informationen über posturale Bedürfnisse als auch durch Feedback-Informationen über die eigenen Körperbewegungen und jene in der Umwelt aus. Im Stand liefert das Sehvermögen beispielsweise Informationen über Eigenbewegung, um Bewegungen zu erkennen und die Verlagerung des Kopfes und des Körpers in Relation zur Umgebung zu überwachen. Dadurch können Abweichungen von der Vertikalen korrigiert werden. Die funktionelle Rolle des zentralen und peripheren Sehvermögens bei der Haltungskontrolle lässt vermuten, dass das periphere Sehvermögen einen größeren Beitrag zur Kontrolle der ruhigen Standposition leistet als das zentrale (Berencsi et al. 2005). Während der Fortbewegung ist das Sehvermögen wichtig, um das Niveau an neuromuskulärer Aktivität mittels Feedforward-Planung bestimmen zu können (Wade u. Jones 1997). Darüber hinaus spielt es eine wichtige, vorhersehende Rolle bei der Navigation und der Vermeidung von Hindernissen (Logan et al. 2010), sowie bei der Aufnahme von Informationen über unsere Umgebung, die, so dies angemessen erscheint, zu einer Veränderung der Richtung oder der Geschwindigkeit führen. Unter normalen Umständen bestimmt das Sehvermögen nicht im Detail die Platzierung des Fußes. Wenn der Untergrund uneben oder schwierig ist, wird das Sehvermögen zwar stärker einbezogen, spielt aber keine Rolle bei der tatsächlichen Anpassung des Fußes an den Boden, denn die Füße reagieren umgehend auf Unebenheiten und Veränderungen. Beim Stand auf einem beweglichen Untergrund, etwa im Bus, im Zug, auf einem Boot oder auf einem instabilen Fels, liefern uns unsere Füße eine Flut an Informationen über die Eigenschaften der Oberfläche und der Gravitationslinie in Relation zu den Füßen an das ZNS. Der posturale Tonus wird automatisch an die Situation und das Ziel angepasst. Bei dieser Adaption handelt es sich um eine Reaktion auf Informationen aus den somatosensorischen Systemen, also um Feedback. Aktivität – die Interaktion mit der Schwerkraft – erfordert ein kontinuierliches Zusammenspiel von Feedforward und Feedback.

Somatosensorische Informationen, die von den Muskel-, Gelenk- und Hautrezeptoren geliefert werden, informieren das ZNS über die Position von Kopf, Rumpf und Extremitäten im Raum. Das vestibuläre System erkennt unter anderem Kopfbewegungen im Raum, insbesondere Rotation und Translation. Somatosensorische Informationen werden auch im Ruhezustand weitergeleitet, so auch Informationen zur Gravitation, wodurch die Erdvertikale bestimmt wird. Vestibuläre Informationen tragen durch eine erfolgreiche Blickkontrolle zur Stabilisierung des Kopfes während dynamischer Aufgaben bei (Pozzo et al. 1990). Außerdem liefern sie einen stabilen Referenzrahmen für den Kopf, aus dem posturale Reaktionen generiert werden können (Pozzo et al. 1995).

Das letzte sensorische System, das relevant für die posturale Kontrolle ist, ist das gravizeptorische Systeme der inneren Organe (Mittelstaedt 1996, Vaitl et al. 2002, Trousselard et al. 2004, Clément et al 2014). Als *Gravizeptoren* bezeichnet man spezialisierte sensorische Rezeptoren, die Gewichtsverlagerungen in Relation zur Schwerkraft erkennen, z. B. das Gewicht sich verlagernder Flüssigkeiten in den Eingeweiden und den Nieren. Die Gravizeptoren können den Kraftvektor in den Gelenken überwachen, um der Schwerkraft entgegenzuwirken. Diese Information trägt zu einer internen Abbildung der vertikalen Achse bei (Mittelstaedt 1996). Manche Forscher argumentieren, dass es sich bei den Gravizeptoren um eine dem Menschen eigene Leitungsbahn handelt, die Empfindungen zur Körperorientierung in Relation zur Schwerkraft transportiert (Karnath u. Dieterich 2006).

Light Touch Cue

Der Begriff „haptischer“ Sinn wurde im Jahre 1995 von Jeka und Lackner (1995) eingeführt.

> **Definition** [ ]
>
> **Haptischer Sinn**
> Unter haptischem Sinn versteht man die kutanen und kinästhetischen sensorischen Informationen von Mechanorezeptoren in der Haut, den Muskeln und den Gelenken der Hände und Finger während des Berührens oder Manipulierens eines Objekts.

In ihrem richtungsweisenden Werk haben Jeka und Lackner (1994, 1995) die wichtige Rolle zusätzlicher haptischer Informationen für die Kontrolle der aufrechten Position demonstriert, die durch das leichte Berühren einer stabilen Unterstützungsfläche mit der Spitze des Zeigefingers geliefert werden.

> **Definition** [ ]
>
> **Light Touch Cue**
> Als Light Touch Cue (Hinweis aus leichter Berührung) bezeichnet man die somatosensorischen Informationen aus der Fingerspitze, die man dadurch erhält, dass man ein Objekt leicht mit einer Kontaktkraft von < 100 g berührt (Boonsinsukh et al. 2011).

Seit dieser ursprünglichen Arbeit haben mehrere Studien gezeigt, dass das ZNS sensorische Hinweise über die Richtung der Körperschwankung erhält, wenn man ein festes, unbewegliches Objekt berührt. Dadurch verbessert sich die posturale Stabilität im Stand – sogar dann, wenn die angewandten Kräfte nicht ausreichen, um eine signifikante biomechanische Unterstützung zu geben (Jeka 1997, Franzén et al. 2011, Lackner u. DiZio 2005, Boonsinsukh et al. 2009). Deshalb wurden die Veränderungen der posturalen Schwankung auf die zentrale neuronale Integration somatosensorischer Informationen zurückgeführt, die einen zusätzlichen räumlichen Referenzrahmen für die posturale Kontrolle liefern (Jeka 1997, Jeka u. Lackner 1994, Jeka u. Lackner 1995). Franzén und Kollegen (2011) haben in ihrer Studie gezeigt, dass ein Light Touch Cue der Hände zu signifikanten Veränderungen des axialen Tonus (Hüften und Rumpf) führt. Nach Auffassung der Autoren ist dies auf die Entstehung eines zusätzlichen Referenzsystems zurückzuführen, aufgrund dessen sich der axiale Tonus erhöht, was zu einer Verminderung der posturalen Schwankung führt. Diese These wird durch Creath und Kollegen (2008) gestützt, die meinen, dass leichte Berührungen helfen, weil sie primär die Rumpfkontrolle erhöhen. Es konnte nachgewiesen werden, dass der Light Touch Cue posturale Schwankungen vermindert, und zwar sowohl bei gesunden Individuen als auch bei solchen mit Dysfunktionen der posturalen Kontrolle aufgrund von diabetischer Neuropathie, zerebellären Erkrankungen, PD, Multipler Sklerose, Schlaganfall oder vestibulären Beeinträchtigungen (Lackner u. DiZio 2005, Boonsinsukh et al. 2009, Kanekar et al. 2013, Baldan et al. 2014).

3.2.6 Posturale Kontrolle und biomechanische Voraussetzungen

Laut Horak (2006) sind Größe und Qualität der Unterstützungsfläche die wichtigsten biomechanischen Einschränkungen für das Gleichgewicht. Im Stand ist der Fuß die einzige Struktur mit direktem Kontakt zum Boden und deshalb bei allen Aufgaben der Gewichtsbelastung wichtig. Veränderungen der Fußstruktur, wie auch sämtliche Beeinträchtigungen der Kraft und des Bewegungsausmaßes sowie Schmerz oder die Kontrolle der Füße wirken sich auf die Gleichgewichtskontrolle aus (Horak 2006) (▶ Abb. 3.2). Der Fuß ist eine aktive und flexible Struktur, die unter ständiger Gleichgewichtskontrolle steht und auf kleinste Störungen sensibel reagiert (Wright et al. 2012). Mit seinen mehr als 100 Muskeln, Sehnen und Bändern, 26 Knochen und 33 Gelenken, und insbesondere den Fußgewölben, hat sich der Fuß, neben anderen Funktionen, als zentrale Struktur zur Gleichgewichtskontrolle herausgebildet (Wright et al. 2012). Eine Studie zur Gleichgewichtskontrolle bei älteren Menschen ergab, dass die Flexibilität der Fußknöchel, die Kraft der plantaren Zehenflexoren und die plantare Empfindungsfähigkeit signifikante und unabhängige Indikatoren für die Gleichgewichtskontrolle im Stand sind (Menz et al. 2005). Es wurde daher die Hypothese aufgestellt, dass eine manuelle Behandlung des Fußes und des Fußknöchels bei Patienten mit Gleichgewichtsproblemen sinnvoll ist zur Ergänzung anderer therapeutischer Maßnahmen (Wassinger et al. 2014).

Die posturale Kontrolle ist stark von der effizienten Funktion der Rumpf- und Hals-/Nackenmuskulatur sowie der antigravitätischen Beinmuskeln abhängig (Gramsbergen 2005). Eine Verminderung der Muskelkraft kann sich auf die vorhandenen posturalen Kontrollmechanismen auswirken und die posturalen Reaktionen aus dem von Schwäche betroffenen Areal herausverlagern.

Zum Beispiel kann eine Muskelschwäche rund um das Sprunggelenk zu starken kompensatorischen Hüft- und Rumpfbewegungen führen, um das Ungleichgewicht im Stand zu korrigieren (Ho-

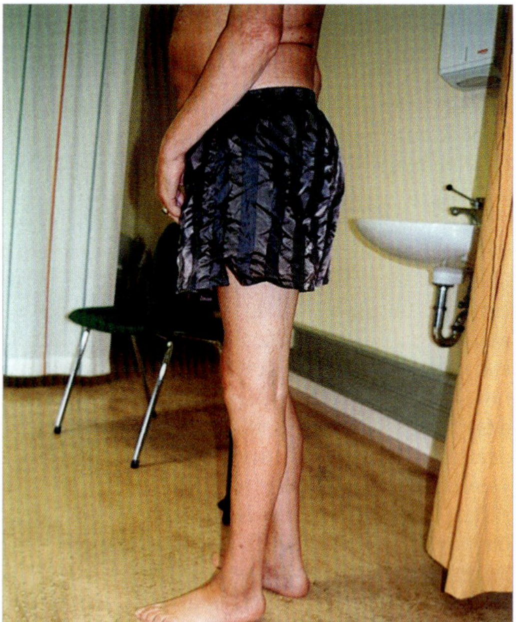

Abb. 3.2 Verminderte Anpassungsfähigkeit des Fußes im Stand. Das linke Knie ist hyperextendiert und die linke Hüfte flektiert. Beim Gehen ist die Vorwärtsbewegung des Körpers über dem linken Fuß vermindert, was zu einer Verlagerung des Körperschwerpunktes nach hinten, zu einem Verlagerungsfeedback und folglich zu assoziierten Reaktionen des linken Arms führt.

rak 1987). Verminderte Muskelkraft, speziell in den unteren Extremitäten, wurde als einer der größten Risikofaktoren für Stürze identifiziert (Orr 2010, Horlings et al. 2009). Die Ausrichtung der unterschiedlichen Körpersegmente über der Unterstützungsfläche hat einen Einfluss auf den erforderlichen Kraftaufwand beim Stützen des Körpers gegen die Schwerkraft, und sie bestimmt, welche Bewegungsstrategien sich bei der Haltungskontrolle als effektiv erweisen (Woollacott u. Crenna 2008). Dies könnte auf veränderte Längen-Spannungs-Verhältnisse zwischen synergistischen Muskeln zurückzuführen sein, die eine normale Funktion der für die posturale Kontrolle notwendigen Muskelsynergien stören. Zum Beispiel wurde nachgewiesen, dass sich 2 der bedeutenden Muskeln für optimale posturale Strategien in der Hüfte und im Fußknöchel, der M. gluteus maximus und der M. tibialis anterior, bei mehreren weitverbreiteten posturalen Störungen schwach oder „unteraktiv" gezeigt haben (Daubney u. Culham 1999). Sind diese Muskeln zu schwach, um angemessen auf externe Störungen zu reagieren und die erforderlichen Korrekturbewegungen auszuführen, kann es zu einem verminderten Gleichgewicht kommen.

3.2.7 Rumpfkontrolle

Unter Rumpfkontrolle versteht man die Fähigkeit der Rumpfmuskeln, den Körper entgegen der Schwerkraft aufrechtzuerhalten, die Gewichtsverlagerung an verschiedene funktionelle Bewegungen anzupassen und selektive Bewegungen des Rumpfes auszuführen, um den Körperschwerpunkt bei posturalen Anpassungen innerhalb der Unterstützungsfläche zu halten.

Die verschiedenen Körpersegmente sind über eine funktionelle kinetische Kette miteinander verbunden, die von den Augen bis zu den Füßen reicht (Massion 1992), wobei der Rumpf das Zentrum bildet (Borghuis et al. 2008). Daher ist die Rumpfkontrolle ein essenzieller Bestandteil der posturalen Kontrolle (Borghuis et al. 2008, Dickstein et al. 2004, Karatas et al. 2004, Kibler et al. 2006) und eine komplexe, sich stetig ändernde und dynamische neuromuskuläre Funktion.

Der Rumpf macht mehr als die Hälfte der Masse des Körpers aus und hat einen großen Einfluss auf den restlichen Körper (Kang u. Dingwell 2009).

> **Merke** M!
>
> Der *Kern (Core)* des Körpers besteht aus den muskuloskeletalen Bereichen des Rumpfes, des Beckens, der Hüfte und der proximalen unteren Extremitäten (Kibler et al. 2006).

Die abdominalen Muskeln, insbesondere der M. transversus abdominis, sind gemeinsam mit dem darüber liegenden Zwerchfell, dem darunter liegenden Beckenboden und den Rückenmuskeln an der posturalen Stabilität beteiligt (Ebenbichler et al. 2001). Die Rumpf- und Beckenmuskeln sind verantwortlich für die dynamische Stabilität des Rumpfes bei funktionellen Aktivitäten (Kibler et al. 2006, Borghuis et al. 2008). Die Segmente des Rumpfes und des Beckens sind während der funktionellen Bewegung miteinander verbunden und voneinander abhängig, da die meisten der tiefen und oberflächlichen Muskeln des Rückens und des Abdomens den Rumpf am Becken und der Wirbelsäule befestigen. Die Rumpfkontrolle ist wichtig und komplex, weshalb eine sorgfältige klinische Untersuchung für eine exakte Diagnose von Dysfunktionen in dieser Region unabdingbar ist.

Die Definition der Kernstabilität zu begrenzen auf *„die Fähigkeit zur Kontrolle der Position und Bewegung des Rumpfes über dem Becken"* (Kibler et al. 2006), scheint die Unterstützungsfläche als eine wesentliche Voraussetzung für Rumpfstabilität und -bewegung außer Acht zu lassen.

> **Merke** M!
>
> *Rumpfkontrolle* wird daher verstanden als die selektive Kontrolle des Rumpfes über dem Becken sowie dem Becken/der Hüfte in Relation zur Unterstützungsfläche, einschließlich der simultanen Kontrolle von Stabilität und Beweglichkeit.

Der in den folgenden Ausführungen verwendete Begriff *Rumpfkontrolle* deckt sowohl die Rumpfkontrolle als auch die Kernstabilität (Core Stability) ab.

Der Rumpf empfängt bilateralen supraspinalen Input (Carr et al. 1994). Die Muskeln auf beiden Seiten des Rumpfes spielen während der Bewegung der Extremitäten eine posturale Rolle (Dickstein et al. 2004). APA gehen der Bewegung der Extremitäten voraus und begleiten diese. Sie stellen eine proximale Stabilität für die distale Beweglichkeit zur Verfügung (Borghuis et al. 2008, Dickstein et al. 2004, Ebenbichler et al. 2001, Kibler et al. 2006, Massion 1992), um die posturale Destabilisierung zu minimieren, den Rumpf auszurichten und so den Extremitäten die Ausführung der gewünschten Bewegung zu ermöglichen (Borghuis et al. 2008).

Die posturalen Muskeln des unteren Rumpfes (Axialmuskeln, M. erector spinae und M. rectus abdominis) sind verstärkt am Erhalt der posturalen Rumpfkontrolle beteiligt, während die oberen Rumpfmuskeln eher der Destabilisierung entgegenwirken, die durch die Bewegungen einer Extremität verursacht wird (Dickstein et al. 2004). Die Rekrutierung und die zeitliche Abstimmung der beteiligten Muskeln sind für die Rumpfkontrolle extrem wichtig, mehr als die Ausdauer und die Muskelkraft an sich (Borghuis et al. 2008). Lediglich ein bescheidenes Niveau an Rumpfmuskel-Koaktivierung ist erforderlich, um das optimale und komplexe Gleichgewicht zwischen Stabilität und Beweglichkeit für anstehende Aufgaben herzustellen (Borghuis et al. 2008). Um die dreidimensionalen Kräfte zu kontrollieren, die auf den Rumpf einwirken, aktiviert das ZNS wahrscheinlich individuelle Regionen der Wirbelsäulenmuskulatur. Jüngere Forschungsergebnisse von Park und Kollegen (2014) zeigen, dass die Muskelaktivierung im Rumpf auf den vorteilhaften mechanischen Eigenschaften des Muskels zu beruhen scheint (inwiefern der Muskel Drehmoment für Stabilität erzeugen kann), und nicht auf der Größe der motorischen Einheiten (Henneman'sches Größenprinzip). Die Wiederherstellung der Rumpfkontrolle scheint somit eine Voraussetzung für komplexere funktionelle Fähigkeiten zu sein.

3.2.8 Posturale Kontrolle und Kognition

Posturale Kontrolle stellt die am meisten automatisierte Aktivität der Bewegung dar (Massion 1994, Massion 1992, Mulder et al. 1996), obwohl sie wahrscheinlich weniger automatisiert verläuft, als früher angenommen wurde. Erkenntnisse aus der psychologischen sowie neurophysiologischen Forschung belegen zunehmend, dass motorische Kontrolle und Emotionen beim Menschen in enger gegenseitiger Wechselbeziehung zueinander stehen. Demnach scheint es eine starke Interaktion zwischen kognitiven Prozessen und der Gleichgewichtskontrolle zu geben (Teasdale u. Simoneau 2001, Niedenthal 2007, Yogev-Seligman et al. 2012). Posturale Kontrolle bei ADL findet statt, während mindestens eine weitere Aktivität simultan ausgeführt wird, beispielsweise wenn man beim Reden steht. Dies wird als *posturale Dualtasking-Kontrolle* bezeichnet. Der Begriff *Dualtasking* bezeichnet die Aufteilung von kognitiven Ressourcen zwischen einem kognitiven Aufgabentyp und einer posturalen Herausforderung. Aus jüngeren Forschungsarbeiten geht hervor, dass für den Erhalt der posturalen Stabilität in jeder Situation ein gewisses Maß an Aufmerksamkeit notwendig ist. Diese Aufmerksamkeitserfordernisse steigen parallel zu den Gleichgewichtsanforderungen (Hunter u. Hoffman 2001). Simultane Anforderungen an die Kognition und das Gleichgewicht verstärken bei älteren Menschen die Tendenz, zu stürzen (Brown et al. 1999); bei dualen Aufgaben zeigt sich die gleiche Beziehung (Mulder et al. 1996). Des Weiteren führt eine Kombination einer kognitiven Aufgabe und einer Gleichgewichtsaufgabe dazu, dass die kognitive Aufgabe schlechter bewältigt wird, sofern sie räumliche Elemente beinhaltet (Brodal 2004). Jüngere Studien haben ergeben, dass psychologische Faktoren, wie etwa die Angst vor Stürzen oder ein geringes Vertrauen in das Gleichgewicht, zu adaptiven Veränderungen der posturalen Kontrolle führen können (Yiou et al. 2012).

Ein weiterer Beweis für die Beteiligung kortikaler Netzwerke an der Gleichgewichtskontrolle ist, dass diese gestört ist, wenn exekutive Funktionen, wie etwa Aufmerksamkeit, mentale Kalkulation, Orientierung und Erinnerungsvermögen beeinträchtigt sind (Jacobs u. Horak 2007).

3.2.9 Posturaler Tonus

Im folgenden Abschnitt wird der Begriff *posturaler Tonus* oder *Tonus* anstelle von *Muskeltonus* verwendet, um zu betonen, dass das ZNS zum Erhalt der posturalen Aktivität zahlreiche Muskelgruppen aktiviert. Shumway-Cook und Woollacott (2011) beschreiben den posturalen Tonus als ein gesteigertes Aktivitätsniveau der antigravitätischen Muskeln (d. h. als Aktivierung von tonischen Muskeln im Hintergrund, die den Körper entgegen der Schwerkraft stützen). Ivanenko und Kollegen (2013) definieren posturalen Tonus als *„eine unbewusste, langanhaltende Muskelspannung mit niedriger Amplitude, die sich in einem spezifischen Muster entlang der gesamten Körperachse verteilt"*. Die Funktion des posturalen Tonus ist die Bereitstellung von ausreichenden Gelenkdrehmomenten zum Erhalt des Gleichgewichts entgegen der Schwerkraft (Ting et al. 2009). Vor, während und nach jeder Bewegung findet eine kontinuierliche Anpassung des posturalen Tonus statt. Der wichtigste Faktor zur Veränderung des Tonusniveaus ist die muskuläre Kontraktion (Brodal 2010). Aufschlussreich ist in diesem Zusammenhang eine Betrachtung des posturalen Tonus der axialen Muskeln und dessen funktionelle Relevanz. Diese Muskeln sind anatomisch weit verbreitet und verfügen über Insertionen, die mit mehreren Strukturen verbunden sind, wie etwa dem Becken, dem Thorax, der Wirbelsäule, den Schultergürteln und dem Kopf. Viele axiale Muskeln sind sehr lang und besitzen mehrere Ansätze. Die absteigende Kontrolle der axialen Muskeln geht von kortikalen und subkortikalen Strukturen aus. Die bilateralen und ipsilateralen absteigenden Bahnen aus dem Hirnstamm kontrollieren diese Muskeln, da sie die spinalen Interneurone und die Motoneurone sowohl uni- als auch bilateral innervieren (Gurfinkel et al. 2006). Posturale Stabilität und Beweglichkeitskontrolle erfordern eine ständige Aktivität der axialen Muskeln, da die Achse (Rumpf) sämtliche Teile des Körpers miteinander verbindet. Daher muss die axiale tonische Aktivität aus diversen absteigenden Strukturen die Aktionen sämtlicher Körperteile berücksichtigen. Die tonische Regulierung axialer Muskeln ist notwendig zur Koordination der Bewegung (Hasan 2005).

Der posturale Tonus ist Voraussetzung für Aktivität und kann sich jederzeit verändern. Er muss stark genug sein, um dem Einfluss der Schwerkraft zu widerstehen und gleichzeitig schwach genug, um eine dynamische Anpassung durch kleine Bewegungen zu ermöglichen. Ein kontrolliertes, angemessenes Niveau des posturalen Tonus ist abhängig von dem Einfluss der Schwerkraft auf den menschlichen Körper und der Unterstützungsfläche (Raine et al. 2009).

Definition [ ]

Unterstützungsfläche

Unter Unterstützungsfläche (*base of support – BoS*) versteht man das Kontaktareal zwischen dem Körper und der Umwelt: Im Stand sind es die Füße, im Sitzen die Oberschenkel, das Gesäß oder der Rücken (wenn der Stuhl über eine Rückenlehne verfügt) sowie das Kontaktareal zwischen der Hand und einem Objekt.

Die Qualität der BoS, ihre Größe, das Material, ihre Textur, ihre Nachgiebigkeit und Temperatur sowie die Distanz zwischen der Unterstützungsfläche und dem Körperschwerpunkt – all diese Faktoren sind entscheidend für das Niveau des posturalen Tonus und die motorischen Reaktion: Wir legen uns hin, um auszuruhen, und sitzen, stehen oder gehen, wenn wir aktiv sein möchten. Das Niveau des posturalen Tonus kann bei normalen Bewegungsabläufen sehr unterschiedlich sein: Am höchsten ist es in einer entspannten Position wie der Rückenlage bei möglichst großer Unterstützungsfläche und tief liegendem Körperschwerpunkt. Er kann sich jedoch innerhalb von einer Millisekunde verändern, wenn wir z. B. aus dem Bett springen, um ans Telefon zu gehen. Bei alltäglichen Aktivitäten ist der posturale Tonus am höchsten, wenn wir in der Standphase die Zehen anheben, unmittelbar vor der Gewichtsverlagerung auf die gegenüberliegende Ferse. Der Mensch kann die Aktivität des posturalen Systems nach Bedarf, aufgrund von Erfahrung und durch Übung kontrollieren. Ein Balletttänzer, der auf Zehenspitzen tanzt, und ein Seiltänzer sind Beispiele für posturale Aktivität auf einem wesentlich höheren Niveau, als dies für ADL benötigt wird. Der Tonus ist in jenen Körperbereichen am höchsten, in denen eine ständige Aktivität entgegen der Schwerkraft geleistet werden muss. Er variiert in Relation zur Unterstützungsfläche und den Einflüssen der Schwerkraft und ist individuelle verschieden. Manche Menschen verfügen von Natur aus über ein höheres Tonusniveau, während bei anderen der Tonus schwächer ausgeprägt ist. Es gibt einige mögliche Erklärungen dafür, warum der Muskeltonus bei gesunden Individuen unterschiedlich ist. So können psychologische Faktoren eine Rolle spielen: Menschen, die häufig ängstlich sind, verfügen über einen höheren Tonus als diejenigen, die entspannt sind. Darüber hinaus ist der Körper nicht primär dazu ausgelegt, um seine Stabilität zu optimieren, da die Masse der unterschiedlichen axialen Körpersegmente nicht vertikal ausgerichtet ist (Wright u. Horak 2007). Der Massenschwerpunkt des Kopfes liegt vor dem Hals, sodass die Hals- und Nackenmuskeln aktiv sein müssen, damit der Kopf nicht nach vorne fällt. Das gleiche gilt für den Rumpf, dessen Massenschwerpunkt vor der Wirbelsäule und dem Hüftgelenk liegt. Wenn der Rumpf und der Kopf in einer flektierten Haltung nach vorne gebeugt sind, zwingt der Massenschwerpunkt des Oberkörpers die Rücken- und Hüftextensoren dazu, einem Drehmoment entgegenzuwirken, das stärker als normal ist (Wright u. Horak 2007).

Die *Schwerkraft* wirkt immer auf den Körper ein, egal ob wir ruhen oder aktiv sind. Das Aktivitätsniveau unterschiedlicher Muskeln hängt von der Orientierung des Körpers und der Extremitäten zur Schwerkraft, der Unterstützungsfläche, der relativen Beziehung der Körpersegmente zueinander, der auszuführenden Aktivität, der Umwelt und der Erfahrung ab.

Alle ADL erfordern, dass wir in Beziehung zur Schwerkraft treten und ihr entgegenwirken: wenn wir uns im Bett herumdrehen, unsere Position verlagern, die Seiten in einem Buch umblättern, im Bett liegend die Hand austrecken, um das Licht auszuschalten, eine Kopfbewegung initiieren, um uns aufzusetzen, uns anziehen, im Bad der Körperhygiene nachgehen, eine Gabel heben, um zu essen, einen Brief schreiben, dem Bus hinterherlaufen oder in den Bergen wandern. Das muskuloskeletale System passt sich ständig an, um eine angemessene Aktivität auch bei veränderten Bedingungen zu gewährleisten. Im Freien wirken sogar Wetter- und Windbedingungen auf unseren Körper ein und erfordern posturale Anpassungen.

Begriffe oder Umschreibungen, die in Bezug auf den gesunden Menschen gekünstelt wirken mögen, können im klinischen Umfeld logisch erscheinen: *Entgegen der Schwerkraft* ist ein Ausdruck, der bei der Behandlung von neurologisch geschädigten Personen verwendet wird. Die Unfähigkeit, eine natürliche aufrechte Haltung einzunehmen, kann als eine Unterbrechung der gewohnten Verteilung des posturalen Tonus angesehen werden

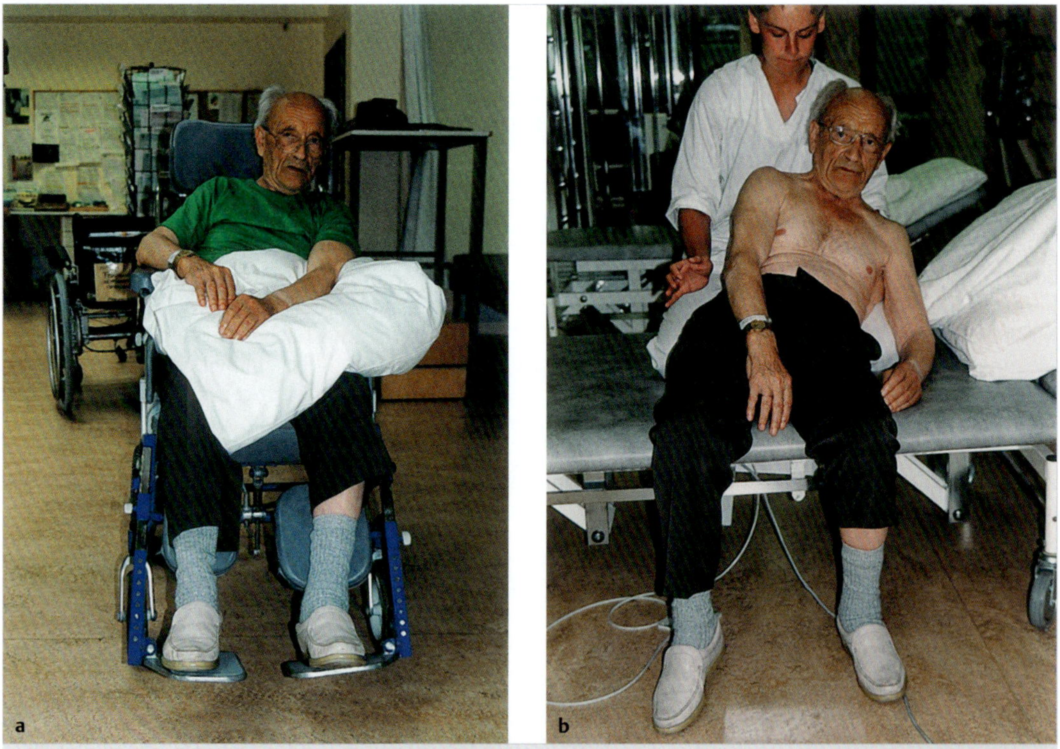

Abb. 3.3 Der Patient hat einen akuten Schlaganfall erlitten. Beachten Sie seinen rechten Fuß sowohl in Abbildung **a** als auch **b**, der gegen den Boden und die Fußstütze zu drücken scheint. Auf seiner linken Seite ist die Aktivität nur noch sehr schwach ausgeprägt.

a Er scheint entweder zu stürzen oder sich mit seinem linken Arm aufzustützen. Sein posturaler Tonus ist niedrig und sein Gleichgewicht nur gering ausgeprägt. Er ist nicht in der Lage, sich aufrechtzuhalten und mit der Schwerkraft zu interagieren.

b Um sich aufzurichten, kompensiert er diese Schwächen durch eine verstärkte Aktivität der Flexoren auf der rechten Seite des Kopfes, des Halses und des Rumpfes.

(Ivanenko et al. 2013). In der akuten Phase nach einem Schlaganfall, einer Verletzung des Rückenmarks oder einem Schub bei Multipler Sklerose (MS) leiden viele Patienten unter einem ernsthaft geschwächten posturalen Tonus (► Abb. 3.3). Sie sind nicht in der Lage, eine Aktivität entgegen der Schwerkraft auszuführen oder dauerhaft aufrechtzuerhalten, wodurch sie auch Probleme haben, sich zu bewegen.

Auch wenn diese Faktoren nicht immer relevant sind, soll erwähnt werden, dass der posturale Tonus in Rückenlage nicht immer schwach ausgeprägt ist. Die meisten von uns werden die Situation auf einem Zahnarztstuhl kennen: Wenn man beunruhigt oder nervös ist, ist der posturale Tonus auch in Rückenlage höher. Aufgrund der Muskelanspannung passt man sich nicht an die Stuhlfläche an, sodass man das Gefühl hat, über dem Stuhl in der Luft zu schweben statt *im* Stuhl zu liegen. Sitzt man also zu unbequem, zu starr und ohne dass man die Position verändert oder sich an sie anpasst, kann sich der posturale Tonus verstärken.

Die Interaktion mit der Umwelt erfordert eine kontinuierliche Anpassung des Tonus, der Ausrichtung, des Gleichgewichts und der Bewegung. Diese Interaktion hängt stark davon ab, ob man Informationen von peripheren Rezeptoren erhält und wahrnimmt und sich daran anpassen kann. Unsere erste Wahrnehmung der Beschaffenheit der Unterstützungsfläche basiert auf taktilen Informationen, die uns unsere Füße (Fußsohlen), das Gesäß und die Hände liefern. Wir evaluieren die Unterstützungsbedingungen durch taktilen Kontakt. Anschließend berechnen wir die Massenträgheit; eine kleinere Unterstützungsfläche bedeutet, dass wir die Massenträgheit leichter überwinden und schneller bewerten und beurteilen können. Je größer wir das taktile Areal einschätzen, desto schwieriger ist es, die Massenträgheit zu überwinden. Die Relation des Körpers zur Unterstützungsfläche ist die Grundlage für die Anpassung des Tonus an veränderte Umgebungen und Aktivitäten. Der Tonus muss optimal auf die aktuelle Aktivität abgestimmt werden, unabhängig davon, ob es sich dabei um Entspannung, die Initiation von Bewegung, Gleichgewicht oder die Ausführung funktioneller Aktivitäten handelt.

Merke **M!**

In einem funktionellen Kontext ist die sensomotorische und perzeptive Interaktion zwischen Körper und Unterstützungsfläche wichtiger für das Niveau des posturalen Tonus als die Größe der Unterstützungsfläche.

Der Fuß ist eine äußerst komplexe Struktur, die es uns ermöglicht, zahlreiche unterschiedliche Funktionen auszuführen. Er ist ein flexibles und anpassungsfähiges Körpersegment mit einer präzisen, aktiven Kontrolle (Wright et al. 2012, Zelik et al. 2015). Die Kontrollspezifizität der Fußmuskeln bei unterschiedlichen Funktionen ist vergleichbar mit der feinmotorischen Kontrolle der Hand (Zelik et al. 2015). In der Standphase bilden die Füße unsere Unterstützungsfläche, gleichzeitig müssen sie während des Gehens beim initialen Aufsetzen der Ferse und in der Abdruckphase vom Boden stabil sein. In der Standphase muss der Fuß mobil sein, um sich an den Boden anzupassen. Die Füße übertragen Informationen direkt zwischen dem Körper und der Umwelt. Sie müssen sich zur Optimierung von Gleichgewicht und Bewegungsablauf an die BoS *anpassen* und auf sie *reagieren*, und nicht mit einer unangemessenen Spannung, wie etwa beim Drücken oder Festkrallen, auf die Unterstützungsfläche *einwirken*.

Die Füße sind unsere Unterstützungsbasis, unser Fundament. Sie sind Sinnesorgane, die Informationen, die sie über die BoS aufnehmen – Unebenheiten, Textur, Härtegrad, Richtung, Schräglage und die Verteilung des Körpergewichts – an das ZNS weiterleiten. Die Struktur des Fußes ist bestimmend dafür, welche Rotationskomponenten Fuß und Bein während des Gehens und des Laufens ausführen (Nawoczenski et al. 1998) (d. h. für die Bewegungsmuster). Der Fuß ist aufgrund seines Aufbaus, vor allem aufgrund seines Fußgewölbes, das beim Gehen und Laufens verdreht werden kann, elastisch wie eine Sprungfeder (McKeon et al. 2015). Dass der Fuß in dieser Weise deformiert werden kann, liegt daran, dass sich passives Gewebe dehnt (d. h. plantarer Faszien und Bänder) (McKenzie 1955) und die intrinsischen und extrinsischen Fußmuskeln Kokontraktionen ausführen. Sensorische Informationen aus diesen passiven und aktiven Strukturen werden genutzt, um Bewegung und Haltung zu kontrollieren (McKeon et al. 2015). McKeon und Kollegen (2015) schlagen vor, dass das Konzept der *Kernstabilität* auch auf die Fußgewölbe erweitert werden kann. Sie stellen die These auf, dass das *Fußkernsystem* interagierende Subsysteme umfasst, die relevanten sensorischen Input und funktionelle Stabilität liefern und so eine Anpassung an wechselnde Erfordernisse, sowohl während statischer als auch dynamischer Aktivitäten, ermöglichen (McKeon et al. 2015). Vergleichbar mit der lumbopelvinen Kernstabilität wird auch das Fußgewölbe durch lokale und globale Muskeln kontrolliert. Die lokalen Stabilisatoren sind die intrinsischen Fußmuskeln und die globalen Muskeln haben ihren Ursprung im Unterschenkel und verfügen über Insertionen am Fuß. Während des Gehens kontrollieren die intrinsischen Muskeln das Ausmaß und die Geschwindigkeit der Gewölbedeformation. Ohne diese Kontrolle kommt es zu einer Instabilität und Fehlausrichtung des Fußes, die im Ergebnis zu abnormen Fußbewegungen führen (McKeon et al. 2015).

Die Ausrichtung und die neuromuskuläre Aktivität der Füße haben einen signifikanten Einfluss auf die Ausrichtung und die neuromuskuläre Aktivität des restlichen Körpers (Neely 1998, Cote et al. 2005) (▶ Abb. 3.2). Laut Thornquist (1985) bestimmen Belastung und Spannungszustand unserer Füße, wie wir uns bewegen und außerdem weitgehend, welches Bewegungsrepertoire uns zur Verfügung steht. Sie benutzt die Worte *Zusammenspiel, Gleichgewicht* und *Interdependenz*, um die Beziehung zwischen unseren Grundlagen, physischen und psychischen Faktoren und der Umwelt zu charakterisieren (Thornquist 1985). Allerdings beeinflussen proximale Veränderungen der Ausrichtung und der neuromuskulären Aktivität ebenfalls die Funktionsfähigkeit der Füße als Gleichgewichtsorgane.

Unter *reziproker Innervierung* versteht man die Koordination von Muskelaktivität für eine effiziente, harmonische, rhythmische und reibungslose Bewegung, ohne dass ein unangemessener Kraftaufwand für die Aktivität stattfinden muss (Bobath 1990, Edwards 1996). Alle komplexen Bewegungen sind das Ergebnis einer fein abgestuften Interaktion zwischen externen Kräften (Schwerkraft, Massenträgheit, passive, biomechanische Eigenschaften der beteiligten Strukturen) und Variationen im Spannungs-Längen-Verhältnis unterschiedlicher motorischer Einheiten in agonistischen, antagonistischen und synergetischen Muskelgruppen. Die reziproke Innervierung stimmt Muskelaktionen ab und balanciert sie aus. Nach dem Verständnis der Autorinnen handelt es sich hier um das gleiche Phänomen, das Sahrmann (1992, 2002) als Muskelbalance (Kap. 2.2.7) bezeichnet. Reziproke Innervierung wird als das harmonische Zusammenspiel innerhalb von und zwischen Muskeln beschrieben (d. h. als Koordination von exzentrischer und konzentrischer Muskelaktivität, die zu einer selektiven Kontrolle von Bewegung führt) und ist charakterisiert durch:

- die differenzierte Aktivierung von motorischen Einheiten des Muskels
- die Koordination unterschiedlicher Muskeln, die ein Gelenk umgeben: Agonisten, Antagonisten und Synergisten (d. h. exzentrisches und konzentrisches Zusammenspiel)
- die Koordination unterschiedlicher Körperteile – rechts und links, proximal und distal – durch neuromuskuläre Aktivität

Neurophysiologisch betrachtet ist das Rekrutierungsprinzip ein wesentliches Element der reziproken Innervierung. Die an einer Aktivität beteiligten motorischen Einheiten werden sequenziell rekrutiert und durch die präsynaptische Inhibition modifiziert (Kap. 2.1.2, Präsynaptische Inhibition (S. 22)). Die reziproke Innervierung ist bei normaler Bewegung die Voraussetzung für Stabilität, Selektivität und Koordination.

Merke M!

Beweglichkeit ist essenziell für Stabilität, Stabilität ist essenziell für Bewegung.

3.2.10 Selektive Bewegung

Definition [ ]

Selektive Bewegung

Unter selektiver Bewegung versteht man die kontrollierte, spezifische und koordinierte Bewegung eines Gelenkes oder Körperteils in Relation zu anderen Segmenten. Selektive Bewegung ist das Ergebnis präzise abgestufter neuromuskulärer Aktivität auf der Grundlage von reziproker Innervierung.

Sowohl Stabilität als auch Selektivität sind abhängig von einem adäquaten Bewegungsausmaß, von der Muskellänge, der Ausrichtung sowie der Koordination von Agonisten, Antagonisten und Synergisten bei konzentrischer und exzentrischer Arbeit. Exzentrische Muskelaktivität ist das Ergebnis aktiver neurophysiologischer Prozesse. Reziproke Innervierung ermöglicht die folgenden Vorgänge:

- automatische Adaption der Muskelaktivität an posturale Anpassungen
- Stabilisierung für selektive Bewegung
- Abstufung der Aktivierung und Interaktion von Agonisten, Synergisten und Antagonisten für Präzision in Timing und Richtung

Als *Bewegungsmuster* bezeichnet man die Abfolge von selektiven Bewegungen. Diese variieren von Person zu Person sowie im Hinblick auf die anstehende Aufgabe und die Situation (▶ Abb. 3.4). Bewegungen sind der Output einer dynamischen Interaktion zwischen Muskelkräften und peripheren Feldeffekten (z. B. Schwerkraft, Reibung, reaktiver Gelenkkräfte). Sie können im Hinblick auf ihr Muster, ihre Verlagerung oder ihre räumliche Struktur beschrieben werden (Mulder et al. 1995). Das motorische System muss den Agonisten mit der richtigen Kraft zum richtigen Zeitpunkt kontrahieren lassen und die für diesen im Rahmen der aktuellen Funktion notwendigen Kontraktionsmuster der Antagonisten, Synergisten und posturalen Muskeln organisieren und zeitlich abstimmen. Die Anzahl der im Muskel rekrutierten Muskelfasern und motorischen Einheiten variiert abhängig von der

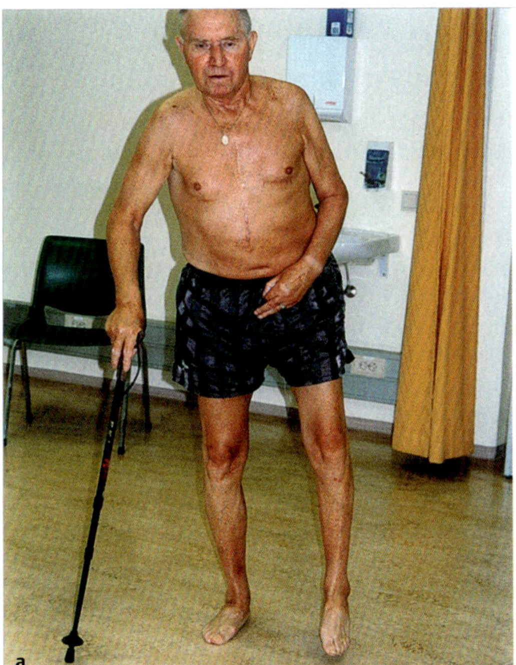

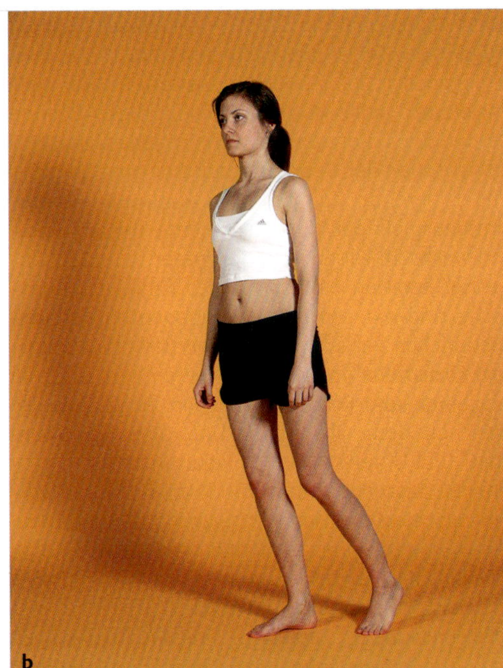

Abb. 3.4 Vergleichen Sie die auf den beiden Bildern dargestellten Bewegungsmuster.
a Der Körperschwerpunkt des Patienten befindet sich rechts von seinem rechten Bein. Er stützt sich aktiv auf seinen Stock. Daher ist die Aktivität der Flexoren auf seiner rechten Seite erhöht und er scheint gleichzeitig seine linke Seite mit seiner rechten nach vorne zu heben. Die Beweglichkeit und das Zusammenspiel zwischen den Körpersegmenten sind allgemein vermindert, insbesondere jedoch proximal. Die Bewegungsmuster seiner Arme und Beine sind stereotyp. Die Rotation seines linken Beins wird nicht verändert, um das Bein nach vorne zu schwingen. Die Dorsalflexion des Fußes ist vermindert. Die Ursache hierfür könnte entweder in der Steifigkeit seiner Wadenmuskeln, an den schwachen Dorsalflexoren oder an einer Fehlausrichtung des gesamten Beins liegen, die eine Aktivierung der Dorsalflexion verhindert.
b Eine gesunde junge Frau macht mit ihrem linken Bein einen Schritt nach vorn. Beachten Sie die Extension über dem Standbein und das Zusammenspiel der Körpersegmente. Auf der Schwungseite vollzieht sich der Übergang des Bewegungsmusters von der Standphasenaktivität (erhöhte Aktivität der Extensoren und Abduktoren, verstärkte externe Rotation) hin zur Rotation zum Vorschwingen des Beins. Die linksseitige Dorsalflexion ermöglicht das Anheben des Beins vom Boden.

Funktion und anderen Muskeln, die für die Aufgabe beansprucht werden. Der anatomische Aufbau des Skeletts trägt zu einer verbesserten Koordination und Rotation zwischen den unterschiedlichen Körperteilen bei. Die Muskeln verursachen variable Rotationsgrade, je nach anatomischer Form, Anordnung der Muskelfasern, ihrer Funktion, der Organisation unterschiedlicher Teile des Muskels im Bezug zueinander (Ausrichtung) und ihren Ansätzen.

Beispiele sind die Achillessehne, die vor ihrem Ansatz an den Kalkaneus um 90° rotiert, und der M. pectoralis major, der vor seinem Ansatz an den Humerus um 180° rotiert.

Rotation ist eine essenzielle Komponente der normalen Bewegung und versorgt dass ZNS mit einem stärkeren propriozeptiven Feedback als etwa Muskelpalpationen oder Sehnentapping. Menschen bewegen sich auf 3 Ebenen: sagittal, frontal oder transversal (oder horizontal) und diese Ebenen werden durch Rotation kombiniert. Jede Gewichtsverlagerung oder Bewegungsanforderung benötigt eine rotierende Komponente. Aufgrund des Zusammenspiels der Körpersegmente mittels Rotation wechseln wir zwischen Symmetrie und Asymmetrie. Rotation basiert auf der Fähigkeit, flexorische und extensorische Komponenten in einer unendlichen Variationsbreite von Bewegungsmustern abzustufen und zu kombinieren, und führt zu Flexibilität und Resilienz. Rotation, beispielsweise zwischen dem Ober- und Unterarm oder dem Ober- und Unterschenkel in Relation zu ihren proximalen Segmenten oder die Rumpfrotation, verleiht uns eine funktionelle Diversität, die alles von der feinmotorischen Aktivität und distalen Geschicklichkeit bis hin zu groben Greifbewegungen und der Fortbewegung ermöglicht.

Basismuster der Bewegung sind *das Greifen nach und Ergreifen von etwas* sowie *Stand* und *Schwung*. Diese Muster variieren permanent abhängig von der Aufgabe und der Umgebung. *Das Greifen nach etwas* und die *Standposition* sind beides Muster, die hauptsächlich von Komponenten der Extension, Außenrotation und Abduktion dominiert sind. *Ergreifen von etwas* und *Schwung* verfügen in ihren Mustern über eine größere flexorische Aktivität, oft in Kombination mit Komponenten der Außenrotation und Adduktion. Wenn der Arm seitlich nach unten hängt, wird die Hand zunächst durch Flexion/Adduktion/Außenrotation zum Mund geführt, bevor das Muster in eine abgestufte Innenrotation der Schulter, eine Flexion des Ellenbogens und eine Supination des UnterArms übergeht. Diese Muster wechseln und variieren bei all unseren Aktivitäten: Wir nehmen eine Position verstärkter Extension ein, wenn wir nach etwas greifen müssen, das sich oberhalb der Schulterhöhe befindet. Wenn wir Aufgaben ausführen, die einer feinmotorischen Augen-Hand-Koordination bedürfen, nehmen wir oft eine eher flektierte Sitzhaltung ein, die auf exzentrischer Aktivität der Rumpfextensoren basiert. Ein normaler posturaler Tonus und eine normale reziproke Innervation erlauben es Personen, eine neuromuskuläre Hintergrundaktivität auszuwählen, die der Situation am ehesten angemessen ist.

3.2.11 Abweichungen von normaler Bewegung und Gleichgewichtskontrolle

Neurologische Patienten sind heterogen in Bezug auf ihre Erkrankung, ihre Läsionen und den Grad ihrer Beeinträchtigungen und Behinderungen. Sie weisen individuelle Merkmale auf. Läsionen an einem ähnlichen Ort und von ähnlicher Größe manifestieren sich bei 2 verschiedenen Patienten auf unterschiedliche Art und Weise. Patienten verfügen über unterschiedliche Persönlichkeiten, Talente und Erfahrungen, die ihren Körper und Geist geprägt haben. Manche Patienten stellen sich möglichweise noch mit weiteren medizinischen Diagnosen vor, wie etwa Diabetes mellitus und Herzproblemen. Einige Patienten können aus unterschiedlichen Gründen in einem schlechten Allgemeinzustand sein. Das Ziel der Behandlung ist es, das Potenzial eines Patienten so gut wie möglich zu verbessern und dabei diese Heterogenität im Blick zu behalten. Viele Patienten werden nicht mehr das gleiche funktionelle Niveau erreichen, das sie vor der Läsion hatten. Sie sind gezwungen, zu kompensieren, um in ihrem Umfeld funktionell zu bleiben. Klinisch betrachtet, scheint eine verminderte posturale Kontrolle eines der wesentlichen Probleme von vielen Patienten mit ZNS-Läsionen zu sein. Biomechanische Komponenten, sensorische Inputs, Integration, Neugewichtung, motorische Strategien, die kognitive Verarbeitung und die Wahrnehmung der Vertikalen tragen alle bei unterschiedlichen Patienten in einem unterschiedlichen Ausmaß zur Gleichgewichtskontrolle bei. Der Verlust eines stabilen Referenzrahmens als Basis für willkürliche Bewegungen führt zu Gleichgewichtsproblemen, verminderter Koordination und Interaktion zwischen Muskelgruppen sowie zu Beeinträchtigungen des Tempos und der Reaktionsfähigkeit. Posturale Kontrolle stabilisiert entgegen Bewegungen der Extremitäten. Wird der Körper nicht stabil gehalten, während eine Person im Raum nach etwas greift, bewegt sich der Körper mit dem Arm und die Person wird destabilisiert. Die Konsequenz ist, dass der Person eine geringere Auswahl an Möglichkeiten zur Verfügung steht, verschiedene motorische Aufgaben auszuführen, was die Unabhängigkeit und Fähigkeit zur Bewältigung alltäglicher Aufgaben beeinträchtigen kann. Posturale Kontrolle und präzise, zielorientierte Bewegung sind im ZNS keine separaten Phänomene; sie werden koordiniert, um die erfolgreiche Umsetzung motorischer Aufgaben innerhalb eines kontextbasierten Umfelds zu ermöglichen. Für die posturale Kontrolle sind eine segmentale Verlagerung und eine Interaktion mit der Schwerkraft notwendig. Daher sollte der Therapeut sicherstellen, dass der Patient über segmentale Beweglichkeit verfügt, etwa in der Wirbelsäule.

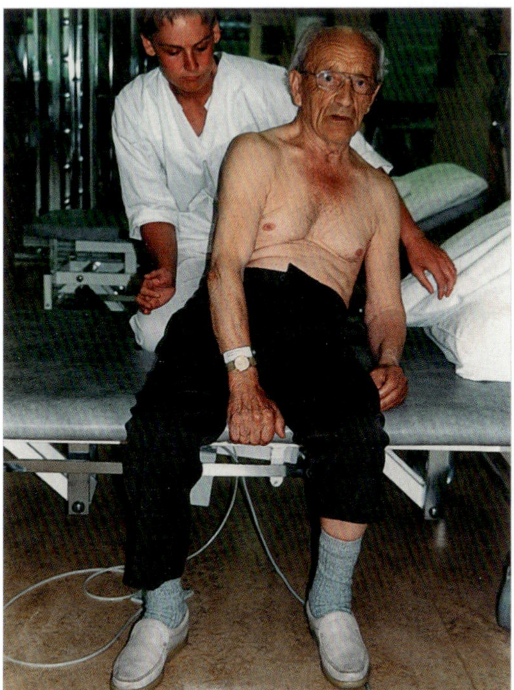

Abb. 3.5 Das Gleichgewicht dieses Patienten ist nach einem Schlaganfall beeinträchtigt. Sein Rumpftonus ist gemindert und auf allen 3 Ebenen zeigt sich ein mangelhaftes Zusammenspiel der Bewegungen der Körpersegmente.

Zahlreiche Patienten mit Schlaganfall zeigen eine unzureichende Rumpfkontrolle, was ihre funktionelle Fähigkeit bei vielen Aufgaben beeinträchtigt, etwa beim Herumdrehen im Bett, beim Aufsetzen/sich Hinlegen, beim Übergang von der Sitz- in die Standposition sowie beim Stehen und Gehen (► Abb. 3.5). Es hat sich gezeigt, dass eine beeinträchtigte antizipatorische Aktivität der oberflächlichen lateralen Rumpfmuskeln (M. latissimus dorsi, M. rectus abdominis und M. obliquus externus abdominis) auf der paretischen Seite die Ausführung alltäglicher Aktivitäten beeinflusst (Dickstein et al. 2004). Darüber hinaus wurde eine Beeinträchtigung der APA auch für mehrere Faktoren nachgewiesen, wie etwa Alterung, atypische Entwicklung und neurologische Störungen (Aruin u. Almeida 1997, Inglin u. Woollacott 1988, Latash et al. 1995, Slijper et al. 2002).

Infolge eines Schlaganfalls verfügten Patienten über eine veränderte Wahrnehmung für die Position des Rumpfes (Ryerson et al. 2008) und waren bei Neglect nicht in der Lage, taktile Stimuli des Rumpfes korrekt zu lokalisieren (Rousseaux et al. 2013). Mehrere Studien haben eine Verminderung der Rumpfmuskelkraft nachgewiesen (Dickstein et al. 2004, Karatas et al. 2004, Pereira et al. 2014, Pereira et al. 2010, Winzeler-Merçay u. Mudie 2002) und bei Messungen mittels der Berg'schen Skala (*Berg Balance Scale*) hat sich gezeigt, dass es eine positive Korrelation zwischen Muskelkraft und Gleichgewicht gibt (Karatas et al. 2004).

Eine verstärkte Aktivierung des M. erector spinae auf der paretischen Seite wurde ebenfalls beschrieben (Dickstein et al. 2004, Winzeler-Merçay u. Mudie 2002).

Es wurde über veränderte Rekrutierungsmuster bei der Rotation von Kopf und Rumpf im Sitzen berichtet, wobei Schlaganfallpatienten Kopf und Rumpf simultan bewegen, anstatt einem kranial-kaudalen Muster zu folgen (Verheyden et al. 2011). Zudem hat sich erwiesen, dass eine defizitäre segmentale Rotation zwischen Thorax und Becken zu einer schwächeren posturalen Kontrolle und Gehfähigkeit führt (Hacmon et al. 2012).

Die Posturografie hat die aufrechte Sitzposition sowohl in den frühen (Gentheon et al. 2007, Van Nes et al. 2008) als auch in den chronischen Phasen nach einem Schlaganfall (Perlmutter et al. 2010) untersucht. Betroffene Patienten zeigten im Vergleich zu gesunden Kontrollpersonen ein größeres Schwankungsareal und stärkere Verlagerungen (Gentheon et al. 2007, Perlmutter et al. 2010).

Des Weiteren waren Patienten im Vergleich zu gesunden Kontrollpersonen zum Erhalt der Stabilität auf einer instabilen Unterstützungsfläche in stärkerem Maße auf das Sehvermögen angewiesen (Van Nes et al. 2008). Diese Studien deuten darauf hin, dass Patienten nach einem Schlaganfall dauerhaft unter Beeinträchtigungen der Rumpfkontrolle leiden. Da die Rumpfkontrolle von elementarer Bedeutung für das Gleichgewicht in der Sitzposition ist, können sich Beeinträchtigungen des Rumpfes auch negativ auf funktionelle Aktivitäten auswirken, die den Einsatz der Arme und Hände erfordern (z. B. sich Anziehen oder nach etwas Greifen). Dies ist möglicherweise die Folge einer veränderten Ausrichtung, Stabilität und Bewegung der Schultergürtel, die sich auf die distale Präzision auswirkt. Bei Rechtshändern haben Robertson et al. (2012) beobachtet, dass es nach einem Schlaganfall in der linken Hemisphäre bei betroffenen Patienten zu einer verminderten Protraktion beider Schultergürtel kommt. Dies konnte nach Schlaganfällen in der rechten Hemisphäre nur für den linken Schultergürtel beobachtet werden, was auf unterschiedliche Rollen der beiden Hemisphären hindeutet. Die Forscher entdeckten auch eine verminderte Geschicklichkeit der nichtparetischen Hand infolge eines Schlaganfalls. Dies deckt sich zunehmend mit Ergebnissen aus Arbeiten zur Beteiligung der ipsilateralen Seite (Sousa et al. 2013). Tatsächlich kann es nach einer unilateralen Läsion im Gebiet der subkortikalen medialen zerebralen Arterie nicht nur zu einer Schädigung der kreuzenden Fasern kommen, die für Bewegungen der kontraläsionalen Extremitäten verantwortlich sind, sondern auch zu einer Beeinträchtigung der kortikal-koretikulären Netzwerke. Dies kann Folgen für die Funktion der spinoretikulären Bahnen haben, die wiederum Störungen der Muskelaktivität der ipsiläsionalen posturalen Muskeln nach sich ziehen. Insbesondere die Rumpfkontrolle ist wesentlich durch das absteigende ventromediale System moduliert, das hauptsächlich über ipsilaterale Projektionen verfügt (Stapley et al. 2008, Schepens u. Drew 2004).

Neben Beeinträchtigungen scheinen auch kompensatorische Strategien Auswirkungen auf die posturale Rolle des Rumpfes bei funktionellen Aktivitäten zu haben. Wenn Bewegungsfertigkeiten, wie etwa das Greifen nach etwas, beeinträchtigt sind, kann der Rumpf, wie von mehreren Autoren beschrieben, kompensatorische Strategien der verstärkten Flexion und/oder Rotation aufweisen (Robertson u. Roby-Brami 2011, Reisman u. Scholz 2006, Roby-Brami et al. 2003, Michaelsen et al. 2006, Thielman 2013, van Kordelaar et al. 2012, Woodbury et al. 2009). Empirisch betrachtet, scheinen einige Patienten Defizite bei der Selektivität von Beinbewegungen dadurch zu kompensieren, dass sie beim Gehen den Rumpf zum Heben und Rotieren des Beckens einsetzen, damit das stärker beeinträchtigte Bein während des Gehens vorschwingen kann (Hüfthebung, Zirkumduktion) (▶ Abb. 3.4). Die Verwendung kompensatorischer Rumpfaktivitäten deutet darauf hin, dass es eine sekundäre Ursache für die Rumpfinstabilität gibt, die potenziell die funktionelle Behinderung des Patienten verstärken kann.

Die vorgenannten Studien zeigen, dass Dysfunktionen der Rumpfkontrolle nach einem Schlaganfall zu den bedeutenden Problemen zählen. Allerdings sind auch bei anderen neurologischen Störungen Dysfunktionen der Rumpfkontrolle zu beobachten, etwa bei MS, unvollständigen Rückenmarksverletzungen, traumatischen Hirnverletzungen und PD.

3.2.12 Kompensation

Shumway-Cook und Woollacott (2006) definieren Kompensation als verhaltensbedingte Substitution, d. h. als alternative Verhaltensstrategien, die angenommen werden, um eine Aufgabe abschließend auszuführen. Die beiden Termini *Kompensation* und *Kompensationsstrategien* werden mit gleicher Begriffsdefinition synonym verwendet.

In der akuten Phase nach einer Läsion der oberen Motoneurone kommt es oft zu einer schweren Parese oder Paralyse. Das ZNS ist in dieser Phase verwundbar (Kap. 2.4), die Konzentration neurotropher Substanzen steigt an und fazilitiert die Bildung neuer Verbindungen. Wir lernen durch Handeln, und das ZNS des Patienten erlernt schnell neue Strategien, die für den Moment angemessen erscheinen. Das ZNS wird zur Herausbildung neuer Verbindungen angeregt, die davon abhängig sind, zu welchen Handlungen der Patient stimuliert wird bzw. davon, welche Aufgaben er mehr oder weniger unabhängig bewältigen soll, weil er durch Pflegepersonal oder die Umgebung dazu angehalten oder sich selbst dazu anhält. Manche Patienten werden aufgefordert, Aktivitäten des alltäglichen Lebens unabhängig zu bewältigen, ohne dass ihnen hierfür die notwendige Haltungs- oder Bewegungskontrolle zur Verfügung steht. Patienten, die während der ersten paar Tage allein auf der Bettkante sitzen und nicht über die notwendige Haltungskontrolle verfügen, um dies sicher zu tun, werden zur Kompensation animiert.

Wenn die Kompensation zur Zielerreichung führt, kann der Antrieb zur Verbesserung verlorengehen. Das Gehirn ist auf umgehenden Erfolg und Belohnung ausgerichtet, nicht auf den Prozess, der zur Zielerreichung führt. Die kompensatorischen Strategien werden als relevant und dieser Phase angemessen erlernt. Held (1987) beschreibt dies wie folgt: *„Anders ausgedrückt gibt es offensichtlich keine Stimulation für das partiell geschädigte System, zu genesen, wenn Kompensation gestattet wird, und es kommt zu verhaltensbedingter Substitution."* Dies kann durch reaktive Synaptogenese erklärt werden (die Bildung neuer Synapsen und kollaterale Aussprossung), die abnorme Verbindungen bildet, die mit angemesseneren konkurrieren. Daher kann Kompensation die neuronalen Funktionen beeinträchtigen, die von der Läsion verschont geblieben sind.

Klinische Erfahrungen stützen die Theorie, dass Therapie den Restrukturierungsprozess eines lädierten ZNS beeinflussen kann (Kap. 2.3). Nach einem initialen Schock erholt sich das ZNS sehr schnell und einige Funktionen können unbeeinträchtigt bleiben. Während die Ödeme und die penumbrale Zone schrumpfen und sich die Zirkulation verbessert, beginnen die Neurone wieder zu arbeiten und einige Funktionen werden wiederhergestellt. Dies wird als *spontane Genesung* bezeichnet. Wenn der Patient während der akuten Phase den Einsatz kompensatorischer Strategien erlernt hat, sind diese nun vielleicht nicht mehr notwendig. Erlebt jedoch das ZNS diese Strategien in der akuten Phase als angemessen, können sie sich etablieren und Veränderungen erschweren. Oft haben sich diese Strategien aufgrund eines Gleichgewichtsbedarfs entwickelt, da Gleichgewichts- und Bewegungskontrolle zur Verhinderung von Stürzen oder der Vermeidung von Gefühlen der Unsicherheit unzureichend waren. Daher gehören eine Fixation mittels der Arme, Klammern und Festhalten, eine Gewichtsverlagerung auf die von einem Schlaganfall weniger betroffene Seite, eine Fixation durch Flexion des Rumpfes oder Flexion/Adduktion der Hüften oder das Abdrücken/-stoßen vom Boden häufig zu den kompensatorischen Strategien.

Diese Entwicklung kann wie folgt dargestellt werden (Edwards 1996): Eine Verminderung des posturalen Tonus und ein Verlust der reziproken Innervierung als Basis der Koordination sowie Schwäche haben einen negativen Einfluss auf das Gleichgewicht und die Bewegungsqualität des Patienten. Die posturale Stabilität und die Orientierung, und somit auch die Bewegungskontrolle, sind vermindert. Das vordringliche Ziel des ZNS ist es, der Person Sicherheit zu vermitteln. Daher werden verfügbare alternative Strategien rekrutiert und ausgebaut. In Reaktion auf die Gleichgewichtsbeeinträchtigung werden die Rekrutierungssequenz (Henneman'sches Rekrutierungsprinzip) und die sensomotorische Organisation der Aktivität verändert. Das Feedback, das zur Ausführung der Bewegung von den peripheren Rezeptoren an das ZNS gesendet wird, verändert sich aufgrund des geänderten Bewegungsablaufs und der veränderten Integration und Modulation sensomotorischer Aktivität im Vergleich zu früheren Reaktionen, dem Feedback aus einem gesunden System und dem normalen Bewegungsrepertoire. Die Grundlage (d. h. APA), auf der die nächste Bewegung und zukünftige Bewegungen ausgeführt werden, wird somit verändert. Infolge einer ZNS-Läsion verändern Patienten ihre Strategien, um den Verlust oder die Minderung der Gleichgewichtskontrolle zu kompensieren. Die Patienten entwickeln kognitive und visuelle Strategien, die die Integration von Informationen aus den somatosensorischen Rezeptoren zu übersteuern scheinen – sie hören nicht mehr länger auf ihren Körper. Bewegungen werden langsam und Patienten strecken ihren Kopf nach vorne und schauen nach unten, um visuelle Informationen besser aufnehmen zu können (diese Veränderung der Ausrichtung des Kopfes und Halses beeinflusst das vestibuläre System). Aufgrund dieser erhöhten Abhängigkeit von kognitiven Strategien und dem Sehvermögen neigen Patienten bei Ablenkungen, oder wenn andere Menschen ihre Aufmerksamkeit auf sich ziehen, verstärkt zu Stürzen. Mulder et al. (1996) schlagen 3 Maßnahmen zur Verbesserung des Gleichgewichts vor: eine Minderung der kognitiven Regulierung, eine Verringerung der Abhängigkeit vom Sehvermögen und eine Verbesserung der sensomotorischen Adaption. Wenn wir über ein intaktes Gleichgewicht verfügen, denken wir selten darüber nach, ist es jedoch beeinträchtigt, denken wir unablässig daran. Die Folge einer ZNS-Läsion ist es, dass die Regulierung der Hintergrundkontrolle des Gleichgewichts und der posturalen Kontrolle weniger automatisch erfolgen.

Stattdessen wird das Gleichgewicht verstärkt bewusst und kognitiv reguliert. Welche Gleichgewichtsstrategie der Patient anwendet, hängt von seinem Körperbau, seiner Erfahrung, seiner Persönlichkeit und den Folgen der Läsion ab.

Merke M!

Unangemessene kompensatorische Strategien – alternative, verhaltensbedingte Strategien – können die Entwicklung des Gleichgewichts und der selektiven motorischen Kontrolle bei Patienten mit ZNS-Läsionen verzögern und verhindern.

Klinische Beispiele

Gleichgewicht entsteht durch die Interaktion mit der Schwerkraft. Wir müssen der Schwerkraft ausgesetzt sein, um posturale Kontrolle im Stand, in der Sitzposition, beim Standschritt und beim Gehen zu entwickeln. Asberg (1989) entdeckte, dass Patienten mit Schlaganfall im Vergleich zu Patienten in der Kontrollgruppe über einen verbesserten orthostatischen Blutdruck, verbesserte ADL und weniger ernsthafte funktionelle Beeinträchtigungen und Einschränkungen verfügten, wenn sie frühzeitig und regelmäßig in eine Standposition gebracht wurden (täglich für 12 Tage nach der Einweisung). Die Unterschiede zwischen den beiden Gruppen waren signifikant und durch keine anderen Interventionen erklärbar. Gleichzeitig ist nicht bewiesen, dass allein das frühe Stehen dazu führte, doch Asberg empfiehlt das frühe Stehen als Behandlungsintervention. Jakobs et al. fanden heraus, dass sich bei einer Gruppe von Testpatienten deren Wahrnehmung der Rumpforientierung (Empfindung für die Rumpfposition) beim entspannten Stehen gegenüber dem Liegen signifikant verbesserte.

Diese Studien unterstreichen die Wichtigkeit des frühen Stehens, sowohl für die funktionelle Verbesserung als auch für die Körperwahrnehmung der Patienten.

Stehen scheint sowohl die Empfindung für die Rumpfposition als auch die Funktion im Allgemeinen zu verbessern.

Normalerweise werden Hüfte und Becken während der Standphase für den Schwung des gegenüberliegenden Beins stabilisiert. Diese Stabilität ist dynamisch: Das Becken und die Hüfte bewegen sich in Relation zueinander, zum Rumpf und zur Unterstützungsfläche und ermöglichen so die Übersetzung des Körperschwerpunktes in die Bewegungsrichtung. Während der gesamten Dauer dieser Bewegung wird die Stabilität des Standbeins erhalten.

Merke M!

Neuromuskuläre Stabilität ist eine Grundvoraussetzung für die selektive Bewegungskontrolle.

In der klinischen Praxis zeigen viele Patienten eine verminderte oder veränderte Rekrutierung der angemessenen Stabilität und Bewegung. Viele leiden auch unter einer mangelhaften Rumpfkontrolle (Kernstabilität) sowie einer Instabilität des Beckens und der Hüfte. Unzureichende Stabilität oder eine verstärkte Rumpfflexion scheinen die Aktivierung der für die Stabilität notwendigen Hüftextension zu verhindern. Gleichzeitig kann eine verringerte Stabilität des Beckens und der Hüfte wiederum negative Auswirkungen auf die Rumpfstabilität haben. Die Gewichtsverlagerung im Stand kann den Druck auf den Knöchel erhöhen und somit den Fuß deformieren. Im Ergebnis verändert sich die distale Ausrichtung, was die Rekrutierung proximaler neuromuskulärer Aktivität weiter verschlechtert.

Patienten kompensieren sehr unterschiedlich: Sie verlagern entweder ihr Gewicht auf die weniger beeinträchtigte/n Körperseite oder Körperteile (▶ Abb. 3.6), sie nutzen die Umgebung, um sich abzustützen, sie verstärken die stützenden und schützenden Funktionen der Arme, sie fixieren mit dem eigenen Körpers oder sie führen die Aktivität eher proximal aus – eine Verlagerung von der Fußgelenk- zur Hüftstrategie. Patienten mit neurologischen Dysfunktionen nutzen häufig verstärkt die Hüftstrategie (Maki et al. 2000, Raine et al. 2009) (▶ Abb. 3.6). Es gibt eine unendliche Bandbreite an Möglichkeiten. Manche Patienten können aufgrund der unzureichenden Stabilität des Stand-

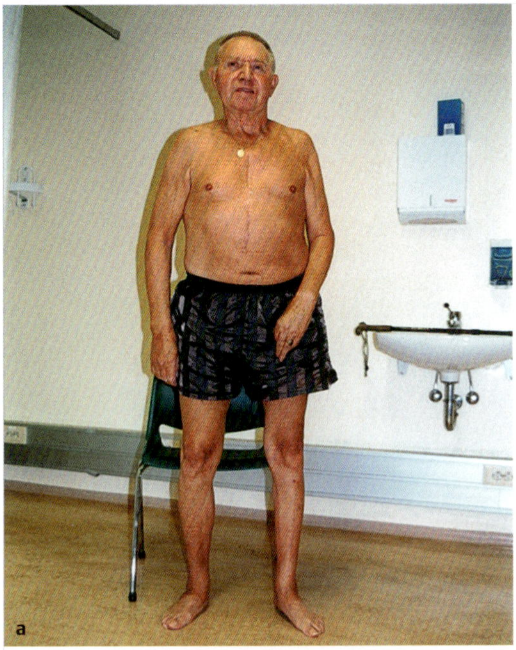

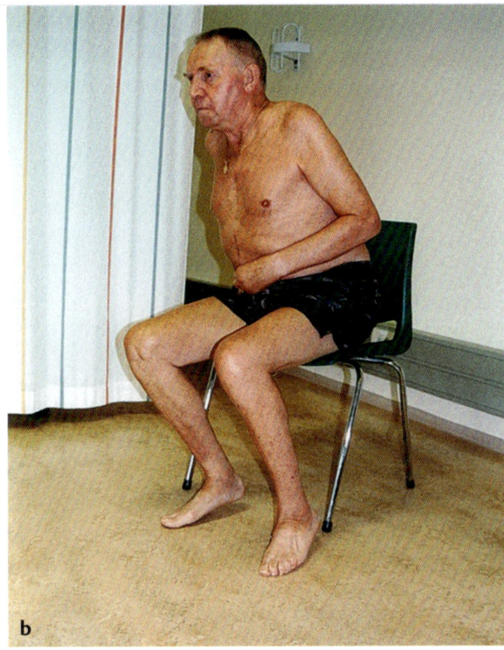

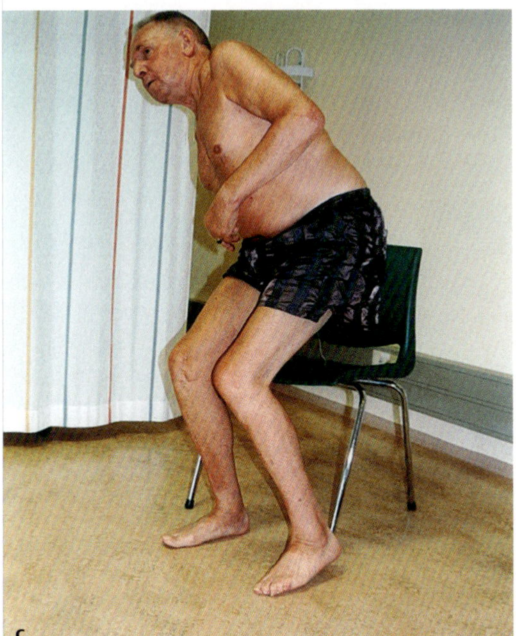

Abb. 3.6 Patienten kompensieren auf unterschiedliche Art und Weise.

a Die Schulter dieses Patienten rotiert medial, die rechte Hälfte des Rumpfes ist lateral flektiert, der linke Schultergürtel und das Becken sind retrahiert, das linke Bein wird mit dem Becken zurückgezogen und erscheint daher nach außen rotiert und adduziert. Der linke Arm ist mit dem Schultergürtel zurückgezogen, aber sichtbar nach innen rotiert und adduziert, mit einer Flexion/Pronation des Ellbogens und des Unterarms. Die rechte Hüfte und das Knie sind flektiert. Stabilität und Bewegungskontrolle sind auf beiden Seiten gemindert (siehe auch ▶ Abb. 3.4), insbesondere allerdings auf der linken, stärker beeinträchtigten Seite. Sein Körpergewicht wird sowohl beim Stehen als auch beim Gehen nach rechts verlagert.

b Wenn dieser Patient aus der Sitzposition in den Stand übergeht, ist dies mit einem hohen Kraftaufwand verbunden. Beachten Sie seinen Gesichtsausdruck und die assoziierten Reaktionen des Arms. Vergleichen Sie dies mit ▶ Abb. 3.6, auf der die assoziierten Reaktionen weniger stark sind, nachdem der Patient kurze Zeit steht.

c Der Übergang in den Stand erfordert das Zusammenspiel von Körpersegmenten und der Unterstützungsfläche. Der Patient verfügt im Allgemeinen über eine sehr geringe Beweglichkeit. Sein linker Fuß passt sich nicht an die Unterstützungsfläche an, daher ist eine Gewichtsverlagerung nach links nicht möglich. Das Propulsionsdrehmoment in den Stand sollte von distal nach proximal initiiert werden. Es ist jedoch nicht möglich, den M. triceps surae zu aktivieren, wenn der Vorderfuß invertiert ist. Er muss kompensieren, indem er seine rechte Seite nach oben drückt. Dieser Patient hatte vor ca. 30 Jahren 2 Schlaganfälle. Er bewältigt die meisten Aktivitäten und nimmt aktiv am täglichen Leben teil. Es kostet ihn jedoch erheblichen Kraftaufwand und er ermüdet schnell, insbesondere seit er älter wird.

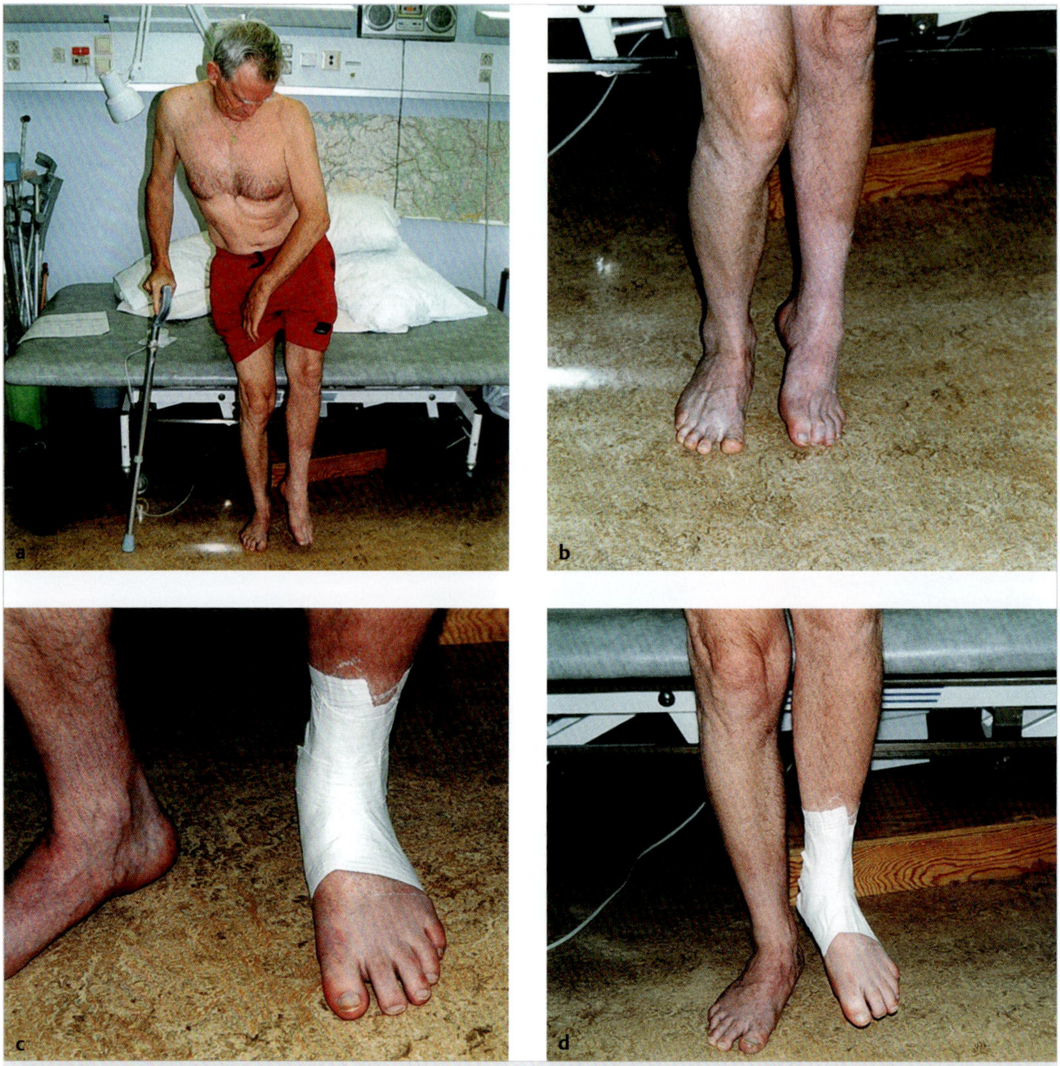

Abb. 3.7 Dieser Schlaganfallpatient weist eine kongenitale Hüftdysplasie und einen Beinlängenunterschied von 7 cm auf, wobei das linke Bein das kürzere ist. Er ist links schon immer auf den Zehenspitzen gegangen und verspürt dabei keine Gleichgewichts- oder Bewegungsprobleme und keine Einschränkungen der Funktion oder Teilhabe. Unter anderem haben er und seine Frau viel getanzt. Dann hatte er einen Schlaganfall, der zu einer Beeinträchtigung der linken Körperhälfte und einer motorischen Apraxie führte.

Beachten Sie den Unterschied in der Ausrichtung und somit auch der Fähigkeit zur Rekrutierung einer angemesseneren neuromuskulären Stabilität auf den Abbildungen (a–f).

a Seit seinem Schlaganfall leidet er unter einer starken Instabilität seiner linken Körperhälfte sowie einem völligen Wegfall der Hüft-, Knie- und Fußknöchelstabilität und der willkürlichen Bewegungsfähigkeit.

b Detaillierte Aufnahme der Knie- und Fußknöchelstabilität.

c Um die Stabilität des Fußknöchels zu verbessern und die Rekrutierung einer proximalen Stabilität zu stärken, wurde der Knöchel unterstützend getaped.

d Die Ausrichtung und somit auch die Fähigkeit zur Rekrutierung einer angemesseneren neuromuskulären Stabilität konnte durch das Taping verbessert werden. Beachten Sie dabei bitte, dass Taping keine langfristige Lösung ist. Es kann zu Hautproblemen führen und ist für den Patienten und seine Pflegepersonen schwer anzubringen.

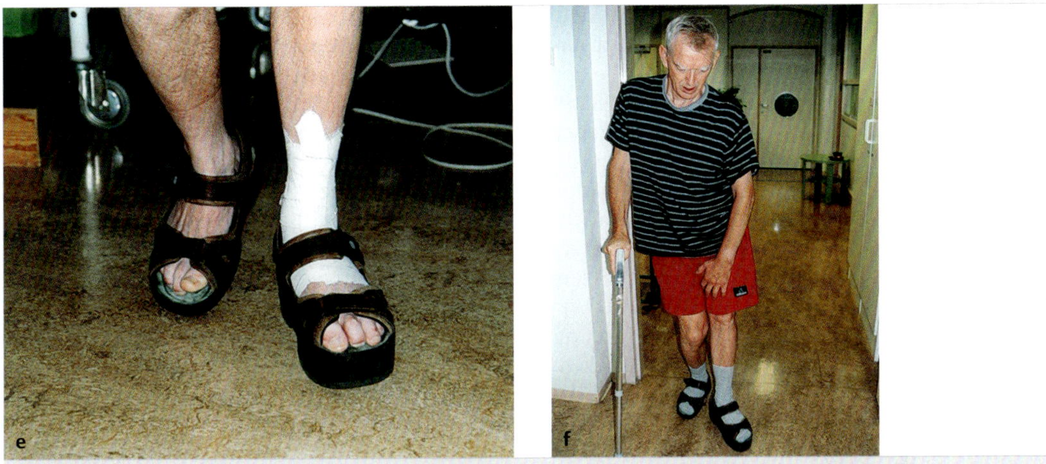

Abb. 3.7 (Fortsetzung)
e Nach einiger Zeit erhielt dieser Patient eine Sportbandage, die ihm ausreichende distale Stabilität verlieh.
f Mit einer zusätzlichen Gehhilfe erreicht der Patient weitere neuromuskuläre Stabilität.

beins keine Schritte machen. Sie kompensieren eher proximal mit ihren Armen (▶ Abb. 3.6). Die Arme können sehr unterschiedlich zur Unterstützung eingesetzt werden: unter anderem durch Fixation mittels Adduktion, Innenrotation der Schulter und einer Steigerung der Flexionsaktivität des Rumpfes sowie Fixation durch erhöhte Flexion/Adduktion und Kompression der Hüfte. Das muskuläre Zusammenspiel und die Muskelbalance, die für die selektive Stabilität zum Erhalt einer freistehenden Position, die Gewichtsverlagerung und das Gehen benötigt werden, sind gestört. Schrittstrategien kommen aufgrund eines Mangels an angemessener antigravitätischer Aktivität und Feedforward-Kontrolle oft vorzeitig zum Einsatz (Raine et al. 2009).

Klinisch betrachtet, kann es notwendig sein, dass 2 oder 3 Therapeuten zusammenarbeiten, um die Rumpf-, Becken- und Hüftaktivität für die Standphase zu fazilitieren, damit der Patient die Schwungphase ausführen kann. Wenn angemessen und verfügbar, kann ein Laufband mit Körpergewichtsentlastung hilfreich sein für die Fazilitation, das rhythmische Zusammenspiel zwischen Stand und Schwung und dafür, dass die Fazilitation der Generierung von zentralen Mustern mit der richtigen Geschwindigkeit erfolgt (Kap. 2.2.6, Zentrale Mustergeneratoren und Fortbewegung (S. 76), Klinische Relevanz (S. 78)). Dabei muss man jedoch berücksichtigen, dass Geschwindigkeit sehr individuell ist. Für die Rehabilitation von Personen mit neurologischer Beeinträchtigung kann es vorteilhaft sein, Trainingsprinzipien anzuwenden, die auf Ganzkörperkoordination abzielen.

Manchmal kann eine Orthese oder Schiene geeignet sein, um den Fußknöchel zu stabilisieren. Das Aufsetzen und Abheben der Ferse scheinen wichtige Signale an das ZNS zu sein, damit der Phasenübergang stattfinden kann. Daher sollte die Ferse möglichst frei bleiben, um weiterhin somatosensorische Informationen und Informationen zur Gewichtsbelastung empfangen und weiterleiten zu können. Für die Übergangszeit können daher eine Orthese, die den Fußknöchel medial und lateral stabilisiert, oder auch Taping helfen (▶ Abb. 3.7).

Bei Patienten mit PD sind frühe Symptome eine flektierte Haltung mit verminderter Rotation (Vaugoyeau et al. 2006) sowie eine verminderte Muskelfunktion im Bereich des Rumpfes, die zu einer verringerten posturalen Kontrolle führt (Bridgewater u. Sharpe 1998, Wright et al. 2007, Hubble et al. 2014). Flexion verursacht eine nach vorne gebeugte Rumpfhaltung und eine Verlagerung des Körperschwerpunktes nach vorne, weshalb der Patient dazu neigt, nach vorn zu stürzen. In der Tat hat eine Studie von Wright und Kollegen (2007) gezeigt, dass das Verhältnis des Hüft-Rumpf-Drehmoments bei Patienten mit PD erhöht ist, was die Vermutung nahelegt, dass die gebeugte Haltung bei PD durch einen gesteigerten Tonus der Hüften kompensiert wird. Die Patienten weisen einen schlurfenden und stolpernden Gang mit kleinen Schritten auf und scheinen ihrem eigenen Körperschwerpunkt hinterherzulaufen. Einige Patienten entwickeln kompensatorische Strategien bei dem Versuch, den Körperschwerpunkt zurückzuverlagern, indem sie sich mittels plantarer Flexion gegen den Boden stemmen. Bridgewater und Sharpe (1998) verweisen auf andere Studien, bei denen eine geminderte Dorsalflexion festgestellt wurde. Rumpfflexion und Steifheit führen in Kombination mit dem Abstoßen der Füße dazu, dass die Patienten Beweglichkeit einbüßen und sich plantare Flexionskontrakturen entwickeln können. Zudem wirken Patienten mit PD in ihrem gesamten Bewegungsausdruck versteift. Die Rotation kann hier oft spontan durch eine Verbesserung der Beweglichkeit der Wirbelsäule, der Schultergürtels und des Halses sowie durch eine Fazilitation der selektiven Extension wiederhergestellt werden. Die Länge der Fuß- und Unterschenkelmuskeln der Beweglichkeit angemessen sein und aufrechterhalten werden. Durch eine verbesserte distale Beweglichkeit können Patienten somatosensorische Informationen und Körperorientierung im Verhältnis zum Raum und zur Unterstützungsfläche empfangen und wahrnehmen. Damit können sie ihre Haltung besser anpassen und ihr Gleichgewicht verbessern.

Ein internes Modell der Vertikalen ist Voraussetzung für die ordnungsgemäße Funktion des posturalen Kontrollsystems (Massion 1992, Massion 1994). Einige Schlaganfallpatienten scheinen die Tendenz zu entwickeln, sich mit ihrer weniger betroffenen Extremität (ipsiläsional zur Gehirnschädigung) von der Mittellinie abzustoßen. Für dieses Phänomen wurden bereits zahlreiche Bezeichnungen verwendet: posturaler Halbseitenneglect (Schädler u. Kool 2001), Pusher-Syndrom (Davies 2003), kontraversives Drücken (Karnath et al. 2000), um nur einige zu nennen. Hierbei handelt es sich um eine komplexe Kombination von Symptomen. Mehrere Studien haben demonstriert, dass das Pusher-Syndrom bei Patienten mit Läsionen in beiden Hemisphären vorkommen kann, obwohl es nach einer rechtsseitigen Gehirnläsion häufiger zu beobachten ist (Abe et al. 2012), und sich vom Neglect unterscheidet (allerdings leiden einige Patienten sowohl unter dem Pusher-Syndrom als auch unter Neglect) (Karnath et al. 2000, Pérennou et al. 2000).

Man geht davon aus, dass die hohe Verbreitung des Pusher-Syndroms und anderer neurophysiologischer Defizite eher auf schlaganfallbedingte Verletzungen gewisser Hirnareale zurückzuführen ist als auf eine direkte Beteiligung an der Entwicklung des Pusher-Syndroms (Santos-Pontelli 2011). Das Pusher-Syndrom wurde hauptsächlich an Schlaganfallpatienten beobachtet, jedoch auch bei anderen Erkrankungen als dem Schlaganfall beschrieben (Santos-Pontelli 2011). Studien mit Bildgebungstechnologien legen nahe, dass der posterolaterale Thalamus diejenige Gehirnstruktur ist, die typischerweise bei Patienten mit Pusher-Syndrom betroffen ist. Es wurde allerdings auch hervorgehoben, dass andere kortikale und subkortikale Areale, wie etwa der insulare Kortex und der postzentrale Gyrus, potenziell als beteiligte Strukturen bei der Pathophysiologie des Pusher-Syndroms infrage kommen (Ticini et al. 2009). Karnath und Dieterich (2006) argumentieren, dass das obere temporale Areal, die Insula und der temporoparietale Übergang gemeinsam ein multisensorisches Areal bilden, in dem ebenfalls vestibuläre Informationen zur räumlichen Orientierung verarbeitet werden. Diese Areale sind integrativ im Hinblick auf vestibuläre, auditive und visuelle Informationen aus dem umliegenden Raum, die eine multimodale räumliche Abbildung erzeugen und könnten daher an der Pathophysiologie dieses Syndroms beteiligt sein.

Die dem Pusher-Syndrom zugrunde liegenden Mechanismen wurden mit einer Wahrnehmungsdysfunktion des Patienten im Hinblick auf die Körperhaltung in Relation zur Schwerkraft in Verbindung gebracht, die zu reaktivem posturalem Verhalten führt (d. h. Stoßen/Fixation). Wie dem auch sei, im Gegensatz zu einer gestörten Wahrnehmung der aufrechten Körperhaltung zeigen Schlaganfallpatienten mit Pusher-Syndrom eine nahezu störungsfreie Verarbeitung visueller und vestibulärer Inputs. Daher scheint eine abnorme Labyrinthfunktion bei Patienten mit Pusher-Syndrom nicht die zentrale Beeinträchtigung zu sein (d. h. bei Patienten mit einem hemisphärischen Schlaganfall scheint der Ursprung des Stoßens nicht vestibulärer Natur zu sein) (Pérennou et al. 2000, Pontelli et al. 2005, Barra u. Pérennou 2013). Dies stützt die Annahme, dass beim Menschen eine separate neuronale Leitungsbahn zur Wahrnehmung der Schwerkraftorientierung und Kontrolle der aufrechten Körperhaltung vorhanden ist (d. h. dass ein separates System aus interozeptiven Rezeptoren und gravizeptivem System existiert) (Mittelstaedt 1996, Barra et al. 2010).

Wie zuvor ausgeführt, ist eine normale posturale Funktion zum Teil von der Fähigkeit des posturalen Kontrollsystems zur Integration von visuellen, propriozeptiven und vestibulären sensorischen Informationen abhängig. Die Vertikale kann über unterschiedliche Modalitäten wahrgenommen werden (siehe auch unter Kap. 3.2.4, Posturale Orientierung (S. 131)):

- Die subjektive posturale Vertikale (SPV) ist eine sensible, richtungsspezifische Orientierung für die vestibuläre Funktion, die Input aus den Sinnesorganen des Rumpfes erhält – ein von der Rumpfschwerkraft abhängiges System.
- Bei der subjektiven visuellen Vertikalen (SVV) handelt es sich um den visuellen Sinn einer vertikalen Haltung, der auf visuellen, propriozeptiven und vestibulären Inputs beruht.
- haptische/taktile Vertikale

Eine normale posturale Wahrnehmung der Vertikalen ist Voraussetzung für eine normale Körperorientierung im Hinblick auf die Schwerkraft. Dazu müssen die neuronalen Schaltkreise, die um den oberen parietalen Kortex im Zentrum angeordnet sind (d. h. um den primären somatosensorischen Kortex und den Thalamus) (Pérennou et al. 2008) intakt sein.

Der hintere Thalamus ist eine Schaltstelle der vestibulären Bahnen (Pérennou et al. 2008, Lopez u. Blanke 2011). Man vermutet, dass er wesentlich an der Kontrolle der aufrechten Körperhaltung beteiligt ist.

Pérennou und Kollegen (2008) stellten die These auf, dass es sich beim Drücken/Abstoßen um ein posturales Verhalten handelt, mit dem die Patienten ihre aufrechte Haltung an einem fehlerhaften vertikalen Referenzrahmen ausrichten. Patienten mit Pusher-Syndrom führen eine posturale Reaktion aus, um ihr Gleichgewicht zu kontrollieren. Damit richten sie ihre aufrechte Position aktiv an einer vertikalen Referenz aus, die der Körperhälfte zugeneigt ist, die der vom Schlaganfall betroffenen gegenüberliegt.

Klinisch betrachtet, sind Patienten mit Pusher-Syndrom häufig für relativ kurze Zeit zunächst auf der betroffenen Seite vollständig gelähmt. Die Schwere der Drück-/Stoßstörung variiert von Patient zu Patient. In besonders schwerwiegenden Fällen können Patienten noch nicht einmal ohne Hilfe sitzen, während weniger stark beeinträchtigte Patienten nur dann das Gleichgewicht verlieren, wenn die Umstände mit besonderen Herausforderungen verbunden sind. Sie stürzen (für gewöhnlich) nach links und nehmen die Welt nach rechts geneigt wahr. Auf der gesamten rechten Seite des Rumpfes und des Halses kommt es beim Abstoßen von rechts unter Verwendung des rechten Arms und Beins zu einer verstärkten Aktivität der Flexoren, während auf der gesamten linken Seite wenig bis gar keine Aktivität zu verzeichnen ist (▶ Abb. 3.8).

Patienten mit Pusher-Syndrom zeigen folgende Wahrnehmungsprobleme:

- visueller Neglect: Manche Patienten scheinen visuelle Informationen von der stärker betroffenen Seite nicht wahrzunehmen.
- auditiver Neglect: Einige Patienten nehmen nicht wahr, was sie auf der stärker betroffenen Seite hören.
- Neglect der stärker beeinträchtigten Körperseite: Der Patient verfügt auf der stärker beeinträchtigten Seite über eine geminderte Wahrnehmung und integriert Informationen von dieser Seite nicht. Jedoch, wie zuvor ausgeführt, geht dieses Syndrom häufig mit einer initialen schlaffen Lähmung einher. Daher ist auch nur ein sehr geringes Ausmaß an somatosensorischer Informationen vorhanden, die empfangen oder integriert werden könnten.
- räumliche Probleme, sowohl in Bezug auf den eigenen Körper als auch in der Beziehung des Körpers zur Umgebung.
- verminderte sensorische Wahrnehmung: Der Patient kann allerdings über normale Empfindungen verfügen, wenn die beiden Körperhälften separat getestet werden. Oft stellt der Therapeut fest, dass die bilaterale, simultane Wahrnehmung von Empfindungen beim Patienten ernsthaft beeinträchtigt ist.
- eine veränderte Wahrnehmung der Mittellinie: Der Patient fürchtet sich vor Stürzen auf die weniger stark beeinträchtigte Seite.
- andere perzeptive und kognitive Probleme. Zu den physischen Problemen, die auftreten können, gehören die folgenden:
  - eine geminderte posturale Kontrolle, insbesondere eine verringerte ipsilaterale Rumpfkontrolle
  - Hemianopsie: Der Patient kann auf der paretischen Seite über ein eingeschränktes Gesichtsfeld verfügen.
  - initiale Lähmung, die sich bei zahlreichen Patienten schnell zu bessern scheint. Sie verfügen möglicherweise über eine relativ gute selektive Bewegungsfähigkeit auf der stärker beeinträchtigten Seite, können diese jedoch aufgrund einer schwerwiegenden Mittellinien-Desorientierung nicht abrufen.

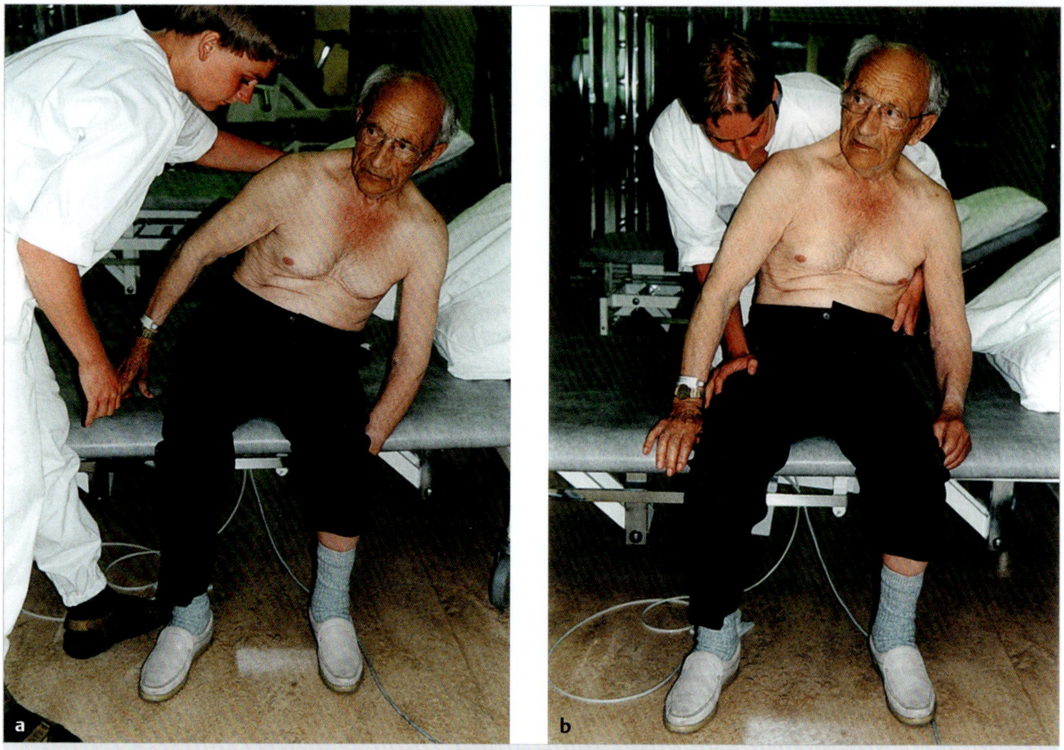

Abb. 3.8 Der Patient drückt/stößt sich mit seinem rechten Arm und Bein ab.
a Es ist eine ernsthafte, seitliche Flexion auf der gesamten rechten Körperhälfte zu erkennen. Das Becken ist auf der rechten Seite angehoben. Seine Interaktion mit der Unterstützungsfläche und zwischen den Körpersegmenten ist gestört. Er ist fehlausgerichtet und außerhalb der Mittellinie.
b Der Therapeut behandelt den Patienten, um die Ausrichtung seines Beckens relativ zur Unterstützungsfläche zu verbessern. Der Patient drückt/stößt weniger stark, doch es ist immer noch eine sichtbare Fehlausrichtung zwischen seinem oberen Rumpf und dem Kopf zu beobachten.

 - geminderte Gewichtsverlagerung, verringertes Zusammenspiel zwischen links und rechts
 - Einsatz der weniger beeinträchtigten Extremitäten zum Drücken/Stoßen oder zur Fixation. Bei Patienten mit Schlaganfall auf der rechten Hemisphäre sind Kopf, Hals und Rumpf seitlich nach rechts flektiert und der Kopf wird oft nach rechts rotiert. Ein verstärkter Einsatz schützender Reaktionen und Strategien (das Drücken von rechts, um das wahrgenommene Stürzen nach rechts zu verhindern) scheint die Interaktion von rechts und links auf allen 3 Ebenen zu behindern.

Wenn dieses Syndrom nicht erfolgreich behandelt wird, können Patienten auf ihrer stärker beeinträchtigten Körperhälfte eine schwerwiegende Flexor/Retraktor-Aktivität entwickeln und so für alle Funktionen völlig abhängig von Pflegepersonen werden. Sie setzen die weniger beeinträchtigte Seite unverhältnismäßig stark ein, und ihre Fähigkeit, Bewegungsmuster zu variieren, ist vermindert. Oft stoßen Pflegepersonen und Therapeuten auf erheblichen Widerstand, wenn sie versuchen, die Ausrichtung des Patienten und seine Beziehung zur Unterstützungsfläche zu korrigieren. Der Patient kann bilaterale Probleme bekommen sowie Defizite in allen praktischen Situationen, die Gleichgewicht und Transfer erfordern, sowie bei der Positionierung auf einem Stuhl und im Bett.

Die Behandlung orientiert sich an dem Ziel, die Kontrolle der Mittellinie wiederherzustellen. Dabei ist es wichtig, die folgenden Faktoren zu evaluieren:

- die Rumpfstabilität des Patienten, insbesondere auf der ipsiläsionalen Seite

- das Bewusstwerden der paretischen Seite und von Aktivität auf der paretischen Seite
- die kompensatorischen Aktivitäten auf der drückenden/stoßenden Seite. Behandlungsziele sind:
  - Wiederherstellung der Bewegungsinteraktion zwischen den Körpersegmenten auf allen 3 Ebenen, insbesondere des Rumpfes, des Schultergürtels und des Beckens
  - Verbesserung der Integration zwischen den beiden Körperhälften, um die Mittellinien-Orientierung und die Haltungskontrolle zu verstärken
  - Verbesserung und Fazilitation der distalen sensomotorischen Integration, um die Orientierung mittels kontaktbezogener Handorientierungsreaktionen (*contactual hand orientating response – CHOR*) zu stärken

Das 24-Stunden-Management von Schlaganfallpatienten ist sehr wichtig. Dies gilt vor allem für Patienten, die ein Drück-/Stoß-Verhalten an den Tag legen. Die Positionierung des Patienten ist dabei von entscheidender Bedeutung. Patienten mit einem Pusher-Syndrom scheinen nicht zu drücken/stoßen, wenn sie entsprechend gestützt werden (Karnath et al. 2000), daher ist bereits vom frühen Stadium an eine angemessene Positionierung im Sitzen und im Bett wichtig. Die Herausforderungen, denen Patienten mit Pusher-Syndrom beim physischen Management gegenüberstehen, können verhindern, dass die Patienten präzise Informationen über ihre posturale und visuelle Vertikale erhalten. Daher ist es wichtig, den Patienten mit genauen, verlässlichen und konsistenten Informationen zu versorgen, die durch valide Hinweise wie die posturale Symmetrie und durch visuelle sowie somatosensorische Informationen aus der gravitätischen Vertikalen gegeben werden. In einer Behandlungssituation müssen die Wahrnehmungen in Einklang gebracht werden. Eine vertikale Orientierung erfordert die Ausrichtung des Beckens und des intraabdominalen Drucks zur Stimulation des gravizeptorischen Rumpfsystems, denn die posturale Vertikale kommt von innen. Daher kann das Sehvermögen ausgeschaltet werden – etwa indem man dem Patienten die Augen verbindet oder das Sehvermögen nach rechts blockiert. Gleichzeitig kann eine breite Bandage oder ein Gurt eingesetzt werden, um den Rumpf und den Inhalt des Abdomens zur Erhöhung des abdominalen Drucks in der Mittelinie zu versammeln und so das gravizeptorische System des Rumpfes zu stimulieren. Das Liegen auf der rechten Seite, bzw. ein Stützen der rechten Seite in der Sitzposition oder im Stand, kann dazu beitragen, dass die linke Körperhälfte in stärkerem Maße somatosensorische Informationen von der stärker beeinträchtigten Seite (meist der linken) erhält.

Einige Patienten entwickeln einen hypersensiblen Fuß, der durch plantare Flexion und Inversion vom Boden abstößt. Sie können unter einer primären Hypersensibilität für Dehnung, Berührung oder Gewichtsbelastung des Vorderfußes leiden. Dies kann sich auch als Reaktion auf die Schwerkraft entwickeln, in deren Rahmen das Bein versteift wird, um auch dann eine stabile Standphase zur Initiation des Ganges zu ermöglichen, wenn die proximalen Areale zu schwach oder instabil für eine selektive Gewichtsbelastung sind. Das Ausmaß der Reaktion variiert bei verschiedenen Patienten und in unterschiedlichen Situationen. Druck, Berührung oder Dehnung des Fußes bei der Gewichtsbelastung verursachen eine plantare Flexion mit einer rückwärts gerichteten Translation der Tibia in Relation zum Fuß. Das Muster führt zu einer plantaren Flexion mit unterschiedlichen Inversionsgraden sowie einer mechanischen Hyperextension des Knies. Es tritt für gewöhnlich in Kombination mit Flexorkomponenten der Hüfte auf (d. h. mit unterschiedlichen Abstufungen der Flexion/Adduktion/Innenrotation). Die mechanische Hyperextension des Knies kommt dadurch zustande, dass dieses während der Gewichtsbelastung in der Mitte zwischen einem plantar flektierten Fuß und einer flektierten Hüfte „gefangen" ist. Bei dieser Reaktion ist der M. quadriceps selten aktiv. Der Mangel an Koordination zwischen Fuß, Knöchel, Knie und Hüfte hat negative Auswirkungen auf das Gleichgewicht, mindert das Zusammenspiel und somit die Variabilität der Bewegung.

Der Flexor-Rückzug wird entweder von einem hypersensiblen Fuß oder sensiblen (kurzen) Hüftflexoren (Flexor-Reflex-Afferenzen) verursacht und somit entweder distal oder proximal initiiert:

- Eine Gewichtsverlagerung durch den Fuß führt zu einer Dehnung der Weichteile im Fuß. In einigen Fällen führt die initiale Dehnung beim Versuch der Gewichtsbelastung zum Rückzug des Fußes vom Boden. Das Muster variiert in seinem Ausmaß und den Rotationskomponenten, führt aber meist zu einer Inversion des Fußes sowie einer Flexion der Hüfte und des Knies.
- Eine Rückzugsreaktion kann auch von einer Dehnung der Hüftflexoren ausgelöst werden, die oft als Reaktion darauf entsteht, dass der Patient

beginnt, aus der Sitzposition in den Stand überzugehen. Die Dehnung der Hüftflexoren verursacht eine Hüft- und Knieflexion sowie eine Dorsalflexion des Fußes mit, je nach den neuromuskulären Rotationskomponenten der Hüfte, unterschiedlichen Graden an Inversion oder Eversion.
- Diese beiden Reaktionen können das Becken retrahieren und dadurch vermeintlich die flektierte Hüfte abduzieren und nach außen rotieren. Die scheinbare Abduktion wird durch das nach hinten ziehende Becken verursacht, das bei seiner Retraktion die Hüfte nachzieht, obwohl diese tatsächlich gar nicht abduziert oder nach außen rotiert wird.

Alle vorgenannten Abweichungen verhindern eine normale Gewichtsverlagerung, Gleichgewicht und Übertragungen. Die Behandlung zielt auf die Hypersensibilität und die Immobilität des Fußes sowie auf eine Verbesserung der Muskellänge und -flexibilität, um die posturale Kontrolle des Patienten zu verbessern. Die Verbesserung der posturalen Kontrolle, insbesondere der Stabilitätskomponente in unterschiedlichen Situationen, umfasst die Aktivierung aller im Folgenden genannten Funktionen durch eine abgestufte Gewichtsverlagerung und variable, aktive Bewegungen des Fußes bei verschiedenen, mit Gewichtsbelastung verbundenen Aktivitäten: den Übergang von der Sitzposition in den Stand durch einen oder beide Füße, kontrolliertes Hinsetzen aus dem Stand, Stand, Standschritt, Schritte in unterschiedliche Richtungen, Stehen auf einem Bein, aus einer erhöhten Position heruntersteigen, Sitzen auf 1 oder 2 Beinen, Treppensteigen usw. Die Wiederherstellung des dynamischen Zusammenspiels zwischen Fuß, Knie und Hüfte ist wesentlich für die Fähigkeit des Patienten, das Gleichgewicht zu halten und sich zu bewegen.

3.3 Interventionen – Überlegungen und Auswahl

Auf der Grundlage eines kontinuierlichen Assessments und des Clinical Reasonings wählt der Therapeut Interventionen aus, die für den individuellen Patienten geeignet erscheinen. Das Bobath-Konzept bietet keine einheitliche Lösung oder Behandlungsmethode.

Definition [ ]

Das Bobath-Konzept ist ein Problemlösungsansatz für das Assessment und die Behandlung von Individuen mit Störungen der Funktion, Bewegung und posturalen Kontrolle aufgrund einer Läsion des zentralen Nervensystems (IBITA, Theoretical Assumptions 2007; www.ibita.org).

Die Behandlung wird individuell auf den Patienten zugeschnitten und ist *interaktiv.* Somit sind Interventionen abhängig von den jeweiligen Patienten als Individuen, ihren sensomotorischen Dysfunktionen, ihren perzeptiven und kognitiven Ressourcen und Problemen, den adaptiven kompensatorischen Strategien, die sie entwickelt haben, dem Umfeld sowie dem Ziel oder der Aufgabe. Alle Interventionen, auch die beeinträchtigungsorientierten, müssen Aktivitäten integrieren, um die Behandlung so funktionell und den Übertragungseffekt so stark wie möglich zu machen. Motivation ist ein entscheidender Faktor für das Lernen. Die Behandlung beinhaltet das Folgende:
- Wiederherstellung der Bewegungskontrolle
- motorisches Lernen
- einen interdisziplinären Ansatz zur Stärkung des Lernens und der Übertragung
- den Einsatz kompensatorischer Strategien, sofern weiteres motorisches Lernen nicht möglich erscheint (dies kann die Nutzung von Hilfsmitteln und Orthesen beinhalten)
- Managementstrategien, um Komplikationen zu verhindern oder zu minimieren

3.3.1 Posturale Sets

Haltung kann als die geometrische Beziehung zwischen 2 oder mehr Körperteilen definiert werden (z. B. Rumpf und Bein oder oberer und unterer Rumpf). Eine vollständige Geometrie, die die Haltung des gesamten Körpers definiert, sollte auch die Beziehung zwischen dem Körper und der Umwelt berücksichtigen (z. B. die des Körpers zur Unterstützungsfläche) (Nashner 1982). Berta Bobath hat posturale Sets als „Haltungsanpassungen" beschrieben, die sich *„im Zuge der intendierten Bewegungen verändern – oder ihr tatsächlich auch vorausgehen können"* (Bobath 1990). Körpersegmente verfügen über biomechanische und neuromuskuläre Beziehungen. Diese bilden zum einen die Grundlage für den Körperbau des Individuums, die Bewegung und die aktuelle Beziehung zur Umwelt. Zum anderen sind sie aber auch das Ergebnis dieser Faktoren. Diese Beziehungen verändern sich während einer Aktivität kontinuierlich. Neuromuskuläre Aktivität und biomechanische Faktoren beeinflussen sich gegenseitig und wirken sich aufeinander aus. Veränderungen der Beziehung zur Umwelt und der biomechanischen Zusammenhänge, etwa durch Veränderungen der Rotationskomponenten oder der Richtung der Gelenkbewegung, erfordern eine Anpassung der neuromuskulären Aktivität, auch wenn das Ziel der Bewegung oder Aufgabe gleich bleibt. Neuromuskuläre Aktivität hängt von der Ausgangsposition ab, aus der eine Person die Bewegung begonnen hat (z. B. Aufstehen aus dem Sitzen von einem tiefen, weichen Kissen oder das Heruntersteigen von einem Hochstuhl). Wenn eine Person im Sitzen oder Stehen den Ellbogen flektiert, ist der M. biceps die treibende Kraft. Wird die gleiche Bewegung in Rückenlage ausgeführt, während der Arm in die Luft gestreckt wird, oder wenn der Arm im Sitzen oder Stehen über Schulterhöhe gehalten wird, ist ein höheres Maß an exzentrischer Kontrolle durch den M. triceps als treibende Kraft und Agonist erforderlich.

Die zum Kippen des Beckens benötigte neuromuskuläre Aktivität variiert in unterschiedlichen Positionen, da die biomechanischen Verhältnisse mit der veränderten Beziehung der Schwerkraft zur Unterstützungsfläche modifiziert werden. Daher ist die Aktivität unterschiedlich, je nachdem, ob sie im Sitzen, im Übergang vom Sitzen in den Stand, im Stand, während des Hinlegens aus dem Sitzen oder in Rückenlage ausgeführt wird. *Bewegungsanalyse* ist die detaillierte Analyse von Bewegungen während unterschiedlicher Aktivitätsphasen, um anschließen eine Hypothese aufstellen zu können, auf welche Art und Weise der Patient neuromuskuläre Aktivitäten für die Funktion rekrutiert. Diese Analyse bildet gemeinsam mit einer Analyse der Performance des Patienten, die ein Assessment und eine Evaluation perzeptiver und kognitiverer Funktionen beinhaltet, die Grundlage für das Clinical Reasoning.

Merke **M!**

Posturale Sets beschreiben die Wechselbeziehung zwischen Körpersegmenten zu einem bestimmten Zeitpunkt.

Bewegung kann als die kontinuierliche Veränderung posturaler Sets beschrieben werden.

Wenn man Serienbilder einer Bewegung oder Aktivität aufnimmt, stellt jedes einzelne Bild ein posturales Set dar. Die Analyse der posturalen Sets vermittelt Informationen über:

- den Effekt der Schwerkraft
- die Beziehung zur Unterstützungsfläche
- die Ausrichtung
- die Bewegungsmuster
- die neuromuskuläre Aktivität

Die Therapeuten neigen dazu, Grundstellungen zu analysieren. Menschen bewegen sich jedoch innerhalb einer Stellung und zwischen verschiedenen Stellungen. Zu den *Grundstellungen* gehören Sitzen, Stehen, Standschritt sowie Rücken- und Bauchlage, die im Hinblick auf Symmetrie und Asymmetrie (wenn der Standschritt berücksichtigt wird) und die Gewichtsverteilung analysiert werden. Unter *posturalen Sets* versteht man alle unterschiedlichen Variationen einer Grundstellung und die Übergänge zwischen den verschiedenen Stellungen.

Es gibt eine Wechselbeziehung zwischen posturaler Kontrolle und posturalen Sets. Die Analyse der posturalen Sets einer funktionellen Aktivität ermöglicht es dem Kliniker, tatsächliche und graduelle Veränderungen der Ausrichtung zu beobachten und Hypothesen im Hinblick auf die neuromuskuläre Aktivierung zu bilden, die die Bewegung erzeugt. Die ausgewählten Interventionen können anschließend die Hypothese bestätigen oder nicht. Wenn keine Verbesserung der motorischen Kontrolle des Patienten eintritt, können entweder die Interventionen oder die Hypothesen falsch sein und müssen dann überdacht werden. Der Kliniker muss die Interventionen kontinuierlich an die Response des Patienten und die erforderliche Bewegung anpassen.

Posturale Sets werden während der Behandlung auch dazu verwendet, die Anforderungen an den Fähigkeiten des Patienten auszurichten und anzupassen. Individuelle Komponenten der Gesamtaufgabe können zunächst in mehreren posturalen Sets trainiert werden, bevor sie zur Performance von funktionellen Aktivitäten zusammengesetzt werden (Raine et al. 2009). Die Auswahl der posturalen Sets ist abhängig von der Gleichgewichtskontrolle des Patienten und der Beziehung zur Unterstützungsfläche – und somit auch von der Auswahl der Zielaktivität oder Aufgabe. Patienten, die über eine schwache posturale Kontrolle verfügen oder durch Asymmetrie, Fehlausrichtung und eine abweichende Verteilung des Tonus flektiert sind, werden nicht dazu in der Lage sein, eine angemessenere Aktivität zu rekrutieren, um mit der Umwelt zu interagieren oder auf diese zu reagieren. Shumway-Cook und Woollacott (2006) beschreiben die *Idealausrichtung* im Stand wie folgt: *„Die Muskeln im gesamten Körper, nicht nur die Rumpfmuskeln, sind tonisch aktiv, um den Körper während des ruhigen Stands in einer eng begrenzten, vertikalen Position zu halten. Sobald der Körperschwerpunkt den engen, von der Idealausrichtung vorgegebenen Radius verlässt, ist zusätzlicher muskulärer Kraftaufwand erforderlich, um die stabile Position wiederherzustellen."* Optimale oder ideale Ausrichtungen ermöglichen es uns, in jedem posturalen Set, nicht mehr Kraft als notwendig aufzuwenden, um die Stabilität zu erhalten. Eine nicht ausreichende Ausrichtung oder eine Fehlausrichtung kann ein unzulängliches neuromuskuläres Rekrutierungsmuster aufrechterhalten und somit verhindern, dass Patienten ihre Reaktion an die Umwelt anpassen. Laut Sahrmann (1992) fazilitieren ein normales neuromuskuläres Zusammenspiel, die Muskelbalance oder eine adaptive muskuläre Aktivität eine gute Ausrichtung, und eine gute Ausrichtung fazilitiert wiederum eine normale, adaptive neuromuskuläre Aktivität.

Merke **M!**

Eine selektive Bewegung innerhalb eines bestimmten posturalen Sets erfordert innerhalb eines anderen posturalen Sets eine unterschiedliche neuromuskuläre Aktivität. Mit einer Änderung der biomechanischen Ausrichtung verändert sich auch die neuromuskuläre Aktivität.

3.3.2 Analyse von Grundstellungen und posturalen Sets

Die Behandlung sollte spezifisch, kritisch und selektiv sein. Außerdem sollte der Therapeut posturale Sets verwenden, die für das Problem des Patienten geeignet sind. Die folgenden Faktoren sind bei der Auswahl posturaler Sets zu berücksichtigen:

- Wie einfach oder schwierig ist es, die Haltung des Patienten zur angemessenen Rekrutierung von neuromuskulärer Aktivität zu variieren?
- Wie einfach oder schwierig ist es, die posturalen Sets beim graduellen Übergang von einer Position in eine andere zu variieren?
- Wie viel Kraftaufwand ist erforderlich?
- Welche motorischen Strategien werden fazilitiert?
- Verliert oder verstärkt der Patient die in einer Position wiederhergestellte Kontrolle beim Übergang in eine andere?

Bei unseren alltäglichen Aktivitäten bewegen wir uns ständig von einem posturalen Set zum anderen. Wir verharren selten in einer Position, um etwas zu tun. Dies muss auf die Therapie übertragen werden: Sie soll helfen, dass der Patient die Kontrolle über seine Bewegung zurückgewinnt und nicht zu einer statischen Aktivität animieren. Die funktionelle Relevanz der Behandlung ist von wesentlicher Bedeutung für das Lernen.

Die zur Intervention ausgewählten posturalen Sets müssen an die spezifischen Probleme des Patienten angepasst werden, um Erfolg und Motivation zu verbessern oder zu fazilitieren. Vor- und Nachteile, Variationsmöglichkeiten und die Frage, wie leicht oder schwer es dem Patienten fällt, sich in die posturalen Sets hinein- und wieder hinauszubewegen und zwischen ihnen hin- und herzuwechseln – alle diese Punkte müssen unter dem Aspekt der Bewegungskontrolle des Patienten zum gegebenen Zeitpunkt erwogen werden. Gleichgewicht und Bewegung sind das Ergebnis der Interaktion zahlreicher Muskelgruppen und deren exzentrischer/konzentrischer Arbeit als Agonisten, Antagonisten und Synergisten. Es ist unmöglich, die Aktivität sämtlicher Muskeln in sämtlichen Phasen unterschiedlicher Aktivitäten zu analysieren, und genauso unmöglich ist es, diese Variationen in Worte zu fassen. Die folgenden Kapitel beschäftigen sich mit der Analyse der zentralen Merkmale oder Eigenschaften des Stehens, des Sitzens, der Rücken- und der Seitenlage. Jede andere Stellung kann auf die gleiche Art und Weise analysiert werden.

Stand

Es mag so erscheinen, als wäre die Kontrolle des aufrechten Stands eine relativ unkomplizierte Aufgabe, doch aufgrund der kleinen Unterstützungsfläche (BoS) und der hohen, vertikalen Position des Massenschwerpunkts (CoM) ist die Aufgabe recht komplex. Der Stand erfordert die Aktivität von Muskeln des gesamten Körpers, um den CoM oberhalb der BoS zu halten. Aufgrund der posturalen Funktion, die diese Muskeln erfüllen (d. h. aufgrund ihres Beitrags zum Erhalt der aufrechten Position entgegen der Schwerkraft), werden diese häufig als *antigravitätische Muskeln* bezeichnet (Shumway-Cook u. Woollacott 2006). Da sich die Füße während des ruhigen Stands nicht bewegen, spielen Informationen aus den kutanen plantaren Mechanorezeptoren und die Muskelaktivität um den Fußknöchel eine wesentliche Rolle beim Erhalt des idealen CoM in Bezug zur BoS (Fitzpatrick et al. 1994). In der Standposition sind die Wadenmuskeln ständig aktiv (Loram et al. 2011). Zur Kontrolle des CoM in anteroposteriorer Richtung tragen die plantaren Flexoren (der M. soleus und der M. gastrocnemius medialis) und die Dorsalflexoren (z. B. der M. tibialis anterior) des Fußknöchels bei (Winter 1995). In mediolateraler Richtung ist die Aktivität der Sprunggelenkinvertoren, der Spunggelenkevertoren und der Hüftabduktoren von Bedeutung (Winter 1995). Der Mensch lebt in einer Welt, die den Gesetzen der Schwerkraft unterworfen ist, weshalb wir sogar beim Stillstehen arbeiten müssen, um unsere aufrechte Haltung zu bewahren und nicht aufgrund der Gravitationskraft zu kollabieren (Shumway-Cook u. Woollacott 2006). Die vertikale Projektion des CoM hin zum Boden bezeichnet man als Körperschwerpunkt (*center of gravity – CoG*) (Winter 1995). In der Biomechanik heißen die Kräfte zwischen dem Körper und dem Boden GRF (*Bodenreaktionskräfte – ground reaction forces*) (Winter 1995). Anhand der Vektorsumme aller GRF unter den Füßen wird der Druckmittelpunkt (*center of pressure – CoP*) berechnet (Winter 1995). Winter (1995) definiert den CoP als *„die Punktposition des vertikalen Bodenreaktionskraftvektors, die einen gewichteten Durchschnitt allen Drucks auf die Oberfläche des Areals darstellt, das mit dem Boden in Kontakt steht."* Da es sich bei den Fußgelenksmuskeln um primäre Kontrollinstanzen des CoP in der Standposition handelt, ist die Stelle des CoP das Ergebnis der kollektiven Kraftaufwände der einzelnen Sprunggelenkmuskeln (Winter 1995). Daher führt eine verstärkte Aktivität der Plantarflexoren zu einer Verlagerung des CoP nach vorne, während eine verstärkte Aktivität der Sprunggelenkinvertoren den CoP lateral verschiebt. Personen, die ganz normal stehen, halten sie niemals völlig still, stattdessen sind leichte Körperbewegungen zu beobachten, die man als *Haltungsschwankungen* bezeichnet. Diese Bewegungen sind sowohl vor- als auch rückwärts (anterior-posterior) und seitwärts (medial-lateral) gerichtet. Haltungsschwankungen werden in erster Linie durch das von den Plantar- und Dorsalflexoren auf der sagittalen Ebene generierte, direkte Drehmoment und die Be- und Entlastungsmechanismen der Hüfte auf der frontalen Ebene kontrolliert (King et al 2012).

Haltungsschwankungen können untersucht werden, indem man die Bewegungen des CoP mittels einer Kraftmessplatte unter den Füßen misst und aufzeichnet. Das Schwankungsareal steht in Beziehung zur Effektivität des posturalen Kontrollsystems. Somit sind die Haltungsschwankungen ein Hinweis auf das reziproke Verhältnis zwischen den auf den Körper einwirkenden destabilisierenden Kräften und den Aktionen des posturalen Kontrollsystems zur Verhinderung des Gleichgewichtsverlustes (Murnaghan 2013, Maurer u. Peterka 2005). Daher spiegeln sich Gleichgewichtsbeeinträchtigungen, die durch veränderte sensorische, motorische oder ZNS-Funktionen aufgrund von Faktoren wie fortgeschrittenes Alter und Pathologie (z. B. Schlaganfall, PD, periphere Neuropathie) verursacht werden, in veränderten Merkmalen der Haltungsschwankungen wider (d. h. erhöhte Haltungsschwankungen = vermindertes Gleichgewicht) (Pavol 2005).

Die GRF ist ein Vektor mit 3 Komponenten, welche die Kräfte der vertikalen, anteroposterioren und mediolateralen Ebenen darstellen. Jede Komponente misst ein unterschiedliches Bewegungsmerkmal (z. B. wird die vertikale Komponente primär durch die vertikale Beschleunigung des Körpers generiert). Die GRF sind das Ergebnis der Druckverteilung unter dem Fuß/den Füßen, welche die durch den Körper auf den Boden einwirkende Belastung widerspiegeln. Mittels GRF-

Messungen können neuromuskuläre Beeinträchtigungen diagnostiziert werden. Sie liefern quantifizierte Messergebnisse zur Asymmetrie der Beine des Patienten. Bei gesunden Menschen ist das GRF-Ausmaß für beide Beine gleich groß, d. h. gesunde Personen erhalten eine symmetrische Gewichtsbelastung der unteren Extremitäten aufrecht. Die Muskeln sind in der Lage, für beide Füße eine ähnliche Aktivität auszuführen. Zahlreiche neurologische Patienten verfügen auf der hemiplegischen Seite über eine schwache und auf der weniger stark beeinträchtigten Seite über eine übermäßige GRF-Aktivität (▶ Abb. 3.6). Studien zeigten, dass bei gesunden Individuen eine höhere Belastung des Körpers im Stand zu verstärkten posturalen Reaktionen der extensorischen Muskeln führt (Dietz 1992). Somit beeinflusst die GRF das gesamte extensorische Muster der unteren Extremitäten, das die selektiven Bewegungen des Beckens ermöglicht. Ohne selektive Beckenbewegungen ist eine optimale Kernstabilität nicht möglich, was wiederum das Setting der Schultern und die Stabilität des Halses beeinflussen kann.

Viele Patienten mit einer sekundären Hemiparese aufgrund von unterschiedlichen neurologischen Störungen belasten die beeinträchtigte untere Extremität nicht so stark wie die weniger betroffene (▶ Abb. 3.6). Dieses Phänomen wird in der Literatur als *Gewichtsbelastungsasymmetrie* (*weight-bearing asymmetry – WBA*) bezeichnet. Die WBA wird mit Veränderungen der Gewichtsbelastung der Beine und der Körpergeometrie in Verbindung gebracht. Kamphuis und Kollegen (2013) kommen in ihrem Review zu dem Schluss, dass *„WBA infolge eines Schlaganfalls mit verstärkten Haltungsschwankungen und einer schwächeren Synchronisation von CoP-Bewegungsbahnen der Extremitäten assoziiert wird."* Darüber hinaus hat Aruin (2006) den Effekt der Körperasymmetrie auf die APA aufgezeigt. Um Asymmetrie zu erzeugen, standen die Personen mit einem nach außen rotierten Bein, was zu verstärkten APA auf der dem rotierten Bein gegenüberliegenden Seite führte. Für Aruin deutet dies darauf hin, dass das ZNS im Falle einer Körperasymmetrie möglicherweise eine Strategie zur Aktivierung auf der kontralateralen Körperseite wählt, um die Auswirkungen einer zusätzlichen mechanischen Einschränkung zu kompensieren. Die Fähigkeit zur Initiation und Kontrolle der Gewichtsverlagerung hin zu einem der beiden Beine ist von zentraler Bedeutung für mehrere Aufgaben, darunter das Gehen, das Umdrehen beim Gehen und das Greifen nach etwas. Es wurde nachgewiesen, dass die Fähigkeit zur Belastung der paretischen unteren Extremität Auswirkungen auf die Performance funktioneller Aufgaben hat. Lee et al. (1997) haben gezeigt, dass Schlaganfallpatienten, die beim Übergang aus der Sitzposition in den Stand das paretische Bein weniger stark belasteten im funktionalen Selbstständigkeitsindex (*Functional Independence Measure – FIM*) niedrigere Mobilitätswerte erzielten. Cheng et al. (1998) berichteten, dass eine asymmetrische Gewichtsbelastung während des Übergangs vom Sitzen in den Stand bei Schlaganfallpatienten zu Stürzen beitragen kann (▶ Abb. 3.6). Im Rahmen des modernen Bobath-Konzepts ist eines der Behandlungsziele das Erreichen von „2 gleichen Beinen" und somit der Fähigkeit, den Gang mit jedem beliebigen Bein zu initiieren, je nach Aufgabe und umweltbedingten Beschränkungen. Ein aktives und effizientes Standbein erzeugt kinetische Energie für den Schwung (d. h. je länger und je besser man auf einem Bein stehen kann, desto effizienter der Schwung dieses Beins). Bobath-Therapeuten sind davon überzeugt, dass eine optimale Ausrichtung im Stand eine bessere Belastung des Beins und somit eine verbesserte Fähigkeit zur Speicherung von kinetischer Energie fördert, was wiederum eine aktive Gewichtsbelastung und dadurch ein optimales sensorisches Feedback zur Aktualisierung des Körperschemas ermöglicht. Eine optimale Ausrichtung trägt außerdem dazu bei, die für die erforderliche Aufgabe benötigten Muskeln effizient zu aktivieren.

Menschen stehen selten, nur um zu stehen. In der Regel stehen wir, um eine zielgerichtete Aufgabe auszuführen. Wir stehen, um das Gehen zu initiieren, um nach etwas zu greifen oder um uns hinzusetzen. Der Wechsel aus dem ruhigen Stand in den Gang erfordert eine Sequenz von Muskelaktivierungen (APA) und somit Veränderungen der GRF. Diese Aktivitätssequenz erzeugt die Kräfte und Momente, die notwendig sind, um den Körper nach vorne und in Richtung des einzelnen Standbeins zu steuern.

Stabilitätsgrenzen im Stand

Die Stabilitätsgrenze kann als die maximale Distanz definiert werden, über die hinweg eine Person absichtlich ihren Körperschwerpunkt verlagern oder den Körper in eine bestimmte Richtung neigen kann, ohne das Gleichgewicht zu ver-

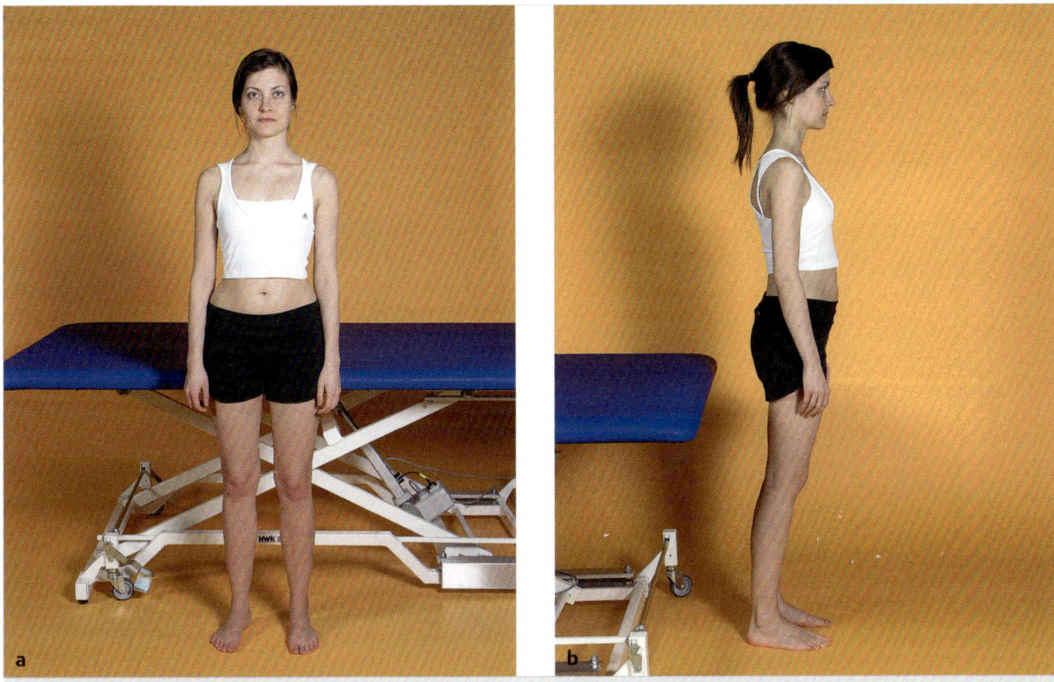

Abb. 3.9 Grundstellung im Stand.
a Frontale Ansicht.
b Seitliche Ansicht.

lieren, einen Schritt zu machen oder sich festzuhalten (Melzer et al. 2009). Die Planung und Ausführung von Bewegungen wie dem Greifen nach etwas im Stand oder dem Vorbeugen aus der Standposition sind abhängig von den Stabilitätsgrenzen des betroffenen Individuums. Shumway-Cook und Woollacott (2006) definieren die *wahrgenommenen Stabilitätsgrenzen* als die Distanz, über die hinweg eine Person sich bewegen will und kann, ohne das Gleichgewicht zu verlieren oder einen Schritt zu machen.

Die grundlegende Standposition ist von Extension gekennzeichnet: des Rumpfes, des Kopfes, des Halses und der Beine. Diese selektive Extension basiert auf dem Zusammenspiel der Rumpfmuskulatur, der Kernstabilität und der ausbalancierten muskulären Aktivität der Beine. Wenn eine Person aktiv steht, ist der posturale Tonus relativ hoch und die Unterstützungsfläche relativ klein. Die Schultern sind leicht protrahiert, jedoch relativ entspannt, und die Arme hängen seitlich herunter (► Abb. 3.9). Die Rotation der Arme ist abhängig von der biomechanischen Ausrichtung und der neuromuskulären Aktivierung einer Person, speziell des Rumpfes und der Schultergürtel. Eine Steigerung der Extension des Thorax und der Schultergürtel kann dem Arm mehr Außenrotation verleihen, wohingegen aktive Protraktion und Flexion die Innenrotation verstärken. Der Stand fazilitiert generell die Entwicklung der Extension. Der Patient ist der Schwerkraft ausgesetzt, was bei einer guten Ausrichtung den posturalen Tonus und die posturale Kontrolle verbessert.

Vorteile

Es gibt eine große Bandbreite von posturalen Sets im Stand mit unterschiedliche Fußpositionen und mobilen oder stabilen Stützen von hinten, von der Seite oder von vorne, die es dem Patienten ermöglichen, seine Fähigkeit zur motorischen Kontrolle auf sichere Art zu erkunden. Alle Veränderungen führen zu neuromuskulären Anpassungen. Die Platzierung der Arme beeinflusst die Tonusverteilung über den Körper: Wenn die Arme in einem Winkel von über 90° platziert werden, wird die Rumpfextension in einem größeren Ausmaß fazilitiert. Die Arme können in unterschiedlichen Posi-

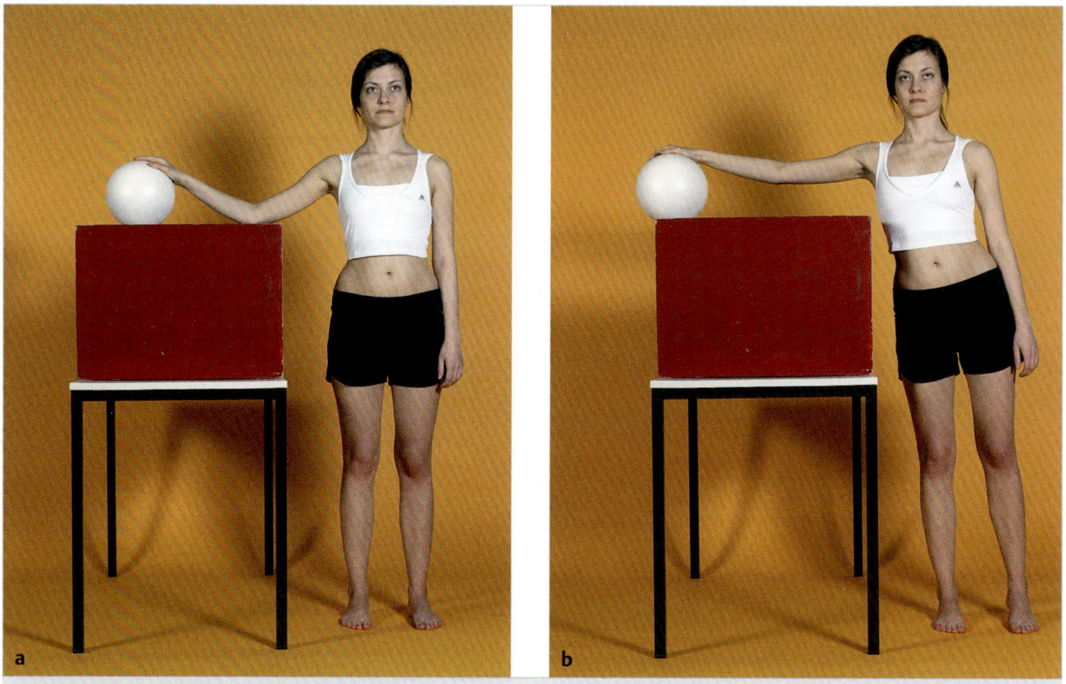

Abb. 3.10 Einsatz der Arme beeinflusst die posturale Kontrolle.
a Laterale Gewichtsverlagerung mit einem auf Schulterhöhe abduzierten Arm, während die Person einen Ball über eine Fläche rollt.
b Die Anforderungen an Extension und Stabilität erhöhen sich auf der gewichtsbelasteten Seite, wenn die Person keinen Druck nach unten auf den Ball ausübt.

tionen und in unterschiedlicher Höhe platziert werden (▶ Abb. 3.10–▶ Abb. 3.13).

Ein aktiver Arm fazilitiert posturale Aktivität, während eine Armstütze die posturale Kontrolle modifizieren oder verhindern kann, je nachdem, wie sie eingesetzt wird (Jeka 1997, Jeka u. Lackner 1994, Slijper et al. 2002). Posturale Sets im Stand können vom Stehen mit paralleler Beinstellung bis hin zum Standschritt variieren, dabei die Gewichtsübertragung verbessern und Veränderungen von der Stand- in die Schwungphase in unterschiedlichen Richtungen ermöglichen.

Veränderungen der Hüftrotation setzen eine modifizierte neuromuskuläre Aktivität voraus. Eine physiologische Außenrotation des Standbeins kann die Abduktion und Extension und somit Stabilität fazilitieren.

Das „Gehen lassen" bzw. die exzentrische Aktivierung der Hüftextension/-abduktion/-außenrotation fazilitiert die Initiation der Schwungphase. Dies kann für therapeutische Interventionen und für eine Korrektur der distalen und posturalen Ausrichtung genutzt werden, vorausgesetzt der Patient verfügt über ein gewisses Maß an posturaler Kontrolle, fühlt sich in seiner Situation sicher und ist gewillt, seine Möglichkeiten zu erkunden. Hierbei ist es wichtig, beispielsweise die Knie des Patienten zu unterstützen, damit der Patient die Rumpfkontrolle oder Beckenbewegungen mit oder ohne Fazilitation erleben und entwickeln kann. Ein Sockel, der auf unterschiedlichen Höhen und in verschiedenen Stellungen zum Patienten (seitlich, im Rücken, diagonal, vorne) platziert wird, erlaubt Variationen und eine aktive Erkundung zwischen der Sitz- und der Standposition. Darüber hinaus ermöglicht er eine angepasste Standposition, welche die Freiheitsgrade reduziert (▶ Abb. 3.14).

Dem Patient erleichtert dies, Variationen der exzentrischen Kontrolle zu erleben und zu erkunden und Bewegung in unterschiedlichen Richtungen abzustufen. Exzentrische Muskelaktivität scheint die Kraft und die Generalisierung (Übertragung) für/auf eine variablere Muskelarbeit und funktionelle Aktivitäten zu verbessern (Patten et al. 2004).

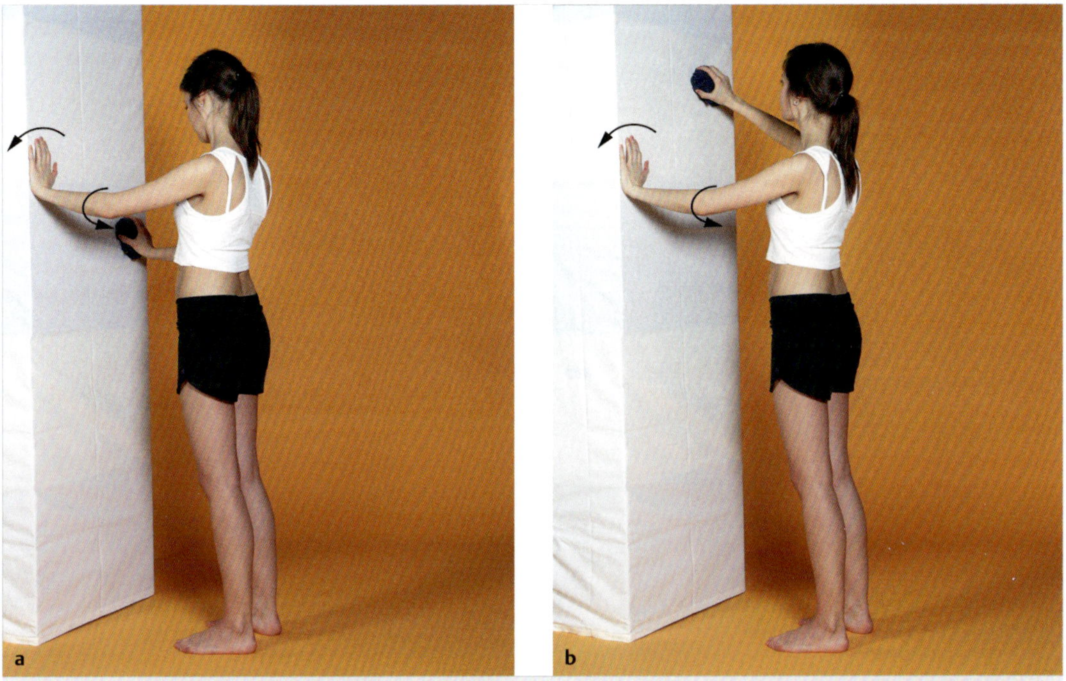

Abb. 3.11 Die Verwendung der Wand kann die Platzierung der Arme fazilitieren, um das posturale Set aufrechtzuerhalten (CHOR) zu erzeugen. Die CHOR (contractual hand orientation response) ist ein Reibungskontakt der Hand mit einer Oberfläche, der es der Hand ermöglicht, ihre funktionellen Rollen einzunehmen (Porter u. Lemon 1995, Raine et al. 2009). Die Verwendung einer CHOR kann den „leichten Berührungskontakt" zur Stärkung des axialen Tonus (Franzén et al. 2011), die Mittellinienorientierung, die Unterstützung der Gliedmaßen und die Belastung der Gliedmaßen (Raine et al. 2009) fazilitieren. Die Person muss sowohl den Körper als auch die Arme stabilisieren, um das posturale Set aufrechtzuerhalten und sich gleichzeitig zu bewegen.
a Eine erhöhte Außenrotation des Arms und der Hand in Kombination mit einer Extension des Ellenbogens und einer Protraktion der Schulter fazilitiert die abdominale Aktivierung als Teil der posturalen Kontrolle. Eine verbesserte posturale Kontrolle fazilitiert Stabilität über die Schulter und den Arm.
b Eine verbesserte posturale Kontrolle und Stabilität des linken Arms fazilitieren die Bewegungsfreiheit für Funktionen des rechten Arms.

Krafttraining ermöglicht die signifikante Synaptogenese der Motoneurone im Rückenmark und scheint keine negativen Auswirkungen auf die Spastizität zu haben (Spastizität gemäß der Definition von Pandyan et al. 2005). (Kap. 2.4) Laut Patten et al. (2004) verbessert Fertigkeitstraining in Kombination mit aufgabenspezifischem Training die aktivitätsabhängige kortikale Reorganisation. Daher muss die Behandlung zielgerichtet sein, spezifische Aspekte des Krafttrainings beinhalten und kontextbasiert sein, da diese Kombination die Funktion des Patienten zu verbessern scheint. Die Verwendung von posturalen Sets im Stand motiviert häufig den Patienten. Der Patient wird auf die Beziehung zwischen Körper und Raum hin orientiert, was seine Wahrnehmung verbessert. Stehen ist funktionell (▶ Abb. 3.15) und verbessert die orthostatische Kontrolle des Blutdrucks, die Zirkulation, die Lungenfunktion sowie Darm- und Harnfunktionen.

Nachteile

Einige Patienten besitzen einen sehr schwachen posturalen Tonus und sind nicht in der Lage, mit der Schwerkraft zu interagieren und eine aufrechte Position einzunehmen. Wenn sich der Patient abstützt, sich anlehnt oder auf ein externes Hilfsmittel stützt, kann er unangemessene flexorische Komponenten aktivieren, die eine Interaktion mit der Schwerkraft und den Erwerb posturaler Kontrolle zusätzlich erschweren können.

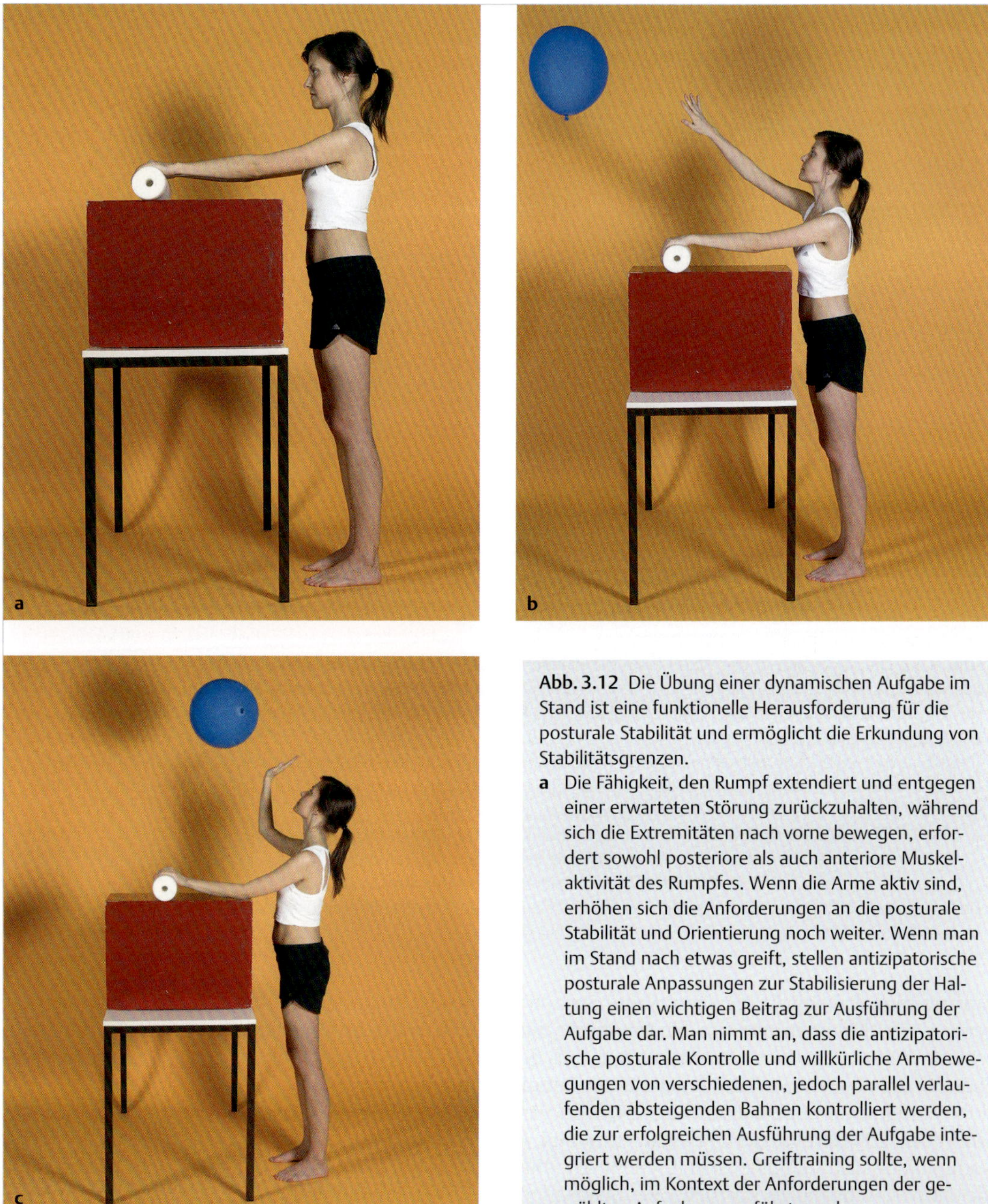

Abb. 3.12 Die Übung einer dynamischen Aufgabe im Stand ist eine funktionelle Herausforderung für die posturale Stabilität und ermöglicht die Erkundung von Stabilitätsgrenzen.

a Die Fähigkeit, den Rumpf extendiert und entgegen einer erwarteten Störung zurückzuhalten, während sich die Extremitäten nach vorne bewegen, erfordert sowohl posteriore als auch anteriore Muskelaktivität des Rumpfes. Wenn die Arme aktiv sind, erhöhen sich die Anforderungen an die posturale Stabilität und Orientierung noch weiter. Wenn man im Stand nach etwas greift, stellen antizipatorische posturale Anpassungen zur Stabilisierung der Haltung einen wichtigen Beitrag zur Ausführung der Aufgabe dar. Man nimmt an, dass die antizipatorische posturale Kontrolle und willkürliche Armbewegungen von verschiedenen, jedoch parallel verlaufenden absteigenden Bahnen kontrolliert werden, die zur erfolgreichen Ausführung der Aufgabe integriert werden müssen. Greiftraining sollte, wenn möglich, im Kontext der Anforderungen der gewählten Aufgabe ausgeführt werden.

b + c Die Anforderungen an die posturale Kontrolle steigen noch weiter, wenn auch die Arme aktiv sind.

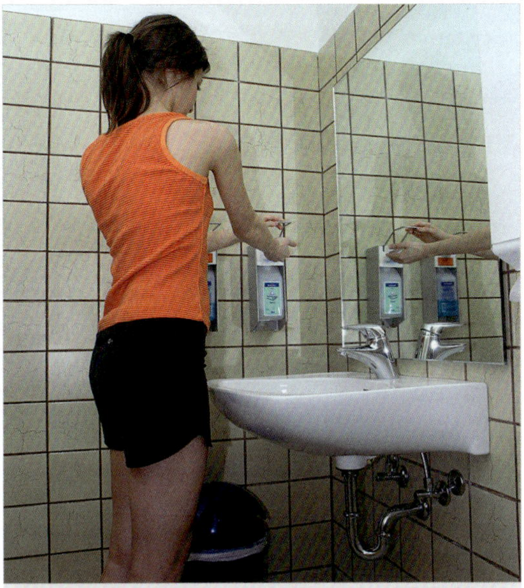

Abb. 3.13 Die Forschung zur motorischen Kontrolle hat gezeigt, dass es in den beiden Hemisphären inhärente neuronale Interaktionsmuster gibt, wenn sich beide Arme simultan in homologen Aktionen bewegen. Diese Koppleung kann die funktionelle Genesung des paretischen Arms fazilitieren. Die kooperative Aktion beider Hände während des Trainings war immer schon ein bedeutender Faktor im Rahmen des Bobath-Konzepts. Allerdings ist die Aufmerksamkeit oft darauf gerichtet, dass die beiden Arme zwar kooperieren, um eine Aufgabe auszuführen, dabei jedoch jeder Arm eine separate Funktion hat, die eine unterschiedliche Aktivität erfordert, z. B. die Stabilisierung einer Hand unter dem Seifenspender, während die andere Hand eingesetzt wird, um ihn zu benutzen.

Wenn er sich unsicher fühlt, können sich die Flexorstrategien verstärken. Posturale Sets im Stand können 2 Therapeuten oder die Hilfe eines Assistenten erfordern, um die Situation fazilitatorisch für die posturale Aktivierung des Patienten zu gestalten. In einigen Fällen kann die Verwendung eines Stehtrainers oder eines ähnlichen Hilfsmittels angemessen sein. Beachten Sie, dass der Patient völlig aufrecht stehen und vertikal in einem 90-Grad-Winkel ausgerichtet sein muss, um den posturalen Tonus und die Aktivität oberhalb ihrer BoS, ihren Füßen, zu fazilitieren.

Sitzen

Ungestütztes Sitzen unterscheidet sich vom Stand sowohl auf der sensorischen als auch auf der biomechanischen Ebene. Auf der sensorischen Ebene tragen somatosensorische Informationen aus den Füßen weniger zur Positionierung der Beine bei, da stattdessen somatosensorische Informationen aus dem Gesäß und den Oberschenkeln integriert werden. Verglichen mit dem Stand sind die Beschränkungen auf der biomechanischen Ebene beim Sitzen vermindert; d. h. die Anzahl der zu kontrollierenden Gelenke ist geringer, die BoS ist größer und der CoM liegt tiefer. Die Sitzposition wird hauptsächlich von den Rumpfmuskeln kontrolliert (Genthon et al. 2007). Ungestütztes Sitzen bedingt die posturale Stabilität des Rumpfes, die auch für nahezu sämtliche ADL notwendig ist (Perlmutter et al. 2010). Aufgrund der Bedeutung der Rumpfkontrolle beim Übergang vom Sitz in den Stand, beim Gehen usw. scheint die Wiederherstellung der Fähigkeit, die Sitzposition wieder einnehmen zu können entscheidend zu sein für den Rückgewinn unabhängiger Funktionen (Hsieh et al. 2002, Geurts et al. 2005).

Die normale, ungestützte aufrechte Sitzposition ist charakterisiert durch eine Rumpfextension, die durch abdominale Aktivität ausgeglichen wird, und die Ausrichtung von Kopf und Hals in Extension. Die Hüften befinden sich biomechanisch betrachtet in Flexion, allerdings ist die Stabilität im Sitzen abhängig vom Zusammenspiel neuromuskulärer Aktivierung von Extension/Abduktion/Außenrotation, ausbalanciert durch Flexion. Die Oberschenkel ruhen auf dem Sockel und dienen dem Rumpf als Referenz. Die Hüftrotationskomponenten können variieren, aber eine optimale neuromuskuläre Aktivität als Basis für Stabilität findet eher in Außen- als in Innenrotation statt (▸ Abb. 3.16).

Wenn die Arme nicht aktiv sind, sind sie adduziert. Die Rotationskomponenten sind abhängig von der neuromuskulären und biomechanischen Beziehung des Thorax, des Kopfes, des Halses und der Schultergürtel. Der Sitz ist eine funktionelle Position für zahlreiche Aktivitäten, weshalb sie auch gut zum Handling und für Variationen verwendet werden kann (▸ Abb. 3.17).

Stabilität im Sitzen erfordert die Koaktivierung von Rumpfmuskeln. Die Art und Weise, wie wir sitzen, beeinflusst die Rumpfmuskelaktivität (O'Sullivan et al. 2006, O'Sullivan et al. 2002). O'Sullivan

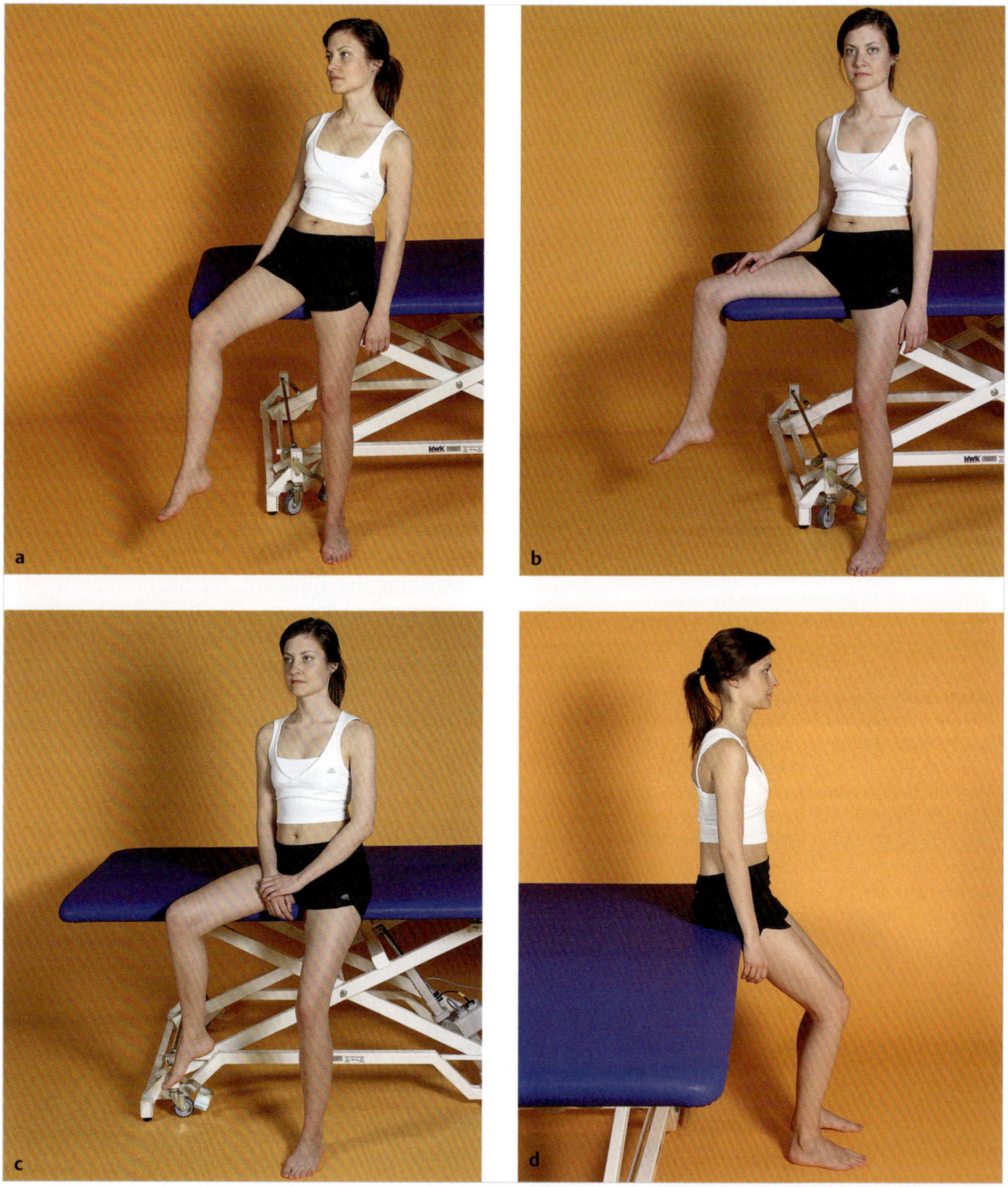
a
b
c
d

◄ **Abb. 3.14** Ein Sockel ist hilfreich, um Sitz- und Standpositionen zu erkunden und zu variieren.
a Während die Person auf einem hohen Sockel sitzt, muss sie sich mittels des Standbeins stabilisieren und bewegen. In dieser Situation gibt es einen spezifischen Bedarf zur Abduktion und Außenrotation der gewichtsbelasteten Hüfte, um das Becken auf den Sockel zu heben, sowie zur Ausrichtung der Körpersegmente untereinander.
b Rotationskomponenten können variiert werden, um die Anforderungen an die posturale Kontrolle, das Gleichgewicht und die Bewegung, sowohl im Übergang aus dem Stand zum Sitzen als auch umgekehrt, zu modifizieren.
c Ein posturales Set des erhöhten Sitzens. Diese Haltung erfordert eine hohe Beweglichkeit des Beckens (d. h. Bewegung des Beckens in Relation zu den Hüften und der Lendenwirbelsäule) und fazilitiert den Übergang vom Stand zum Sitz sowie vom Sitz in den Stand bzw. zum Absitzen.
d Das Absitzen ist eine Intervention zur Stärkung der Extensorenkette, die für den Stand, die Propulsion und das Greifen nach etwas sehr wichtig ist. Ziel ist eine ausgeglichene Aktivität zwischen dem spinovestibulären und dem kortikoretikulospinalen System während des Absitzens von einem hohen Sockel mit Gewichtsbelastung des Beins herzustellen. Das Absitzen wird genutzt, um den Stand auf einem Bein zu fazilitieren und um das Extensorenmuster in den unteren Extremitäten im Hinblick auf die Fortbewegung effizienter zu gestalten. Es kann außerdem eine verbesserte posturale Basis für das Greifen nach etwas im Stand bieten.

Abb. 3.15 Eine angemessene posturale Kontrolle ermöglich funktionelle Armbewegungen im Stand. ►
a Sich im Stehen anzuziehen, ist normal. Die Person balanciert auf ihrem rechten Bein, was die Fähigkeit zur posturalen Stabilität auf einem Bein voraussetzt, während sie gleichzeitig mit dem linken Bein in die Hose steigt. Hierbei handelt es sich um eine komplexe perzeptive, kognitive und sensomotorische Aufgabe, die Problemlösungskompetenz und kontinuierliche Anpassungen der Gewichtsverlagerung oberhalb einer kleinen Unterstützungsfläche erfordert.
b Die Person hängt ihren Pullover auf einen Haken oberhalb des Schulterniveaus. Sie muss den Haken lokalisieren und löst das mit der Aktivität verbundene Problem, verlagert das Gewicht und behält gleichzeitig ihre posturale Stabilität, um den Arm zum Heben des Pullovers auf den Haken zu befreien. Vor Beginn der Armbewegung spielen sich dynamische Veränderungen im Rumpf und den unteren Extremitäten ab, die dazu dienen, den Körper zu stabilisieren. Da sich der Haken genau eine Armlänge entfernt befindet, bewegt sich der Rumpf nicht mit dem Arm. Der Rumpf bewegt sich nur dann, wenn das Ziel so platziert ist, dass es durch die Armbewegung allein nicht erreicht werden kann.
c Wenn die Person ihren Pullover anzieht, führen Arm und Hand aktiv durch eine Extension die Bewegung an, um in den Ärmel zu gelangen. Die Schulterstabilität bietet einen stabilen Referenzrahmen für das Austrecken der Arme und ist eine Grundvoraussetzung für eine optimale Armfunktion.
d Während der Pullover über den Kopf gezogen wird, ist das Sehvermögen ausgeschaltet, sodass die Integration von somatosensorischen Inputs für die posturale Kontrolle höher gewichtet wird. Der Bedarf an sensomotorischer Adaption zum Erhalt der posturalen Kontrolle steigt an. Die Körpersegmente richten sich in Relation zueinander aus.

und Kollegen (2006) haben bei Personen ohne Schmerzen die Unterschiede der Kinematik und Muskelaktivität zwischen 2 Sitzstellungen identifiziert und gemessen: der aufrechten und der zusammengesunkenen Sitzposition. Sie kommen zu dem Schluss, dass die aufrechte Sitzposition, insbesondere das „lumbopelvine" aufrechte Sitzen mit Rotation des vorderen Beckens, neutraler lumbaler Lordose und einer entspannten Haltung der Brustwirbelsäule entscheidend sind für eine Aktivierung des oberflächlichen lumbalen M. multifidus und der gleichzeitigen Entspannung des M. erector spinae auf der Höhe des Thorax ist.

Bei der zusammengesunkenen Sitzhaltung war die Aktivierung der tiefen rumpfstabilisierenden Muskeln gemindert. Caneiro und Kollegen (2010) untersuchten gesunde Personen, die in 3 unterschiedlichen Sitzpositionen platziert wurden – lumbopelvin, mit aufrechtem Thorax und zusammengesunken –, um den Einfluss dieser Positionen auf die zervikothorakale Muskelaktivität und die Haltung von Kopf und Hals/Nacken zu untersuchen. Beim zusammengesunkenen Sitzen wurden eine erhöhte Flexion des Thorax und des Kopfes/Halses mit einer verstärkten anterioren Translation des Kopfes sowie eine signifikante Erhöhung der zervikothorakalen Muskelaktivität beobachtet. Die Autoren kamen zu dem Schluss, dass es eindeutig einen Zusammenhang zwischen unterschiedlichen Sitzhaltungen und der Haltung von Kopf/Hals sowie der motorischen Aktivität der Hals- und Nackenmuskulatur gibt. Diese Ergebnisse stützen die These von der Rolle der lumbopelvinen und thorakalumbalen Wirbelsäule bei der posturalen Aktivierung der Kopf- und Hals-/Nackenregion. Dies wird auch von Griffin (2014) be-

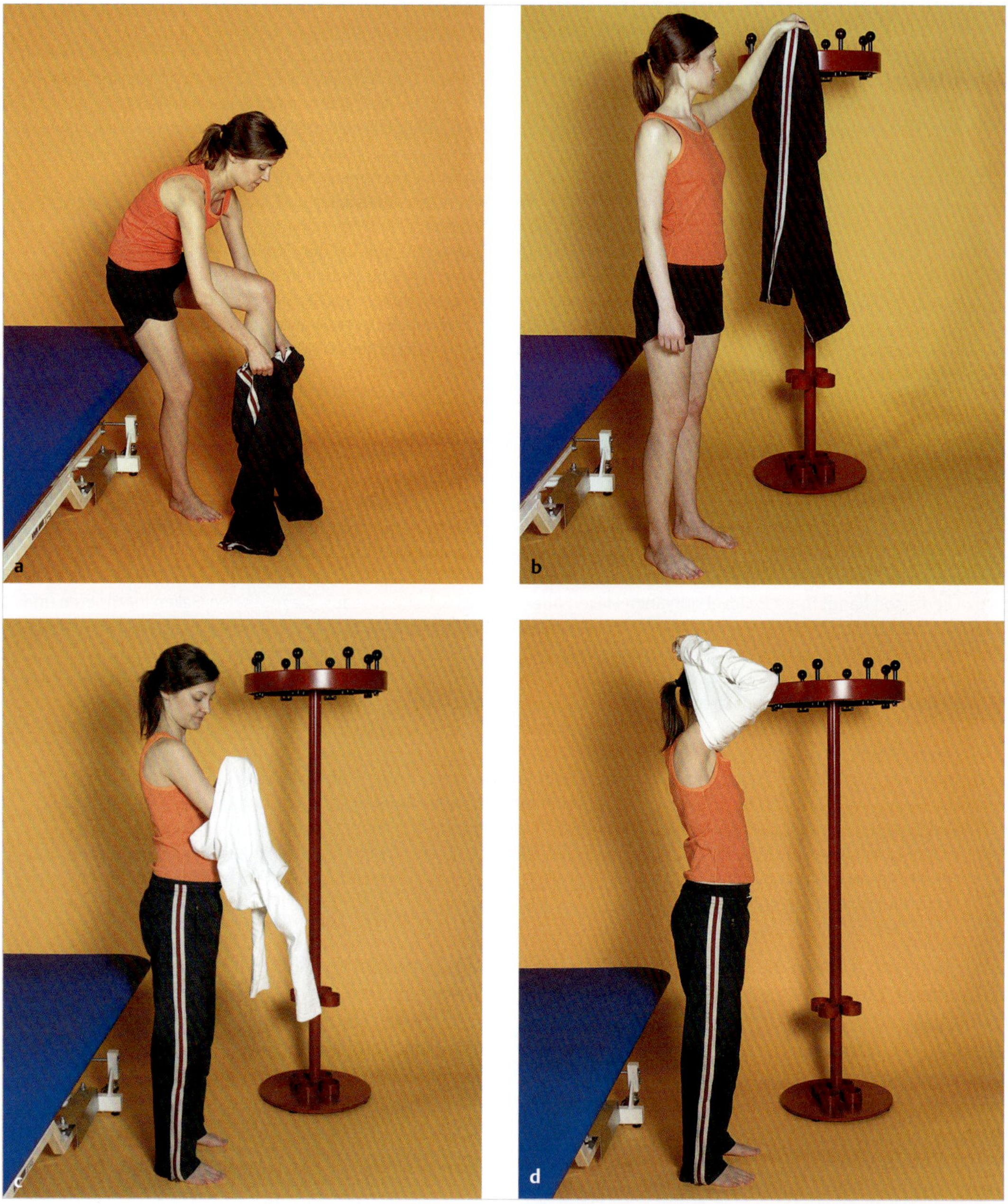
a
b
c
d

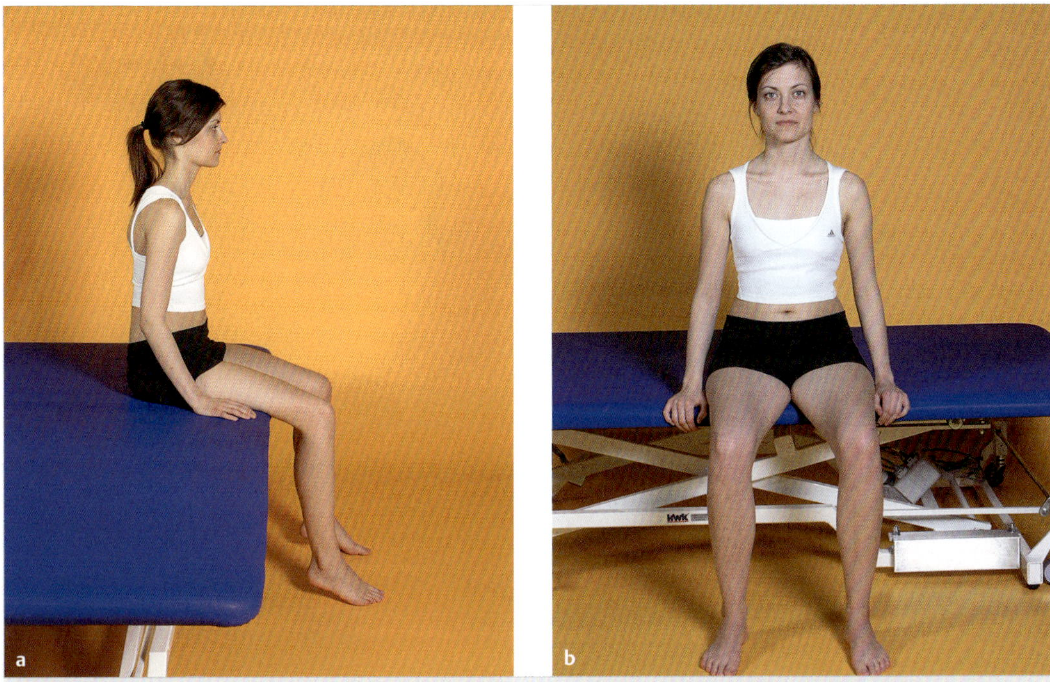

Abb. 3.16 Normale aufrechte Sitzposition mit neutraler lumbaler Lordose und einer aufrechten Brustwirbelsäule.
a Seitliche Ansicht.
b Ansicht von vorne.

stätigt, der sich wie folgt äußert: *„Wenn man sich mit dem hemiplegischen Schulterkomplex beschäftigt, sollte als erstes die Rumpfausrichtung einem Assessment unterzogen werden. Die optimale Ausrichtung der anterioren Beckenkippung, gefolgt von der lumbalen und der thorakalen Extension, bieten die biomechanische Basis sämtlicher Bewegungen von Kopf, Hals und Gliedmaßen.“* (Griffin 2014) Wenn man die oberen Extremitäten trainiert, sollte man sich daher mit der Sitzhaltung und somit der Aktivität der Rumpfmuskulatur beschäftigen. Segmentale Bewegung und die Haltung der Brustwirbelsäule sind wichtig für Schulterbewegungen und die Position der Schultern auf dem Thorax. Normale Bewegungen der Schultern und der Brustwirbelsäule ermöglichen eine optimale Mechanik des Schultergelenks (Crosbie et al. 2008) (▶ Abb. 3.18).

Die Kontrolle der Skapula beim Bewegen der Arme ist ein wichtiger Aspekt der normalen Schulterfunktion (Ludewig u. Reynolds 2009). Der Schulterkomplex ist als ein Teil einer längeren kinetischen Kette zu betrachten, die aus mehreren Gelenken besteht. Die Stabilität des skapulothorakalen Gelenks ist abhängig von der koordinierten Aktivität der umliegenden Muskulatur. Die Schultermuskeln müssen die Schultergelenkpfanne dynamisch positionieren, um eine effiziente Bewegung der Skapula zu ermöglichen. Eine Schwäche oder Dysfunktion der Schultermuskulatur kann die normale Schulterpositionierung und -mechanik verändern. Des Weiteren wird eine Beschränkung der thorakalen Bewegungsfähigkeit aufgrund ihrer Auswirkungen auf die Position und die Bewegungen der Skapula mit einer funktionellen Beeinträchtigung der Armbewegung in Verbindung gebracht (Crosbie et al. 2008), da die Brustwirbelsäule eine Schlüsselverbindung bei der kinematischen Abfolge der Armhebung darstellt. Als Grundlage für weitere Interventionen (z. B. beim Übergang vom Sitzen in den Stand oder bei der Fazilitation von Armaktivitäten) ist es wichtig, herauszufinden, ob die aktuelle Sitzhaltung eine optimale Rumpfaktivität fördert oder inhibiert. Falla und Kollegen (2007) haben die Aktivierung der tiefen Halsflexoren und des lumbalen M. multifidus während verbaler und fazilitatorischer Korrekturen der Sitzposition von einer zusammengesunkenen zu einer neutralen lumbopelvinen Haltung ver-

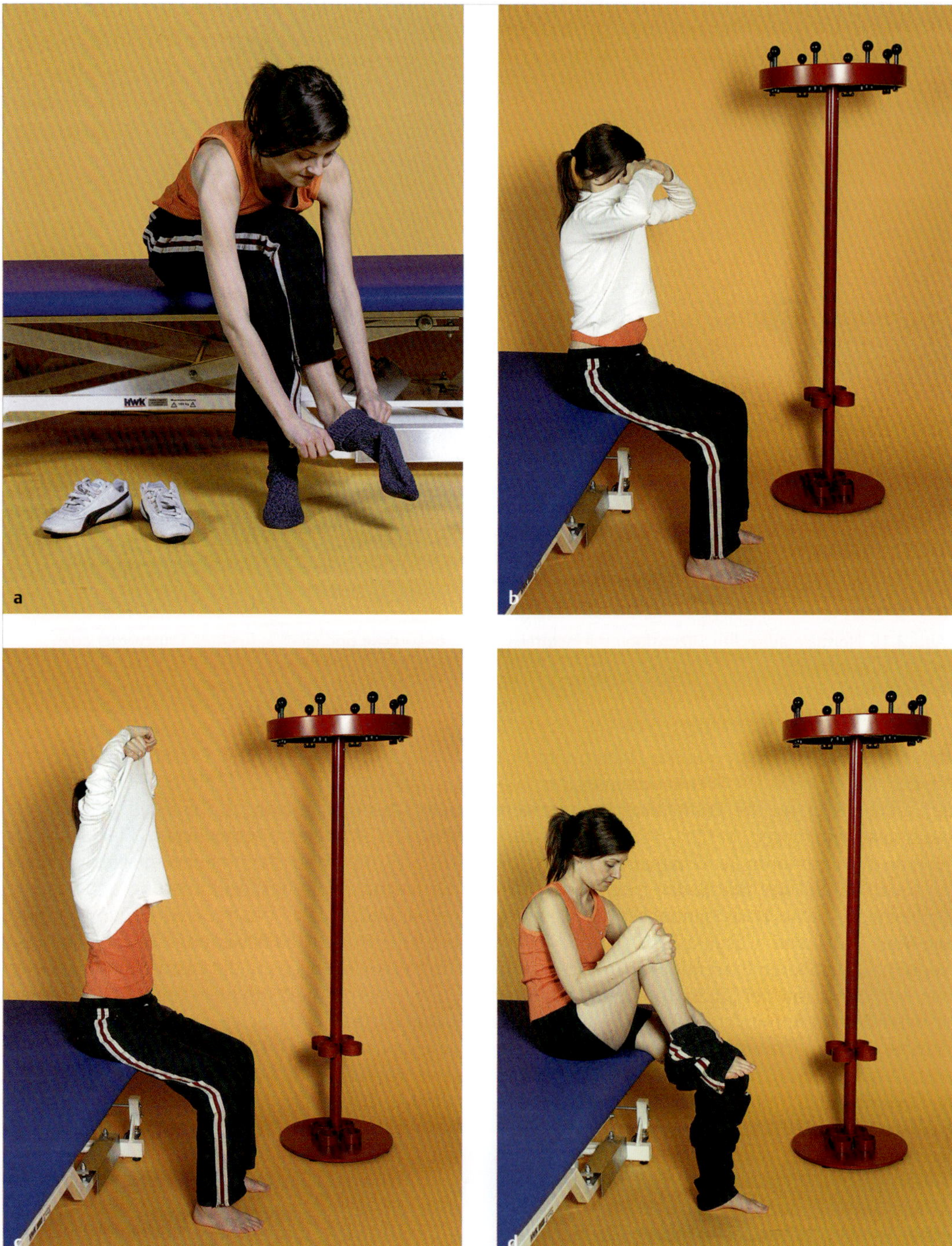

Abb. 3.17 Sich im Sitzen ausziehen. Um sich in einer sitzenden Haltung an- oder ausziehen zu können, sind Gleichgewicht, Bewegung, Gewichtsverlagerung und die Ausrichtung der Körpersegmenten aufeinander nötig. Die Rumpfmuskeln sind hierbei in erster Linie dafür verantwortlich, den Körper aufrechtzuhalten, Gewichtsverlagerungen anzupassen und Kontrollbewegungen entgegen der Schwerkraft auszuführen. Bei dieser Aufgabe hat zu wenig proximale Stabilisation schwerwiegende Auswirkungen auf die Extremitäten, da die Arme dann die Zehen nicht erreichen können, ▶

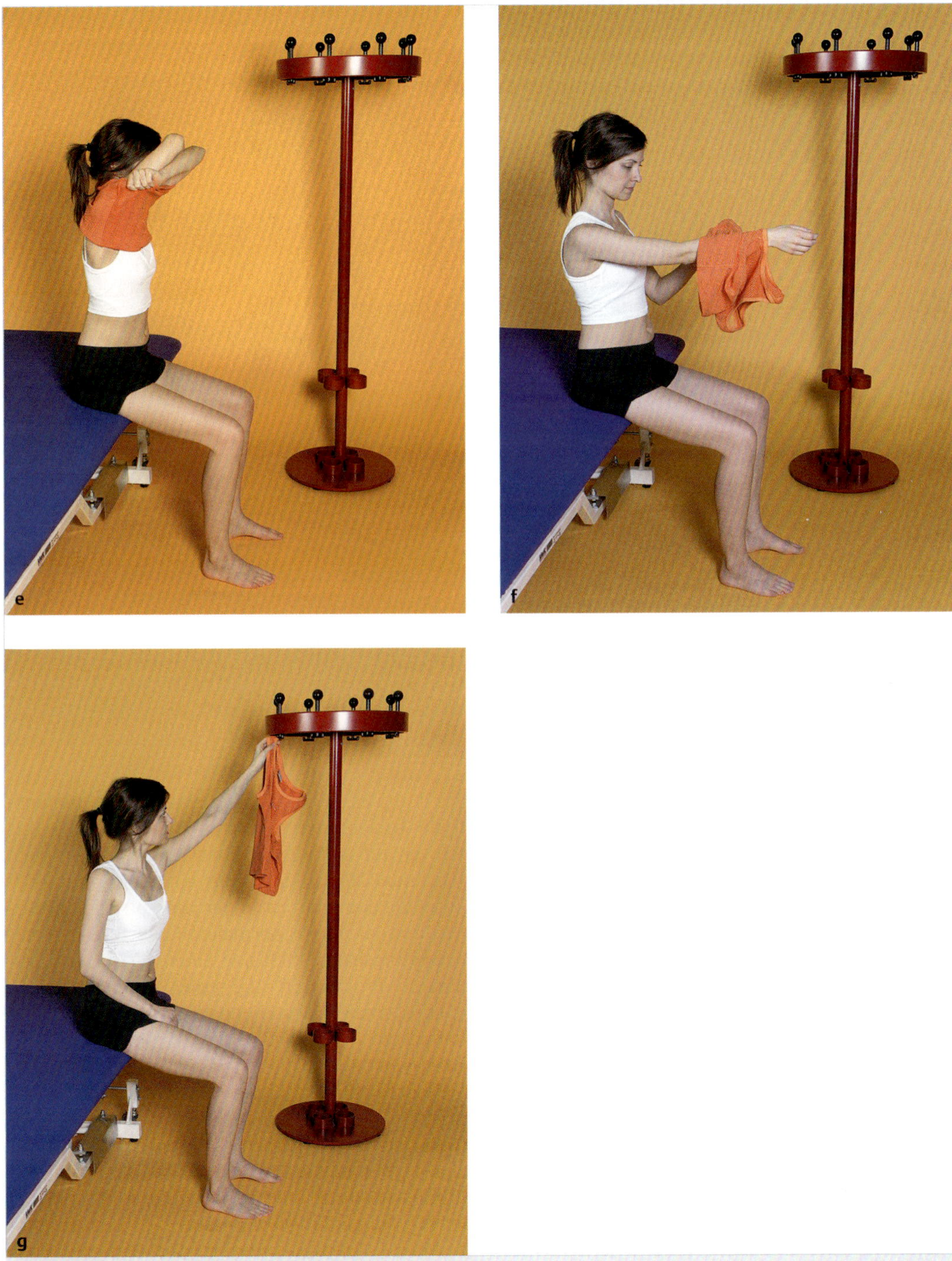

Abb. 3.17 (Fortsetzung)
► um eine Socke an- oder auszuziehen – und auch nicht frei sind, um bequem in die und aus den Kleidungstücke/n zu schlüpfen. Beachten Sie die Extension der Arme beim Ausziehen des Pullovers und des T-Shirts (c, e, f). Aufgrund eines stabilen Rumpfes sind die Arme frei und können daher bequemer in die und aus den Kleidungstücke/n schlüpfen. Die proximale Stabilität des Rumpfes ist eine Grundvoraussetzung für eine distale Beweglichkeit der Extremitäten.

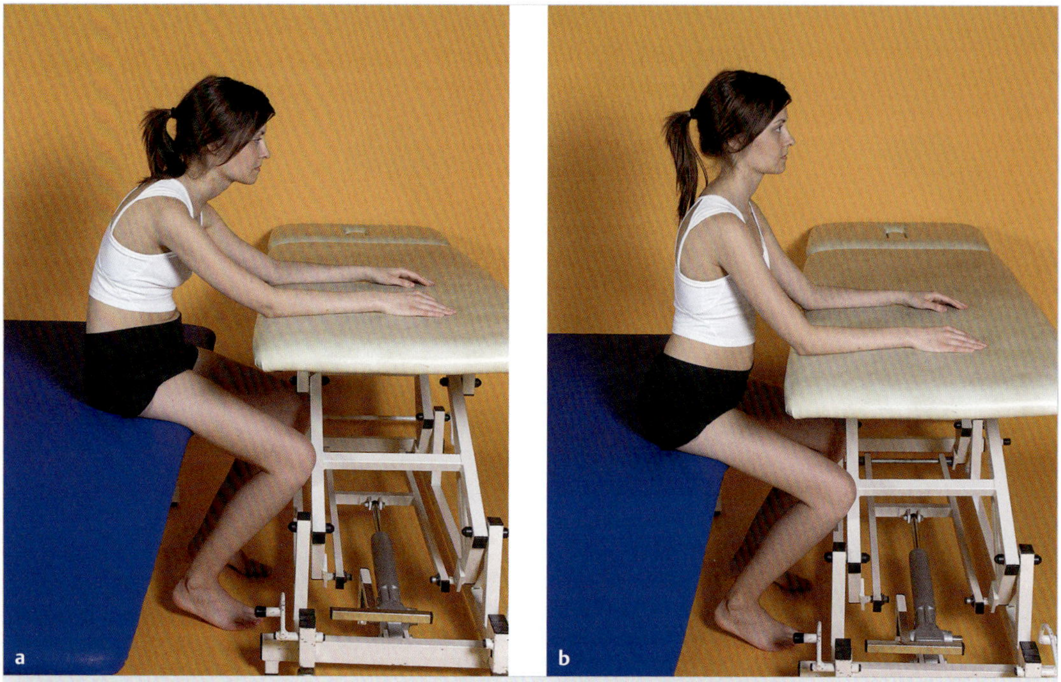

Abb. 3.18 Unterschiedliche Sitzpositionen beeinflussen die Haltung von Kopf/Hals und die motorische Aktivität des Halses/Nackens, des Rumpfes und der Schulterblätter. Es ist wichtig, die Sitzposition und somit die Aktivität der Rumpfmuskulatur zu berücksichtigen, wenn man das posturale Set im Sitzen verwendet, um die Funktion der oberen Extremitäten zu trainieren, eine günstige Sitzhaltung zum Essen zu ermöglichen oder ein Krafttraining der unteren Extremitäten durchzuführen.

glichen. Sie zeigten, dass die Aktivität der tiefen Halsflexoren und des lumbalen M. multifidus signifikant höher war, wenn die Korrektur durch eine Behandlung durch den Therapeuten eingeleitet wurde, als wenn sie mittels verbaler Anweisung erfolgte. Dies hat klinische Auswirkungen auf den Einsatz der Fazilitation zur Korrektur einer schlechten Sitzhaltung.

Das posturale Set im Sitzen wird häufig bei Greifaktivitäten von neurologischen Patienten verwendet. Bei gesunden Personen führt das Ausstrecken der oberen Extremitäten dazu, dass im Vorfeld der Armbewegung im Rumpf APA generiert werden, durch die das Flexormoment und die Rumpforientierung kontrolliert werden (Cirstea u. Levin 2000, Lee et al. 2009). Personen, die einen Schlaganfall erlitten haben, weisen jedoch bei der Ausführung einer Greifbewegung im Sitzen eine verstärkte Verlagerung des Rumpfes und eine bilaterale Verzögerung der APA auf (Pereira et al. 2014). Es wurde nachgewiesen, dass kompensatorische Strategien des Greifens unter Beteiligung des Rumpfes, verglichen mit einem auf Rumpfkontrolle basierenden Greiftraining, unflexibel und schwer auf andere Aufgaben zu übertragen sind (Thielman 2013). Auch führt eine Begrenzung der Rumpfflexion mittels einer Rumpfrückhaltevorrichtung zu einem normaleren Muster der Armbewegungsbahn, inklusive einer verstärkten skapularen Protraktion und eines erhöhten Bewegungsausmaßes des Ellenbogens sowie einer verminderten Rumpfbewegung (Thielman 2013, Michaelsen et al. 2001, Michaelsen et al. 2006).

Es ist wichtig zu wissen, dass eine perfekte Ausrichtung der Körpersegmente und posturale Kontrolle keine wesentlichen Voraussetzungen für eine Aufnahme des Aufgabentrainings im Sitz sind. Die Verwendung aufgabenorientierter Aktivitäten in der Behandlung erfordert keine unabhängige posturale Kontrolle. Verfügt der Patient jedoch über eine verminderte posturale Kontrolle, ist es wichtig, seine Umgebung anzupassen, um eine angemessene externe Unterstützung zu bieten. Dadurch kann der Patient ein Aufgabentraining ausführen, das wiederum seine posturale Kontrolle und selektive Bewegungsfähigkeit verbessern kann (Graham et al. 2009). Allerdings kann die Effizienz des Patienten bei komplexen motorischen Aufgaben auch dadurch verbessert werden, dass die Ausrichtung seiner Körpersegmente und die posturale Kontrolle kontrolliert und gefördert werden (Raine et al. 2009).

Vorteile

Posturale Sets im Sitzen (▶ Abb. 3.19) können in Abhängigkeit davon, welche neuromuskulären Aktivitäten der Therapeut fazilitieren möchte, unendlich variiert werden: Man kann gerade, diagonal, mehr oder weniger rotiert, zurück- oder nach vorne gelehnt, hoch oder tief, weit hinten auf der Sitzfläche oder auf der Stuhlkante, auf unterschiedlichen Sitzflächen (Bett, Sockel, unterschiedliche Stühle, Barhocker) mit unterschiedlichen Texturen oder Härtegraden, oder auch auf dem Boden sitzen.

Posturale Sets im Sitzen sind variabel im Hinblick auf die Aufgabe, wohin und in welche Richtung die nächste Bewegung des Patienten geht (d. h. die Richtung der entstehenden Aktivität) und daher in Bezug auf die benötigte neuromuskuläre Aktivität (▶ Abb. 3.20).

Position, Haltung und Aktivität der Arme beeinflussen die neuromuskuläre Aktivität des Rumpfes. Normalerweise führt die Aktivität einer der beiden oberen Extremitäten zu verstärkten bilateralen APA des Rumpfes (Lee et al. 2009); zunächst kontralateral als pAPA und dann ipsilateral als aAPA. Zum Beispiel fazilitiert die Aktivierung der linken Schulter eine erhöhte antigravitätische Aktivität der rechten Rumpfseite.

Eine Unterstützung durch die Arme kann die posturale Kontrolle des Patienten verschlechtern, da es hierdurch zu einer Neuorientierung des Referenzrahmens für Gleichgewichtsreaktionen kommen kann. Diese orientieren sich dann am unterstützenden Arm statt im Stand an den Füßen und

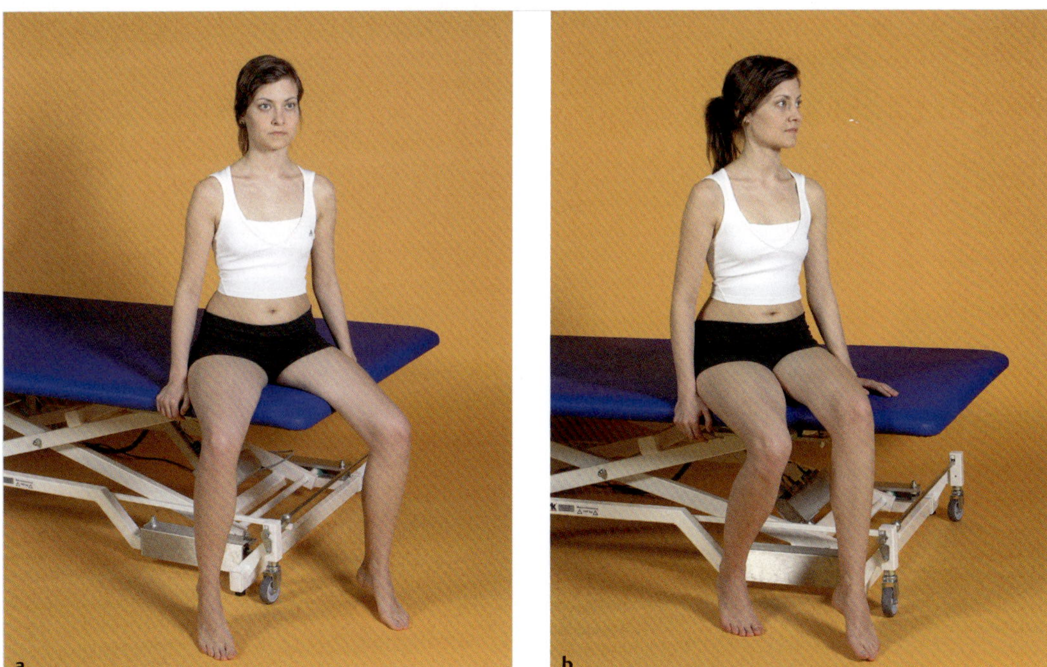

Abb. 3.19 Posturale Sets im Sitzen.

a Eine verstärkte Adduktion der Hüften ist ein häufiges Problem bei der Rekrutierung von Stabilität und Bewegung der Hüften und des Beckens. Eine verbesserte Abduktion/Außenrotation der Hüften ermöglicht eine aufrechtere Haltung und die posturale Kontrolle – und somit das Zusammenspiel der Körpersegmente. Eine größere und offenere Basis ermöglicht mehr Bewegung der proximalen Segmente.

b Die Variation mit Rotation verändert die gewichtsbelasteten Areale und somit die Stabilitätserfordernisse.

im Sitzen an Gesäß und Oberschenkeln – je nachdem, wie der Patient den Arm zur Unterstützung einsetzt (Jeka u. Lackner 1994, Jeka 1997). Eine Haltung der Arme in einem Winkel von über 90° mit tendenziell außenrotierten Schultergelenken erleichtert die Rumpfextension und die posturale Aktivierung. Wenn es dem Patient gelingt, dies zu übertragen und das Gewicht der Arme zu halten, erhöhen sich posturale Stabilität und Kraft im gesamten Körper und in den Armen. Dieser Bewegungsablauf ist z. B. nötig, um Teller in einen hohen Schrank zu stellen oder einen Mantel auf einen Haken zu hängen (▶ Abb. 3.21). Bewegungen des Körpers in Relation zu stabilen Armen oder Bewegungen der Arme in Relation zu einem stabilen Rumpf erleichtern das Zusammenspiel zwischen Stabilität und Bewegung, das wiederum die posturale Kontrolle fazilitiert.

Posturale Sets im Sitzen können während der unterschiedlichen Behandlungsphasen leicht variiert werden: von einer eher mobilisierenden Intervention mit Behandlung über eine Fazilitation der Aktivität bis dahin, dass sich der Patient im Rahmen der gleichen Behandlung eigenständig bewegt. Posturale Sets im Sitzen werden angepasst, um die neuromuskuläre Aktivität für die aktuelle Funktion zu optimieren, die der Patient ausführen soll, z. B. erhöhtes Sitzen, ein eher extensorisch dominiertes posturales Set, das für die posturale Kontrolle beim Übergang in den Stand stärker fazilitiert oder frühe Arm- und Beinfunktionen aktiviert/stimuliert/fazilitiert. Posturale Sets im Sitzen werden in folgenden Szenarien eingesetzt:

- Mobilisation und Aktivierung des Beckens in Relation zum Rumpf und der BoS
- Fazilitation der segmentalen lumbalen Extension zur Fazilitation von Komponenten der Hüftstabilität und abdominalen Aktivität, um eine posturale Kontrolle und freie Arme zu erzielen
- Fazilitation der thorakalen segmentalen Extension, welche die Basis für das Schultersetting bildet

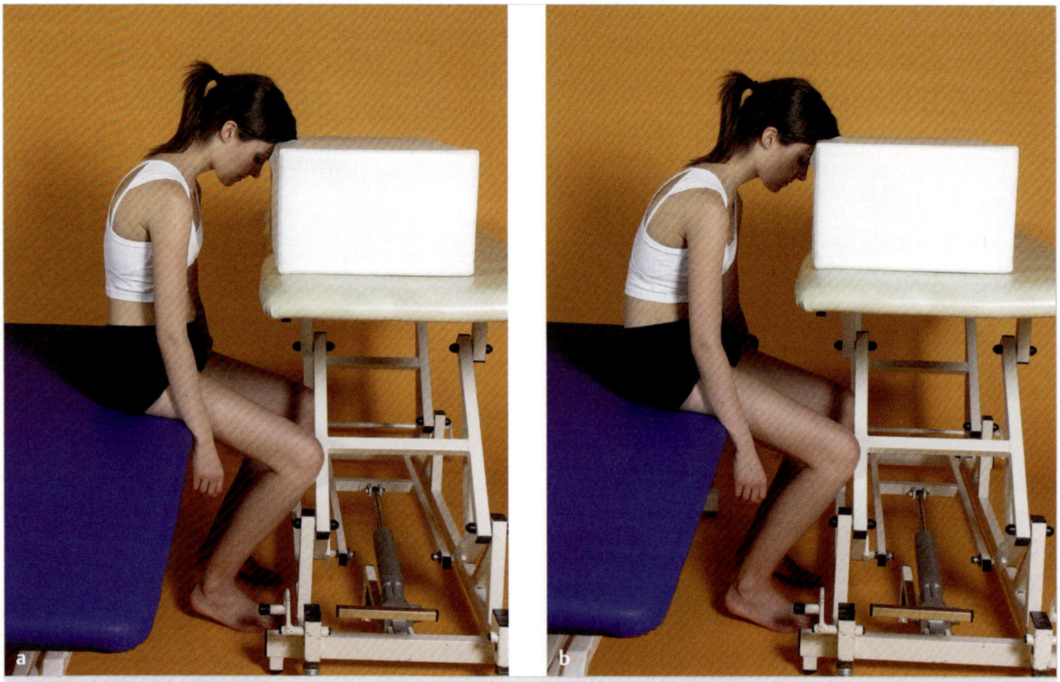

Abb. 3.20 Ankleiden im Sitzen.

a Das nach vorne gelehnte Sitzen ist ein geeignetes posturales Set zur Stabilisierung des Kopfes und des Halses/Nackens, zur Fazilitation des Zusammenspiels von Körpersegmenten und für die posturale Aktivierung. Dieses posturale Set kann gut genutzt werden, um ein Assessment der Schulterblätter vorzunehmen, das Schultersetting zu aktivieren und die selektive Bewegung des Thorax zu erleichtern.

b In der klinischen Situation ist es wichtig, das aktive Sitzen des Patienten zu fazilitieren und ihm keine Verminderung des Tonus und das Anlehnen an die Stütze zu gestatten, da dies das Erreichen der mit der Verwendung dieses posturalen Sets verbundenen Zielsetzung erschweren kann.

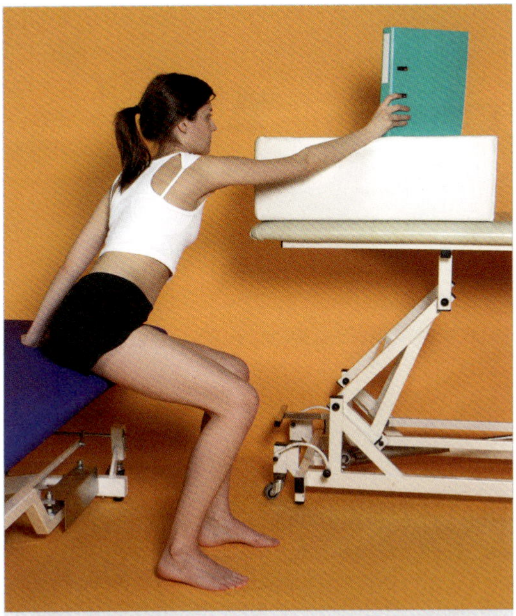

Abb. 3.21 Die Person stabilisiert sich mit ihrem linken Arm und ihrer linken Hand, während sie das Gewicht verlagert, um ein Buch auf ihrer linken Seite mit ihrer rechten Hand zu ergreifen. Der linke Arm wird Teil ihrer Unterstützungsfläche und ermöglicht es ihr, sich weiter nach links und damit außerhalb ihrer ursprünglichen Stabilitätsgrenzen zu bewegen. Sie stabilisiert sich über ihre linke Seite und muss sich in Relation zu ihrem linken Arm bewegen. Beachten Sie, dass sie nicht gegen ihren linken Arm drückt, sondern diesen auf voller Länge gestreckt hält. Dadurch unterstützt sie der Arm dynamisch: Sie muss sich zum Arm hin- und wieder wegbewegen. Dafür benötigt sie eine hohe Beweglichkeit und Stabilität sowie Koordination im Schultergürtel und zwischen den Körpersegmenten.

- Fazilitation und Aktivierung selektiver Schulterbewegungen und des Schultersettings
- Fazilitation der Kopfstabilität und Orientierung zur Mittellinie
- Fazilitation der Blickstabilität
- Variation und Bewegung beim Übergang vom Sitzen in die Rückenlage oder vom Sitzen in den Stand
- Stimulation und Fazilitation feinmotorischer Aktivitäten der Hand, während die posturale Aktivierung aufrechterhalten wird
- zurückgelehntes Sitzen, um zur Vorbereitung einer verbesserten Stabilität bei Übergängen und in der Standposition einen versteiften oder hypersensiblen Fuß oder verkürzte Hüftflexoren und -adduktoren besser erreichen und behandeln zu können (▶ Abb. 3.22).

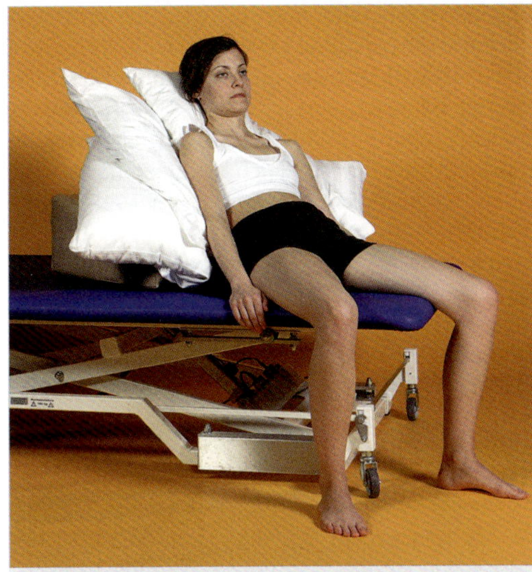

Abb. 3.22 Zurückgelehntes Sitzen. Beachten Sie die Bedeutung einer guten Ausrichtung auf der Unterstützungsfläche. Je nach Anpassungsfähigkeit der Hüftflexoren der Patientin muss der Rücken mehr oder weniger unterstützt werden, um eine exzentrische Verlängerung der lumbalen Extensoren zu ermöglichen. Ein guter Kontakt zwischen dem lumbalen Bereich und der Unterstützungsfläche erleichtert die Aktivierung der abdominalen Muskeln, die zur Kernkontrolle, zur Veränderung der Position und zum Aufsitzen wichtig sind.

Nachteile

Aufgrund der größeren Unterstützungsfläche im Sitzen, neigen Patienten mit schwachem posturalem Tonus dazu, den Oberkörper zu flektieren. Sie versuchen eventuell sogar, in der flektierte Haltung zu verharren, da ihnen keine andere Strategie zur Verfügung steht. Bei Patienten, die bereits eine flektierte Haltung eingenommen haben, kann sich dieser Zustand sogar noch verschlimmern, da sich die verkürzten Muskeln immer Laufe der Zeit immer mehr verkürzen.

Hilfsmittel können den posturalen Tonus beeinflussen, je nachdem, wie sie eingesetzt werden. Hilfsmittel wie etwa ein Tisch, ein Sockel, ein Stock, ein Kissen oder eine Wand vergrößern die Unterstützungsfläche. Lehnt sich der Patient an ein Hilfsmittel, reduzieren sich die Anforderungen an die posturale Kontrolle. Wenn sich der Patient in das Hilfsmittel hineindrückt, das Hilfsmittel ihn stark unterstützt oder er sich auf der Unterstützungsfläche fixiert, verstärkt sich die Aktivität der Flexoren. Dennoch können Patient und Therapeut das Hilfsmittel als Referenzrahmen für die Bewegung einsetzen oder um die Arme zu entlasten und somit die posturale Kontrolle fazilitieren.

Das Material, aus der die Unterstützungsfläche gefertigt ist, spielt eine wichtige Rolle für die zu fördernde neuromuskuläre Aktivität. Eine weiche Sitzfläche kann im Vergleich zu einer harten die Aktivität von Flexoren, Adduktoren und Innenrotatoren stärker stimulieren, insbesondere im Bereich der Hüften, des Beckens und des unteren Rumpfes. Ein hohes Hilfsmittel – eine Wand, ein langer Stock, ein hoher Tisch, ein hoher Schrank – fazilitiert, abhängig von der Verwendung, die Extensoraktivität stärker als ein niedriges Hilfsmittel.

Rückenlage

Die Art und Weise, wie eine Person steht, bestimmt wie sie die Standphase beendet (z. B. indem sie sich hinsetzt). Dies wiederum beeinflusst, wie man sitzt, was wiederum die Fähigkeit zur selektiven Aktivierung von Haltung und Bewegung in der Sitzposition bestimmt. Daher sollte der Übergang zum posturalen Set der Rückenlage am besten damit eingeleitet werden, dass eine *Beendigung der Standphase* fazilitiert wird. Der Therapeut hilft dem Patienten, die Standphase mittels eines kontinuierlichen Bewegungsablaufes beim Übergang vom Stand in den Sitz zu beenden. Der Patient lernt dabei, verschiedene Aspekte der Bewegung selektiv zu kontrollieren, um seine Kernstabilität zu verstärken und um selektive Bewegung zu erzielen.

Das Ziel der Fazilitation der *Beendigung der Standphase* ist es, eine effiziente posturale Kontrolle in der Sitzhaltung durch die Übertragung von posturalen Sets zu erzielen. Dies ermöglicht es dem Therapeuten und Patienten, direkter zu Aktivitäten im Sitzen überzugehen oder das posturale Set zu verändern, beispielsweise in die Rückenlage.

In der Rückenlage muss der Therapeut ein Assessment der Ausrichtung von Kopf, Hals, Schultergürtel, Rumpf, Becken und unteren Extremitäten im Beziehung zueinander vornehmen, da eine Beeinträchtigung oder Fixation in einem dieser Segmente die selektive Aktivität in der Rückenlage blockieren kann.

Wenn die Person in der Lage ist, die Hüften, die Lendenwirbelsäule, den Hals und die Schultergürtel exzentrisch zu verlängern, sind posturale Sets in der Rückenlage durch eine Extension charakterisiert. Die Unterstützungsfläche ist groß und der

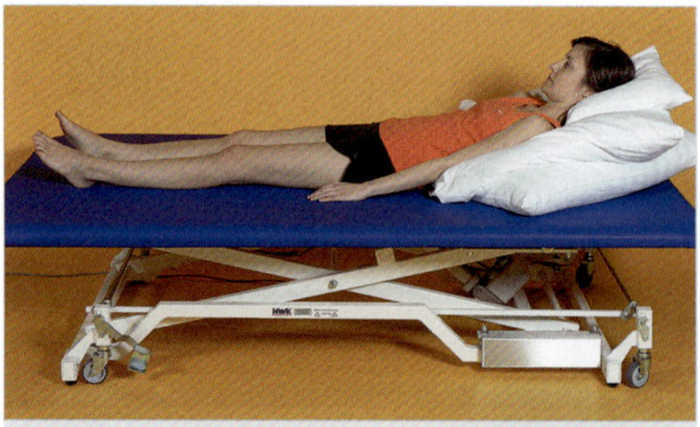

Abb. 3.23 Posturales Set in der Rückenlage.

Körperschwerpunkt liegt tief. Kann sich die Person an die Unterstützungsfläche anpassen und die muskuläre Anspannung reduzieren, ist der posturale Tonus gering. Aufgrund des Gewichtes der unteren Extremitäten oder eines anhaltenden Tonus der Hüftflexoren neigt der Patient dazu, das Becken nach vorne zu kippen. Ist es ihm jedoch möglich, beide Hüftflexoren und die lumbalen Extensoren exzentrisch zu verlängern, erlangt er sowohl in Ruhelage als auch für Aktivitäten einen besseren Kontakt zur Unterstützungsfläche und damit auch eine bessere Ausrichtung. In dieser Ausrichtung tendiert der Patient dazu, seine Extremitäten leicht zu abduzieren, nach außen zu rotiert und zu extendiern. Die Unterarme sind häufig proniert und die Ellenbogen leicht flektiert, was jedoch normal ist. Die Patienten neigen zudem dazu, zur Orientierung eine Beziehung zur Umwelt mittels der Handflächen herzustellen (▶ Abb. 3.23).

Vorteile

Posturale Sets in der Rückenlage können auf unterschiedliche Arten variiert werden: Beide Beine können flektiert und die Füße in unterschiedlichen Entfernungen von den Hüften platziert werden. Der Grad an Hüft- und Knieflexion bestimmt, wie schwer oder einfach es ist, das Becken zu bewegen. Wenn die Füße in der Nähe der Hüfte platziert werden, wird aufgrund biomechanischer Zusammenhänge eine Gewichtsverlagerung auf die Füße durch das Kippen des Beckens fazilitiert. (▶ Abb. 3.24). Die Hüftextension und die posturale Aktivierung werden verstärkt, wenn sich die Knie während der Überbrückungsaktivität nach distal bewegen, um eine Linie mit den Füßen zu bilden (▶ Abb. 3.24).

Wenn die Füße weiter unten und in größerer Entfernung von den Hüften platziert werden, ver-

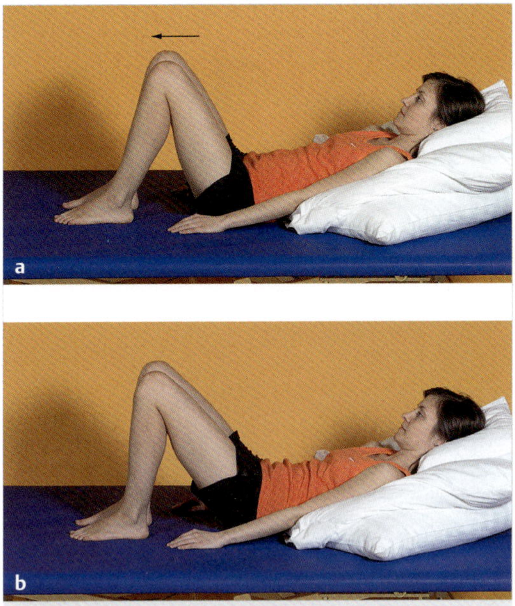

Abb. 3.24 Ein posturales Set in der Rückenlage: gekrümmtes Liegen. Um in diesem posturalen Set Stabilität zu erreichen, müssen die Beine aktiv angewinkelt werden. So kann bei gutem Kontakt mit dem Sockel eine posturale Stabilität der Hüften in Relation zu den Füßen und damit auch im Übergang zur Standphase erzielt werden. Dieses posturale Set eignet sich zur Fazilitation der posturalen Stabilität von Hüften und unteren Extremitäten. Beachten Sie auf den beiden Darstellungen die Position der Knie in Bezug zu den Füßen und die damit einhergehende Hüftextension und abdominale Aktivierung.

- **a** Fazilitation der Gewichtsverlagerung nach vorn mittels des Fußes beim gekrümmten Liegen als Basis für die selektive Beckenkippung beim Überbrücken.
- **b** Eine selektive Beckenkippung beinhaltet die Stabilität der Fußknöchel und Knie gemeinsam mit einer Aktivierung der proximalen Kniesehne sowie der Gesäß- und Abdominalmuskeln.

ändert sich die biomechanische Ausrichtung und die Rekrutierung des Beckens, wodurch die posturale Aktivität erschwert wird. Der Oberkörper kann mit Kissen gestützt werden, um die exzentrische Verlängerung der Rumpfextensoren zu verbessern und so die abdominale Aktivität zu fazilitieren. Das Zusammenspiel zwischen abdominaler und extensorischer neuromuskulärer Aktivierung ist von grundlegender Bedeutung für eine selektive Beckenaktivität (in Bezug zu den Hüften und der Lendenwirbelsäule), -beweglichkeit und -stabilität.

Kurze und tonisch aktive Hüftflexoren in Verbindung mit einer Schwäche der Gesäßmuskulatur, der proximalen Kniesehne und der Bauchmuskulatur sind ein weit verbreitetes Muskelungleichgewicht, das zu einem Vorkippen des Beckens mit verstärkter lumbaler Lordose führt. Die Hüftflexorkomponente muss behandelt werden, damit der Patient die Rückenextensoren exzentrisch verlängern und die Lendenwirbelsäule abflachen kann. Dies ist wesentlich, damit der Patient in der Rückenlage selektive Bewegungen ausführen kann (Raine et al. 2009). Wenn der Patient in der Lage ist, sich an die Position anzupassen, können posturale Sets in der Rückenlage für eine spezifische Mobilisierung von verkürzten oder inaktiven Muskeln geeignet sein.

Unterschiedliche Phasen des Übergangs vom Sitzen in die Rückenlage und umgekehrt werden in der klinischen Situation eingesetzt, um eine abgestufte Koordination und das Zusammenspiel von flexorischen, extensorischen, abduktorischen und rotatorischen Komponenten in und zwischen Körpersegmenten zu fazilitieren, um die Kontrolle von Stabilität und Bewegung zu erzielen.

Nachteile

Der posturale Tonus ist in Rückenlage normalerweise niedrig, weshalb die Initiation von Aktivität entgegen der Schwerkraft schwierig sein kann. Aufgrund des großen Kontaktareals müssen zahlreiche Reibungs- und Trägheitskomponenten überwunden werden. In der Rückenlage aktiv zu sein und von der Rückenlage in eine Sitzposition überzugehen, erfordert daher eine erhebliche posturale Aktivierung oder eine Fazilitation der Aktivität.

Der Übergang von der Rückenlage in die Sitzposition ist komplex und benötigt ein gewisses Maß an posturaler Kontrolle in Kombination mit abgestuften, unabhängig ausgeführten Modifikationen der flexorischen, extensorischen, abduktorischen und rotatorischen Komponenten. Dennoch wird der Patient häufig aufgefordert, diesen Übergang ohne oder mit nur geringer Hilfestellung oder positionellen Anpassungen bereits in einem frühen Stadium nach der ZNS-Läsion auszuführen. Dies kann zu kompensatorischen Strategien führen, die sich auch auf andere Funktionen erstrecken können. Die Rückenlage ist damit bei der Behandlung von Patienten mit sehr schwachem Tonus nicht unbedingt die 1. Wahl, kann jedoch bei einem Patienten mit stärkerer Hintergrundaktivität durchaus angemessen sein, um spezifische Komponenten der Stabilität, Bewegung und Kraft zu trainieren.

Manche Patienten verfügen in der Rückenlage über einen erhöhten Tonus. Sie weisen möglicherweise eine verminderte Fähigkeit auf, sich an die Unterstützungsfläche anzupassen und fühlen sich unwohl, unsicher oder verletzlich. Andere können eine verminderte segmentale Beweglichkeit und Interaktion der Körpersegmente zeigen, die mit einer verringerten Fähigkeit zur aktiven Bewegung und Gewichtsverlagerung zur Positionsveränderung einhergeht. Gewicht und Reibung erschweren den Übergang zur Bewegung, auch für das therapeutische Handling.

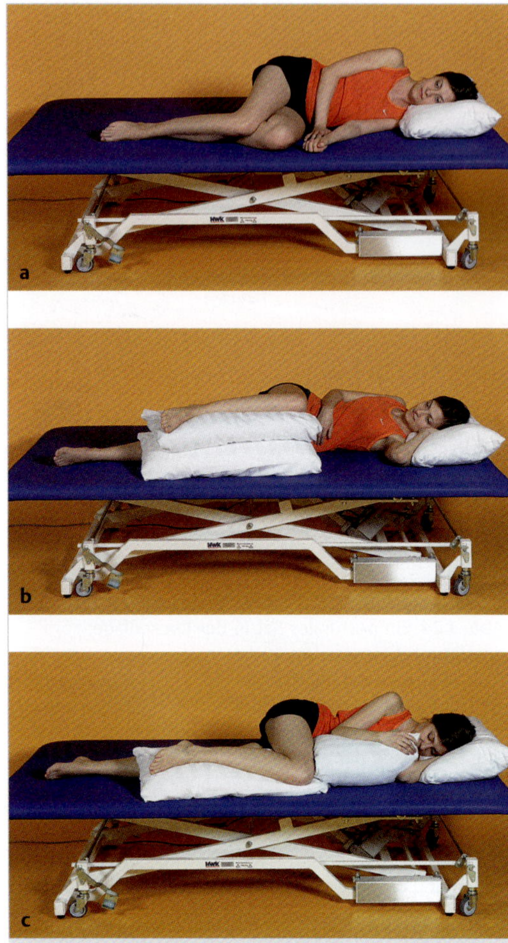

Abb. 3.25 Seitenlage mit verschiedenen unterstützenden Hilfsmitteln.
a Kissen unter dem Kopf.
b Kissen unter den Beinen.
c Kissen unter dem Kopf, den Armen und Beinen.

Seitenlage

Die Seitenlage ist auf der gewichtsbelasteten Seite gekennzeichnet durch Extension und auf der oberen Seite durch eine eher flektierte Ausrichtung (▶ Abb. 3.25). Aufgrund der Interaktion mit der Unterstützungsfläche sind die Stabilitätsanforderungen auf der gewichtsbelasteten Seite am höchsten.

Die Seitenlage kann in der Therapie genutzt werden, um Bestandteile des Ganges neu zu trainieren (Raine et al. 2009) (▶ Abb. 3.26), wie z. B.:

- Herstellung von Stabilität des Beins und des Rumpfes auf der gewichtsbelasteten Seite
- Kontextualisierung der sensorischen Informationen in der Seitenlage, um mittels plantarer Druckinformationen an den Fuß eine stabile Ausrichtung auf der gewichtsbelasteten Seite zu erzielen
- selektive Aktivierung der Hüfte, des Knies und des Fußes des oben liegenden Beins zur Förderung der Wahrnehmung des Zusammenhangs zwischen Standbein (gewichtsbelastet, unteres Bein) und Schwungbein (oberes Bein) in Bezug auf die Fortbewegung

Vorteile

Durch Verwendung von mehr oder weniger Kissen können posturale Sets in der Seitenlage variiert werden, ebenso durch eine Modifikation der Rotationskomponenten innerhalb des Rumpfes oder der Extremitäten (▶ Abb. 3.25). Posturale Sets in der Seitenlage ermöglichen eine hohe Beweglichkeit zwischen proximalen Körpersegmenten und fazilitieren die Platzierung des oberen Arms oder Beins zur Verbesserung der posturalen Stabilität und der Kraft.

Die Seitenlage auf der nach einem Schlaganfall stärker beeinträchtigten Seite kann dies durch Gewichtsbelastung und taktilen Input stimulieren und die posturale Aktivität, sowohl der zentralen als auch der posturalen Segmente, fazilitieren. Die Seitenlage auf der nach einem Schlaganfall weniger beeinträchtigten Seite kann die Stabilität dieser Seite als Hintergrund für die Bewegung der stärker beeinträchtigen Extremitäten im Raum verbessern.

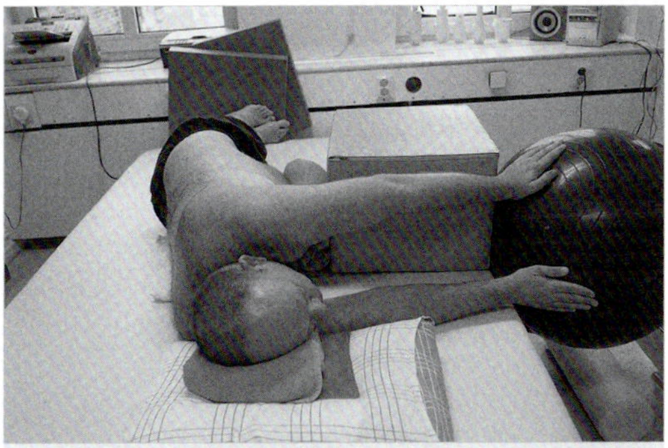

Abb. 3.26 Die Seitenlage kann z. B. verwendet werden, um spezifische Komponenten des Ganges neu zu trainieren, indem die Stabilität des gewichtsbelasteten Beins und des Rumpfes fazilitiert wird. Sie eignet sich außerdem zur Kontextualisierung sensorischer Informationen zur Fazilitation einer stabilen Ausrichtung des Beins (gewichtsbelastete Seite) mittels plantarer Druckinformation und zur Verbesserung der Rumpfstabilität mittels bilateraler kontaktbezogener Handorientierungsreaktionen.

Nachteile

Die Seitenlage kann sehr instabil sein, da die Unterstützungsfläche lang und schmal ist und der Körperschwerpunkt tiefer liegt als in der Rückenlage. Dadurch kann die Verwendung dieses posturalen Sets im Rahmen der Behandlung schwierig sein. Ist beispielsweise die Anpassung an die Unterstützungsfläche unzureichend und kann der Patient die unterstützende Seite nicht ausreichend verlängern, dann wird der obere Schultergürtel instabil. Die stabile Position der Skapula ist abhängig von der Aktivierung der Zwischenrippenmuskeln und der Rumpfmuskeln. Sind diese gedehnt oder inaktiv, schiebt sich die Skapula relativ zum Rumpf nach oben, was zu einer schlechten Ausrichtung für eine selektive Platzierung des Arms führt. Die Stabilität der Seitenlage kann verbessert werden, indem man fest zusammengerollte Handtücher von vorn und hinten eng am Rumpf des Patienten und ganz leicht darunter platziert sowie ein Kissen verwendet, um das obere Bein in einer neutralen Position zu stabilisieren.

3.3.3 Schlüsselregionen

Bewegung bedeutet eine kontinuierliche aufeinander abgestimmte Verlagerung von Körpersegmenten: Dies dient der intrasegmentalen Ausrichtung und der Tonusverteilung durch neuromuskuläre Aktivität und kann durch Beobachtung und Untersuchung analysiert werden (Taylor et al. 1995). Verschiedene Autoren bezeichnen einige Körpersegmente als *Schlüsselpunkte (der Kontrolle)* (Bobath 1990, Bader-Johansson 1991, Kidd et al. 1992, Edwards 1996). Dieser Begriff ist missverständlich, da es hier um Segmente, Regionen und Bereiche geht – und nicht um Punkte. *Schlüsselregionen* oder *funktionelle Einheiten* sind treffendere Bezeichnungen, auch deshalb, weil in den Regionen eigene Aktivitäten stattfinden, während sie gleichzeitig mit dem Rest des Körpers interagieren. Es gibt zentrale, proximale und distale Schlüsselregionen.

Zentrale Schlüsselregion

Die zentrale Schlüsselregion umfasst den Thorax mit seinen Gelenken und Muskelansätzen zum Kopf und Hals, den Schultergürteln und dem Becken. Besonders wichtig sind die mittlere thorakale Region und die Rippen mit den Ansätzen der Zwischenrippenmuskeln am Sternum und der sonstigen Muskulatur in diesem Bereich. Die Funktionen der zentralen Schlüsselregion sind in erster Linie Gleichgewicht, posturale Kontrolle und die Bereitstellung eines stabilen Referenzrahmens für Funktionen der Extremitäten. Bewegung in allen 3 Ebenen, frontal, transversal und sagittal, ermöglicht die Gewichtsverlagerung, das Zusammenspiel zwischen rechts und links und die Fähigkeit, die Extremitäten über die Mittellinie hinaus zu bewegen.

Einige Therapeuten betrachten Kopf, Hals und Nacken als eine Extension der zentralen Schlüsselregion oder als eine eigenständige proximale Schlüsselregion. Die Funktionen von Kopf, Hals und Nacken bei der Ausführung von Bewegung (mit Ausnahme der Kommunikation und des Essens) sind vielfältig. Wichtige Aspekte sind die Orientierung in der uns umgebenden Welt, die Bereitstellung eines stabilen Referenzrahmens für die Augen, der die Augen auf der horizontalen Ebene hält und den Empfang und die Wahrnehmung von möglichst genauen Informationen sicherstellt, sowie eine größtmögliche Verbesserung des Gleichgewichts.

Proximale Schlüsselregionen: Schulter- und Beckengürtel

- *Schultergürtel.* Laut Caillet (1980) besteht der Schultergürtel aus 7 Komponenten: dem Schultergelenk, der suprahumeralen Verbindung (Lig. coracoacromiale, Proc. coracoideus und

Proc. acromialis bilden gemeinsam das Schulterdach, das den Humeruskopf umgibt), der Art. acromioclavicularis, der Art. sternoclavicularis, der Art. sternocostalis, der Art. costovertebralis und dem skapulokostalen Ansatz. Der Schultergürtel kann nicht von anderen Körpersegmenten losgelöst betrachtet werden. Die dem Schultergürtel zugeordnete Rumpfmuskulatur besitzt Ansätze an der Wirbelsäule und dem Becken. Daher beeinflusst der Schultergürtel die Ausrichtung und die neuromuskuläre Aktivität des Beckengürtels, des Rumpfes, des Kopfes, des Halses/Nackens und der Extremitäten – und wird seinerseits wiederum von ihnen beeinflusst. Die Funktion des Schultergürtels ist die eines mobilen, jedoch stabilen Referenzrahmens (mobile Stabilität) für Arm- und Handfunktionen. Gleichzeitig stellt er einen funktionellen Teil des Gleichgewichtssystems dar.

- *Beckengürtel.* Das Becken bewegt sich in Relation zur Lendenwirbelsäule und somit auch in Bezug zum Rumpf und den Hüften. Das Becken besteht aus den beiden Hüftknochen und dem Os sacrum, die durch die Iliosakralgelenke und die Symphysis pubica miteinander verbunden sind. Diese Gelenke sind unbeweglich, ermöglichen jedoch kleine Rotationskomponenten, um Belastungen und Spannungen zu übertragen. Da das Becken zwischen der Lendenwirbelsäule und den Hüftgelenken liegt, schließt das Becken als Schlüsselregion immer auch die angrenzenden proximalen und distalen anatomischen Strukturen mit ein. Funktionell betrachtet ist das Becken zusammen mit der Lendenwirbelsäule und den Hüftgelenken hauptsächlich für die Übertragung jener Kräfte verantwortlich, die nach unten auf die Unterstützungsfläche und nach oben auf den Körper einwirken. Es trägt außerdem zu Stabilität, Beweglichkeit (mobile Stabilität) und Gewichtsverlagerung bei.

Distale Schlüsselregionen

Hände und Füße sind mobile, anpassungsfähige Einheiten mit zahlreichen spezifischen sensorischen Rezeptoren, die eine Interaktion des Körpers mit der Umgebung ermöglichen.

- *Hände:* Die Hände des Menschen sind einzigartig, weil sie den Daumen den anderen Fingern gegenüberstellen können. Dies ermöglicht ein großes Spektrum an Bewegungen, von feinmotorisch abgestuften Bewegungen bis hin zum starken, kraftvollen Greifen. Zahlreiche Schichten kleiner Muskeln innerhalb der Hand können Rotationskomponenten modifizieren, um Bewegungen zu verändern und anzupassen. In Abhängigkeit von ihrer Funktion sind manche Bereiche eher stabil, während andere eher mobil sind. Der lumbrikale Griff basiert auf der Extension des Handgelenks und ist die Grundlage des Greifens nach und des Ergreifens von etwas, sowohl für den Feingriff als auch für den Kraftgriff. Die Funktionen der Hand sind:
  - die Erkundung der Umwelt
  - das Berühren, Fühlen und der Informationsempfang
  - das Unterstreichen von Ausdruck und Bedeutung (Gestikulieren)
  - die Manipulation von Gegenständen
  - die Ausführung feinmotorischer Aktivitäten und das Tragen, Heben und Bewegen von Dingen
  - das Unterstützen beim Schieben, etwa einer Schubkarre, als Extensionen des Körpers.
  - das Suchen von Gleichgewicht, wenn nötig, Halt in der Umgebung.
- *Füße:* Die Füße übertragen Kräfte von der Umgebung auf den Körper und umgekehrt. Sie sind elastisch und verleihen Sprungkraft beim Gehen in hügeliger Umgebung oder beim Treppensteigen, Laufen und beim Richtungswechsel. Mit ihrer Kraft beim Stand auf Zehenspitzen verlängern sie die Reichweite der Arme. Die Zehen sind wichtig beim Wenden und beim Richtungswechsel. Die Füße haben die Funktion nach Informationen aus der und über die Umwelt zu suchen, um das Gleichgewicht durch eine geeignete Gewichtsverlagerung halten zu können und an die Unterstützungsfläche anzupassen.

Ellenbogen und Knie verändern Bewegungsmuster, indem sie die Rotation zwischen den oberen und unteren Segmenten der Extremitäten in Verbindung mit den proximalen und distalen Schlüsselregionen verändern. Die Summe der individuellen Komponenten in diesen Bereichen ermöglicht eine enorme Zahl an Variationen, um sich an die Anforderungen verschiedenster Aufgaben anzupassen. Das Zusammenspiel zwischen den Schlüsselregionen ermöglicht Gleichgewicht, Gewichtsverlagerung und Bewegung zur gleichen Zeit. Kein Körpersegment funktioniert isoliert.

In den Schlüsselregionen treffen zahlreiche Muskeln und Gelenke aufeinander. So umfasst allein die Hand 19 Knochen, zusammen mit dem Handgelenk und dem Unterarm sind es sogar 29 Knochen. Die Hand besitzt 20 Muskeln, ca. 19 Muskeln verlaufen im Unterarm und wirken auf unterschiedliche Weise auf die Hand ein – die Muskeln des OberArms nicht mitgezählt. Zur zentralen Schlüsselregion gehören die Rippen, das Sternum, die Wirbelsäule sowie die tiefe und oberflächliche Muskulatur. Spezifische Rezeptoren in Muskeln, Sehnen, Gelenken und Haut spüren jede Veränderung der Aktivität und leiten diese Information weiter an das ZNS. Dadurch sind unendlich viele Variationen von Bewegung, Stabilität und Anpassung möglich. Die klinische Erfahrung legt nahe, dass die Behandlung einer Schlüsselregion den Tonus und die Aktivität anderer Körperteile und Schlüsselregionen auf 2 Arten beeinflusst: (1) direkt und indirekt über die Haut, Gelenke und Muselansätze und (2) wahrscheinlich durch die Behandlung zahlreiche spezifische Rezeptoren aktiviert und so Informationen an das ZNS weitergeleitet werden. Sämtliche Informationen von der Peripherie laufen im Rückenmark zusammen. Eine Vielzahl an Interneuronen überträgt diese Informationen über viele Ebenen des Rückenmarks und leitet sie so über einen relativ großes Bereich und an das Gehirn.

Merke **M!**

Zahlreiche Muskeln und Gelenke konvergieren in den Schlüsselregionen. Daher ist der Einfluss von propriozeptiven und Hautrezeptoren auf das ZNS erheblich.

Die Kontrolle der Schlüsselregionen und ihres Zusammenspiels scheint besonders wichtig für das Gleichgewicht, die Selektivität von Bewegungen und die Anpassung an Umwelt und Aufgabenstellung zu sein – und somit für die Funktion.

Eine Behandlung, die auf die Verbesserung des muskulären Zusammenspiels, die Ausrichtung und die Beweglichkeit innerhalb von und zwischen Schlüsselregionen zielt, kann wiederum die Koordination und das Verhältnis zwischen Stabilität und Bewegung verbessern. Dies führt dazu, dass sich das Gleichgewicht und die Selektivität der Patienten verbessert und sie dadurch ihren Körper viel besser kontrollieren können.

In der Behandlungssituation muss der Therapeut einschätzen, welche Schlüsselregion (oder Regionen) am stärksten beeinträchtigt ist. Davon ist abhängig, ob nur eine Schlüsselregion isoliert behandelt wird oder ob mehrere Schlüsselregionen bei der Behandlung berücksichtigt werden müssen, weil der Patient nur dadurch seine Aktivitäten wieder kontrollieren kann. Dieser Schwerpunkt tritt jedoch häufig im Laufe der Behandlung in den Hintergrund. Die Auswahl der Interventionen muss in direktem Zusammenhang mit dem Bewegungsproblem des Patienten und den zuerst wiederherzustellenden Funktionen stehen.

3.3.4 Selektive Bewegung und funktionelle Aktivität

Berta Bobath beschreibt Bewegungsmuster als *„Sequenzen selektiver Bewegung zur Funktion"* (Bobath 1990). Selektive Bewegungen sind voneinander abhängig und interagieren mit dem posturalen Kontrollmechanismus (Raine et al. 2009). Das ZNS muss während Multigelenkaktionen, wie etwa dem Greifen nach etwas, benachbarte Gelenke dahingehend kontrollieren, ob die Interaktionsdrehmomente aus Bewegungen anderer Gelenke Auswirkungen auf sie haben. Somit wird die Fähigkeit eines Gelenks zur Erzeugung von Drehmomenten von den Drehmomenten beeinflusst, die in anderen Gelenken erzeugt werden – und beeinflusst wiederum diese (Mercier et al. 2005). Daher ist die Wiederherstellung der selektiven Bewegung Voraussetzung für eine effiziente posturale Kontrolle, die Ausrichtung und die Funktion (Raine 2007). Der Schwerpunkt des Bobath-Konzepts liegt auf einer Maximierung der selektiven Bewegungskontrolle des Individuums (Graham et al. 2009). Daher werden die Bewegungsabläufe und Aufgabenperformance des Patienten analysiert, um die signifikanteste/n Beeinträchtigung/en, die seine Aktivität oder Funktion einschränken, zu identifizieren.

Eine funktionelle Aufgabe kann in kurzfristige Ziele oder Komponenten aufgeteilt werden. Diese ergeben sich aus der notwendigen motorischen Aktivität (dem Prozess), den Bewegungsstrategien und -mustern, der selektiven Bewegung und der neuromuskulären Aktivität – diese müssen zudem in Beziehung mit der Umgebung stehen, in der die Aufgabe ausgeführt wird (▶ Tab. 3.1).

Nur wenige Studien haben einen Schwerpunkt auf die Beziehung zwischen Körperfunktionen und -strukturen, Aktivität und Teilhabe gelegt

Tab. 3.1 Komponenten einer funktionellen Aufgabe: von der neuromuskulären Aktivierung über die selektive motorische Kontrolle, Bewegungsmuster und motorische Aktivität hin zum Bewegungsziel, unter Berücksichtigung des Individuums und der Umwelt

Komponente	Erläuterung
funktionelles Ziel	**z. B. Anziehen, persönliche Körperhygiene, ein Buch holen, eine Tasse Kaffee zubereiten, auf Toilette gehen, ans Telefon gehen oder die Tür öffnen. Erweiterte Ziele sind instrumentelle Aktivitäten des täglichen Lebens, wie etwa Einkaufen gehen**
↑ motorische Aktivität	z. B. sich umwenden, Gewichtsverlagerungen für Übertragungen, Schritte machen, sich hinsetzen oder hinlegen
↑ Bewegungsmuster	Bewegungen, die über mehr als ein Segment oder Gelenk hinausgehen, die Sequenzierung selektiver Bewegungen, z. B. das Greifen nach und das Ergreifen von etwas oder Stand und Schwung
↑ selektive Kontrolle	Eine isolierte Bewegung eines Gelenks oder einer Schlüsselregion, basierend auf der Stabilität anderer Körperteile
↑ neuromuskuläre Aktivität	Anhängig von dem/den posturalen Set/s, das/die für die Aufgabe ausgewählt wurde/n; steht in Beziehung zur Rekrutierung der notwendigen neuromuskulären Aktivität für Bewegungen zur Zielerreichung

(WHO 2006). Normann (2004) konnte zeigen, dass sogar dann, wenn der Therapeut die meiste Behandlungszeit mit der Verbesserung der neuromuskulären Rekrutierung des Patienten für relevante Aktivitäten verbrachte, die Behandlung sichtbare Veränderungen der Aktivität erreichte und die Patienten spontan von Verbesserungen der Teilhabe berichteten. Smedal et al. (2006) haben in ihrer Studie mit 2 MS-Patienten demonstriert, dass es möglich ist, Aktivität durch Training mit einem Schwerpunkt auf Körperfunktionen und -strukturen während unterschiedlicher Aufgaben wiederzugewinnen und dass die Effekte anhaltender Natur sind.

Brock et al. (2011) haben die kurzfristigen Effekte von 2 physiotherapeutischen Ansätzen miteinander verglichen, die eine Verbesserung der Gehfähigkeit in unterschiedlichen Umfeldern nach einem Schlaganfall zum Ziel hatten. Dabei wurden mit der Gruppe A auf dem Bobath-Konzept basierende Interventionen in Kombination mit Aufgabentraining durchgeführt. Im Vergleich dazu fand in der Gruppe B ausschließlich strukturiertes Aufgabentraining statt. Die Teilnehmer der Gruppe A erhielten individuelle Interventionen, basierend auf einem detaillierten Assessment der Bewegungsstrategien des Individuums sowie der neurologischen und neuromuskulären Defizite, die motorischer Dysfunktion zugrunde liegen. Darüber hinaus fand anhand des Ansprechens des Patienten auf die Behandlung eine kontinuierliche klinische Reflektion statt. Die Teilnehmer der Interventionsgruppe B erhielten eine physiotherapeutische Behandlung auf der Basis von strukturiertem Aufgabentraining.

Die Ergebnisse dieser Studie demonstrierten kurzfristige Verbesserungen der Gehgeschwindigkeit von Personen mit Schlaganfall in derjenigen Gruppe, die nach dem Bobath-Konzept behandelt wurden (Gruppe A).

Klinisches Beispiel

Die Bewegung des Beckens (Beckenkippung) in lateraler und anteroposteriorer Richtung ist wesentlich für sämtliche Gewichtsverlagerungen und Transfers und damit an allen funktionellen Aktivitäten beteiligt. Die Beckenkippung erfordert unterschiedliche neuromuskuläre Aktivitäten in Abhängigkeit von den posturalen Sets und Bewegung, die Positionswechsel ermöglichen, wie z. B. beim Hinsetzen, in der Rückenlage zur Veränderung der Position im Bett, beim Wechsel von einem Stuhl auf den anderen oder beim Säubern auf der Toilette (▶ Abb. 3.27).

Wenn ein Patient die Beckenkippung in der Rückenlage kontrollieren kann, führt dies nicht automatisch dazu, dass er dies auch auf den Übergang vom Sitzen zum Stehen oder Gehen übertragen kann. Wenn an der Beckenkippung in Rückenlage – basierend auf dem Clinical Reasoning – gearbeitet werden muss, um beispielsweise das aktuell vorhandene Bewegungsausmaß sowie die propriozeptiven Informationen zur Wahrnehmung der Körperteile zu verbessern und das Körperschema zu aktualisieren, dann sollte diese Bewegung auch auf die Sitzposition übertragen werden, indem der gesamte Transfer von der Rückenlage in die Sitz-

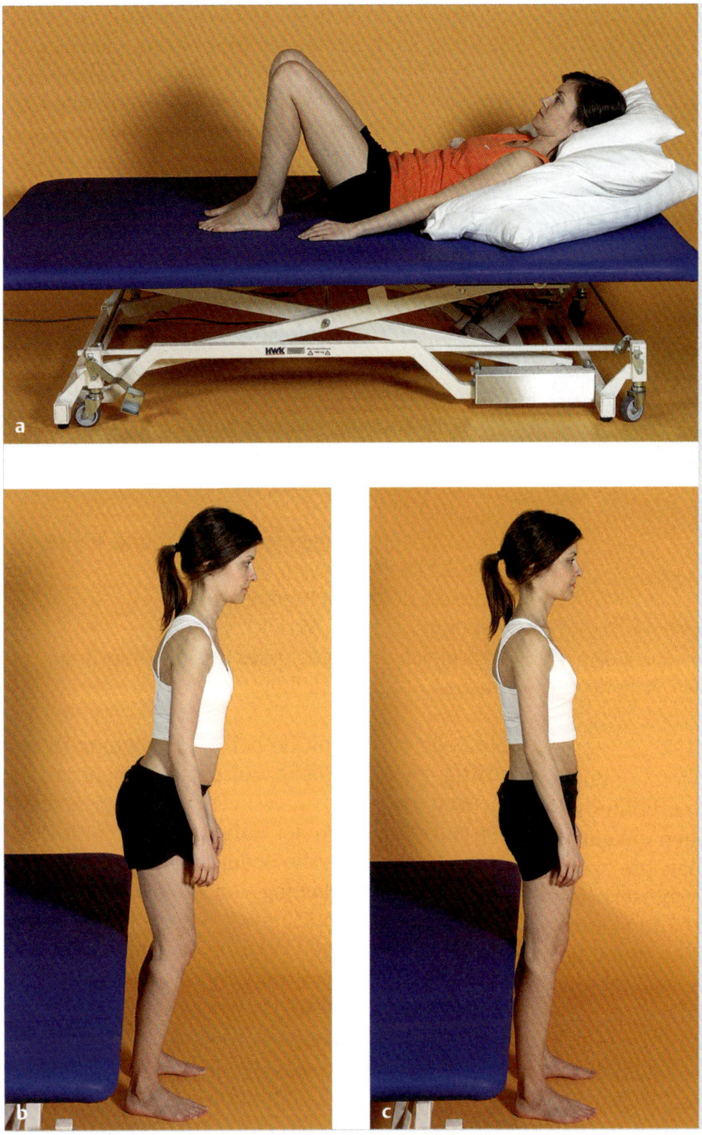

Abb. 3.27 Unterschiedliche Ausrichtungen des Beckens in Relation zur Schwerkraft und der Unterstützungsfläche erfordern eine unterschiedliche neuromuskuläre Aktivierung, um sich bewegen zu können.
a Beckenkippung in Rückenlage.
b Beckenkippung beim Übergang vom Sitzen in den Stand.
c Ausrichtung des Beckens im Stand.

position hinweg fazilitiert wird. Dabei müssen die Bewegungen und die unterschiedlichen posturalen Ausrichtungen genau kontrolliert werden. Das Gleiche gilt für den Übergang vom Stand in die Sitzposition und umgekehrt. Das Verhältnis von Stabilität und Bewegung verändert sich während der Haltungsänderung und muss während des gesamten Bewegungsablaufs fazilitiert, kontrolliert und korrigiert werden. Die Übertragung auf andere Situationen kann erleichtert werden, indem die Behandlung durch verschiedene Ausrichtungen, Rotationskomponenten und spezifisches Lernen zur Kontrolle exzentrischer Aktivität variiert wird.

Die Hüftabduktoren spielen bei der Fortbewegung eine wichtige Rolle für die Stabilität des Beckens (Grimaldi 2011, Shumway-Cook u. Woollacott 2006). Die Hüftabduktoren über dem Standbein verhindern eine kontralaterale Absenkung des Beckens während der Schwungphase des gegenüberliegenden Beins (d. h. eine funktionelle [oder physiologische] laterale Beckenkippung). Bei manchen Patienten ist die Rekrutierung dieser Aktivität beim Gehen beeinträchtigt, weshalb sie beim Übergang in den Stand oder während des Gehens nicht ausreichend stabilisiert wird. Die Hüftabduktoren können auf unterschiedliche Art

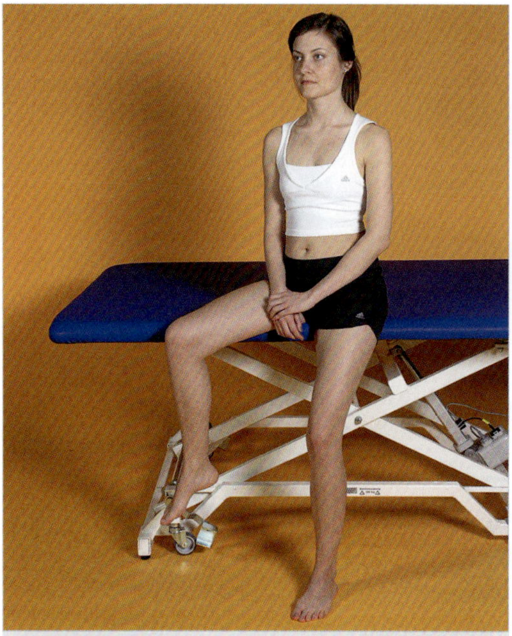

Abb. 3.28 Fazilitation der Hüftabduktoren durch den Positionswechsel aus einer asymmetrischen Sitzposition in den Stand auf einem Bein.

und Weise rekrutiert und fazilitiert werden: durch Seitwärtsgehen, durch asymmetrisch erhöhtes sitzen (▶ Abb. 3.28), indem man das Gehen mit einem Standschritt beginnt oder indem man die spezifische Kraft durch die Seitenlage verbessert. Das Herabsteigen aus einer erhöhten Sitzhaltung erfordert die Rekrutierung der Hüftabduktoren auf der Seite des Standbeins und kann, bei geeigneter Ausrichtung, den ersten Schritt fazilitieren. Fortbewegung kann aus vielen verschiedenen posturalen Sets aus initiiert werden, nicht nur aus dem Stand mit paralleler Beinstellung oder dem Standschritt. Zudem können wir vorwärts, rückwärts und seitwärts gehen und uns herumdrehen. All diese Variationen müssen in die Behandlung mit einbezogen werden.

3.3.5 Beziehung zwischen automatischer und willkürlicher Bewegung

Information, Perzeption und Kognition sind wichtige Faktoren für unser Handeln. Laut Umphred (1991) sind Motivation, Herausforderung und Erfolg kognitive Elemente, auch wenn wir uns dieser Gefühle bei unserer alltäglichen Bewegungen nicht bewusst sind. Seiner Meinung nach spielen auch das visuelle und das vestibuläre System eine wichtige Rolle bei der kognitiven Analyse und der Erinnerung an frühere Erfahrungen und wie diese zum Lernen und zu semiautomatischer Bewegung führen können. Whiting und Vereijken (1993) sind der Meinung, dass sich das ZNS selbst organisiert und seine motorischen Aufgaben stets sofort in Reaktion auf umweltbedingte Anforderungen löst, ohne dass es hierfür der kognitiven Aufmerksamkeit bedarf. *Kognition* ist ein Prozess, der in mehrere Phasen unterteilt werden kann:

- Konfrontation mit der Aufgabe
- Assessment und Evaluation der Umstände und Komponenten des Problems
- Auswahl einer Lösung aus zahlreichen Lösungsmöglichkeiten
- Auswahl einer angemessenen Art und Weise, das Problem zu lösen
- Einsatz der bevorzugten Lösung
- operative Phase (Aktion)
- Vergleich des Ergebnisses mit der ursprünglichen Aufgabenstellung

Die Rolle der Kognition bei der Bewegung ist unstrittig, aber die Ebene, auf der die Kognition am meisten involviert ist, variiert in Abhängigkeit von den Anforderungen der Aufgabe. Luria und Umphred unterstreichen die Bedeutung von bewusstem Denken bei der Planung von motorischen Strategien, sofern Aufmerksamkeit wichtig für die Bewegung ist, wohingegen Whiting davon ausgeht, dass es sich bei der Kognition um ein Bewusstsein für die Bewegung rein auf der Ebene des ZNS handelt, sie also nicht auf die Bewusstseinsebene vordringt.

Motorisches Lernen scheint, unabhängig davon, ob das ZNS gesund oder geschädigt ist, immer die gleichen ZNS-Prozesse zu erfordern (Kap. 2.3). Der Unterschied liegt lediglich darin, wie gut das ZNS Informationen empfangen und verarbeiten sowie geeignete Aktivitäten rekrutieren kann. Der Übergang von hauptsächlich automatischen (posturale Reaktionen) bis hin zu kaum automatischen Bewegungen (willentlich und bewusst) erfolgt schrittweise, da alle Aktivitäten Elemente der Kognition beinhalten. Die Differenzierung zwischen bewusstem Denken (kaum automatisch) und Bewusstsein (hauptsächlich automatisch) ist klinisch relevant, auch wenn beide kognitive Aspekte beinhalten. Das Erlernen einer neuen komplexen Aufgabe, die Präzision erfordert, ist uns stärker bewusst als die

Hintergrundaktivität der posturalen Kontrolle und des Gleichgewichts, die eine bessere Präzision erst ermöglicht. Wenn wir Tennisspielen lernen, nehmen wir den Griff der Hand um den Schläger, die Richtung und die Rotationskomponenten der Schläge und das visuelle Feedback aus der Flugkurve des Balles in Zeit und Raum bewusst wahr. Unser bewusstes Denken ist dagegen nicht an den währenddessen ablaufenden Hintergrundaktivitäten des Körpers beteiligt, den aktuellen und zwischenzeitlichen Anpassungen, die für das Gleichgewicht sorgen, damit gleichzeitig die geschickte Bewegungen ausgeführt werden können. Wir sind daher mehr mit der Zielerreichung beschäftigt als mit dem zum Erfolg notwendigen Prozess. Wenn wir grundlegende Fertigkeiten erlernen, rufen wir uns die Erfahrung ins Gedächtnis (d. h. wie sich die Bewegung *anfühlt*). Dieses Gefühl scheint darauf zu beruhen, dass wir die erwartete Performance (aufgrund früherer Erfahrungen) mit der tatsächlichen Performance (d. h. der aktuellen Wahrnehmung) abgleichen und scheint eng mit dem Gefühl des Erfolges verbunden zu sein.

Das ZNS verfügt über die Kapazität zu dualer oder simultaner Aktivität (d. h. 2 oder mehr Dinge gleichzeitig zu tun). Auf einer lebhaften Straße gehen, in den Bergen von einem Stein zum anderen zu springen oder einkaufen zu gehen – für all diese Tätigkeiten müssen wir gleichzeitig viele verschiedene Informationen empfangen und verarbeiten, damit wir uns bewegen und angemessen agieren können. Solange wir uns im Gleichgewicht befinden, sind wir uns des Ziels bewusst, der Menschen, die uns umgeben, der komplexen Umgebung oder der Dinge, die um uns herum geschehen. Normalerweise können wir 2 Funktionen gleichzeitig ausführen: gehen und reden; uns beim Einkaufen bewegen, um Dinge aus den Regalen zu nehmen, und gleichzeitig den Einkaufszettel lesen; im Stehen an- und ausziehen; duschen und gleichzeitig unseren Körper einseifen oder während des Gehens Rechenaufgaben lösen. Unsere Aufmerksamkeit ist nicht auf das Gehen gerichtet, sondern auf die gleichzeitig stattfindenden Aktivitäten. Dies wird als *simultane Aktivität* oder *Dualtasking* bezeichnet (Mulder et al. 1996). Man kann sich jedoch auch zahlreiche Routine- und eher automatisierte Aktivitäten bewusst machen und diese durch fokussierte Aufmerksamkeit, Konzentration und Willenskraft kontrollieren. In Abhängigkeit von der Situation löst das ZNS Aufgaben auf unterschiedliche Art und Weise.

Infolge einer neurologischen Schädigung, z. B. durch eine Amputation der unteren Extremitäten, verringert sich die Fähigkeit zur simultanen Aktivität. Ist das Gleichgewicht gefährdet, verlagert sich der Schwerpunkt unserer Aufmerksamkeit weg von der Aufgabe und hin zu der Frage, wie wir das Gleichgewicht halten können, um Stürze zu verhindern. Viele Patienten strengen sich bewusst an, um das Gleichgewicht zu halten. Wenn diese Aufmerksamkeit gestört wird, z. B. durch ein klingelndes Telefon, einen pfeifenden Wasserkessel oder durch Bewegungen anderer Personen in der Nähe, besteht die Gefahr, dass sie stürzen und sich verletzten.

Posturale Kontrolle ist eine der am stärksten automatisierten Funktionen des gesunden ZNS (Mulder et al. 1996, Mulder 1991, Dietz 1992, Massion 1992, Massion 1994, Horak 1997, Shumway-Cook u. Woollacott 2006, Brodal 2010) und ist die Voraussetzung für eine selektive Aktivität der Extremitäten. Die posturale Stabilität ist eine Grundlage für Bewegungskontrolle und unterschiedliche Bewegungen. Bewegung und posturale Kontrolle sind eng miteinander verknüpft. Bewegungen der Extremitäten erfordern Anpassungen der posturalen Mechanismen, sowohl vor (aAPA) als auch während (pAPA) und als Reaktion (Feedback) auf die Bewegung. Da gleichzeitig die Bewegung und die Position des Massenschwerpunkts kontrolliert werden müssen, gehören Anpassungen des Rumpfes zu den eher automatisierten Aktivitäten, die bereits während der Kindheit erlernt werden (Massion 1994). Die Hände und Füße interagieren direkter mit der Umwelt und werden als die am wenigsten automatisierten Elemente einer normalen Bewegungskontrolle eingeordnet. Die präzisen Bewegungen einzelner Finger gehören zu den am wenigsten automatisierten und größtenteils willkürlichen Bewegungen. Die Haltung der Hand und des Handgelenks sowie die posturale Kontrolle des Arms und des Körpers sind hingegen weitgehend automatisch gesteuert und weniger willkürlich.

Schreiben, Werfen, einen Ball fangen, Rad- und Autofahren sind Beispiele für Fertigkeiten. Diese werden jeweils auf der Grundlage einer angemessenen posturalen Kontrolle im Hintergrund ausgeführt. Sie finden jedoch im Zuge des Lernens immer automatischer statt, benötigen also immer weniger Aufmerksamkeit. Über viele (über-)lernte, auf Routine basierende Grundaufgaben, z. B. ADL, Gehen und nach Etwas greifen, denken wir gar nicht mehr nach bzw. wir beachten sie gar nicht.

Mulder et al. (1996) haben den Begriff *überlernt* verwendet.

Merke M!

Alltägliche Aktivitäten wie das Gehen, das Greifen nach etwas und das Essen, sind weitgehend automatisierte Funktionen, die kaum Aufmerksamkeit oder Anstrengung erfordern.

Offenbar existiert im ZNS eine strukturelle Korrelation zwischen (über-)lernten Aktivitäten und dem Gleichgewicht (Form-Funktion, Kap. 2.3), die sich durch eine aktivitätsabhängige Interaktion mit der Umwelt (d. h. Erfahrung) entwickelt hat. *Strukturell* bedeutet in diesem Zusammenhang *nicht unveränderlich* oder *fix*. Das ZNS ist weder stereotyp noch starr, sondern es verfügt ganz im Gegenteil über eine hohe Variabilität und richtet sich situationsabhängig danach, welche motorische Aktivität ausgeführt wird. Das Erlernen neuer Fertigkeiten findet in mehreren Phasen statt: vom ersten Versuch (willkürlich, Aufmerksamkeit erfordernd) über die Phase der erstmaligen Kontrolle (semiautomatisiert) bis hin zur vollständig erlernten Fertigkeit (automatisiert) in einem Umfeld ab, das von funktioneller oder struktureller Plastizität gekennzeichnet ist.

Merke M!

Alltägliche Aktivitäten besitzen eine strukturelle Korrelation im ZNS, die auf Erfahrung basiert.

Aktivitäten variieren je nach Individuum, Ziel und Situation.

In Situationen mit erhöhten Anforderungen an die Anpassungsfähigkeit konzentriert sich unsere Aufmerksamkeit zunehmend auf die Aufgabe, bis das Problem gelöst ist, z. B. wenn sich die Unterstützungsfläche verändert oder bewegt, wenn Gegenstände im Weg sind, wenn die Knöpfe eines Hemdes klein oder die Knopflöcher zu klein sind, oder wenn eine Socke falschherum angezogen wurde. Nach der Lösung des Problems, läuft die Aktivität wieder automatisch ab. Kognitive Regulierung, visuelle Informationen (Augen-Hand-Kontakt) und sensomotorische Anpassung sind wichtige Voraussetzungen für das Erlernen von Fertigkeiten, insbesondere für Handfunktionen. Mehr oder weniger automatisch ablaufende Bewegungen stehen in einem engen Zusammenhang. Menschen wechseln zwischen diesen Kontrollebenen hin und her, je nachdem, wie einfach oder schwer bzw. bekannt oder neu die Aufgabe ist.

Merke M!

Automatische und willkürliche Bewegungskontrolle stehen in einem engen Zusammenhang und bilden die Basis für funktionelle Fertigkeiten und Gleichgewicht.

Gehen beinhaltet sowohl kognitive als auch stärker automatisierte Elemente. Zu den eher kognitiven zählen das Einleiten von Fortbewegung, Anpassung von Geschwindigkeit und Richtung sowie die Aufmerksamkeit für Hindernisse, Personen oder Bodenunebenheiten. Der Schwerpunkt der kognitiven Elemente liegt nicht auf den genutzten motorischen Strategien an sich, sondern auf der Problemlösung hinsichtlich der Initiation der Fortbewegung, des Ziels und der Umwelt. In einer Umgebung, die wenig Herausforderungen und Notwendigkeiten für Veränderungen bereithält, ist das Gehen am stärksten automatisiert (Kap. 2.2.6: Zentrale Mustergeneratoren und Fortbewegung (S. 76)). Nach dem ersten Schritt folgen die weiteren eher automatisch, während sich die Schwerkraftlinie kontrolliert aus der Unterstützungsfläche hinausverlagert und die Person mit jedem Schritt das Gleichgewicht wiederherstellt. Der Rumpf bewegt sich vor- und aufwärts, die Beine folgen (d. h. die Aktivität wird von kranial nach kaudal rekrutiert).

Wir können das Gehen auch bewusst kontrollieren. Dies lässt sich durch die folgenden Instruktionen veranschaulichen. Bitte führen Sie die folgenden Anweisungen genau aus, bevor Sie weiterlesen:

- Stehen Sie auf.
- Richten Sie Ihre Füße parallel zueinander aus.
- Flektieren Sie die rechte Hüfte und das rechte Knie, heben Sie das Bein und strecken Sie es aus.
- Setzen Sie die Ferse auf den Boden auf.
- Verlagern Sie das Gewicht auf das rechte Bein und drücken Sie das rechte Knie durch.
- Flektieren Sie die linke Hüfte und das linke Knie, heben Sie das Bein und strecken Sie es aus.
- Setzen Sie die Ferse auf den Boden auf.
- Verlagern Sie das Gewicht auf das linke Bein und drücken Sie das linke Knie durch.

- Flektieren Sie die rechte Hüfte und das rechte Knie. Schwingen Sie das rechte Bein nach vorn.
- Setzen Sie die Ferse auf den Boden auf.
- Anschließend gehen Sie bitte zurück zu Ihrem Stuhl.

Die entscheidende Frage ist, ob Sie beim Gehen nach Anweisung die gleichen Bewegungsstrategien verwendet haben, wie auf dem Weg zurück zu Ihrem Stuhl. Für gewöhnlich nehmen wir hier einen deutlichen Unterschied wahr. Die Erfahrung zeigt, dass während des Gehens nach verbaler Anweisung andere motorische Strategien verwendet werden als bei der normalen, mühelosen Fortbewegung. Der erste Schritt geschieht meist willkürlich, die Aufmerksamkeit richtet sich auf die aktuelle Bewegung und auf das Ziel. Detaillierte Anweisungen, egal ob sie aus uns selbst kommen oder ein Therapeuten sie extern vorgibt, lenken die bewusste Aufmerksamkeit auf die Kontrollkomponenten der Bewegung, die in einer normalen Situation nicht willkürlich gesteuert werden. Erfolgt die Bewegung nach Anweisung, scheint sich die Reihenfolge der Komponenten (nach dem ersten Schritt) umzukehren. Das Bein bewegt sich in Relation zum Körper und die Schwerkraftlinie liegt hinter dem sich bewegenden Bein (im Normalfall bewegt sich Körper in Relation zum Standbein). Im Vergleich zum normalen Gehen sind die Bewegungsmuster des Schwungbeins durch eine stärkere und früher einsetzende Flexion der Hüfte auf der Schwungseite gekennzeichnet. In diesem Beispiel folgen die Bewegungen des Rumpfes den Beinen, die Rekrutierung erfolgt also von kaudal nach kranial. Im Ergebnis wird die Rekrutierungssequenz neu organisiert, die Aktivität der Flexoren erhöht sich, die Effizienz verringert sich, es wird mehr Zeit benötigt und der physische und kognitive Kraftaufwand sind erhöht. Werden verbale Anweisungen eingesetzt, um die Aktivität individueller Muskeln, Muskelgruppen oder isolierter Komponenten zu rekrutieren, kann dies die Automatisierung übersteuern und die Rekrutierungssequenz relativ zur normalen Funktion verändern.

Posturale Kontrolle basiert auf vestibulären, somatosensorischen und visuellen Informationen. Die relative Gewichtung dieser Informationen ist jeweils situationsabhängig. Patienten mit ZNS-Läsionen verfügen häufig über geminderte, unangemessene oder eingeschränkte APA (Feedforward) (Pereira et al. 2014, Krishnan et al. 2012, Dickstein et al. 2004, Mancini et al. 2009). Mulder et al. (1996) haben die Genesung nach ZNS-Läsionen erforscht und sich dazu wie folgt geäußert: *„Aus der Arbeit, die in den letzten 5 Jahren in Nijmegen geleistet wurde, ergeben sich 3 Prinzipien für eine Genesung: (a) eine Reduzierung der kognitiven Regulierung, (b) eine Reduzierung der Abhängigkeit von visuellen Informationen und (c) eine Verbesserung der sensomotorischen Anpassungsfähigkeit"*.

Menschen mit vermindertem Gleichgewicht werden sogar bei stärker automatisierten Funktionen, wie etwa dem Gehen ohne besondere Herausforderungen, abhängiger von Sehvermögen und Aufmerksamkeit. Dominieren visuelle Informationen, besteht die Gefahr, dass das ZNS Informationen aus anderen Kanälen vernachlässigt, die genauso wichtig für das Gleichgewicht sind, wie etwa jene aus den somatosensorischen und vestibulären Systemen. Das Sehvermögen bedarf einer starken kognitiven Kontrolle mittels Regulierung und fokussierter Aufmerksamkeit. Das ZNS des Patienten ignoriert unter Umständen die Signale des Körpers, die Geschwindigkeit und Gleichgewichtsreaktionen lassen nach und die Rekrutierungssequenz neuromuskulärer Aktivität wird neu organisiert.

Klinisch betrachtet können die von Mulder et al. (1996) erwähnten Faktoren für Interventionen im Rahmen der Behandlung von Patienten verwendet werden, die zwar noch über ein gewisses Maß an Gleichgewichtskontrolle verfügen, diese aber zu stark kognitiv regulieren:

- Der Patient kann abgelenkt werden, indem er eine kognitive Aufgabe erhält. In einem nächsten Schritt kann man ihm mentale Aufgaben erteilen, die räumliche Elemente beinhalten (z. B. eine detaillierte Beschreibung der Innenräume seines Hauses bzw. seiner Wohnung).
- Das Sehvermögen des Patienten kann ausgeschaltet und seine Wahrnehmungsfähigkeit verbessert werden, indem man ihn auffordert, die Augen zu schließen oder eine blickdichte Sonnenbrille verwendet.
- Die sensomotorische Anpassung des Patienten kann verbessert werden, z. B. indem man seine Fußstrukturen spezifisch mobilisiert, Flexibilität, Muskellänge und Ausrichtung verbessert oder eine graduelle Gewichtsbelastung in Kombination mit funktionellen Aufgaben einsetzt, was eine Dualtasking-Interaktion fördert.

Im Rahmen des Assessments sammelt der Therapeut durch Beobachtung und Untersuchung Informationen und bildet Hypothesen dazu, warum sich ein Patient so bewegt, wie er sich bewegt. Bei seinen Überlegungen muss der Therapeut entscheiden, was aus seiner Sicht die Hauptprobleme des Patienten sind: eine geminderte posturale Kontrolle oder eher Beweglichkeitsprobleme? Der Schwerpunkt kann sich im Laufe der Behandlung verändern. Ist die posturale Kontrolle am stärksten beeinträchtigt, ist es unter Umständen sinnvoll, ihre Wiederherstellung durch eher automatisierte Prozesse zu fazilitieren (d. h. von spezifischen verbalen Anweisungen zum Erhalt des Gleichgewichts abzusehen). Angemessene Interventionen können sein: eine spezifische Auswahl posturaler Sets; nonverbale Anforderungen an die posturale Kontrolle des Patienten durch den Einsatz von Dualtasking (einen Ballon werfen, einen Ball rollen, ein mit Wasser gefülltes Glas bewegen); eine Befreiung der Arme, insbesondere durch Fazilitation oder Unterstützung der Arme auf Schulterhöhe in der Standposition; trainieren des Übergangs vom Stand in die Sitzposition und Sitzen bei gleichzeitiger Optimierung der Ausrichtung und Muskelfunktion (für individuelle Beispiele siehe Kap. 5).

Wenn der Patient über eine gewisse posturale Kontrolle verfügt und seine Kognition normal ist, er also auch Probleme lösen kann, aber die Initiation von selektiven Bewegungen nicht rekrutieren kann, können andere Interventionen geeigneter sein. Ein Beispiel hierfür sind verbale Anweisungen, während der Therapeut für eine relevante funktionelle Aufgabe eine optimale Ausrichtung fazilitiert. In manchen Situationen können die Wahrnehmungsfähigkeit und das Körperschema des Patienten verbessert werden, indem der Schwerpunkt der Intervention auf Details, die Stimulation und Fazilitation gelegt wird. Das Ergebnis ist meist eine verbesserte Bewegungskontrolle, um besser auf die Aufgabe vorbereitet zu sein.

Sind bei Patienten mit ZNS-Läsionen die kognitiven Fähigkeiten und/oder die Wahrnehmung beeinträchtigt, müssen die Interventionen den Fähigkeiten des Patienten angepasst werden und sich danach richten, worauf der Patient am besten anspricht. Wenn ein Patient z. B. unter mangelnder Konzentrationsfähigkeit und Neglect leidet und spontan Augenkontakt zu einem Körperteil herstellt, das bewegt oder stimuliert wird, bedeutet dies, dass diese Intervention das Bewusstsein des Patienten stärkt. Dadurch verbessern sich das Potenzial zur Integration von Informationen aus dem betroffenen Körperteil und das Körperschema des Patienten.

Es ist wichtig, dass der Therapeut das kognitive Niveau des Patienten kennt, damit er es im Verlauf der Behandlung einfordern kann. Da verbale Anweisungen die Problemlösung auf die Ebene der bewussten Wahrnehmung verlagern, ist eine solche Vorgehensweise nicht bei allen Patienten geeignet. Wie bewusst soll der Patient Bewegungen und Aktivitäten wahrnehmen, die bei gesunden Personen eher automatisch ablaufen? Wann sollte der Therapeut verbale Kommandos erteilen – und welche Art von Kommandos? Welche Rolle spielen bildliche Vorstellungskraft und Übung? Diese Fragen sind für das Clinical Reasoning wichtig.

Merke **M!**

Die klinische Herausforderung besteht darin, zu entscheiden, ob das Gleichgewicht durch bewusste willkürliche Planung wiederhergestellt werden kann, oder während funktioneller Situationen auf eher automatisierter Ebene fazilitiert werden sollte. Bei beiden Vorgehensweisen müssen Tonus, Muskeldynamik und die Rekrutierungssequenz optimiert werden.

3.3.6 Handling

Unter *Handling* versteht man den physischen Kontakt zwischen Patient und Therapeut während der Behandlung, der nicht nur auf die Hände des Therapeuten beschränkt ist. Therapeuten müssen sich mit der Frage auseinandersetzen, welchen Einfluss das Handling auf die Entwicklung des Patienten sowie auf seine Unabhängigkeit in Bezug auf Gleichgewicht und Bewegung hat. Einige Therapeuten sind der Meinung, dass Handling die Entwicklung von eigenen Bewegungsstrategien des Patienten verhindern kann, weil es wie ein materielles Hilfsmittel wirkt. Sie argumentieren, dass Hilfsmittel wie Orthesen, Schienen, Gehhilfen und persönliche Unterstützung den Patienten davon abhalten können, den Einfluss der Schwerkraft zu erforschen.

Die klinische Erfahrung unterstreicht jedoch, dass ein *angemessenes* Handling wichtig ist. Die entscheidende Frage ist, *wie* und *warum* Handling im Laufe des Prozesses eingesetzt wird, in dessen Verlauf der Patient seine Unabhängigkeit wieder herstellt bzw. wieder erlernt. Jeka (1997) und Jeka und Lackner (1994) haben die Auswirkungen von Hilfsmitteln auf die posturale Kontrolle des Patienten untersucht. Dabei fanden sie heraus, dass sich die posturale Aktivität verändert, wenn die Testpersonen Gegenstände in der Umgebung mit den Fingerspitzen berührten. Im Rahmen der Studien wurden 2 unterschiedliche Arten des Fingerspitzenkontaktes mit einem feststehenden Metallstab untersucht: (1) Gewichtsbelastung bzw. Abstützen am Stab und (2) leichte Berührungen des Stabs mit den Fingerspitzen. Eine Gewichtsbelastung bzw. das Abstützen am Stab verminderten dabei die posturale Aktivität der Teilnehmer. Die Verwendung eines externen Hilfsmittels bewirkt die sensomotorische Neuorganisation der Aktivität, z. B. durch Veränderungen der Muskelaktivierungssequenz. Wenn die Testpersonen den Stab nur leicht berührten, erhielten sie durch die Fingerspitzen Informationen und ihre posturale Aktivität erhöhte sich. Leichte Berührungen mit den Fingerspitzen versorgen das ZNS mit zusätzlichen Informationen, die über das Sehvermögen hinausgehen. Die Umgebung zu berühren, hilft dem Patienten, sich zu orientieren, und verbessert seine Perzeption des Verhältnisses von Körper und Raum. Am stärksten war die posturale Aktivität jedoch dann, wenn die Testpersonen keinerlei externe Hilfsmittel verwendeten.

Der Einfluss peripherer Stimulation auf die Bewegung wurde sowohl an Tieren als auch an Menschen mit Rückenmarksverletzungen (SCI) erforscht (Lynskey et al. 2008, Guertin 2013, Ferguson et al. 2012, Hubli u. Dietz 2013). Es zeigte sich, dass es während des Trainings wichtig ist, Bewegungen so normal wie möglich auszuführen, damit die Rückenmarksschaltkreise zur Ausführung spezifischer motorischer Aufgaben trainiert und modifiziert werden. Es wurde außerdem nachgewiesen, dass die Bewegungen der Extremitäten nach einer SCI verbessert wurden, wenn eine verstärkte periphere Stimulation mittels manueller oder elektronischer Techniken stattfand. Laut Hubli und Dietz (2013) sollte es *„das Ziel neuer neurorehabilitativer Ansätze sein, die Verwendung aufgabenspezifischer sensorischer Hinweise zu optimieren, um die Mustergenerierung im Rahmen der Fortbewegung zu fazilitieren"*.

Zahlreiche andere Studien unterstreichen die Wichtigkeit somatosensorischer Informationen bei der Kontrolle der folgenden Aktivitäten: Stehen (Meyer et al. 2004, Kavounoudias et al. 1998, Wang u. Lin 2008, Maurer et al. 2006), Fortbewegung (Rossignol et al. 2006, Prochazka u. Ellaway 2012), Greifen nach und Ergreifen von etwas (Mackay-Lyons 2002, Nowak et al. 2004, Blouin et al. 2014, Santello et al. 2002) sowie posturale Kontrolle (Morningstar et al. 2005, Levin u. Panturin 2011, Peterka 2002, Lockhart u. Ting 2007). Laut MacKay-Lyons (2002) gibt es potenziell 3 verschiedene Rollen für afferentes Feedback, die alle die Anpassung von Bewegungen an die interne und externe Umgebung beinhalten: (1) Stärkung der Aktivitäten der Zentralen Mustergeneratoren (ZMG), speziell in gewichtsbelasteten Muskeln, (2) Timing-Funktion. Hierbei stellt das sensorische Feedback Informationen zur Verfügung, die sicherstellen sollen, dass der motorische Output dem biomechanischen Zustand des sich bewegenden Körperteils angemessen ist, und zwar im Hinblick auf die Position, die Richtung der Bewegung und die Stärke und (3) Fazilitation von Haltungsänderungen bei rhythmischen Bewegungen. Damit soll sichergestellt werden, dass bestimmte Phasen der Bewegung nicht eingeleitet werden, bevor das sich bewegende Körperteil den angemessenen biomechanischen Zustand erreicht hat.

Handling liefert dem Patienten somatosensorische Informationen und kann damit je nach Art der Verwendung die Entwicklung von posturaler und Bewegungskontrolle des Patienten entweder verbessern, fazilitieren oder behindern.

Die Haut ist unser größtes Sinnesorgan. Haut, Muskulatur, Sehnen und Bindegewebe besitzen zahllose spezifische Rezeptoren, die das ZNS kontinuierlich über den Zustand des Körpers informieren. Während des Handlings mittels der Hände oder anderer Körperteile des Therapeuten (Schulter, Knie, Hüfte usw.) fließt ein Strom an Informationen zwischen dem Patienten und dem Therapeuten. Physischer Kontakt über Haut und Muskulatur stellt eine enge und intensive Kommunikation zwischen den beiden her, die nicht falsch interpretiert werden darf. Durch das Handling erhält der Therapeut Informationen, gibt sie aber auch weiter. Wenn sich der Patient bewegt oder zur Bewegung fazilitiert wird, erhält der Therapeut Informationen über die Fähigkeiten des Patienten: zu seiner Reaktion, Initiation und Bewegung sowie über die Art, wie er sich bewegt (d. h. wie er Aktivitäten lokal und allgemein rekrutiert). Wenn der Therapeut die Ausrichtung des Patienten lokal optimiert, z. B. indem er das Becken des Patienten in der Sitzstellung besser an der Unterstützungsfläche ausrichtet, kann der Therapeut damit untersuchen, wie der Patient ganz allgemein auf Handling anspricht.

Augen und Hände sind zwei der wichtigsten Untersuchungswerkzeuge des Therapeuten. Der wichtigste Teil des Handlings besteht darin, die Reaktion des Patienten zu „hören". Bildlich gesprochen können unsere Hände „um die Ecke schauen". *Stereognosie* ist die Fähigkeit, Gegenstände allein durch Berührungen zu identifizieren. Dies ist möglich, da durch Berührung Informationen über die Textur, Temperatur und die Festigkeit des Gegenstands gesammelt und mit früheren Erfahrungswerten verglichen werden, um ihn zu identifizieren (Kap. 2.2.1, Laterale Inhibition (S. 28), Tastsinn (S. 29)). Somit können Hände also sowohl „hören" als auch „sehen". Daher sollten Therapeuten diese Fähigkeit verbessern, damit sie optimal mit dem Patienten interagieren können. Die Hände und Augen liefern dem Therapeuten Informationen über:

- lokale Aspekte
  - Gewichtsverteilung
  - Ausrichtung
  - Muskeleigenschaften, die zu Hypothesen über Tonus, Flexibilität, Elastizität, Aktivität und Anpassungsfähigkeit beitragen oder die Grundlage von Ideen zur Aktivität bilden können die Eigenschaften anderer Weichteile in diesem Areal
  - Hauteigenschaften und Temperatur

Diese Informationen werden durch direkten, lokalen Kontakt empfangen.

- allgemeine Aspekte
  - Tonusverteilung
  - reziproke Innervierung – Zusammenspiel
  - Bewegungsmuster

Die Hände des Therapeuten bilden einen Teil der Unterstützungsfläche des Patienten. Wenn der Patient sitzt, kann der Therapeut seine Hände an die Muskulatur des Patienten im Hüft-/Beckenbereich anpassen. Unter Verwendung der Hände kann der Therapeut den Patienten sanft in unterschiedliche Richtung bewegen: seitwärts, vorwärts und rückwärts. Außerdem kann er Rotationskomponenten einführen und die Fähigkeit des Patienten zur Ausrichtung seines Körpers in Reaktion auf Veränderungen der Unterstützungsfläche (der Hände) sowie die Bewegungen von Körpersegmenten in Relation zueinander untersuchen. Der Therapeut beobachtet, hört auf die Reaktion des Patienten, evaluiert und bildet Hypothesen über die Eigenschaften der Schlüsselregion und das Zusammenspiel mit anderen Schlüsselregionen.

Berührungen können einer der stärksten direkten Einflüsse auf den Patienten sein, physisch und psycho-emotional. Daher müssen Therapeuten sehr sorgfältig vorgehen, wenn sie das Handling beim Patienten einführen, und sich gut überlegen, welche Informationen sie dem Patienten dazu geben. Damit es wirksam sein kann, müssen Patienten Handling nicht nur akzeptieren, sondern auch darauf reagieren. Durch ihre Hände und ihre Körpersprache müssen Therapeuten daher Empathie, Respekt und Sorgfalt vermitteln. Die Grundlagen für einen Einsatz des Handlings bilden Clinical Reasoning, Problemanalyse, die Bildung von Hypothesen, Zielsetzungen und Überlegungen dazu, welche Werkzeuge sinnvoll sein könnten, um Patienten beim Erreichen ihrer Ziele zu unterstützen.

Viele Patienten mit ZNS-Läsionen leiden unter Parese, Schwäche, einem veränderten oder geminderten somatosensorischen Input sowie einer verringerten Koordination und Geschicklichkeit. Sie sind selbst nicht dazu in der Lage, bei guter Ausrichtung die angemessene Aktivität zu rekrutieren, um die Bewegungsaufgabe umsetzen zu können. Zu Fehlausrichtungen kann es in Bezug auf die Unterstützungsfläche, auf das Verhältnis eines Körperteils zu anderen Körpersegmenten, innerhalb eines Körpersegmentes oder zwischen distalen und proximalen Regionen kommen. Kann ein Patient sich nicht so auszurichten, dass er seine Muskeln ausreichend aktivieren bzw. Muskelkraft erzeugen kann, ist Handling gut geeignet, um die Ausrichtung zu fazilitieren. Durch eine spezifische Mobilisierung von Muskeln und anderen Weichteilen in Kombination mit verstärktem somatosensorischen Input bei besserer Ausrichtung kann sich die Performance der motorischen Aufgabe verbessern. Handling ist auch dazu geeignet, um dem Patienten Informationen, die Wahrnehmung der Bewegung und spezifische Bewegungserfahrungen zu vermitteln. Dadurch wird das Körperschema gestärkt und gleichzeitig werden die Patienten dazu angehalten, die vor der Läsion üblichen Bewegungsabläufe nachzumachen, um die Erinnerung an die früheren Erfahrungen und die damit verbundenen Empfindungen zu wecken. Handling soll dem Patienten ein Gefühl des Wiedererkennens vermitteln und einen Bezug zu vertrauten Bewegungen, Aktivitäten und Funktionen herstellen.

Therapeutisches Handling ist dynamisch, spezifisch und variabel. Es kann mobilisierend (Muskulatur, Gelenke), stabilisierend und/oder fazilitatorisch wirken. Im Rahmen der Behandlung sollte *Handling* nie statisch oder stereotyp sein. Es unterscheidet sich zwar von Massage oder Stretching, kann aber Elemente von beidem beinhalten. Die Ergotherapeutin Christine Nelson sagt über Berta Bobath: *„Ich beobachtete an ihren Händen all die Fertigkeiten zur Mobilisierung von Gewebe, die heutzutage Spezialdisziplinen sind."* (Schleichkorn 1992)

Handling kann korrigierend, unterstützend, informativ, führend oder stimulierend sein – oder es kann Bewegung fordern. Hände sind unsere beweglichsten Körperteile. Die Handfunktionen sind abhängig von einer inhärenten mobilen Stabilität. Die Referenzbereiche für Bewegung auf der Grundlage von Stabilität variieren je nach Aufgabe. Zu den stabilen Referenzbereichen gehören z. B. die neuromuskuläre Aktivität im Daumenballen und im Metakarpophalangealgelenk des Daumens, im Bereich des Handgelenks und der Metakarpophalangealgelenke beim lumbrikalen Griff, im Kleinfingerballen und im Zeigefinger beim Präzisionsgriff mit Daumen und Zeigefinger – oder eine Kombination davon. Die Finger sind die beweglichen Teile der Hand, während die Handfläche eher eine posturale Rolle spielt. Durch posturale Aktivität und Anpassungen der Handfläche können die Finger unterschiedlich verwendet werden. Der Therapeut muss diese Eigenschaften erforschen und sie in das Handling einbeziehen, damit er das neuromuskuläre System des Patienten anregen kann. Die Hände des Therapeuten müssen sich dem Kontaktbereich anpassen, um bequem stimulierende Informationen vermitteln zu können.

Handling kann nicht nur mittels der Hände des Therapeuten erfolgen. Um das Verhältnis von Stabilität und Bewegung sowie von posturaler Kontrolle und Bewegung zu fördern, kann der Therapeut auch andere mit dem Patienten in Berührung stehende Körperteile nutzen und so gleichzeitig die Stabilität einer Schlüsselregion und die Bewegung einer anderen fazilitieren. Die Hand kann dabei als dynamische Unterstützung dienen und in posturalen Sets, die eine posturale Aktivierung erfordern, Stabilität rekrutieren. Die Hände sollten die Funktion der Region nachahmen, in der fazilitiert werden soll. Ist z. B. die Hüftstabilität eines Patienten gemindert, sollte das Handling die Aktivität von Abduktoren und Extensoren vermitteln.

Merke **M!**

Die Hände des Therapeuten können berühren, Reibung erzeugen, dehnen, Druck ausüben und Informationen über die Muskellänge und -spannung, die Richtung, die Geschwindigkeit und die Reichweite vermitteln.

Sie können Zugkraft und Druck erzeugen, rotieren und in Abhängigkeit von der Problemstellung und dem funktionellen Ziel Stabilität und/oder Beweglichkeit abrufen. Die Informationen richten sich spezifisch nach der gewünschten Aktivität.

Das Ziel des Einsatzes von Handling als Behandlungswerkzeug ist die Rekrutierung neuromuskulärer Aktivität in einem funktionellen Kontext. Klinische Erfahrungen stützen die Theorie, dass posturale Aktivität und Kontrolle sowie die Bewegungskontrolle mittels Handling verbessert werden können.

Manche Patienten akzeptieren kein Handling. In einigen Fällen führen Wahrnehmungsprobleme dazu, dass sie Informationen, die hierzu gegeben werden, nicht verstehen oder in Beziehung zu sich selbst setzen können. Möglicherweise lehnen sie aber auch den physischen Kontakt ab und empfinden ihn als Verletzung ihrer Privatsphäre. Handling muss in solchen Fällen auf ein minimales Niveau reduziert werden und der Patient muss schon allein aus Sicherheitsgründen stets eindeutig darüber informiert werden, warum Handling eingesetzt wird. Reagiert der Patient im Rahmen eines Handlings, das der Therapeut für geeignet und wichtig einschätzt, mit einem erhöhten Tonus oder mit Spannungsreaktionen, wird das Gegenteil der damit verbundenen Zielsetzung erreicht. Dies kommt zwar nur selten vor, sollte aber respektiert werden. Sofern sich ein Therapeut professionell und emphatisch verhält, umfassend aufklärt und sorgfältig agiert, sind die meisten Patienten empfänglich für Handling als Untersuchungs- und Behandlungswerkzeug.

Fazilitation

Der Bobath-Therapeut verfolgt das Ziel, interne Referenzsysteme des Patienten unter Verwendung unterschiedlicher afferenter Informationen umzuerziehen, damit dieser sich wieder besser bewegen kann bzw. ein größeres Bewegungsrepertoire

- ermöglichen (Neuausrichtung, Information)
  ↓
- fordern (Bedarf)
  ↓
- selbst umsetzen (Aktivität)

} (Fazilitation)

Abb. 3.29 Der Prozess der Fazilitation.

erhält. Im Bobath-Konzept wird die Verwendung von afferenten Informationen zur Optimierung der motorischen Aktivität als *Fazilitation* bezeichnet (Graham et al. 2009).

Laut Berta Bobath bedeutet *Fazilitation* „erleichtern“. In der Behandlung versteht man darunter jedoch ebenfalls „möglich machen“ und tatsächlich auch eine Bewegung „notwendig machen“ (Schleichkorn 1992) (▶ Abb. 3.29). Die Fazilitation baut die Abbildungen der unterschiedlichen Körperteile im ZNS auf. Sie beinhaltet z. B. die Stimulation mit den Händen, um sensorische Informationen für den Erhalt oder die Aktualisierung des Körperschemas zu vermitteln. Die geleistete Fazilitation steht immer in Bezug zur Aufgabe, d. h. der Therapeut verfolgt das Ziel, dem Patienten die angemessenen sensorischen Informationen zu vermitteln, die auch im Normalfall mit der Bewegung einhergehen.

Merke **M!**

Fazilitation bedeutet „erleichtern“. Das Ziel des Therapeuten besteht darin, den Patienten so zu behandeln, dass dessen Bewegungen dadurch (black)erleichtert werden, der Patient die Akti (black)vität jedoch selbst rekrutiert. Fazilitation bedeutet also nicht, dass der Patient passiv bleibt, während er bewegt wird oder Techniken wie Muskeltapping oder Stimulierung durch Eisanwendung an ihm vorgenommen werden.

Bewegung und Aktivität „möglich machen“

Um Bewegung und Aktivität zu ermöglichen, müssen die neuromuskuläre Aktivität und die biomechanischen Verhältnisse möglichst optimal auf die auszuführende Bewegung abgestimmt sein. Der Therapeut versucht, die den Problemen zugrunde liegenden Beeinträchtigungen des Patienten zu beheben. Diese Behandlungsphase dient der Vorbereitung auf die Fazilitation und beinhaltet sämtliche Aspekte, die bisher in diesem Kapitel besprochen wurden: Wahl der posturalen Sets, Schlüsselregionen und selektive Komponenten der funktionellen Aktivität sowie Evaluation der Beziehung zwischen automatischen und willkürlichen Aktivitäten und Handling-Optionen.

Bei einer Person mit einer ZNS-Läsion können sich sekundäre muskuläre und biomechanische Veränderungen entwickeln, die sich auf das Bewegungs- und Flexibilitätsausmaß auswirken. Dies beeinflusst wiederum das Gleichgewicht des Patienten, seine Fähigkeit zur Gewichtsverlagerung und zum Gehen sowie die funktionelle Aktivität und Freiheit seiner Extremitäten. Die Muskulatur ist plastisch und passt sich je nach Gebrauch an. Zahlreiche Faktoren beeinflussen die Muskelfunktion, wie z. B.:

- Tonus
- Positionierung
- Informationen, die die Muskeln vom ZNS und peripheren Systemen erhalten
- veränderter Gebrauch oder Nichtgebrauch
- veränderte Ausrichtung
- Zirkulation
- Veränderungen des Bindegewebes (Kontrakturen oder eine erhöhte Dehnbarkeit/Hypermobilität)

„Verkürzte Muskeln können leichter rekrutiert werden als ihre verlängerten Synergisten und sind daher stärker.“ (Sahrmann 1992) Bei einer Aktivität scheinen verkürzte Muskeln zuerst rekrutiert zu werden. Mögliche Ursachen hierfür sind viskoelastische Eigenschaften, Massenträgheit, Tonus, Aktivierung, Positionierung, Kontrakturen oder eine verringerte Fähigkeit zur exzentrischen Dehnung. Das Ziel des Handlings ist eine Verbesserung dieser Faktoren.

Die meisten Physiotherapeuten verwenden die Begriffe *Inhibition der Spastizität/assoziierter Reaktionen/des erhöhten Tonus. Inhibition* bezieht sich allerdings auf neurophysiologische Prozesse (Kap. 2.1.2, Inhibition – Regulierung der ZNS-Aktivität (S. 21)) und sollte nicht in Bezug auf die Bewegung oder Bewegungskontrolle verwendet werden. Das Ziel der Behandlung ist es, das Zusammenspiel der exzitatorischen und inhibitorischen Prozesse im ZNS besser auszubalancieren, um dadurch die Koordination der Muskelaktivierung zu verbessern. Inhibition ist ein aktiver neurophysiologischer Prozess, der eine Exzitation erforderlich macht, damit die inhibitorischen Neurotransmitter freigesetzt werden können. Ein hypotoner Muskel kann nur eingeschränkt exzentrisch gedehnt werden. Die klinische Praxis zeigt, dass ein spezifisches Handling von Muskeln die Beweglichkeit, Flexibilität, Kontraktion und exzentrische Aktivität der Muskelfunktionen beeinflusst und verbessern kann. Handling ist hierbei von klassischer Dehnung zu unterscheiden, bei der ein Muskel auf seine volle Länge gedehnt wird. Stattdessen ist es eine Behandlungsform, die auf die intrinsischen Muskelfunktionen an sich abzielt und hierbei auch eine Fazilitation zur Verbesserung der neuronalen Aktivierung vornimmt. Exzentrische Kontrolle ist dabei ein wesentliches Element, der Patient selbst ist aktiv an der Dehnung beteiligt. Diese Form der Mobilisierung wird stets mit Bewegung kombiniert und als *spezifische Muskelmobilisierung* bezeichnet. Die Korrektur der Ausrichtung ist ebenfalls Bestandteil dieser Behandlung und führt zu funktioneller Bewegung.

Klinisches Beispiel

Viele Patienten mit neurologischen Dysfunktionen verbringen einen großen Teil ihrer Zeit im Sitzen. In dieser Position befindet sich der Oberschenkel in Adduktion und Innenrotation, sodass die die Gefahr besteht, dass sich die Adduktoren, die Innenrotatoren und die Flexoren der Hüfte verkürzen (► Abb. 3.30). Dies kann die Rekrutierung von Abduktoren und Extensoren beeinträchtigen, die wiederum das Becken beim Stehen und Gehen stabilisieren, wenn eine Haltungsänderung vorgenommen wird. Im Rahmen der Behandlung ist es dann meist notwendig, die verkürzten Strukturen zu mobilisieren, um die Ausrichtung zu verbessern und die Muskelaktivität zu fazilitieren für eine bessere Muskelbalance und Stabilität.

Während das Bewegungsausmaß, die Ausrichtung und die Muskellänge verbessert werden, kann in der gleichen Behandlungssitzung die nächste Phase eingeleitet werden.

Bewegung und Aktivität „notwendig machen"

Die Behandlung geht in die Aktivitätsphase über, d. h. der Patient beginnt mit Aktivitätsübungen. Der Patient kann in einem posturalen Set agieren, in dem er die mobilisierten Muskeln kontrollieren muss, die zuvor durch Fazilitation aktiviert wur-

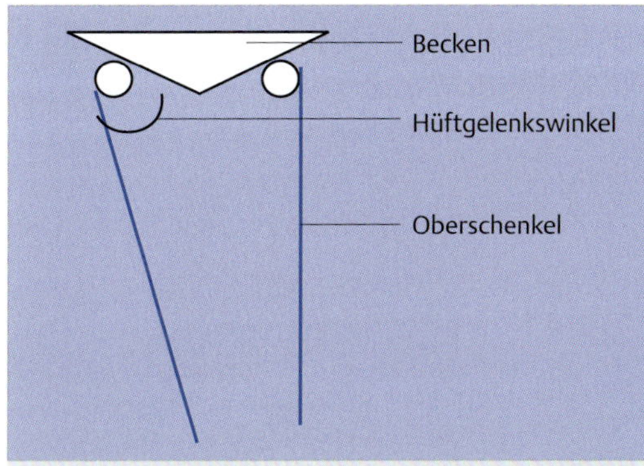

Abb. 3.30 Schematische Darstellung der Hüfte im Sitz.

den. Dazu muss das ZNS aktiv werden. Der Therapeut kann mit seinen Händen Schlüsselregionen fazilitieren und Aktivität stimulieren, um eine Reaktion zu erhalten. Die Situation ist so aufgebaut, dass der Patient sich bewegen und reagieren kann, ohne Stürze befürchten zu müssen. Ziel ist es, dass sich der Therapeut nach und nach zurückzieht, um den Patienten die Aktivität übernehmen zu lassen. Möglicherweise muss der Therapeut jedoch einen erneuten Input geben, damit die Reaktion ein ausreichendes Niveau für die Aktivität erreicht. Die kann über eine Fazilitation von neurophysiologischen Prozessen der temporalen und räumlichen Summation erreicht werden.

Ist die Bewegung möglich, wird der Patient während der Aktivität dazu herausgefordert, seine Bewegungsmöglichkeiten zu erkunden, z. B. durch eine Gewichtsverlagerung im Stand, die dazu führt, dass der Patient einen Schritt ausführen muss. Der Therapeut nutzt seine Hände, um die Muskeln des Patienten darauf vorzubereiten, dass sie die Hüfte stabilisieren sollen, damit das gegenüberliegende Bein für die Schwungphase frei wird. Dadurch werden die Muskelfunktion, die Ausrichtung und das Zusammenspiel der Schlüsselregionen fazilitiert. Um die Eigenaktivierung des Patienten zu verbessern und die Bewegung zu erleichtern, muss das Handling bei der Platzierung, der zeitlichen Abstufung und der Übertragung der Informationen spezifisch sein. Das therapeutische Handling kann die Fazilitation von Stabilitäts-, Beweglichkeits- und Rotationskomponenten durch Druck, Reibung, Berührung oder Stimulation zur Bewegung umfassen. Dabei müssen die beiden Hände des Therapeuten jeweils unterschiedlichen Input geben.

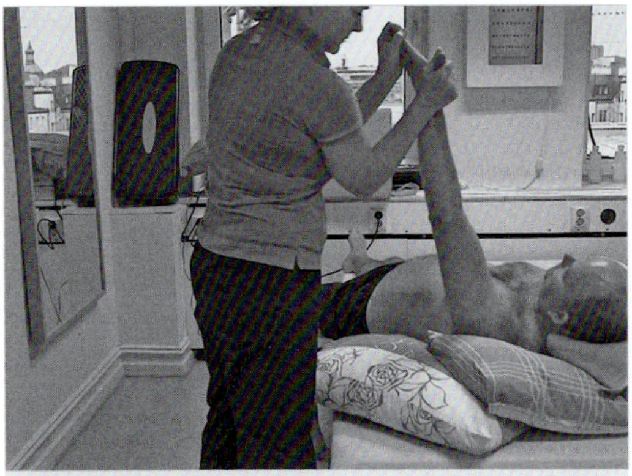

Abb. 3.31 Fazilitation einer Placing-Reaktion für Aktivitäten des Greifens und Ergreifens in der Rückenlage.

Fazilitation stellt gewissermaßen eine Brücke dar zwischen rein passiver Bewegung durch den Therapeuten und Stimulation des Patienten zur Rekrutierung von Aktivität, sowie der Fähigkeit, selbst die Regie zu übernehmen und die eigene Aktivität zu steuern. *Placing* ist ein Ergebnis der Fazilitation. Es bezeichnet die Fähigkeit, sich automatisch an auferlegte Bewegungen anzupassen und jede Bewegung durch eigene Aktivität zu unterstützen. Unter Placing versteht man deshalb die automatische und aktive Kontrolle in jeder Phase der Bewegung. Diese Kontrolle ist aufgrund der Reaktion des Patienten auf die verbesserte propriozeptive und somatosensorische Stimulation möglich geworden (Bobath 1990) (▸ Abb. 3.31). Placing kann durch Druck, Ablenkung, Rotation und Berührung hervorgerufen werden. Es verbessert das intuitive, propriozeptive Wissen über die Positionierung einer Extremität innerhalb des Körperschemas (insbesondere im Hinblick auf die Länge der oberen Extremitäten).

Der Patient kann sich dadurch aktiver bewegen. Fordert der Therapeut den Patienten auf, eine seiner Extremitäten im Raum auszustrecken, fragt er damit eine Reaktion ab, die auf dem kortikalen Feedforward-Mechanismus beruht, also eine willkürliche Bewegung.

„Geschehen lassen"

In dieser Phase darf der Patient selbst aktiv auf eine Herausforderung reagieren, z. B. indem er einen Schritt macht. Ist der Patient aufgrund von Inaktivität noch nicht in der Lage, sein Bein zu bewegen, kann ein weiterer Therapeut die distale Aktivität unterstützen oder fazilitieren. Wichtige Faktoren sind dabei Rhythmus, Tempo und Aktivierungssequenz.

Die Fazilitation ist abgeschlossen, wenn der Therapeut nicht mehr mit seinen Händen unterstützen muss oder den Input signifikant reduzieren kann (die entsprechenden Muskeln können immer noch schwach sein). Es ist wichtig, dass der Therapeut erkennt, wann er die Hände wegnehmen kann. Dieser Teil der Behandlung stellt somit eine große Herausforderung dar. Das Ziel ist *hands-off*, damit der Patient die Kontrolle übernehmen kann. Um seine Unabhängigkeit wiedererlangen zu können, muss der Patient Bewegungen ohne Intervention initiieren können. Indem der Therapeut mit seinen Händen intermittierende Informationen vermittelt, z. B. leichtes, intermittierendes Drücken zur Fazilitation von Stabilität, kann er spüren und beobachten, wann der Patient bereit ist, zu übernehmen. Solange dies nötig ist, findet ein ständiges Wechselspiel zwischen *hands-on* und *hands-off* statt. Wenn der Patient die Kontrolle übernimmt, nimmt der Therapeut die Hände weg oder beendet den Input, der über die Hände gegeben wurde. Der Patient wird dazu ermutigt, mit seiner wiedererlangten Kontrolle zu experimentieren. Der Therapeut kann intermittierend stimulieren, um dem Patienten wieder ins Gedächtnis zu rufen, welche Regionen er kontrollieren soll oder wie er seine Reaktion verbessern kann. Allerdings kann ein zu häufiges hands-on oder eine statische Verwendung der Hände den Patienten passiv machen.

Merke **M!**

Die Behandlung erfordert ein ständiges Wechselspiel zwischen der Arbeit an den Beeinträchtigungen, der Fazilitation von Aktivität, dem Ermöglichen von Bewegung, der Anforderung an die Kontrolle und der Ermutigung zur Aktion: möglich machen → notwendig machen → geschehen lassen.

Im Rahmen der Behandlung sind die 3 Phasen *möglich machen → notwendig machen → geschehen lassen* eng miteinander verwoben. Der Therapeut fordert den Patienten zur Aktivierung und Kontrolle auf, ohne abzuwarten, bis sich Ausrichtung und Muskelfunktion normalisiert haben. Sobald der Patient eine gewisse Kontrolle erlangt hat, müssen die neuen Möglichkeiten in einem funktionellen Kontext zum Einsatz kommen, damit der

Patient durch eine angemessenere Rekrutierung und motorische Aktivität bei der Funktion fazilitiert wird, damit er eigene Erfahrungen machen kann.

Merke **M!**

Ziel des Handlings ist es, dem Patienten zu mehr Aktivität zu verhelfen, damit der Therapeut seine Hände wegnehmen kann.

Der Therapeut kann diverse unterschiedliche Hilfsmittel einsetzen, um den Patienten bei der Wiederherstellung der Kontrolle zu unterstützen. Berta Bobath setzte zur Fazilitation der Patienten große Bälle ein. Diese wurden schon bald als „Bobath-Bälle" bezeichnet. Berta Bobath war darüber nicht erfreut und meinte: *„Ein japanischer Arzt bat mich um die Genehmigung, ein Foto eines ‚Bobath-Balles' in einer Publikation verwenden zu dürfen. Auf dem Foto war jedoch ein Wasserball zu sehen und kein ‚Bobath-Ball'. Zum Bobath-Ball wird ein Ball erst dann, wenn man ihn entsprechend verwendet."* (Schleichkorn 1992) Später brachte sie auch ihre Besorgnis über die Art der Verwendung zum Ausdruck. *„Sie hat immer noch die sehr berechtigte Sorge, dass der Ball falsch oder im Übermaß eingesetzt wird und zu sehr als ihre Therapie an sich betrachtet wird, statt als eines von vielen möglichen Hilfsmitteln, mit denen man ein bestimmtes Ziel erreichen kann."* (Schleichkorn 1992)

Klinisches Beispiel

Fazilitation des Gehens

Während der Fortbewegung ändert sich die Aktivität in den Phasenübergängen kontinuierlich: Das Standbein wird zum Schwungbein und das Schwungbein wiederum zum Standbein. Die neuromuskuläre Aktivität, insbesondere in Bezug auf Becken, Hüften und Beine, wechselt ständig zwischen größerer Stabilität in der Standphase und dem Aufgeben dieser Aktivität, um das Schwingen des gleichen Beins zu ermöglichen (▸ Abb. 3.32).

Beim Vorwärtsgehen auf einem ebenen Untergrund hängt die Initiation der Schwungphase von verschiedenen Faktoren ab, wie z. B.:

- posturale Kontrolle, die in hohem Maße von der Stabilität des kontralateralen Beins (d. h. der Standphase) abhängig ist
- Qualität der Standphase vor der Schwungphase auf der gleichen Seite
- Geschwindigkeit, Antrieb, Bewegungsrichtung – Bewegungsmoment
- Fähigkeit zur Überwindung der Massenträgheit
- Fähigkeit zur exzentrischen Verlängerung der Extensoren und anderer an der Erzeugung der Standphase beteiligter Muskeln
- Rumpfstabilität, um der Bewegung des Schwungbeins entgegenzuwirken
- selektive Bewegung, Beschleunigung und Verlangsamung

Die Schwerkraft und das vorwärts gerichtete Bewegungsmoment unterstützen das Schwungbein. Normalerweise ist die zentrale neuromuskuläre Aktivität im Bein während dieses Abschnitts der Schwungphase exzentrisch.

Beim Gehen wird das Anheben des Beins durch konzentrische Flexion nicht bewusst und aktiv gesteuert. Insbesondere der initiale Schritt und die Intention zum Gehen beinhalten kognitive Elemente, die nachfolgenden Schritte sind stärker automatisiert. Bussel et al. (1996) haben die Gehversuche paraplegischer Patienten untersucht und dabei herausgefunden, dass der Flexorreflex offenbar die zentrale Mustergenerierung inhibiert. Diese Beobachtung deckt sich mit den klinischen Erfahrungen im Hinblick auf Patienten mit anderen ZNS-Läsionen (MS, Schlaganfall), bei denen eine zu frühe oder zu aktive Einleitung der Schwungphase das Standbein zu destabilisieren scheint. Dies könnte von mehreren Faktoren verursacht werden:

- Da viele Patienten mit ZNS-Läsionen viele Stunden am Tag sitzend verbringen, können sich die Hüftflexoren verkürzen, hypersensibel für Dehnung werden oder die Fähigkeit einbüßen, sich während des letzten Teils der Standphase direkt vor dem Phasenübergang exzentrisch zu verlängern. In diesem Fall wäre das vorzeitige Einleiten der Schwungphase eher eine Reflexreaktion.

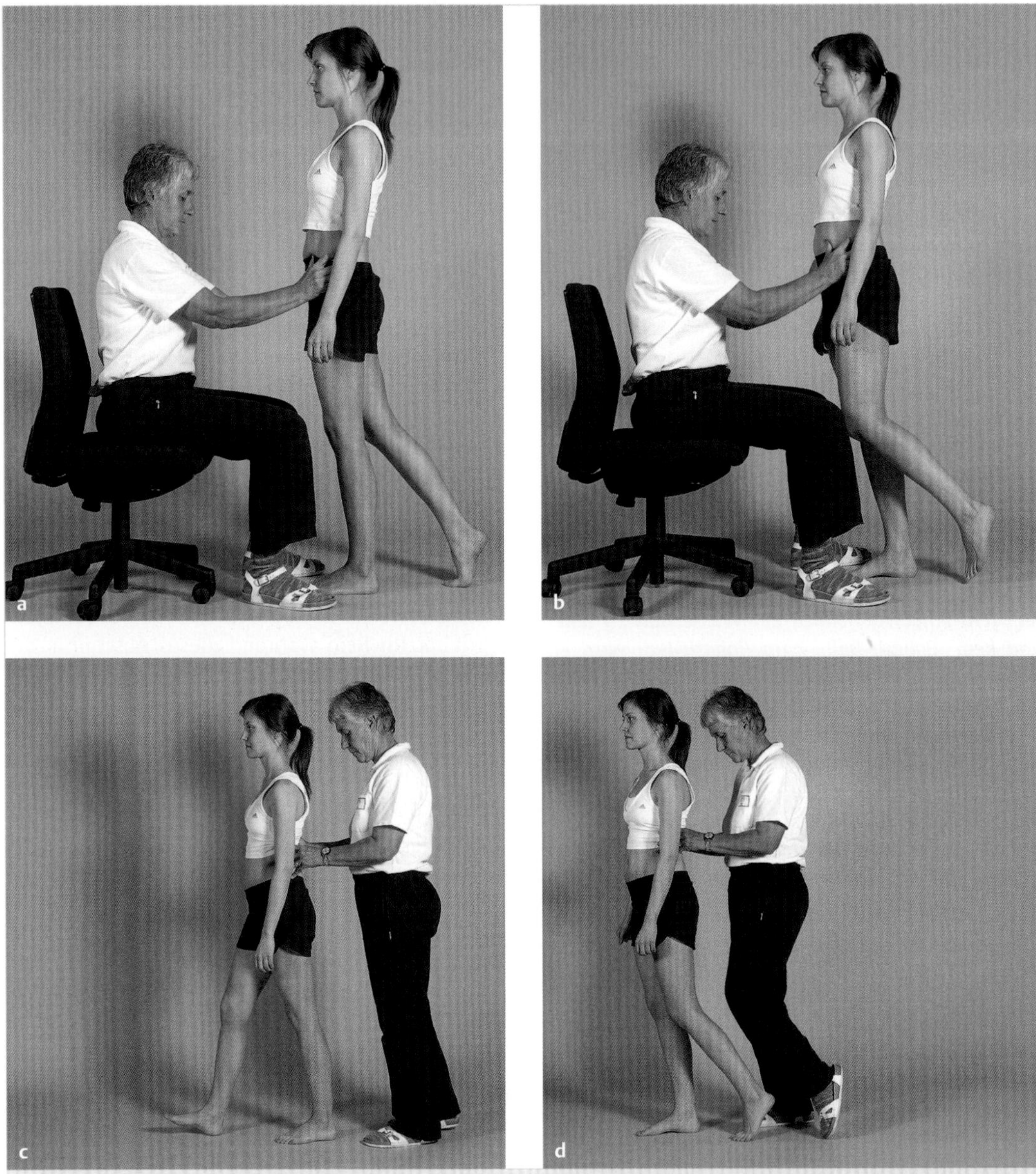

Abb. 3.32 Während der Fazilitation des Gehens muss der Therapeut darauf achten, dass er dem Patienten nicht im Weg steht. Die Bewegungen der proximalen und zentralen Schlüsselregionen sind klein, sie verändern sich und passen sich kontinuierlich an.

a Fazilitation der Hüften und des Beckens an einem Modell. Die Hände des Therapeuten müssen die Aktivität der Muskeln nachahmen, die in dieser Situation normalerweise das Becken oberhalb des Standbeins stabilisieren. In der Standphase bewegt sich das Becken in Relation zum Hüftgelenk durch eine Extension der Hüften. Der Therapeut fazilitiert die Stabilität durch leichten Druck auf die Muskulatur und gibt einen kleinen Input, der dazu führen soll, dass das Standbein angehoben wird. Dadurch fazilitiert er die Bewegung der Hüfte in Relation zum Becken in dem Moment, in dem die Gewichtsverlagerung stattfinden soll.

b Der Therapeut konzentriert sich auf das Standbein, um die Stabilität und posturale Kontrolle zu erhöhen. Dies ermöglicht es dem Patienten, sein Schwungbein frei zu bewegen. Die Hände des Therapeuten verändern kontinuierlich ihre Position. Das Schwungbein kann fazilitiert werden, um die Hüftextensoren exzentrisch zu verlängern. Gleichzeitig wird der Schwerpunkt des Patienten leicht in die Bewegungsrichtung verlagert und so ein Schritt nach vorn erzwungen.

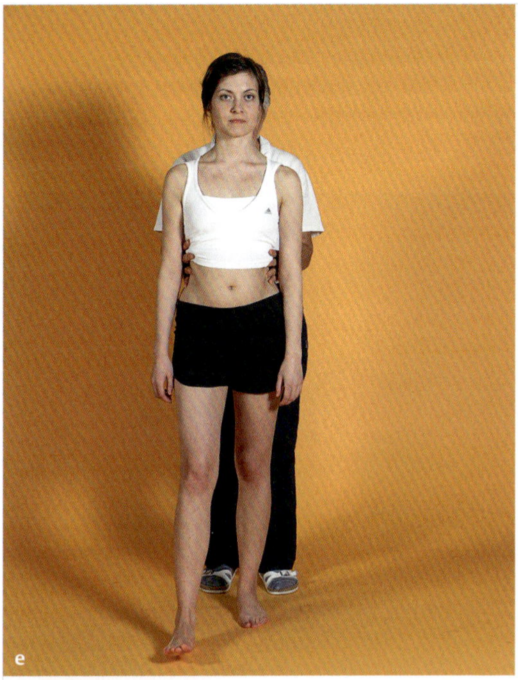

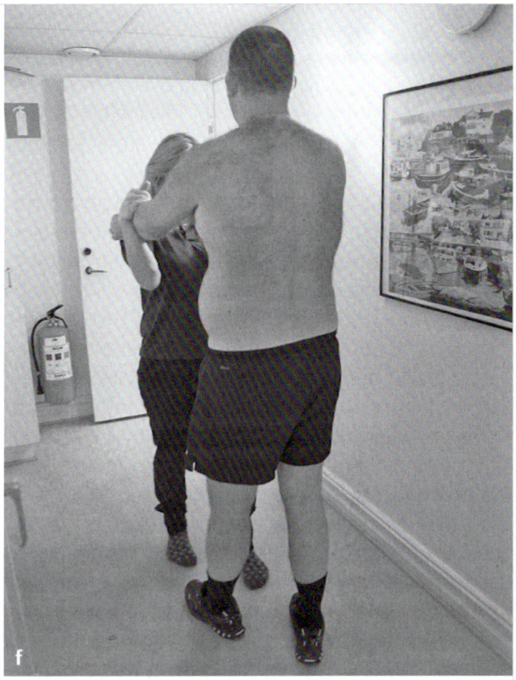

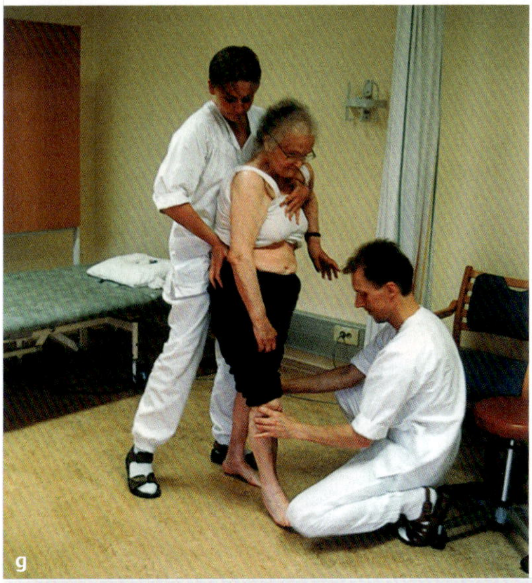

Abb. 3.32 (Fortsetzung)

c Fazilitation des Schritts über die zentrale Schlüsselregion. Der Therapeut fazilitiert die Extension auf der gewichtsbelasteten Seite, während gleichzeitig der Thorax bilateral stabilisiert wird, um dem Schwungbein Bewegungsfreiheit zu verleihen.

d Der Schwerpunkt wird in die Bewegungsrichtung verlagert, um die Mustergenerierung zu fazilitieren. Die Fazilitation muss dem inneren Rhythmus und Tempo des Patienten angepasst sein.

e Fazilitation einer Richtungsänderung über Becken und Hüften. Durch leichten Druck auf die Muskulatur kommt es zur Extension. Ein kleiner Input wird gegeben, damit das Standbein angehoben wird und an Höhe gewinnt. Hinzu kommt eine leichte Rotation des Beckens auf der Seite des Schwungbeins. Dadurch wird ein Richtungs- und Bewegungswechsel fazilitiert. Sobald das Schwungbein am Standbein vorbeigezogen ist und das Aufsetzen der Ferse bevorsteht, hört der Therapeut auf, das Standbein zu fazilitieren, um das Aufsetzen der Ferse und des Fußes auf den Boden zu ermöglichen. Das Schwungbein ist nun bereit, wieder zum Standbein zu werden.

f Der Therapeut fazilitiert die Rumpfextension und das wechselseitige Ausstrecken der oberen Extremitäten, um rhythmische, automatische Bewegungen der Beine zu fazilitieren. Jüngere Forschungsarbeiten haben ergeben, dass beim menschlichen Gang die Aktivierung der Muskeln in den unteren und oberen Extremitäten gekoppelt ist (Sylos-Labini et al. 2014). Ein spinales, neuronales Netzwerk kann ein zentrales motorisches Programm generieren, das während des Gehens die Motoneurone sowohl von Bein- als auch von Armmuskeln reizt. Ausgehend von dieser Theorie haben weitere Forschungsstudien gezeigt, dass automatische, sich abwechselnde Bewegungen der Beine durch Bewegungen der oberen Extremitäten eingeleitet werden können (Solopova et al. 2015, Massaad et al 2014). Somit kann es bei der Gangrehabilitation sinnvoll sein, bei Fortbewegungsaufgaben die Beinmuskelaktivität über aktive Armbewegungen zu fazilitieren.

◄ **Abb. 3.32** (Fortsetzung)
g Von den Schultern ausgehend bringt der Therapeut beide Arme in Außenrotation. Dies fazilitiert eine Extension und verbessert die Stabilität des Rumpfes. Die Patientin wird hinsichtlich ihrer Körperorientierung und der Ausrichtung der proximalen Schlüsselregionen unterstützt. Zu beachten ist die unangemessene Greifhaltung beider Hände, die möglicherweise eine reduzierte posturale Kontrolle kompensieren soll.

- Patienten mit Gehschwierigkeiten konzentrieren sich oft zu sehr darauf, das Bein zum Einleiten der Schwungphase anzuheben. Diese Strategie erhöht die kognitiven Bestandteile des Gehens und kehrt die Rekrutierungssequenz um. Im Normalfall beschäftigt sich das ZNS eher mit dem Erhalt der Standphase als mit der Einleitung des Schwungs. Wir benötigen ein Standbein, um Gehen zu können.

Die beiden Beispiele benötigen jeweils eine völlig andere Behandlung. Im ersten Beispiel muss der Therapeut das verkürzte (steife und kontrahierte) Gewebe mobilisieren, um die Flexoren zu desensibilisieren und die Kontrolle des Patienten über exzentrische Aktivität zu fazilitieren. Anschließend müssen Komponenten der Fortbewegung und Fortbewegungsmuster neu erlernt werden. Im zweiten Beispiel muss der Patient zunächst verlernen, das Bein zu früh anzuheben und sich stattdessen abwechselnd auf die Optimierung der Standphase beider Beine konzentrieren, um die Schwungphase vorzubereiten. Außerdem muss er die distale Aktivierung der Füße erlernen: zunächst das An- und dann das Abheben der Zehen vom Boden zum Schwungholen. Durch die Wiederherstellung dieses individuellen Rhythmus wird die Aktivierung der ZMG fazilitiert. Ein Laufbandtraining bei relativ hoher Geschwindigkeit kann dabei unterstützen, eine übermäßige kognitive Regulierung zu normalisieren.

Die Erfahrung zeigt, dass eine Schrittfazilitation sogar bei Patienten mit ernsthaften neurologischen Defiziten möglich ist. So beispielsweise bei Patienten, die über eine nur geringe oder gar keine willentliche Kontrolle über ihre stärker beeinträchtigte Körperhälfte verfügen, z. B. im frühen Stadium nach einem Schlaganfall (► Abb. 3.33). Eine frühzeitige Schrittfazilitation wird dringend empfohlen, damit die Erinnerung an den Gehprozess und die ZMG-Aktivität erhalten bleibt und so die posturale Kontrolle und Bewegungsmuster fazilitiert werden. Anfangs muss der Patient mittels guter Ausrichtung und mit Schwerpunkt in der Standphase fazilitiert werden. Kommt der Patient früh in einen Schrittrhythmus zurück, kann das reaktive

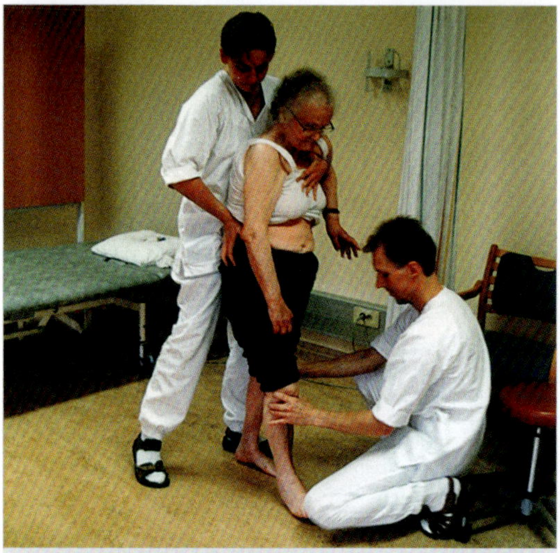

Abb. 3.33 Der Therapeut nimmt ein Handling in den zentralen und proximalen Schlüsselregionen der Patientin vor, das ihre posturale Aktivierung stimulieren und sie beim Erhalt der aufrechten Position unterstützen soll. In diesem Moment verfügt sie auf ihrer stärker beeinträchtigten Seite über keinerlei Stabilität oder selektive Kontrolle. Die Therapeuten fazilitieren zunächst die Standphase und anschließend den Übergang zur Schwungphase. Die Herausforderung besteht darin, das Timing der 3 beteiligten Personen zu koordinieren, damit eine rhythmische Aktivierung und erfolgreiche Haltungsänderungen die Aktivität der zentralen Mustergeneratoren fazilitieren.

Schwingen des gegenüberliegenden Beins fazilitiert werden. Dies stärkt die Wahrnehmung und das Körperschema der stärker beeinträchtigten Seite und auch die willentliche Kontrolle über das Bein in unterschiedlichen Situationen. Die Voraussetzungen hierfür scheinen unter anderem zu sein:

- Unterstützung und Fazilitation zum Erhalt der aufrechten Position entgegen der Schwerkraft (möglich machen)
- Beweglichkeit der Füße, damit eine Gewichtsverlagerung auf und über den Fuß ermöglicht wird (möglich machen)
- Optimierung der Ausrichtung zur Verbesserung einer angemessenen muskulären Aktivität (möglich machen)

- Fazilitation der selektiven Hüftstabilität oberhalb des Standbeins unmittelbar vor der Destabilisierung (möglich machen → notwendig machen)
- Destabilisierung des Körperschwerpunktes des Patienten in die Bewegungsrichtung (notwendig machen → geschehen lassen)
- Schritte zulassen (geschehen lassen).
- Fazilitation eines rhythmischen Austausches ohne kognitives Überschreiben (*geschehen lassen*), der dem eigenen individuellen Rhythmus des Patienten so nah wie möglich kommt. Zu schnelles oder zu langsames Gehen kann dazu führen, dass die Aktivität der ZMG des Patienten nicht fazilitiert wird.

Das verminderte Zusammenspiel der beiden Körperhälften nach einem Schlaganfall hat normalerweise schwerwiegende, negative Auswirkungen auf die posturale Kontrolle und auch auf die Standaktivität auf der *weniger* beeinträchtigten Seite. Der Patient hat Probleme bei der Gewichtsverlagerung sowie bei der Stabilisierung und dem Erhalt des Gleichgewichts über die weniger stark beeinträchtigte Seite. Dies scheint die Schwungbewegung des Beins auf der stärker beeinträchtigten Seite zu beeinflussen. Bei verringerter Standphasenaktivität muss der Patient eventuell sein Gewicht auf beide Beine verteilen, was eine Schwungbewegung unmöglich machen kann. Die Patienten müssen daher an der Standphasenaktivität auf beiden Seiten arbeiten, um posturale Kontrolle und Stabilität zu gewinnen und so selbstständig die ZMG zu aktivieren.

3.3.7 Aktive Bewegung, erlernter Nichtgebrauch, Neglect und passive Bewegung

„Motorische Aktivität ist das Werkzeug der Empfindung" (Brodal, private Kommunikation, 1998). Zwei Aspekte scheinen für die motorische Kontrolle besonders wichtig zu sein: die Erinnerung daran, wie (1) es sich angefühlt hat, eine spezifische Bewegung oder Aktion auszuführen und (2) die Erinnerung an das Ergebnis. *„Die Aufgabe wird über Anpassungen ausgeführt und modifiziert, sodass die Empfindungen, die durch die entstehende Bewegung ausgelöst werden, sich mit der Erinnerung daran decken, wie es sich angefühlt hat'."* (Brooks 1996) Berta Bobath (1990) war außerdem der Meinung: *„Der hemiplegische Patient, ebenso wie ein ganz normaler Mensch, erlernt keine Bewegungen, sondern ‚empfindet', wie sich die Bewegung angefühlt hat".*

Nach einer Läsion des Gehirns oder einer Verletzung des Rückenmarks (SCI) ist das periphere Nervensystem (PNS) noch intakt. Das ZNS erhält weiterhin alle somatosensorischen Informationen, die bis zu einem gewissen Grad im Rückenmark integriert werden. Die spinozerebellären Bahnen übertragen Informationen von den Muskelspindeln, den Sehnenorganen und den kutanen Mechanorezeptoren direkt vom Rückenmark an das Kleinhirn (Brodal 2010). Diese Bahn kann das Kleinhirn weiter mit Informationen über Bewegungen versorgen, auch wenn eine bewusste Wahrnehmung von Empfindung nicht möglich ist. Somit „fühlt" das ZNS weiterhin, auch wenn die Wahrnehmung des Patienten für Empfindungen stark beeinträchtigt sein kann. Sensorische Defizite können aufgrund von Läsionen an den absteigenden Systemen, Wahrnehmungsdefiziten und erlerntem Nichtgebrauch entstehen.

Aktive Bewegung

Bewegung erzeugt sowohl ein Feedback, das der Körper über spezifische Rezeptoren und das visuelle System an das ZNS sendet, als auch Informationen über das Resultat der Bewegung. Aktive Bewegung lässt im ZNS eine Vielfalt an Informationen entstehen. Das Längen-Spannungs-Verhältnis ändert sich, Rezeptoren in Haut, Weichteilen und Gelenken werden dazu angeregt, Informationen an das ZNS zu senden. Diese Informationen vermitteln uns Empfindungen und somit Wahrnehmung. Erforschendes Verhalten, z. B. das Berühren der näheren Umgebung und des eigenen Körpers mit den Händen, fazilitiert die Wahrnehmung des Körpers in Relation zur Umwelt und zu sich selbst. Laut Shumway-Cook und Woollacott (2006) ist *„Wahrnehmung Grundvoraussetzung für Aktion, ebenso wie Aktion Grundvoraussetzung für Wahrnehmung ist"*. Diese Autoren betrachten Wahrnehmung als die Integration sensorischer Eindrücke zu psychologisch sinnvoller Information. Bewegungsunfähige Patienten erhalten wenig bis keine Informationen von ihrem eigenen Körper und sind daher nicht in der Lage, ihre Umgebung mittels ihres eigenen Körpers zu erkunden. Dadurch kann die Wahrnehmung gestört sein. Wird die Bewegungsfähigkeit verbessert, kann dies auch die Wahrnehmung verbessern und eine verbesserte Wahrnehmung kann wiederum positive Auswirkungen auf die Bewegungskontrolle haben.

Yekutiel und Guttman (1993) beschreiben einen Versuch, bei dem Schlaganfallpatienten mit verminderter Empfindung der betroffenen Hand für eine Dauer von über 2 Jahren nach dem Schlaganfall ein systematisches Trainingsprogramm erhielten. Die Patienten wurden im eigenen Zuhause behandelt, wobei 6 Wochen lang 3 Sitzungen pro Woche mit einer Dauer von jeweils 45 Minuten stattfanden. Die Patienten mussten Berührungen des eigenen Arms identifizieren, ihren beeinträchtigten Daumen finden, unterschiedliche Gegenstände voneinander unterscheiden, die ihnen in die beeinträchtigte Hand gegeben wurden, und mithilfe eines Assistenten zeichnen. Im Vergleich mit einer Kontrollgruppe zeigten diese Patienten in allen sensorischen Tests signifikante Verbesserungen. Bei einigen Patienten kam es zu funktionellen Verbesserungen, obwohl sie nicht dazu angehalten wurden, ihre Hand bei täglichen Aktivitäten verstärkt zu gebrauchen. Diese Studie demonstriert die enge Beziehung zwischen erfahrenen sensorischen Stimulationen, Wahrnehmung von Empfindungen und motorischer Funktion.

Erlernter Nichtgebrauch

Von erlerntem Nichtgebrauch spricht man, wenn eine verminderte motorische Kontrolle über ein Körperteil, z. B. über eine Hand, dazu führt, dass der Patient dieses bzw. die Hand/die betroffene Extremität nicht mehr benutzt. Der Patient nutzt bevorzugt jenes Körperteil bzw. Extremität, die er rekrutieren kann. Damit ist Nichtgebrauch ein erlerntes Phänomen, das eine konditionierte Unterdrückung der Bewegung beinhaltet (Taub et al. 2014). Funktionierende Körperteile kompensieren den Verlust der Empfindungs- und Bewegungsfähigkeit nicht mehr funktionierender Körperteile. Schlaganfallpatienten kompensieren sehr schnell, d. h. sie setzen z. B. die weniger beeinträchtigte Hand relativ rasch verstärkt ein. Wenn ein betroffener Körperteil, wie beispielsweise die beeinträchtigte Hand, nicht mehr benutzt wird, wird er auch nicht mehr stimuliert und das ZNS erhält wenige bis gar keine Impulse mehr von diesem Körperteil, z. B. dem Arm, der infolgedessen zunehmend passiv wird (Taub u. Uswatt 2006). Gelangt weniger Input an das ZNS, kann dies zu einer Verkleinerung des kortikalen Repräsentationsareals führen, was in der Formulierung „Nichtgebrauch führt zu Verlust" (*use it or lose it)* zum Ausdruck kommt. Dieses klinische Phänomen steht in direktem Zusammenhang mit der Plastizität nach einer Läsion, die wenige Stunden nach dem Schlaganfall einsetzt (Oujamaa et al. 2009). Forschungsarbeiten an Schlaganfallpatienten haben gezeigt, dass sich das Repräsentationsareal des betroffenen Arms sowohl im primären sensorischen Kortex (SI) als auch im primären motorischen Kortex verkleinert (Liepert et al. 2000). Gleichzeitig wird die weniger beeinträchtige Extremität übermäßig stark genutzt, wodurch die Größe der sensorischen und motorischen Repräsentation dieses Körperteils zunimmt.

Der erlernte Nichtgebrauch nach einer neurologischen Schädigung kann auch zu einem interhemisphärischen Ungleichgewicht beitragen, welches sich sehr negativ auf den Patienten auswirkt (Takeuchi u. Izumi 2012).

Diese Entwicklung prädisponiert den Patienten für sekundäre Veränderungen der Weichteile und erlernten Nichtgebrauch, da der Arm keine Stimulation mehr erfährt (Ada u. Canning 1990). Nudo et al. (1996) vertreten die Auffassung, dass es zu einer progressiven Verkleinerung des funktionellen Repräsentationsareals für den betroffenen Körperteil kommen kann, wenn nach einer Läsion kein rehabilitatives Training stattfindet. *„Neben den primären motorischen Defiziten tragen Mechanismen der sensorischen Inhibition in unterschiedlichem Ausmaß zum Nichtgebrauch der beeinträchtigten Hand bei, unabhängig davon, ob die Inhibition auf zentralen Neglect oder erlernten Nichtgebrauch zurückzuführen ist."* (Yekutiel u. Guttman 1993)

Merke **M!**

Aktive Bewegung versorgt das ZNS mit einer Vielfalt an Informationen.

Aktive Bewegung ist eine Grundvoraussetzung für Wahrnehmung.

Neglect

Unter *Neglect* versteht man die Nichtbeachtung eines Körperteils oder einer Körperregion. Neglect kann definiert werden „als Fehler bei der Rückmeldung bzw. der Reaktion auf oder der Orientierung an neuen und bedeutsamen Stimuli, auf der kontralateralen Seite der Läsion im Gehirn, wenn dieser Fehler nicht auf sensorische oder motorische Störungen zurückzuführen ist." (Heilman u.

Valenstein 2003). Diese Definition beschreibt zwar nicht den Mechanismus, der dem Neglect zugrunde liegt, bezieht aber ein, dass diese Störung nicht allein auf sensorische oder motorische Einschränkungen zurückzuführen ist (Bowen et al. 2013). Klinisch betrachtet ist Neglect ein äußerst heterogenes Phänomen mit den folgenden Variablen (Nijboer et al. 2013):

- sensorische Modalität (d. h. visueller, auditiver oder taktiler Neglect)
- räumliche Referenz (d. h. egozentrisch, auf dem Beobachter basierend, oder allozentrisch, auf dem Objekt basierend).
- räumliche Region (d. h. peripersonal, in Reichweite, oder extrapersonal, außerhalb der Reichweite).

Neglect tritt bei Personen mit einer ZNS-Läsion auf und kann am häufigsten bei Patienten nach Schlaganfall in der rechten Hemisphäre beobachtet werden. Im folgenden Abschnitt bezeichnet daher „links" die stärker beeinträchtigte Körperseite. Patienten mit Neglect können anscheinend einen multisensorischen Input nicht mehr korrekt verarbeiten (Himmelbach u. Karnath 2003). Mehrere Studien haben die multisensorische Natur des Neglects nachgewiesen und gezeigt, dass sich die Neglect-Symptome verringern, wenn andere sensorische Stimuli verwendet werden, z. B. propriozeptiv-kinästhetische (Eskes et al. 2003) oder visuelle Stimuli (Harvey et al. 2003), oder auch einen somatosensorischen Input (Lafosse et al. 2003). Robertson u. Eglin et al. (1993) sind der Ansicht, dass das wichtigste Ziel der Behandlung von *Neglect* die Wiederherstellung der aktiven Bewegungsfähigkeit der vom Neglect betroffenen Extremitäten ist. Diverse Studien zum Thema Neglect (Lin 1996), Empfindung (Yekutiel u. Guttman 1993) und motorische Funktion (Feys et al. 1998, Sunderland et al. 1992) zeigen, dass aktive Bewegung den Neglect verbessert. Eine sensorische Stimulation und eine intensive Behandlung verbessern nicht nur den Neglect, sondern auch die Empfindungsfähigkeit und motorische Funktion. Erhält der Patient ein positives Feedback, so verstärkt dies die motorische Aktivität und das Bewusstsein für diese Ausführung der Aktivität. Es scheint, dass eine Aktivierung des linken Arms auf der linken Seite des Raums (in der vom Neglect betroffenen Region) die laterale Aufmerksamkeit und die räumliche Repräsentation verändert (Robertson et al. 1998). Die Erfahrung hat gezeigt, dass bei der Behandlung von Patienten mit Neglect ein unilateraler Fokus auf die linke Körperseite und eine unilaterale Stimulation derselben die Aufmerksamkeit des Patienten (d. h. seine Wahrnehmung) für die vom Neglect betroffene Region verbessern. Auch können die Konzentration des Patienten auf die durch Neglect stärker beeinträchtigte Seite und seine Wahrnehmung dieser Seite gestärkt werden. Folgende Interventionen bieten sich hierfür an: eine spezifische Mobilisierung und Stimulation von Muskeln und Weichteilen, eine Korrektur der Ausrichtung, eine Stimulation der Hand durch Kontakt mit dem Gesicht und Körper des Patienten – oder mit Gegenständen, die er interessant findet – sowie durch eine Fazilitation seiner posturalen Kontrolle. Klinisch betrachtet scheinen außerdem intensive propriozeptive und taktile Stimuli eine positive Wirkung zu zeigen.

Fortschritte in der Behandlung lassen sich an einer verstärkten Interaktion und einem verbesserten Zusammenspiel von rechter und linker Körperseite ablesen. Kann der Patient ohne größere Anleitung von außen seinen Aufmerksamkeitsfokus von links nach rechts und umgekehrt zu verlagern, können bilaterale, simultane Aktivitäten eingeführt werden, z. B. das Tragen eines Tabletts oder die Unterstützung der Aktivität der einen Hand durch die andere (z. B. eine Wasserflasche öffnen, ein Stück Brot abschneiden, Weintrauben halten und eine Weinbeere davon zum Essen abpflücken). „Vergisst" der Patient seinen linken Arm während der bilateralen Aktivitäten, muss sein Fokus zurück auf die linke Seite dirigiert werden. Der Therapeut muss dem Patienten klar machen, wie wichtig es ist, die Konzentration aufrechtzuerhalten, um eine bilaterale, simultane Verarbeitung von Stimuli zu fördern. Eine rhythmische Interaktion zwischen rechts und links kann sich dabei sehr positiv auswirken. Eine Fazilitation der Fortbewegung kann daher bei einigen Patienten die Interaktion der beiden Körperhälften und somit die Wahrnehmung fördern.

Wichtig ist, dass der Therapeut die Reaktionen des Patienten kontinuierlich evaluiert und die Strategie ändert, wenn die Aufmerksamkeit des Patienten nachlässt.

Merke **M!**

Eine Fazilitation von aktiver Bewegung mittels intensiver sensorischer Stimuli scheint den Neglect zu verbessern. Aktive Bewegung verstärkt die Wahrnehmung des Patienten.

In der klinischen Situation ist es nicht möglich, das Ausmaß und die relative Präsenz somatosensorischer und perzeptiver Ausfälle zu testen und zu bewerten, wenn der Patient zusätzlich schwerwiegende motorische Probleme zeigt. Eine exaktere Hypothese kann nur aufgestellt werden, wenn der Patient über einen längeren Zeitraum behandelt wird. Der Schwerpunkt der Behandlung sollte auf der Sensorik (Erfühlen von Unterschieden verschiedener Gegenstände), der Wahrnehmung, der Fazilitation von Bewegung und der Beobachtung des Patienten in unterschiedlichen Situationen über einen längeren Zeitraum hinweg liegen.

Passive Bewegung

Wenn der Patient nicht in der Lage ist, eine Aktivität zu initiieren, ist es wichtig, ihm durch passive Bewegung die nötige Bewegungserfahrung bzw. -sensorik zu vermitteln. Wichtige Ziele sind dabei:

- die Entwicklung von erlerntem Nichtgebrauch zu verhindern
- das Bewusstsein des Patienten für den betroffenen Körperteil zu erhöhen. Die Stimulation eines Körperteils durch passive Bewegung sorgt dafür, dass das ZNS zumindest ein gewisses Maß an Impulsen erhält.
- dem Patienten ein Gefühl für Bewegung und Zusammenspiel zu vermitteln
- die Beweglichkeit, das Bewegungsausmaß und Blutzirkulation aufrechtzuerhalten.
- das motorische Lernen zu verbessern

Mehrere Studien untersuchten die Aktivität des Gehirns nach einer passiven Bewegung der oberen Extremitäten (Lindberg et al. 2004, Macé et al. 2008), mit dem Ergebnis, dass unter anderem in den folgenden Regionen Aktivität nachgewiesen werden konnte: im kontralateralen sensomotorischen Kortex, prämotorischen Kortex, in den supplementären motorischen Arealen und im inferioren parietalen Kortex (Loubinoux et al. 2003, Tombari et al. 2004). Somit kann sich eine sensorische Stimulation durch passives Bewegen sogar auf das motorische Lernen positiv auswirkt. Auch Wong und Kollegen (2012) konnten zeigen, dass passives Bewegen des Arms das motorische Lernen verbessert.

Der Therapeut sollte demnach immer Aktivität fazilitieren und stimulieren, auch wenn der Körperteil dazu nur passiv bewegt werden kann. Denn passive Bewegungen vermitteln ein Muster des sensorischen Inputs im Kontext einer bestimmten Aufgabe, wodurch sensorische Repräsentationen im Gehirn erhalten bleiben oder sich sogar vergrößern. Dies wiederum hilft dem motorischen System, ein normatives Muster des motorischen Outputs wiederherzustellen. Verbessert sich die Aufmerksamkeit des Patienten für die Bewegung oder die damit verbundenen Gefühle während der Behandlung nicht spontan, kann er dazu ermutigt werden, eine bildliche Vorstellung der Bewegung zu entwickeln oder sich daran zu erinnern, wie er die Bewegung oder Aktivität früher ausgeführt hat – oder wie sich diese anfühlte. Die bildliche Vorstellung ist gleichzusetzen mit einer mentalen Übung der motorischen Aufgabe (Ietswaart et al. 2011). In der neurologischen Rehabilitation aktiviert die bildliche Vorstellung motorische Areale des Gehirns. Man nimmt sogar an, dass sie die Plastizität des Gehirns fördert. Bildliche Vorstellungskraft kann Verbindungen innerhalb des ZNS stärken oder erhalten, da sie dieselben Regionen des Gehirns aktiviert, wie die tatsächliche Ausführung der Bewegung (Decety 1996). Allerdings hat eine von Dijkerman und Kollegen (2004) durchgeführte Untersuchung, in deren Rahmen sich die Testpersonen unterschiedliche physische Aufgaben bildlich vorstellten, demonstriert, dass mentales Üben nur bei einer zuvor trainierten Aufgabe zu Verbesserungen führte. Daher kann mentales Üben nur kurz zuvor verwendete motorische Repräsentationen reaktivieren und nur dann einen verstärkenden, nachhaltigen Effekt auf das physische Training haben. Dies hat Konsequenzen für die klinische Anwendung: Mentales Üben ist nur bei der Festigung derjenigen Bewegungsmuster wirksam, die von den Patienten auch physisch trainiert wurden.

Bei komatösen Patienten kann der Input über verbale Instruktionen verstärkt werden, trotzdem muss der größte Teil der Informationen über die propriozeptiven und taktilen Systeme übermittelt werden. Das periphere Nervensystem (PNS) und das Rückenmark sind bei Patienten mit ZNS-Läsionen nach wie vor intakt. Durch Handling kann das ZNS des Patienten dazu gebracht werden, so viel zu „hören“ und in dem Maß zu reagieren, wie es sein Zustand zulässt. Das ZNS ist also nicht vollkommen passiv. Passive Bewegung ist außerdem wichtig für die Blutzirkulation, die Muskellänge und das Bewegungsausmaß. Diese Faktoren sind wichtig, damit der Patient eigene Aktivitäten entwickeln kann.

Merke M!

Passive Bewegung ist vor allem dann wichtig, wenn der Patient nicht in der Lage ist, aus eigener Kraft Bewegung zu initiieren.

Ziel der passiven Bewegung ist die Stimulation von Aktivität, wobei die Aufmerksamkeit des Patienten eine wichtige Rolle spielt.

Handling durch passive Bewegung zielt darauf ab, das ZNS des Patienten dazu zu bringen, auf Input zu „hören“ und zu reagieren. Das ZNS ist also nicht vollkommen passiv.

Klinisches Beispiel

Eine Patientin sagte einmal zu einer der Autorinnen, dass Bewegung der Ausdruck der Seele sei. Sie litt an amyotropher Lateralsklerose (ALS) und war vollständig gelähmt. Wenn sich ein Patient nicht selbstständig bewegen kann, verändert und vermindert sich seine Körperwahrnehmung. Bei einem Patienten mit einer geschwollenen, steifen und inaktiven Hand verringert sich die Empfindung für Kontraste im sensorischen Input. Die Information, die er über seine Hand erhält, ist das Gefühl einer inaktiven Schwere, manchmal in Kombination mit Schmerz. Manche Patienten empfinden Taubheit, während andere ihre Hand überhaupt nicht mehr spüren, auch dann nicht, wenn sie auf klassische sensorische Tests positiv reagieren. Es ist die Aufgabe des Therapeuten, das Gefühl für Beweglichkeit und Bewegung wiederherzustellen, indem er die Hand des Patienten so bewegt, als sei sie noch aktiv. Eine spezielle Mobilisierung der Muskeln und Gelenke, eine taktile Stimulation sowie die Anpassung der Hand an eigene Körperteile des Patienten und an unterschiedliche Gegenstände können die Wahrnehmung der Hand als Teil des Körpers verbessern. Auf diese Art kann der Therapeut einige der Grundvoraussetzungen für eine aktivere Bewegung schaffen.

3.3.8 Kontrolle über assoziierte Reaktionen

Assoziierte Reaktionen und assoziierte Bewegungen wurden bereits im Kap. 2.4 beschrieben. Assoziierte Reaktionen sind ein wohlbekanntes Phänomen in der Pathologie des ZNS. Sie werden als das Ergebnis eines aktivitätsabhängigen Lernprozesses betrachtet, in dessen Rahmen das ZNS neue Verbindungen herstellt und bereits vorhandene Verbindungen je nach Nutzung verstärkt oder abschwächt. Das Zusammenspiel von Individuen und ihrer Umgebung bestimmt das Verhalten sowie die Prozesse und Funktionen des ZNS. Die Entwicklung assoziierter Reaktionen kann auf eine beeinträchtigte Stabilität oder Bewegungsfähigkeit oder auf eine Hypersensibilität für Stimuli zurückzuführen sein. Bei Aktivitäten oder in Situationen, die Stabilität benötigen, kann ein Patient, der die Stabilität nicht rekrutieren kann, assoziierte Reaktionen als pathologische Manifestation entwickeln (Lynch-Ellerington 2000). Die klinische Erfahrung der Autorinnen zeigt, dass das zugrunde liegende Hauptproblem assoziierter Reaktionen immer eine versteckte Schwäche ist. Im Laufe der Zeit entwickelt sich oft eine kausale Kombination. Assessment und Clinical Reasoning ermöglichen es dem Therapeuten, Hypothesen sowohl im Hinblick auf das Hauptproblem als auch auf die Trigger für assoziierte Reaktionen aufzustellen. Die Therapie zielt darauf ab, die Hauptprobleme – die negativen Anzeichen – des Patienten zu behandeln, und sollte den Schwerpunkt nicht primär auf die assoziierten Reaktionen legen. Eine einseitige Intervention, die auf die sogenannten positiven Anzeichen abzielt, wird die zugrunde liegende Bewegungsstörung des Patienten nicht verbessern und ihn daher auch nicht zur Wiederherstellung von Funktion fazilitieren. Wenn das Hauptproblem behandelt wird und sich die motorische Kontrolle verbessert, können sich die assoziierten Reaktionen von allein schrittweise verringern, da sie nicht mehr benötigt oder getriggert werden. Manchmal können sich die assoziierten Reaktionen allerdings so störend und destabilisierend auswirken, dass das Hauptproblem nicht zugänglich ist. Dann müssen die assoziierten Reaktionen unmittelbarer behandelt werden. Manchmal müssen also zuerst die assoziierten Reaktionen verändert bzw. beeinflusst werden, damit das primäre Bewegungsproblem des Patienten, z. B. Instabilität, zugänglich wird.

> **Merke** M!
>
> Es ist sehr wichtig, die Ursachen assoziierter Reaktionen zu analysieren und zu behandeln, statt nur den Versuch zu unternehmen, die Reaktionen abzumildern.

Die Rolle des Therapeuten

Der Therapeut sollte die folgenden Ziele erreichen:

- Durch Beobachtung und Handling sollte der Therapeut Hypothesen zum kausalen Zusammenhang zwischen dem Hauptproblem des Patienten (Schwäche, Instabilität, Wahrnehmung u. a.) und dem Auftreten assoziierter Reaktionen bilden.
- Er sollte eine für die Zielerreichung relevante und angemessene Aufgabe auswählen.
- Er sollte erkennen, welche Bewegungskomponenten fehlen und es dann ermöglichen, das Ziel über eine möglichst optimale Kontrolle zu erreichen. Dabei sind vor allem Input, Ausrichtung und Muskelfunktion wichtig.
- Der Therapeut sollte eine Umgebung schaffen, die für die Kontrollfähigkeit des Patienten förderlich ist.
- Er sollte dem Patienten helfen, Kontrolle über die eigenen assoziierten Reaktionen und sein von der Norm abweichendes motorisches Verhalten zu gewinnen, indem er den Patienten auf ein entsprechendes Herausforderungsniveau bringt.
- Der Therapeut sollte dem Patienten durch Handling ermöglichen, seine Ausrichtung zu korrigieren. Außerdem sollte er die Muskelaktivität fazilitieren, damit der Patient seine Bewegung kontrollieren muss bzw. kann.
- Er sollte den Patienten über die Behandlung und ihre Ziele informieren und dessen Wahrnehmung und Wissen über sich selbst sowie die möglichen kausalen Zusammenhänge und Konsequenzen destabilisierender assoziierter Reaktionen erweitern.

Die Rolle des Patienten

Der Patient sollte die folgenden Ziele erreichen:

- Wenn möglich, sollte der Patient assoziierte Reaktionen vermeiden, indem er lernt, deren Trigger durch fokussierte Aufmerksamkeit zu kontrollieren. Er muss sich darüber bewusst werden, dass assoziierte Reaktionen auftreten und warum das der Fall ist. Die eigene Kontrolle des Patienten über seine assoziierten Reaktionen ist der erste Schritt auf dem Weg zu einem breiteren Bewegungsrepertoire und einer besseren selektiven Bewegungskontrolle.
- Der Patient muss lernen, bei funktionellen Aktivitäten wie dem Übergang vom Sitzen in den Stand sowie beim Stehen seine Hand als CHOR-Hand (zu kontaktbezogener Handorientierungsreaktionen) einzusetzen (Beispiele siehe Kap. 5).

Manche Patienten mit leichten assoziierten Reaktionen bewegen sich relativ effizient. Klinisch betrachtet scheinen diese Reaktionen vollständig automatisch abzulaufen und stabil zu sein. Deshalb kann es sich dabei um eine etablierte, relativ angemessene sensomotorische Verhaltensmodifikation handeln. Der Therapeut sollte im Hinterkopf behalten, dass die Reaktionen den Patienten beeinträchtigen oder ihm peinlich sein können. Um sie zu minimieren, muss der Patient bereits bei der Behandlung äußerst motiviert und fokussiert sein. Dies gilt erst recht, wenn er sich allein und unabhängig bewegt. In der Lernphase muss der Patient langsamer werden. Um bewusster wahrzunehmen, wie er sich bewegt, muss er die Geschwindigkeit und die Effizienz verringern. Der Therapeut muss einschätzen können, ob der Patient das Potenzial für Veränderungen mitbringt und ob dieses die Effizienz des Patienten verbessern könnte.

3.3.9 Feedback

Feedback wird eingesetzt, um gesunden Personen beim Training auf Fehler bei der Ausführung aufmerksam zu machen. Dabei vergleicht der Therapeut den tatsächlichen Bewegungsablauf mit dem zu erwartenden Ergebnis. Dadurch soll der nächste Versuch verbessert und somit das motorische Lernen fazilitiert werden (van Vliet u. Wulf 2006). Intrinsisches Feedback kann dabei helfen, eine interne Abbildung des Bewegungsziels zu schaffen (van Vliet u. Wulf 2006).

Über das Feedback kann der Patient Informationen über seine Bewegung erhalten. Es gibt unterschiedliche Arten von Feedback:

- Unter *intrinsischem Feedback* versteht man die Informationen, die der Patient über die Systeme des Körpers durch Bewegung, Sehvermögen und somatosensorische Impulse erhält, wie z. B.:

  - die Bewegungserfahrung und das Ausmaß der Kontrolle der Bewegung
  - das eigene Gefühl und die Bewertung des Erfolgs einer Bewegung – wurde das Ziel erreicht oder nicht?
  - das Handling durch den Therapeuten. Diese Art des Feedbacks beinhaltet intrinsische und extrinsische Elemente, da Handling an sich dem Patienten Bewegung und Information von außen vermittelt, während dieser gleichzeitig durch seine Reaktionen auf und Anpassungen an das Handling intrinsisches Feedback erhält.
- *Extrinsisches Feedback* stellt eine Ergänzung des intrinsischen Feedbacks dar. Es kann verbaler und visueller Natur sein (z. B. über den Ausdruck und die Körpersprache des Therapeuten) und hat unterschiedliche Zielsetzungen:
  - Motivation und Ermutigung
  - Vermittlung von Wissen über den Bewegungsprozess, d. h. über die Ausführung an sich (*knowledge of performance – KP*)
  - Vermittlung von Wissen über das Ergebnis (*knowledge of results – KR*) der Bewegung

Die Wissenschaftler sind sich nicht einig darüber, welche Art und welches Timing von Feedback sinnvoll sind. Mehrere Autoren haben dieses Thema behandelt (Shumway-Cook u. Woollacott 2006, Ronsse et al. 2011, Luft 2014, Taylor et al. 2014, Shmuelof et al. 2012). Die meisten Studien wurden an gesunden Personen vorgenommen, sodass es schwierig ist, diese Erkenntnisse auf klinische Situationen und Patienten mit neurologischen Dysfunktionen zu übertragen (van Vliet u. Wulf 2006).

Intrinsisches Feedback

Patienten mit ZNS-Läsionen leiden unter unterschiedlichen physischen und neuropsychologischen Ausfällen. Gestörte Bewegung und Wahrnehmung von somatosensorischen Informationen beeinflussen das intrinsische Feedback des Patienten. Nach einem Schlaganfall kann das intrinsische Feedbacksystem beschädigt sein (van Vliet u. Wulf 2006). In der Folge kann es zu Ausfällen in den aufsteigenden Systemen, zu Veränderungen des Muskeltonus, der Rekrutierungssequenz, der sensomotorischer Organisation und der Ausrichtung sowie zu Wahrnehmungsproblemen kommen. Perzeptive und kognitive Störungen beeinträchtigen die Planung, Bewegungsempfindung und Bewegungserfahrung des Patienten. Dies hat auch Auswirkungen auf seine Fähigkeit, Feedback zu integrieren und es konstruktiv zu nutzen, um angemessene und optimale Lösungen für motorische Probleme zu finden. In vielen Fällen können die Patienten selbst einschätzen, wie erfolgreich die Bewegung war und benötigen keine verbale Verstärkung. Das Gefühl, dass sich beim Patienten einstellt, wenn er fühlt „das war richtig" oder „so hat es sich früher angefühlt", kann überzeugender sein als jede verbale Information.

Das therapeutische Handling gibt dem Patienten Feedback über Berührung und Fazilitation der Bewegung. Eine spezifische Mobilisierung der Muskulatur und eine Korrektur der Ausrichtung verleihen dem Patienten eine bessere Ausgangsposition für die motorische Kontrolle. Über therapeutisches Handling erhält der Patient „normalisierte" Informationen über die Wechselbeziehungen der Körpersegmente untereinander sowie zwischen Körper und Umgebung. Dies kann dem Patienten helfen, seine Ziele zu erreichen, weil er sich daran erinnert, wie es sich angefühlt hat, die Bewegung auszuführen, und er dieses Erinnerungsvermögen nutzen kann, um die Ausführung in der aktuellen Situation zu verbessern.

Extrinsisches Feedback

In der Therapie wird oft eine Kombination von intrinsischem und extrinsischem Feedback eingesetzt. Die Art des gewählten Feedbacks hängt von den Problemen, der Motivation und den kognitiven Fähigkeiten des Patienten ab. Um KP und KR (Schmidt 1991, Shumway-Cook u. Woollacott 2006) vermitteln zu können, muss der Patient Informationen wahrnehmen und integrieren und anhand des Feedbacks neue Strategien entwickeln können. Bei vielen Patienten ist dies aufgrund von perzeptiven und kognitiven Problemen nicht der Fall, sodass KP oder KR nicht hilfreich sind. Verbales Feedback ist nur dann geeignet, wenn der Patient die Aktivität aufgrund verbaler Instruktionen oder Kommandos verändert ausführen kann. Viele Patienten mit neurologischen Ausfällen verfügen jedoch über keine ausreichende oder angemessene motorische Funktionsfähigkeit, um ihre Bewegungen zu modifizieren oder anzupassen und andere Strategien zu entwickeln. Internes Feedback sendet Informationen an das ZNS, die sich von den vorhergehenden unterscheiden, und schafft daher die Basis dafür, dass sich die Ausführung von Bewegungen ebenfalls von der früheren

Ausführung unterscheidet. Durch die neurologischen Ausfälle hat sich die Fähigkeit des Patienten, Bewegung zu rekrutieren, verändert. Somit fällt es ihm dann besonders schwer, motorische Probleme zu lösen, wenn sich seine frühere Bewegungserfahrung sehr stark von der jetzigen Bewegungsfähigkeit unterscheidet oder wenn sich sein Körperschema oder seine Wahrnehmung verändert haben. Zu umfangreiche oder zu detaillierte Erklärungen verwirren Patienten häufig und können deshalb die Empfindungsfähigkeit für die Bewegung beeinträchtigen.

Extrinsisches Feedback kann bei der Bewegungsplanung und -ausführung zu einer verstärkten kognitiven Aufmerksamkeit führen, die der Aktivität nicht angemessen ist. Ein motivierendes Feedback durch kurze, treffende Worte oder Sätze kann deshalb sinnvoller sein: „Ja", „stopp", „nein", „gut", „hervorragend" oder ähnliche Ausdrücke können ausreichen, um die Wahrnehmung des Patienten zu stärken oder das benötigte Feedback zu geben. Positives Feedback ist motivierend und sollte objektiv und ehrlich sein. KP wird zur tatsächlichen Ausführung und zum Bewegungsprozess gegeben. Patienten mit sensorischen und perzeptiven Dysfunktionen können KP als hilfreich erleben, wenn sie in der Lage sind, die Information zur verstehen und zur Problemlösung zu integrieren. Hierzu darf der Patient nur wenige oder gar keine kognitiven Störungen aufweisen. KR bezieht sich auf das Endergebnis der Bewegung. Viele Patienten können ihre eigenen Leistungen einschätzen. Sie nehmen das Ergebnis ihrer eigenen Aktionen durch Beobachtung oder Gefühle wahr und benötigen daher keine verbale Verstärkung. Einige neurophysiologische Ausfälle beeinträchtigen den Patienten darin, das Ausmaß seiner Leistung zu analysieren und zu verstehen. Solche Patienten benötigen dann externe Informationen, um das Ergebnis wahrzunehmen.

Merke **M!**

Die Art des Feedbacks variiert und ist abhängig von der Bewegungsfähigkeit des Patienten, seinen perzeptiven und kognitiven Fähigkeiten und der Art der Zielaktivität (eher automatisch oder eher willkürlich).

3.3.10 Übertragung (Carryover)

Die Begriffe *Aufgabentransfer* und *Übertragung (Carryover)* bedeuten, dass die Trainingseffekte auf praktische Situationen und Aufgaben im häuslichen Umfeld oder in einer Pflegeeinrichtung übertragen werden. In der Fachliteratur wird effektives Lernen immer in Verbindung mit einem Kontext beschrieben. Eine Aktivität muss zielorientiert und auf unterschiedliche Situationen im Alltagsleben des Patienten anwendbar sein. Schmidt (1991) diskutiert die Bedeutung eines variationsreichen Trainings, das dazu führen soll, dass eine Fertigkeit in unterschiedlichen Kontexten oder Situationen ausgeführt werden kann. Der Übertragungseffekt kann unter verschiedenen Blickwinkeln analysiert werden:

- *Generalisierung:* die Übertragung von Bewegungskomponenten auf unterschiedliche Bewegungen und funktionelle Aktivitäten
- *Performance:* die Fähigkeit, eine verbesserte Kontrolle vom Anfang bis zum Ende einer Behandlungssitzung aufrechtzuerhalten.
- *Lernen* oder *Retention:* das Aufrechterhalten einer verbesserten Kontrolle von einer Behandlungssitzung bis zur nächsten
- *Übertragung* oder *Carryover:* Übertragung aus der Behandlungssituation auf ADL im häuslichen Umfeld oder in der Pflegeeinrichtung

Generalisierung

Bewegung findet immer in Bezug auf das Individuum, die Aufgabe und die Umgebung statt (Shumway-Cook u. Woollacott 2006). Handlungen werden zeitlich und räumlich so organisiert, dass sie einer bestimmten Aufgabe in einer bestimmten Umgebung entsprechen. Um die Übertragung sicherzustellen, muss das Training variiert werden. Das heißt, die Bewegungskomponenten müssen in unterschiedlichen Kontexten und Umgebungen stattfinden und im Zuge der Bewegungen müssen unterschiedliche Anforderungen an die Kontrollfähigkeit gestellt werden.

Training kann in Form von *Drill* oder als *variierte Wiederholung* stattfinden. *Drill* bedeutet, dass die gleiche Komponente, Bewegung oder Aktivität viele Male auf die gleiche Art und Weise wiederholt wird.

Beispiel **B**

Der Patient kann den Übergang in den Stand üben, in dem er wiederholt auf die gleiche Art und Weise vom gleichen Stuhl aufsteht. Eine Bewegung wird zwar niemals exakt auf dieselbe Weise ausgeführt, aber in diesem Beispiel sind die Unterschiede so gering, dass man sie nicht als Variation bezeichnen kann. Drill kann notwendig sein, wenn der Patient nur über eine sehr geringe Fähigkeit zur Problemlösung und damit auch zur Übertragung verfügt. Ein Patient, der einen schweren Schlaganfall erlitten hatte, war anschließend vollständig unfähig, sich auszudrücken und andere Menschen zu verstehen. Weitere Symptome waren schwerwiegende Apraxie, Erinnerungsausfälle, mangelhafte Problemlösung sowie ernsthafte motorische Störungen. Nach einigen Monaten des Trainings war er jedoch in der Lage, sich aus der Sitzposition in seinem Rollstuhl in den Stand zu erheben und mit persönlicher Unterstützung zu gehen. Er war jedoch nicht in der Lage, diese Fähigkeit auf das Aufstehen von einem Toilettensitz in seiner häuslichen Umgebung zu übertragen. Er musste in seinem eigenen Badezimmer gedrillt werden, um dies erfolgreich zu tun. Zu viele Variationen, auch der gleichen Aufgabe, können für manche Patienten bereits zu komplex sein. Über Drill ist eine Generalisierung nicht zu erreichen. Der Patient verbessert seine Performance nur bei der Aufgabe, die er einübt und auch nur in dem Kontext, in dem sie eingeübt wird.

Merke **M!**

Variierte Wiederholung findet dann statt, wenn die Bewegung, das posturale Set und die Aktivität im Hinblick auf die trainierte neuromuskuläre Komponente variieren.

Beispiel **B**

Hüftstabilität kann auf vielfältige Art und Weise trainiert werden: in Rückenlage, in Rückenlage unter Verwendung von verschiedenen Hilfsmitteln und in unterschiedlichen posturalen Sets der Rückenlage; beim Übergang von der Sitzposition in den Stand in unterschiedlichen Ausrichtungskombinationen, mit verschiedenen Unterstützungen und aus unterschiedlichen Höhen; im Stand, im Standschritt, auf einem Bein stehend; beim Heruntersteigen von einem Hochsitz; bei unterschiedlichen Übertragungen und ADL und bei der persönlichen Körperhygiene. Der Schwerpunkt liegt auf der Fazilitation der Hüftstabilität, aber die Kontexte werden variiert, um ein breites Repertoire an Bewegungserfahrungen zu ermöglichen und so die Fähigkeit des Patienten zur Übertragung zu stärken. Durch Variation kann das interne Modell der Aktivität oder der Komponente erlernt werden, was die Übertragung auf andere Aufgaben erleichtert (Kap. 2.2.1, Körperschema und interne Modelle (S. 45)).

Eine variierte Wiederholung während der Behandlung ermöglicht es dem Patienten, ein breites Bewegungsrepertoire und eine große Bewegungserfahrung zu entwickeln. Diese kann sie anschließend in unterschiedlichen funktionellen Kontexten verwenden.

Performance: Übertragung der Kontrolle vom Anfang bis zum Ende einer Behandlungssitzung

Ziel der Behandlung ist die Verbesserung der Bewegungskontrolle des Patienten. Dabei evaluiert der Therapeut gleichzeitig das Clinical Reasoning und die Art und Weise seiner Behandlung. Zeigt der Patient von Anfang bis Ende der Sitzung, dass sich eine Komponente oder ein Aktivitätsniveaus verbessert hat, hat sich auch seine Performance verbessert. Damit hat er diese Ebene der Übertragung erreicht. Wenn keine Übertragung stattgefunden hat, muss der Therapeut sein Clinical Reasoning, seine Hypothesen und die Wahl der Intervention überdenken.

Lernen oder Retention: Aufrechterhaltung der verbesserten Kontrolle zwischen den Behandlungssitzungen

Ist die Bewegungskontrolle eines Patienten von einer Behandlungssitzung zur nächsten unverändert, hat er nicht behalten, was er gelernt hat. Der Therapeut muss dann die folgenden Aspekte überdenken:

- das Clinical Reasoning und die Wahl der Intervention
- Hat er dem Patienten ermöglicht und hat er ihn ermutigt, ausreichend zu üben? Denn eine gewisse Zahl von Wiederholung ist notwendig, um das Erlernte zu behalten.
- Wurde der Patient mit widersprüchlichen Anforderungen konfrontiert? Das heißt, erlernt er während der Behandlung eine Aktivität, die er in seinem Alltagsleben gar nicht benötigt?
- Stehen die Komponenten, die der Therapeut und das Pflegepersonal jeweils als besonders wichtig erachten im Widerspruch zueinander?
- Wirkt der Patient aktiv bei der Behandlung mit? Kann er Informationen verstehen und integrieren und Ratschläge umsetzen?

Berta Bobath soll Folgendes gesagt haben:

- Hat sich beim Patient nichts verändert, muss die Behandlung verändert werden, denn sie hat sich dann als unwirksam erwiesen.
- Fühlt sich der Patient schlechter, muss die Behandlung verändert werden. Sie ist möglicherweise nicht geeignet.
- Geht es dem Patienten besser, muss die Behandlung verändert werden, denn er ist nicht mehr der gleiche Patient.

Die Veränderung muss angemessen sein und darf nicht nur um der Veränderung willen erfolgen.

Merke **M!**

Patienten sollten stets das Gefühl haben, dass eine spezifische Behandlung innerhalb einer Sitzung zu einer funktionellen Verbesserung führt. Ihnen sollte nicht das Gefühl vermittelt werden, dass das Training nicht ihren persönlichen Erfordernissen entspricht.

Übertragung oder Carryover von der Behandlungssituation auf die ADL im häuslichen Umfeld oder in der Pflegeeinrichtung

Wie sagte Berta Bobath 1988 (Schleichkorn 1992): *„Unsere Behandlung besteht nicht aus einer Aneinanderreihung von Übungen. Wir bereiten das Kind auf sein Alltagsleben vor, und zwar in funktionellen Situationen. Wir behandeln es beispielsweise, während es gefüttert wird oder während es selbstständig isst, während es sich an- oder auszieht bzw. an- oder ausgezogen wird. Wir behandeln das Kind, während es spielt, steht oder geht, und so weiter. Dies ist notwendig, um eine direkte Übertragung auf das tägliche Leben zu erreichen.“* Die gleichen Prinzipien gelten auch für die Rehabilitation von Erwachsenen.

Die Realität in unserer Gesellschaft sieht so aus, dass die meisten Menschen, die eine akute ZNS-Läsion erleiden, ins Krankenhaus eingewiesen werden. Viele werden nach kurzer Zeit in Rehabilitationseinrichtungen oder -zentren überwiesen. Diese Umgebung unterscheidet sich dramatisch von seinem häuslichen Umfeld im Hinblick auf die Gestaltung, das Mobiliar, die Gegenstände, die Größe und die Menschen, mit denen der Patient eventuell das Zimmer teilen muss. Wenn man auf Variabilität und Generalisierung Wert legt, kann möglicherweise eine Übertragung auf das eigene häusliche Umfeld des Patienten erreicht werden. Es ist eine Herausforderung, dort zum Wohle des Patienten zu agieren – das Training im Fitnessraum, in der Pflegeeinrichtung, im Krankenzimmer auf der Station, auf der Treppe und in anderen Umgebungen im Innen- und Außenbereich. Manche Patienten können dadurch motiviert werden, dass sie sich einige Zeit in einer Institution aufhalten, da sie dort mit anderen Menschen zusammentreffen, die sich in einer vergleichbaren Situation befinden. Sie können sich gegenseitig motivieren, beraten und helfen. Die Behandlung zielt darauf ab, die Bewegungskontrolle des Patienten bei funktionellen Aktivitäten zu verbessern, z. B. beim An- und Ausziehen, bei Haltungsänderungen, beim Gehen und beim Einsatz der Arme. Außerdem sollen fehlende Komponenten direkt wiederhergestellt werden. Variationsmöglichkeiten sind:

- die Verwendung unterschiedlicher Hilfsmittel: Stühle, Sockel, Hocker, Matten, Wände, Gegenstände, Tische
- die Erkundung von Bewegung in unterschiedlichen posturalen Sets
- unterschiedliche Aktivitäten und unterschiedliche Umgebungen im Innen- und Außenbereich

Neben einer spezifischen Therapie ist es auch wichtig, dass Helfer und Pflegepersonal, mit denen der Patient im Laufe des Tages zu tun hat, klar über das Training informiert werden. Daher ist eine multidisziplinäre Kommunikation und Kooperation zwischen den verschiedenen Gesundheitsfachkräften notwendig.

Lernen braucht Zeit, damit sich die erforderliche Veränderung der synaptischen Verbindungen, die Reorganisation von etablierten und beschädigten Systemen, das Lernen neuer Dinge und das Verlernen unangemessener Verhaltensweisen manifestieren kann. Klinisch betrachtet können im Rahmen der Behandlung signifikante Veränderungen erreicht werden (funktionelle Plastizität), die jedoch nicht immer auf die alltäglichen Aktivitäten des Patienten übertragen werden können (strukturelle Plastizität). Findet eine solche Übertragung wiederholt nicht statt, muss der Therapeut seine Analyse und seinen Ansatz überdenken. Bevor man sicher sagen kann, dass eine Behandlung nicht wirksam ist, muss sie jedoch zunächst mit einer gewissen Intensität und über einen gewissen Zeitraum hinweg ausgeführt worden sein. Im akuten Stadium nach einem Schlaganfall werden neue Funktionen aufgrund des Anstiegs neurotropher Faktoren sehr schnell erlernt, schneller als in späteren Phasen (Kap. 2.3.3). Erlernt der Patient Strategien, die in diesem frühen Stadium angemessen erscheinen, es zu einem späteren Zeitpunkt jedoch nicht mehr sind, kann es dauern, bis er diese Strategien wieder verlernt und neue wieder erlernt hat. Neurophysiologisch betrachtet ist der Prozess des Lernens und Verlernens der gleiche, da beide Prozesse synaptische Veränderungen erfordern – es handelt sich also in beiden Fällen um Lernen. Ein wichtiger Faktor ist dabei, wie stark und wie oft die Synapsen in eine spezifische Richtung stimuliert werden.

Merke **M!**

Lernen und Übertragung brauchen Zeit, um sich zu etablieren.

3.4 Weitere Interventionen

3.4.1 Krafttraining

Mit zunehmendem Alter machen die meisten von uns die Erfahrung, dass die Kraft nachlässt. Eine 70-jährige Person verfügt im Vergleich zu einer 20-jährigen nur noch über 60 % der Kraftproduktion im M. quadriceps. Dies gilt für Männer und Frauen gleichermaßen (Macaluso u. De Vito 2004). Die Kraftabnahme wird auf einen quantitativen Verlust an Muskelmasse (Sarkopenie/Muskelschwund) und eine selektive Atrophie von Typ-II-Fasern (*slow-twitch,* langsam kontrahierend*)* zurückgeführt – bedingt durch einen fortschreitenden Verlust von Motoneuronen im Rückenmark, der zunächst eine Denervierung der schnell kontrahierenden *(fast-twitch)* Typ-I-Fasern verursacht. Diese werden anschließend durch kollaterales Aussprossen von benachbarten motorischen Einheiten des Typ I reinnerviert. Ältere Menschen können jedoch durch Krafttraining die Muskelkraft und -funktion verbessern.

Eine Läsion der oberen Motoneurone führt zu körperliche Schwächer (Kap. 2.4.1, Schwäche (S. 116)). Viele der Patienten mit einer ZNS-Läsion befinden sich in einem fortgeschrittenen Alter und waren möglichweise bereits vor ihrer Läsion erheblich körperlich beeinträchtigt. Aktuelle Erkenntnisse weisen darauf hin, dass nach einem Schlaganfall die negativen Anzeichen (Schwäche, Geschicklichkeitsverlust und Erschöpfungszustände) die Wiederherstellung der Funktion stärker beeinträchtigen als die positiven Anzeichen (Canning et al. 2004). Im Rahmen einer Querschnittsstudie an 22 Patienten, die einen ersten Schlaganfall erlitten hatten, fanden Canning und Kollegen (2004) heraus, dass sich Kraft und Geschicklichkeit signifikant auf die Funktionalität auswirken, wobei der Verlust an Kraft allein schon bei allen durchgeführten Tests einen signifikanten Einfluss auf die Funktionalität hatte. Beide Faktoren gemeinsam haben jedoch einen größeren Einfluss auf die Funktionalität als nur einer der Faktoren für sich allein.

Bislang ging man davon aus, dass Kraft für Personen mit Läsionen der oberen Motoneurone kein relevanter Faktor sei. Laut Bobath (1990) ist *„Muskelschwäche möglicherweise nicht real, sondern entsteht relativ aufgrund des Widerstands spastischer Antagonisten“* und *„Muskelschwäche kann auf sensorische Defizite, entweder taktiler oder propriozeptiver Natur – oder beides – zurückzuführen sein“*. Die letztere dieser beiden Aussagen ist immer noch eine gültige Begründung für körperliche Schwäche. Berta Bobath stärkte Patienten, indem sie diese anleitete, das eigene Körpergewicht entgegen der Einwirkung durch die Schwerkraft zu tragen, z. B. beim Herabsteigen, Hinsetzen oder Stehen auf einem Bein.

Inzwischen weiß man, dass Schwäche bei Personen mit ZNS-Läsionen eines der wesentlichen Probleme ist. Die genauen Mechanismen, die der Muskelschwäche zugrunde liegen, sind jedoch noch nicht gänzlich erforscht. Eine unzureichende Aktivierung der Motoneurone (MN) führt zu einer Muskelschwäche oder sogar zu einem Ausfall der Muskeln. Die Abschwächung der absteigenden Signale verändert die Rekrutierung der motorischen Einheiten, die Muster des Abfeuerns sowie den Muskelfasertyps, die Muskellänge und das Längen-Spannungs-Verhältnis. Die Schlaganfallpatienten leiden dann unter Atrophie, weil sie die Muskeln nicht mehr benutzen (Garland et al. 2009, Garland et al. 2014). Somit tragen alle genannten Faktoren wahrscheinlich signifikant zur Muskelschwäche bei Patienten mit ZNS-Läsionen bei (Bowden et al. 2014).

Die zur Gehirnläsion kontralaterale Muskulatur ist häufig am stärksten betroffen. Allerdings können auch Muskeln betroffen sein, die ipsilateral zur Gehirnläsion liegen, obwohl diese Seite oft als nicht paretisch bezeichnet wird. Korrekter wäre hier „weniger beeinträchtigt". Die Muskelkraft auf der zur Gehirnläsion ipsilateralen Seite ist häufig proximal stärker beeinträchtigt als distal (Bohannon u. Andrews 1995). Dies kann sich sowohl auf das Gleichgewicht als auch auf die Funktion auswirken, da auf der ipsiläsionalen Seite unterschiedlich starke Beeinträchtigungen von Rumpf, Bein und Arm zu beobachten sind (Kitsos et al. 2013, Suzuki et al. 2011, Bae et al. 2013), Daher muss die Behandlung beide Körperseiten einbeziehen, um die körperliche Schwäche zu verbessern.

Viele Patienten können zwar eine starke Muskelaktivität für das Gesamtmuster rekrutieren, sind aber nicht zu einer selektiven Rekrutierung von Muskelaktivität in der Lage, die die funktionelle Stabilität, z. B. beim Übergang von der Sitzposition in den Stand, im Stand und bei der Fortbewegung, verbessert. Daher muss ein selektives Krafttraining in funktionellen Mustern stattfinden. Das Aufsetzen der Ferse gilt als eines der wichtigsten Signale an das ZNS zur Aktivierung einer selektiven Standphase. Informationen zur Gewichtsentlastung, dem Aufsetzen der Ferse und zur Gewichtsverlagerung sind besonders wichtig für die Kontrolle des Ausführens von Schritten (Maki u. McIlroy 1997). Wichtige Komponenten des Aufsetzens der Ferse sind:

- posturale Kontrolle
- Kernstabilität
- selektive Aktivierung der proximalen Sehnen der Knieflexoren, damit die Ferse den Boden berühren kann
- selektive Extension des Knies
- exzentrische Verlängerung der distalen Sehnen der Knieflexoren und des posterioren Bereichs der unteren Extemität
- aktive Dorsalflexion
- die Extension der Zehen

Wenn sich der Körper über das Fußgelenk – das dabei als Dreh- und Angelpunkt dient – nach vorne bewegt, verändern sich die muskulären Aktivierungsmuster. Die Extension von Knie und Hüfte wird jedoch variabel und in unterschiedlichen Kombinationen der Muskelkoordination über die gesamte Standphase hinweg aufrechterhalten. Das Krafttraining erfordert eine fokussierte Aufmerksamkeit seitens des Patienten und kann sein Bewusstsein schärfen, sodass er den betroffenen Körperteil besser wahrnehmen kann.

Merke **M!**

Krafttraining muss selektiv und funktionell sein.

Krafttraining erfordert eine fokussierte Aufmerksamkeit seitens des Patienten und kann sein Bewusstsein schärfen, sodass er den betroffenen Körperteil besser wahrnehmen kann

Klinische Beispiele

In klinischer Hinsicht scheint insbesondere die Stärkung der folgenden Muskelfunktionen wichtig zu sein:

- Abduktion des Arms zur Aktivierung des M. deltoideus und des M. triceps brachii, um die Trennung von Rumpf und Arm zu fazilitieren. Die Abduktion ist eine Herausforderung für die Schulterstabilität sowie die Kernstabilität und fazilitiert funktionelle freie Armbewegungen.
- M. triceps brachii als selektiver Antagonist des M. biceps brachii zur Koordination von Arm- und Handfunktionen

- Abduktion des Daumens zur Extension des Handgelenks
- Zehenextensoren zum Aufsetzen der Ferse
- Fußgelenkevertoren zum Aufsetzen der Ferse
- M. soleus und M. gastrocnemius zur Propulsion des Gangs
- proximale Sehnen der Knieflexoren und distaler M. quadriceps femoris für die unterschiedlichen Stadien der Standphase
- stabilisierende proximale Sehnen der Knieflexoren zur selektiven Extension des Knies in der Schwungphase, Zusammenarbeit mit dem M. quadriceps femoris, um während der Standphase die Extension aufrechtzuerhalten und zu ermöglichen.
- M. gluteus medius, da er den Vorwärtsdrangs ermöglicht und unterstützend wirkt, insbesondere während dem Stand auf einem Bein
- Hüftextensoren, -abduktoren und Außenrotatoren zur Stabilisierung der Hüfte während der Standphase
- Hüftextensoren für die Propulsion beim Gehen
- Kernstabilität als Grundlage für Kraft und distale Selektivität
- intrinsische Fußmuskeln zur Herstellung von „Kernstabilität" des Fußes für eine verbesserte Fußhaltung. Ein aktiver Fuß fazilitiert die GRF zur Gewichtsbelastung und -übertragung.

Muskelschwäche in den unteren Extremitäten wird wahrscheinlich durch einen Verlust der Erregbarkeit der ZMG verursacht, der auf eine Unterbrechung der exzitatorischen Kommandos an die retikulären Leitungsbahnen zurückzuführen ist. Rund 18 Millionen Fasern verlaufen vom Gehirn zu den retikulären Bahnen, die damit die größten Leitungsbahnen im Gehirn sind. Diese verleihen Kraft und kontrollieren sämtliche ZMG-Aktivitäten. Eine Läsion dieser Bahnen führt daher zu einer Schwächung der ZMG-Aktivitäten.

Eine vestibuläre Verstärkung scheint weitgehend zu fehlen. Daher muss der Therapeut den Schwerpunkt auf eine Stärkung von den Füßen aufwärts legen, um die unteren Extremitäten für die Stand- und Schwungphase zu kräftigen, sodass die Übung im Kontext des vestibulären Systems erfolgt (Mary Lynch-Ellerington, private Kommunikation, 2005).

3.4.2 Laufbandtraining

Laufbandtraining wird bei vielen verschiedenen neurologischen Erkrankungen eingesetzt. Es basiert auf 2 Grundprinzipien: (1) auf der Fazilitation der ZMG-Aktivität und (2) auf Wiederholung, um das Erlernte zu festigen. Die Auswirkungen von Laufbandtraining sind intensiv erforscht worden, vor allem im Zusammenhang mit Schlaganfall und Rückenmarkverletzungen (SCI), aber auch mit gesunden Testpersonen. Über die Effektivität eines solchen Trainings besteht jedoch bislang keine Einigkeit (Mehrholz et al. 2014). Ein kürzlich aktualisierter Cochrane-Review (Mehrholz et al. 2014) kam zu dem Ergebnis, dass sich die Fähigkeit, unabhängig zu Gehen bei Schlaganfallpatienten, die ein Laufbandtraining mit oder ohne Gewichtsentlastung erhielten im Vergleich zu Schlaganfallpatienten ohne ein solches Training nicht verbessert. Anders ausgedrückt: Eine Gewichtsentlastung zeigte keine bessere Wirkung als andere Interventionen. Allerdings scheinen Schlaganfallpatienten, die bereits zu Beginn ein Laufbandtraining absolvierten, hiervon am meisten zu profitieren, da sich ihre Gehgeschwindigkeit und Ausdauer verbesserten.

Einige wesentliche Faktoren müssen berücksichtigt werden, wenn Laufbandtraining für einen bestimmten Patienten in Betracht gezogen wird. Insbesondere sollte man das Laufbandtraining nur als eine mögliche Option zur Verbesserung der Gehgeschwindigkeit und Ausdauer von Patienten einsetzen, die unabhängig gehen können – und nicht als alleinige Behandlung.

Aaslund (2008) führte eine Studie mit 28 gesunden Probanden durch, die das Gehen unter verschiedenen Bedingungen untersuchte: Eine Gruppe der Testpersonen ging auf dem Boden und die andere Gruppe – sowohl mit und ohne Gewichtsentlastung – auf dem Laufband. Es stellte sich heraus, dass das Gehen auf dem Laufband mit einem Gurt und Gewichtsentlastung von ca. 30 % sich signifikant anders auswirkte als das Gehen auf dem Laufband ohne Gewichtsentlastung und ohne Gurt:

- Laufband ohne Gewichtsentlastung:
  - erhöhte Kadenz
  - erhöhte Flexion des Rumpfes nach vorne
  - erhöhte vertikale Beschleunigung
  - erhöhte Variabilität der anterioren und posterioren Rumpfbeschleunigung

- Laufband mit Gurt und Gewichtsentlastung:
  - Beschränkung der durchschnittlichen Beschleunigung in alle Richtungen
  - erhöhte Variabilität der anterioren, posterioren und vertikalen Rumpfbeschleunigung
  - stereotype Rumpfbeschleunigung in mediolateraler Richtung

Die Ergebnisse führten zu dem Schluss, dass ein aufgabenspezifisches Laufbandtraining als Therapie fragwürdig ist.

Verschiedene Studien kamen zu dem Ergebnis, dass ein Patient in der Lage sein muss, sich unabhängig von der Sitzposition in den Stand zu erheben, damit seine Fähigkeit zum unabhängigen Gehen wiederhergestellt werden kann (Lee et al. 1997, Cheng et al. 1998). Für diese Funktion ist wiederum das Aufsetzen der Ferse auf den Boden eine wesentliche Voraussetzung, damit der Patient aufstehen kann. Das Aufsetzen der Ferse ist außerdem wichtig für die Fazilitation der Phasenübergänge während der Fortbewegung.

In klinischer Hinsicht scheint das Laufbandtraining für einige Patienten effektiv zu sein. Vor allem dann, wenn Patienten bereits vor der Läsion in einem Fitnessstudio auf dem Laufband gegangen sind, fällt ihnen dies auch nach der ZNS-Läsion leichter. Laufbandtraining scheint auch die Geschwindigkeit und den Rhythmus von Patienten zu verbessern, die bereits unabhängig gehen können, aber sie benötigen Zeit, um sich an das Laufband zu gewöhnen, bevor sie es als hilfreich empfinden. Andere Studien haben jedoch gezeigt, dass Laufbandtraining mit Gewichtsentlastung bei Patienten nach Schlaganfall, mit SCI, MS, PD oder Zerebralparese zu keinen besseren Ergebnissen führt als progressives Gehtrainings auf festem Grund in gleicher Intensität (Dobkin u. Duncan 2012). Bei Patienten mit leicht dyssynergischen Bewegungsmustern können sich mit zunehmender Geschwindigkeit die Bewegungsmuster normalisieren, wenn die Geschwindigkeit des Laufbands auf ein Niveau erhöht wird, dass ihrem inneren Tempo besser entspricht (ZMG-Rhythmus). Einige Patienten, die an einem schweren Neglect und geringen Tonus leiden, scheinen allerdings von Laufbandtraining mit Körpergewichtsentlastung nicht zu profitieren. Andere wiederum werden durch die Gewichtsentlastung zur Inaktivität fazilitiert und benutzen den Gurt als Schaukel, sprechen aber besser auf eine Fazilitation zum Gehen auf festem Grund an.

3.4.3 Constraint-Induced Movement Therapy

Der Ausdruck *constraint-induced movement therapy* (CIMT) bezeichnet ein intensives Behandlungsprogramm, das darauf abzielt, dass Schlaganfallpatienten den erlernten Nichtgebrauch überwinden. Dieser Behandlungsansatz wurde erstmalig von Taub et al. (1999) bei chronischen Schlaganfallpatienten angewendet.

Damit baute Taub auf Forschungsarbeiten von Nudo et al. (1996) auf. Deren Hypothese lautet, dass die neuronalen Mechanismen, die den adaptiven Veränderungen im zerebralen Kortex zugrunde liegen, bereits bestehende, aber bislang inaktive Verbindungen demaskieren. *„Der kurze Zeitraum von 12 Tagen macht es unwahrscheinlich, dass kollaterales Aussprossen ein zentraler Mechanismus bei der Bildung neuer anatomischer Verbindungen ist, da es keinen eindeutigen Beweis dafür gibt, dass das axonale Wachstum früher einsetzt als Monate nach der Läsion. Ein wahrscheinlicherer Mechanismus ist die Reduzierung von Aktivität lokaler inhibitorischer Interneurone, die zu einer Demaskierung bereits existierender exzitatorischer Verbindungen führt. Ein alternativer und möglicherweise komplementärer Mechanismus wäre die Verbesserung der synaptischen Stärke bereits existierender synaptischer Verbindungen.“* (Liepert et al. 2000) Studien zur CIMT haben gezeigt, dass die motorischen Ausfälle infolge einer ZNS-Läsion erheblich verbessert werden können, sogar im chronischen Stadium viele Jahre nach der Verletzung. Für dieses Behandlungsprogramm gelten strenge Aufnahmekriterien (Kim et al. 2004):

- Der Patient muss ein gewisses Maß an Gleichgewicht besitzen, das nicht vom Einsatz des weniger beeinträchtigten Arms abhängig sein darf.
- Die aktive Handgelenksextension muss mindestens 20° Grad betragen und die aktive Extension der Metakarpophalangealgelenke von 2 Fingern und dem Daumen muss mindestens 10° betragen.
- Der Patient darf keine schwere Spastizität zeigen oder Schmerzen haben.
- Der Patient muss gute kognitive Fähigkeiten haben.
- Der Patient muss eine hohe Motivation aufweisen.

Es ist bemerkenswert, dass dieses Programm aufgrund der vorgenannten Kriterien nur für 4–6 % aller Schlaganfallpatienten infrage kommt. Das heißt, für 95 % der Patienten scheint es nicht geeignet zu sein. Der zentrale Aspekt der CIMT ist eine Deaktivierung der weniger beeinträchtigten Hand des Patienten. Dazu wird ein spezieller Handschuh angepasst, aus dem eine Hartplastikplatte bis über den Handteller hinausragt. Dies verhindert, dass der Patient die Hand für Tätigkeiten einsetzt, die manuelle Geschicklichkeit erfordern, ermöglicht jedoch gleichzeitig, dass die Hand bei zweihändigen Aktivitäten zur Unterstützung eingesetzt werden kann. Der Patient sollte diesen Handschuh mindestens 6 Stunden am Tag und während bis zu 90 % seiner Wachzeiten tragen. Die empfohlenen Tragzeiten verkürzen sich jedoch, wenn die Behandlung frühzeitig nach einem Schlaganfall aufgenommen wird. Im Zuge der Behandlung kann auch die Gewichtsverlagerung auf die stärker beeinträchtigte untere Extremität gefördert werden, indem eine aufblasbare Schiene oder eine rückseitige Schiene am weniger beeinträchtigten Bein angebracht wird. Vorsicht ist geboten, wenn der Handschuh bereits in einer frühen Phase der Rehabilitation eingesetzt wird. Patienten sollten frühestens 1–2 Wochen nach dem Schlaganfall in dieses Programm aufgenommen werden, da die penumbrale Zone rund um das vom Infarkt betroffene Areal zu einem früheren Zeitpunkt noch äußerst verletzlich ist. Das Training besteht aus einem strukturierten Behandlungsprogramm, das grobe, feinmotorische und allgemeine ADL umfasst und 6–7 Stunden am Tag dauert. Außerdem muss der Patient den Handschuh auch außerhalb der Behandlung tragen, darf ihn aber für 10 Minuten pro Stunde und während der Körperhygiene (Toilettengang, Duschen) ablegen.

Aufgrund der hohen Intensität erfordert die CIMT einen wesentlich höheren Zeitaufwand als die üblicherweise in Krankenhäusern und Rehabilitationseinrichtungen praktizierte konventionelle Therapie. Vergleicht man den zeitlichen Umfang einer konventionellen Therapie von maximal 1–1,5 Stunden pro Tag (für Physio- und Ergotherapie zusammen) bzw. 7,5 Stunden pro Woche mit mindestens 6 Stunden am Tag bzw. 30 Stunden pro Woche, die für die CIMT aufgewendet werden, wird deutlich, wie wichtig die Trainingsintensität ist, um das Potenzial des Patienten zu verbessern. Die Dauer des Übungspensums wurde als einer der wesentlichen Faktoren identifiziert, die bestimmend für das Ergebnis der physischen Rehabilitation bei Patienten nach Schlaganfall sind (Ada et al. 2006). In einer Metaanalyse zur verstärkten Übungsdauer zeigten Kwakkel und Kollegen (2004), dass eine erhöhte Behandlungsintensität das Ergebnis im Hinblick auf ADL und das Gehen verbesserte. Bislang konnte in Studien an Tiermodellen und am Menschen noch keine optimale Dosis der täglichen Wiederholung ermittelt werden. Dennoch gehen die Autorinnen davon aus, dass die für eine Fazilitation der neuronalen Reorganisation zur Verbesserung der funktionellen Fähigkeiten erforderlichen Dosen wahrscheinlich sehr viel höher sein müssen, als jene, die neurologische Patienten im Normalfall erhalten.

Gerätetraining

Gerätebasiertes Training in der neurologischen Rehabilitation beruht auf technologiegestützten Interventionen. Für das Training der oberen Extremität (Lum et al. 2002, Casadio et al. 2009) und des Gehens (Bharadwaj et al. 2005) wird in zunehmendem Maße Gerätetraining eingesetzt. Ziel ist die Verbesserung der motorischen Leistung und Funktion durch Wiederholung, Rhythmus und Fazilitation der entsprechenden Muskeln sowie die Verbesserung und das Aufrechterhalten des Bewegungsausmaßes der relevanten Gelenke. Das Fazit eines kürzlich aktualisierten Cochrane-Reviews (Mehrholz u. Pohl 2012) lautet, dass elektromechanisch unterstütztes Gangtraining in Kombination mit Physiotherapie bei Schlaganfallpatienten zur Wiederherstellung des unabhängigen Gehens beitragen kann. Insbesondere Personen innerhalb der ersten 3 Monate nach dem Schlaganfall und solche, die nicht zum Gehen in der Lage sind, scheinen von dieser Art der Behandlung zu profitieren. Es hat sich jedoch gezeigt, dass Gerätetraining weder die Gehgeschwindigkeit noch die Gehfähigkeit verbesserte. Dies bedeutet, dass Patienten, die bereits gehen können, nicht von elektromechanischem oder gerätegestütztem Gehtraining profitieren. Diese Ergebnisse sind allerdings mit Vorsicht zu genießen, da an einigen der Tests, die für diesen systematischen Review ausgewertet wurden, zu Beginn der Studien einzelne Personen teilgenommen hatten, die bereits unabhängig gehen konnten. Darüber hinaus unterschieden sich die Testreihen in Bezug auf Dauer, Behandlungsfrequenz und verwendete Geräte. Bei einigen Testreihen wurden außerdem zusätzliche Stimuli eingesetzt, wie etwa eine funktionelle elektrische Stimulation (Mehrholz u. Pohl 2012).

Ein Gerät kann niemals einen individuellen Ansatz und die vielschichtige Interaktion zwischen dem Patienten und einem erfahrenen Physiotherapeuten ersetzen (Poli et al. 2013). Daher handelt es sich beim Gerätetraining lediglich um ein zusätzliches Hilfsmittel, mit dem die Trainingsintensität der neurologischen Patienten erhöht werden kann.

3.4.4 Interdisziplinäre Zusammenarbeit

Solange ein Patient stationär behandelt wird, benötigt er wahrscheinlich körperliche Hilfestellung, um die ADL erfolgreich ausführen zu können. Diese Aktivitäten sind in physischer Hinsicht relativ komplex, da sie Gleichgewicht, Gewichtsverlagerung, Veränderungen der Rotations-, Stabilitäts- und Bewegungskomponenten sowie der Referenzbereiche, Variabilität in den Bewegungsstrategien und Problemlösungskompetenz erfordern. Die komplexeste Aktivität ist der Übergang von der Rückenlage in die Sitzposition. Gleichzeitig wird jedoch vom Pflegepersonal häufig erwartet, dass der Patient genau diesen Übergang schon in einem relativ frühen Stadium unabhängig ausführt.

Damit der Patient die Kontrolle über seine Bewegungen wiederherstellen kann, sollten alle an der Behandlung beteiligten Personen das gleiche Verständnis für den Behandlungsplan haben. So wird sichergestellt, dass der Patient keine widersprüchlichen Botschaften erhält. Die Eckpfeiler der Zusammenarbeit sind das allgemeine und spezifische Wissen, die Kompetenz und das Rollenverständnis aller beteiligten Fachkräfte. Interdisziplinäre Zusammenarbeit stellt zudem eine Herausforderung für alle Beteiligten dar und ist nicht leicht umzusetzen. Die einzelnen Fachkräfte müssen einander verstehen und respektieren. Außerdem müssen sie dem Patienten gegenüber loyal sein, die Ziele und Interventionen respektieren, die Kompetenzen der anderen Beteiligten wahren und die Interventionen jeder Fachdisziplin so genau wie möglich verfolgen. Gleichzeitig hat jede Fachkraft ihre eigene Rolle, die nicht von anderen ersetzt werden kann. Der Patient erhält so spezifische Interventionen aus unterschiedlichen Fachdisziplinen und kann dadurch von der Gesamtheit der interdisziplinären Zusammenarbeit profitieren. Ein solches Umfeld ist besonders gut geeignet, um Neues zu lernen (Näheres zum Rehabilitationsprozess siehe Kap. 4).

Beispiel

Interdisziplinäre Zusammenarbeit

Im 24-Stunden-Ansatz wird die interdisziplinäre Zusammenarbeit praktisch umgesetzt. Im Rahmen dieses Ansatzes werden die Behandlungsprinzipien auf tägliche Aktivitäten übertragen. Das interdisziplinäre Team entscheidet, welche Bewegungskomponenten der verschiedenen ADL vorrangig fazilitiert, wiederholt und konsolidiert werden sollen. Der 24-Stunden-Ansatz fördert den Lernprozess des Patienten, weil:

- die Aktivitäten tagsüber und teilweise auch während der Nacht (Toilettengang) variiert und wiederholt werden
- Wiederholungen variiert werden
- die Aktivitäten dem Patienten in ihrer Ausführung bekannt sind
- die Aktivitäten den individuellen Bedürfnissen und Bewegungsproblemen des Patienten angepasst werden
- sich der Carryover-Effekt verstärkt, wenn Behandlungsinterventionen in den Kontext des täglichen Lebens übertragen werden
- Zusammenarbeit eine gute formelle und informelle interdisziplinäre Kommunikation erfordert sowie Konsequenz, Loyalität gegenüber dem Patienten und den Zielen, ein gemeinsames Grundverständnis und Kompetenz.

Es liegt in der Verantwortung aller beteiligten Fachkräfte, dass die Behandlung konsequent durchgeführt wird. Dies wird meist dadurch erleichtert, dass mehrere Beteiligte gemeinsam den Patienten in praktischen Situationen unterstützen. Die Pflegekraft, der Ergo- und der Physiotherapeut können den Patienten z. B. morgens zusammen bei der Körperpflege, bei den Übergängen aus dem und in das Bett, beim Anziehen und bei den Mahlzeiten begleiten und eine gemeinsame Strategie entwickeln, die man den Patienten nach Möglichkeit dabei unterstützt, seine Unabhängigkeit zu verbessern und wiederherzustellen. Auch Fotografien von praktischen Situationen können bei diesem Prozess hilfreich sein. Die Zusammenarbeit zwischen dem Patienten sowie den Pflege- und Fachkräften muss das Lernen anregen können. Eine gute interdisziplinäre Zusammenarbeit verleiht dem gesamten Team Motivation und ist dem Lernprozess zuträglich.

3.4.5 Hilfsmittel

Viele Patienten genesen nach einer ZNS-Läsion nicht vollständig. Die sensomotorischen Probleme können von leichten Beeinträchtigungen des Gleichgewichtssinns und der Geschicklichkeit bis hin zu einem scherwiegenden Funktionsverlust reichen, der eine Unterstützung bei sämtlichen Aktivitäten des täglichen Lebens (ADL) erfordert. Daher ist es nicht möglich, allgemeine Richtlinien für kompensatorische Hilfsmittel zu entwickeln. Verschiedene Aspekte sind jedoch zu berücksichtigen:

- Timing: Zu welchem Zeitpunkt ist ein Hilfsmittel sinnvoll?
- positive und negative Aspekte verschiedener Hilfsmittel derselben Kategorie, z. B. Gehhilfen und Rollstühle.
- Einschätzung, wie sich das Hilfsmittel über einen längeren Zeitraum hinweg auf die Funktionsfähigkeit des Patienten auswirkt. Das Hilfsmittel muss gegebenenfalls an die Fortschritte des Patienten angepasst oder ein anderes Hilfsmittel eingesetzt werden.

Timing

Der Therapeut muss entscheiden, welches Hilfsmittel wann und zu welchen Zweck eingestetzt wird. Dabei sind bestimmte Aspekte wichtig:

- Verringert sich der Kraftaufwand des Patienten, wenn er gleichzeitig seine Umwelt erkundet?
- Trägt das Hilfsmittel dazu bei, die motorischen Probleme des Patienten langfristig zu verbessern?

Wie sich der Patient bewegt und welches Ausmaß an assoziierten Reaktionen dabei auftritt, geben dem Therapeuten Rückschlüsse auf die momentane Bewegungsfähigkeit des Patienten. Die Schwere der Läsion spiegelt sich darin jedoch nicht unbedingt wieder. Die motorischen Probleme des Patienten sind das Ergebnis der Läsion an sich, aber auch Konsequenzen seiner kognitiven, perzeptiven und sensomotorischen Defizite, des unmittelbaren Genesungsprozesses sowie der funktionsabhängigen plastische Veränderungen des ZNS sowie der damit verbundenen muskulären Veränderungen und motorischen Kompensationsstrategien. Ziel der Behandlung ist es, dass der Patient aktiv am täglichen Leben teilnehmen kann und dabei so wenig wie möglich kompensiert. Die Bewegungsfähigkeit des Patienten ändert sich im Laufe der Behandlung, weshalb die Hilfsmittel stets an die Stadien der Funktionsfähigkeit des Patienten angepasst werden muss. Ein Rollstuhl kann z. B. geeignet und notwendig sein, damit ein Patient in einem frühen Stadium nach Schlaganfall sein Umfeld erkunden und unabhängiger sein kann. Dies gilt auch für einige Patienten mit MS, Kopfverletzungen oder einer unvollständigen SCI. Auch eine Gehhilfe kann für manche Patienten in unterschiedlichen Stadien und verschiedenen Situationen angemessen sein, für andere Patienten jedoch nachteilig sein. Der folgende Abschnitt betrachtet die unterschiedlichen Arten von Hilfsmitteln.

Positive und negative Aspekte unterschiedlicher Hilfsmittel derselben Kategorie

Im Folgenden werden betrachtet:

- Rollstühle
- Gehhilfen
- Orthesen
- sonstige Hilfsmittel

Rollstühle

Ein Rollstuhl kann vorübergehend oder nur zu bestimmten Zwecken, etwa für längere Strecken für den Einkauf, nötig sein. Doch viele Patienten sind auf ihn auch bei ihren täglichen Aktivitäten Rollstuhl angewiesen. Folgende Aspekte sind für die Benutzung und Ausstattung eines Rollstuhls wichtig:

- *Sitzhaltung und Bequemlichkeit.* Der Patient muss in guter Ausrichtung sitzen können, damit die posturale Aktivität verbessert werden kann.
- *Nutzung.* Der Rollstuhl muss den Bedürfnissen des Patienten und denen des Pflegepersonals entsprechen.
  - Der Übergang in den und aus dem Rollstuhl sollte dem Patienten und dem Pflegepersonal möglichst leicht fallen.
  - Wird der Rollstuhl vorübergehend, periodisch oder permanent benötigt?
  - Soll der Rollstuhl aktiv oder rein unterstützend (Komfort) genutzt werden – oder werden beide Aspekte kombiniert?
  - In welcher Umgebung wird er genutzt? Auf welchem Boden bzw. Gelände? Im Innen- und Außenbereich?
  - Soll der Rollstuhl manuell oder elektrisch betrieben werden? Benötigt der Patient eventuell mehrere Typen von Rollstuhl – z. B. einen manuell betriebenen Rollstuhl zum aktiven

Gebrauch, einen Rollstuhl mit Stehfunktion, einen elektrischen Rollstuhl für den Gebrauch im Innen- oder Außenbereich?
- Soll der Rollstuhl vom Pflegepersonal oder vom Patienten selbst gesteuert werden? Einige Patienten können ihren Rollstuhl nicht selbst steuern, entweder weil ihre motorischen Probleme oder zu groß sind oder weil die kognitiven oder perzeptiven Dysfunktionen dies nicht zulassen. Neuropsychologische Probleme, die normalerweise eine Nutzung eines selbstgesteuerten Rollstuhls ausschließen, sind schwerwiegender Neglect, Konzentrationsstörungen, einige Formen der Apraxie, geminderte Problemlösungskompetenz und fehlende Kritikfähigkeit. Im klinischen Umfeld ist es jedoch schon einigen Patienten, die an Neglect oder Konzentrationsstörungen litten, gelungen, die unabhängige Nutzung eines Rollstuhls zu erlernen. Gelegentlich scheint die Konfrontation mit dem Problem bei ansonsten kognitiv leistungsfähigen Patienten zu intellektuellen Kompensationsreaktionen zu führen. Daher sollte man es diesen Patienten – wenn möglich – gestatteten, das selbstständige Steuern ihres Rollstuhls in einer kontrollierten Umgebung zu erkunden.
- allgemeine Transportfähigkeit – lässt sich der Rollstuhl in ein Auto laden und auch wieder gut ausladen usw.

Ein Rollstuhl, der manuell angetrieben wird, muss möglichst leicht sein. Die Position der Schwerpunktlinie in Relation zur Antriebswelle spielt ebenfalls eine wichtige Rolle und ist abhängig vom Stabilitätsbedarf und der Gleichgewichtsfähigkeit des Patienten. Je näher der Körperschwerpunkt des Patienten an der Antriebswelle liegt, desto leichter kann er den Rollstuhl manövrieren, aber desto instabiler ist er auch.

Manche Schlaganfallpatienten müssen den Rollstuhl mit ihrem weniger beeinträchtigen Arm und Bein steuern. Ashburn und Lynch-Ellerington (1988) sowie Cornall (1991) haben die Nachteile eines asymmetrischen und statischen Gebrauchs nur einer Körperhälfte beschrieben. Dieser kann der Genesung und den Behandlungszielen entgegenwirken und zur Entwicklung assoziierter Reaktionen beitragen. Das einhändige Steuern eines Rollstuhls kann die nutzungsabhängigen plastischen Veränderungen zugunsten der weniger beeinträchtigten Körperseite des Patienten verstärken und einen erlernten Nichtgebrauch der stärker beeinträchtigten Seite nach sich ziehen. Daher ist es sehr wichtig, zu evaluieren, wie ein Patient einen Rollstuhl benutzt und welche Auswirkungen diese Art der Nutzung langfristig auf ihn haben kann. Therapeuten sollten eigene Erfahrungen im Gebrauch eines manuell gesteuerten Rollstuhls sammeln und diesen probeweise im Innen- und Außenbereich, bergauf, mit einer Hand und einem Bein sowie mit beiden Armen betreiben.

Für einige Patienten kann ein elektrischer Rollstuhl ein angemessenes Hilfsmittel während einer bestimmten Phase des Rehabilitationsprozesses oder zum permanenten Gebrauch sein. Dies erweitert die Möglichkeiten des Patienten zur gesellschaftlichen Teilhabe und versetzt ihn in die Lage, ohne übermäßigen Kraftaufwand oder dem Gefühl der Abhängigkeit von Pflegepersonen unterschiedlichen Aktivitäten nachzugehen, z. B. Wahrnehmung von Außenterminen oder Einkäufe erledigen.

Gehhilfen

Zu den Gehhilfen gehören Gehstöcke, Gehstützen, Rollatoren, Gehgestelle und andere Hilfsmittel. Jede Gehhilfe verändert das Verhältnis des Patienten zu seiner Unterstützungsfläche, indem sie die Unterstützungsfläche vergrößert und die Schwerkraftlinie verschiebt. Haben Patienten zuvor noch keine Gehhilfe verwendet, müssen sie neue posturale und motorische Strategien erlernen. Art und Höhe der Gehhilfe und wie sie verwendet wird haben Auswirkungen auf die posturale Aktivität des Patienten. Wenn der Patient eine geeignete Gehhilfe erhalten hat, muss der Therapeut ihm beibringen, wie man diese richtig verwendet.

Die Behandlung sollte darauf abzielen, dass die unabhängige Kontrollfähigkeit des Patienten so weit wie möglich wiederhergestellt wird. Die Verwendung einer Gehhilfe kann nötig sein, wenn diese eher als Referenzpunkt denn als Stütze verwendet wird, damit sich der Patient sicher fortbewegen und mit der Schwerkraft interagieren kann, wodurch sich seine posturale Aktivität verbessert. Viele Patienten, die in einem frühen Stadium ihrer Rehabilitation eine Gehhilfe zur Kompensation von Gleichgewichtsproblemen erhalten, belasten die Gehhilfe mit ihrem Gewicht. Dies erhöht die flexorische Aktivität des Rumpfes, des Beckens, der Hüften und der Arme, was die Entwicklung von Stabilität als Grundlage für Gleichgewicht behindern kann. Die Behandlung sollte daher zunächst darauf ausgerichtet sein, die posturale Kontrolle und die Bewegungsfähigkeit des Patienten zu verbessern. Erst wenn die Möglichkeiten diesbezüglich ausgeschöpft wurden, sollte er eine Gehhilfe erhalten.

Motivation ist eine wichtige Voraussetzung für die Genesung. Für manche Patienten ist die Fähigkeit, sich so schnell wie möglich fortbewegen zu können, eine mächtige Triebfeder, auch wenn Gleichgewicht und Bewegungsvoraussetzungen noch nicht ausreichend weit entwickelt sind, um sicher gehen zu können. Die Herausforderung besteht darin, den Patienten zu informieren und zu motivieren, ihn gleichzeitig zur Verbesserung seiner posturalen Kontrolle und seiner Bewegungsmuster anzuleiten und ihm beizubringen, wie er die Gehhilfe so sinnvoll wie möglich einsetzt. Durch therapeutische Fazilitation sollte es dem Patienten möglichst frühzeitig ermöglicht werden, Schritterfahrungen zu machen. Schritte zu machen kann über eine Aktivierung der ZMG Gleichgewicht und Rhythmus verbessern. Außerdem wird durch frühzeitige Schritterfahrung verhindert, dass das ZNS das Gehen „vergisst" und sich die kognitive Kontrolle verstärkt. Eine Gehhilfe kann den Patienten motivieren, wenn er das Ziel vor Augen hat, wieder gehen zu können. Die Entscheidung darüber, zu welchem Zeitpunkt es dem Patienten ermöglicht werden soll, mit oder ohne Hilfestellung oder Supervision in der Pflegeeinrichtung zu gehen, muss in Anhängigkeit von seiner Sicherheit und motorischen Kontrolle sowie der Kompetenz des Pflegepersonals getroffen werden.

Bilaterale Gehhilfen

Bilaterale Gehhilfen (Gehstöcke, Gehstützen, Rollatoren, Gehgestelle und Gehwagen), können den Patienten dazu verleiten, sich aufzustützen oder sein Gewicht auf das Hilfsmittel zu verlagern, insbesondere wenn die Gehhilfe zu niedrig eingestellt ist. Rollatoren, Gehgestelle und Gehwagen ermöglichen wenig Variabilität und Flexibilität, da sie keine Rotation zulässt. Bei Patienten mit ernsthaft beeinträchtigter Stabilität, wie etwa bei Ataxie, kann der Einsatz einer bilateralen Gehhilfe dennoch angemessen sein.

Unilaterale Gehhilfen

Unilaterale Gehhilfen (Gehstöcke oder Gehstützen) können, je nach Anwendung, die Schwerpunktlinie des Patienten lateral in Richtung der Gehhilfe verlagern. Gehhilfen werden häufig verschrieben, um die Beweglichkeit des Patienten zu verbessern und ihm dabei zu helfen, das Gleichgewicht zu halten, wenn er nach einer ZNS-Läsion Aktivitäten des täglichen Lebens (ADL) ausführt. Dennoch gibt es nur wenigen Studien, die untersucht haben, welche Auswirkungen unterschiedliche Gehhilfen auf die posturale Kontrolle, die Gewichtsbelastungsmuster und den Gang von Patienten mit Hemiplegie haben. Nutzt allerdings der Patient die Gehhilfe eher als Referenzpunkt für Gleichgewicht und Bewegung statt als Stütze, die er mit seinem Gewicht belastet, kann die posturale Kontrolle des Patienten in einigen Fällen fazilitiert werden (Jeka 1997, Boonsinukh et al. 2009). Beim Gehen mit einem Gehstock kann ein „Light Touch Cue" (leichter Berührungskontakt) zur Verbesserung der Stabilität eingesetzt werden. Haptische Berührungen der Hand liefern zusätzliche Informationen zur räumlichen Orientierung für die Gleichgewichtskontrolle. Wenn der Patient eine Gehhilfe nutzt, erhält das ZNS also verstärkte somatosensorische Signale aus Hand und Arm, die Informationen zur räumlichen Orientierung beinhalten, welche die Gleichgewichtskontrolle verbessern. Somit kann die Stabilität verbessert werden, wenn man einen Gehstock für leichte Berührungskontakte verwendet (Boonsinukh et al. 2009). Allerdings stellten die Forscher in einer Studie zur frühzeitigen Rehabilitation des Ganges nach einem Schlaganfall fest, dass einige Patienten mit einem subakuten Schlaganfall nicht in der Lage waren, die Krafteinwirkung auf den Gehstock ausreichend zu kontrollieren, um einen Light Touch Cue zu erzielen (Boonsinsukh et al. 2011). Die Tatsache, dass die Patienten mit größerer Kontaktkraft auf den Gehstock einwirkten, lässt vermuten, dass diese mehr mechanische Unterstützung beim Gehen benötigten. Somit ist die Methode der Gewinnung von Light Touch Cues mithilfe eines Gehstocks nicht für alle Patienten geeignet. Darüber hinaus kann der Einsatz von Gehhilfen zur Fortbewegung nach einer neurologischen Verletzung die Strategien von Beinen und Armen bei der Gleichgewichtskontrolle verändern (Marigold u. Misiaszek 2009). Der Gebrauch eines Gehstocks kann die Entwicklung der Gleichgewichtskontrolle des Patienten hemmen, wenn er sich darauf stützt und damit die Asymmetrie verstärkt. Kommt noch eine sekundären Aufgabe hinzu, wie etwa das Halten eines Gegenstandes mit den Händen, wirkt sich dies negativ auf die Gleichgewichtsreaktionen der oberen Extremitäten aus und verhindert die Beteiligung der Arme an kompensatorischen Gleichgewichtsreaktionen (Bateni et al. 2004). Auch kann die Zuhilfenahme der Arme beim Gebrauch von Gehhilfen die Gleichgewichtstrategien von den Beinen weg und hin zu den Armen verlagern (Misiaszek u. Krauss 2005). Bei kompensatorischen Schrittreaktionen (Unterstützungsveränderungsstrategien) könnte das Halten eines Gehstocks ein Hindernis für laterale Bewegungen der Beine darstellen und die Fähigkeit zur Ausführung kompensatorischer Schrittreaktionen bei einem lateralen Gleichgewichtsverlust einschränken (Bateni u. Maki 2005). Wird eine Gehhilfe verwendet, müssen unter Umständen zusätzliche kognitive Ressourcen eingesetzt werden. Dies kann insbesondere bei älteren Menschen die Fähigkeit beeinträchtigen, das Gleichgewicht aufrechtzuerhalten oder wiederherzustellen (Bateni u. Maki 2005).

Ein hoher Gehstock kann die Extension und das Zusammenspiel der Körpersegmente verbessern, vorausgesetzt er wird als Gleichgewichtshilfe verwendet, ohne Druck auszuüben. Auch wenn der Patient in seiner häuslichen Umgebung keinen Gehstock verwendet, kann es manchmal sinnvoll sein, diesen im Freien, zum Einkaufen oder in anderen Situationen einzusetzen, nämlich dann, wenn das Gleichgewicht besonders herausgefordert wird.

Schuhe und Orthesen

Von Mulder et al. (1996) und Geurts et al. (1992) durchgeführte Studien ergaben, dass sich das Tragen von orthopädischem Schuhwerk auf die Größe der Unterstützungsfläche und das sensorische Feedback auswirkt.

Schuhe

Im Rahmen einer Studie, an der Patienten mit neuropathischen Störungen und Amputationen teilnahmen, deren Ergebnisse aber zum Teil auch auf Patienten mit ZNS-Verletzungenn übertragen werden können, haben Geurts et al. (1992) Folgendes demonstriert: Schuhe, die den Fußknöchel stützen, verringern das propriozeptive Feedback aus dem Fußgelenk und dem Unterschenkel. Dies wirkt sich auf die posturale Kontrolle aus und kann den Grad der Automatisierung bei der Gleichgewichtskontrolle verringern. Das Aufsetzen der Ferse ist wichtig für die Phasenübergänge und das Gehen. Ein Schuh, der der Ferse starken Halt bietet und außerdem über eine feste Sohle und einen stabilen Absatz verfügt, kann das Feedback zur Belastung und Entlastung der Ferse verstärken. Diese Theorie wird durch Hijmans und Kollegen (2007) gestützt, die in ihrem systematischen Review zu dem Fazit gelangen, dass *„Einlagen mit Druckpolstern oder Vibrationselementen das Gleichgewicht verbessern können, während dicke oder weiche Sohlen zu einer Verschlechterung des Gleichgewichts führen können"*. Die für die unterschiedlichen Arten von Einlagen und Sohlen beschriebenen Auswirkungen decken sich mit Theorien zu sensomotorischen Mechanismen, die eine Rolle bei der Gleichgewichtskontrolle spielen. Darüber hinaus liegen Untersuchungsergebnisse vor, dass Barfußgehen die intrinsischen Muskeln stärker kräftigt als ein Training mit schwerem Schuhwerk (Rose et al. 2011) und außerdem den Empfang sensorischen Inputs potenziert (Kavounoudias et al. 2001, Shinohara u. Gribble 2009).

Orthesen

Fuß- und Fußgelenkorthesen

Fuß- und Fußgelenkorthesen werden eingesetzt, um diese Bereiche während Haltungsänderungen sowie beim Stehen und Gehen zu stabilisieren und um das Anheben des Fußes während der Schwung-

Abb. 3.34 Zwei unterschiedliche Orthesen. (**a, b**) (**c, d**)

a Das Modell trägt eine Beinschiene aus Polypropylen. Zu beachten ist der Unterschied in der Ausrichtung in Bezug auf Bild **b**.

b Hier ist das Modell stärker flexordominiert und ihre linke Hüfte scheint weniger aktiv zu sein als in Bild **a**.

c Hier und in Bild d trägt das Modell eine andere Art von Schiene, die als „Aircast" bezeichnet wird. Diese verleiht dem Fußgelenk mediolaterale Stabilität, ohne die Dorsal- und Plantarflexion zu beeinträchtigen. Diese Schiene nimmt in einem Schuh viel Platz ein und eignet sich daher nicht für eine kontinuierliche Anwendung. Sie kann jedoch im frühen Stadium nach einer ZNS-Läsion die posturale Aktivität bei verbesserter Ausrichtung im Stand fazilitieren. Ansicht von lateral.

d Frontale Ansicht.

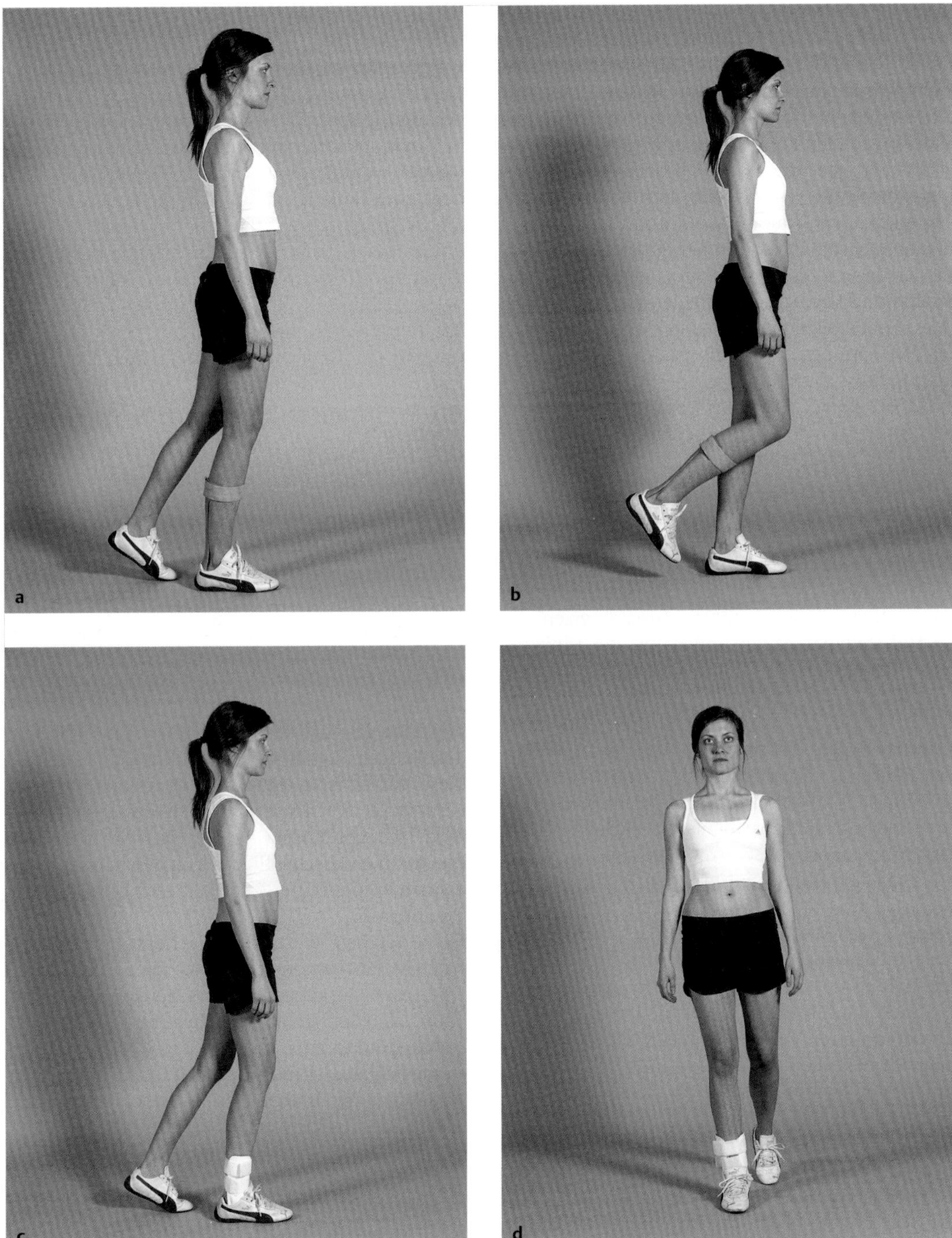
a
b
c
d

phase zu fazilitieren. Die Ursache der Instabilität muss untersucht und behandelt werden. Orthesen, die das Fußgelenk und den Unterschenkel umschließen, können ausreichend distale Unterstützung verleihen, um dem Patienten die Erkundung seiner posturalen Kontrolle zu ermöglichen. Gleichzeitig kann aber die externe Fixierung die Bewegungsreichweite, -flexibilität und -fähigkeit einschränken. Druck auf Muskeln und Gelenke kann zu einer sensomotorischen Reorganisation führen, die wiederum die Entwicklung neuer Gleichgewichts- und Bewegungsstrategien nach sich zieht. Eine Instabilität des Fußes und Fußgelenkes tritt bei ZNS-Läsionen selten als isoliertes Phänomen auf und muss gemeinsam mit der Ausrichtung, der Tonusverteilung, den Rekrutierungsmustern und den Muskelaktivierungssequenzen im gesamten Körper betrachtet werden.

Die meisten Orthesen sind so gestaltet, dass sie das Fußgelenk in einer leichten Dorsalflexion halten. Dies kann zu einer erhöhten Flexion der Hüfte und des Knies führen und die Ausrichtung insgesamt verändern (▶ Abb. 3.34). Diese erhöhte Flexorenaktivität kann negative Auswirkungen auf die Hüftstabilität haben und damit die Fähigkeit des Patienten zu Haltungsänderungen und zum Gehen beeinträchtigen. Ein allgemeiner Nachteil der Verwendung von Schienen ist die Immobilisierung des Fußes, die zu einem Verlust an Anpassungsfähigkeit, Flexibilität und variablem Feedback führt. Der Fuß und das Fußgelenk können in ihrer Funktion als bewegliche und zugleich stabile Basis für den Körper beeinträchtigt sein.

In manchen Fällen kann eine Unterstützung der unteren Extremität sinnvoll sein. Es sind bereits einige verschiede Typen verfügbar und weitere werden entwickelt. Der Patient muss im Laufe der Behandlung unterschiedliche Typen ausprobieren und diese bewerten. Es gibt Schienen aus Plastik, die den hinteren Teil des Unterschenkels und die Fußsohle bedecken (▶ Abb. 3.34), Modelle aus verschiedenen Materialien, die die Zehen freilassen, Fußgelenkstützen aus weichen Materialien mit Klettverschlüssen (diese werden zumeist in der Orthopädie eingesetzt), Fußgelenkorthesen, die den Fußknöchel medial/lateral stützen (▶ Abb. 3.34) und Vorrichtungen, die mit und ohne T-förmigen Riemen am Schuh des Patienten befestigt werden (z. B. eine Klenzak-Schiene). All diese Hilfsmittel beeinflussen die Ausrichtung und unterstützen das Fußgelenk und den Fuß unterschiedlich. Nur eine Evaluation über einen längeren Zeitraum hinweg kann entscheiden, ob dieser Einfluss positiv oder negativ ist.

Prinzipiell muss entschieden werden, ob der Patient eine potenzielle Schiene immer tragen sollte oder nur in spezifischen Situationen. Der Fuß weist in Situationen, in denen das Gleichgewicht als gefährdet wahrgenommen wird, eine erhöhte Tendenz zum Umknicken auf, etwa im Freien, in einer Menschenmenge, auf unebenem Untergrund oder im Straßenverkehr. Wenn die Schiene nur zu bestimmten Zeiten verwendet wird, kann die Anpassungsfähigkeit des Fußes und des Fußgelenkes erhalten bleiben und der Patient gewinnt Erfahrung in der Gewichtsbelastung durch Extension. Patienten sollten möglichst regelmäßig barfuß stehen und gehen, weil sich dann ein variabler Input ergibt.

Knieorthesen

Einige Patienten leiden an einer Hyperextension des Knies, die schmerzhaft sein und zu Destabilisierung führen kann. Während des normalen Gehens bewegen sich die Hüfte und das Knie in der Standphase über dem Fuß nach vorn. Das Knie wird selten ganz durchgestreckt, aber es erreicht den höchsten Extensionsgrad in der Mitte der Standphase, unmittelbar vor dem Anheben der Zehen. Eine verringerte Beweglichkeit des Fußes und des Fußgelenks in der Dorsalflexion verhindert diese Vorwärtsbewegung des Unterschenkels und verursacht eine Hyperextension des Knies, während sich der Körper weiter nach vorn bewegt. Dies kann unterschiedliche Ursachen haben:

- einen erhöhten Tonus der hinteren Unterschenkelmuskeln
- eine verringerte exzentrische Kontrolle über den M. gastrocnemius, den M. soleus, die tiefen hinteren Muskeln des Unterschenkels, die medialen Sehnen der Knieflexoren oder die Hüftadduktoren
- eine Fehlausrichtung der Rotationskomponenten zwischen den unterschiedlichen Segmenten des Beins, des Beckens und des Rumpfes

Wird die Hüfte im Stand flektiert, entsteht eine Hyperextension des Knies. Beweglichkeit und Stabilität von Hüfte/Becken, Fußgelenk/Fuß und Rumpf sind Grundvoraussetzungen für eine dynamische Kniefunktion. Durch eine verminderte Koordination der hüftstabilisierenden Aktivität bei gleichzeitig verringerter Beweglichkeit von Fußgelenk/Fuß, wird das Knie in der Mitte „gefangen“. Somit ist der Einsatz einer Schiene zur Verminderung der Hyperextension des Knies selten notwendig, wenn die zugrunde liegende Ursache behandelt wird.

Schulterorthesen

Nach Schlaganfall tritt häufig eine Schultersubluxation auf, die zu Schmerz und weiteren funktionellen Beeinträchtigungen führen. Unter glenohumeraler Subluxation (GHS) versteht man eine Vergrößerung des Abstandes zwischen Humerus und dem Schulterdach. Dies führt zu einer veränderten Gelenkausrichtung, sodass die Schwerkraft den schlaffen Arm nach kaudal ziehen kann. Paci und Kollegen (2005) definieren die GHS bei Hemiplegie als eine „nach dem Schlaganfall aufgetretene, nicht traumatische, im Vergleich mit der nicht beeinträchtigten Schulter partielle oder totale Veränderung der Beziehung zwischen der Skapula und dem Humerus in allen Richtungen und auf allen Ebenen". GHS kann zu Schulterschmerzen führen und sollte stets frühzeitig nach dem Eintritt des Schlaganfalls behandelt werden. Verschiedene Faktoren tragen zu einer GHS bei. Die Position der Schulterblätter auf dem Rumpf wirkt sich auf das Längen-Spannungs-Verhältnis der synergistischen Muskelpaare aus, die die Gelenke im Skapula-Thorax-Bereich und das Schultergelenk stabilisieren. Nach einem Schlaganfall beeinflusst die verringerte Rumpfaktivität bei mangelhafter Rumpfausrichtung die Position der Schulterblätter. Zudem können die Muskeln, die das Schulterblatt stabilisieren, geschwächt sein oder einen niedrigen Tonus aufweisen, was zu einer veränderten Ausrichtung der Skapula auf dem Thorax führt. Wenn kein normaler Tonus vorhanden ist, kann die Rotatorenmanschette die Integrität des Schultergelenks nicht mehr länger aufrechterhalten. Zu den Faktoren, die bei einer GHS zu Schmerzen führen, gehören eine unangemessene Positionierung der oberen Extremität in Rückenlage und im Sitz, ein Mangel an Unterstützung der oberen Extremität und des Rumpfes in der aufrechten Position und Ziehen am hemiplegischen Arm während Haltungsänderungen des Patienten.

Die Verwendung von Armschlingen wird kontrovers diskutiert, hat allerdings nachweislich in manchen Fällen die Subluxation verringert. Es gibt viele verschiedene Arten von Schulterorthesen, die die Ausrichtung unterschiedlich beeinflussen. Einer der Nachteile ist, dass manche Orthesen den Arm in einer fixierten flektierten Position halten und so Schulterbewegungen beeinträchtigen. Zudem benötigen die Patienten die Hilfe durch qualifiziertes Personal, um die Orthesen anzulegen. Eine Cochrane-Metaanalyse (Ada et al. 2005) gelangte zu dem Schluss, dass nicht ausreichend nachgewiesen wurde, dass die Orthesen und Schlingen Subluxation und Schmerzen verhindern und dass diese Hilfsmittel das Bewegungsausmaß der Schulter einschränken. Viele Patienten lehnten außerdem Orthesen und Armschlingen ab, da sie unbequem waren und einen unangenehmen Geruch ausströmten. Da die meisten Armschlingen proximal unterstützen, haben einige Patienten das Gefühl, dass sich ihr Gleichgewicht durch den Gebrauch der Schlinge verbessert und dass außerdem der Arm dadurch in einer Position gehalten wird, in der er weniger Schmerzen verursacht. Yavuzer und Ergin (2002) haben in einer Studie mit 31 Teilnehmern untersucht, wie sich eine einfache Schlinge auf die posturale Kontrolle und die Schrittparameter auswirkt. Sie stellten fest, dass eine solche Schlinge die Gehfähigkeit verbessern kann. Die entsprechenden Messungen wurden anhand einer dreidimensionalen Schrittanalyse und von Videoaufnahmen durchgeführt (▶ Abb. 3.35).

Der Einsatz einer Schulterorthese kann bei Patienten sinnvoll sein, die ihren Arm aufgrund von Neglect, Konzentrationsstörungen oder kognitiven Defiziten nicht gebrauchen können oder die an einer schweren Subluxation der Schulter mit beginnender Schmerzentwicklung leiden. Es gibt zahlreiche verschiedene Arten von Schulterorthesen, die der Patient gemeinsam mit dem Pflegepersonal ausprobieren sollte, um eine sachgerechte Anwendung zu gewährleisten. Nur wenige Schulterorthesen scheinen eine Subluxation zielgenau zu vermindern. Dies ist darauf zurückzuführen, dass eine Subluxation des Schultergelenks multifaktorielle Ursachen hat: eine verringerte posturale Kontrolle, eine geminderte Stabilität des Schultergürtelkomplexes, eine veränderte Ausrichtung der Skapula auf dem Thorax sowie eine Parese. Die Orthese kann jedoch vor dem Trauma schützen, das ausgelöst wird, wenn der Arm schwer am Körper des Patienten herunterhängt. Für das Pflegepersonal ist die Orthese ein Signal, dass Schulter und Arm des Patienten mit besonderer Sorgfalt zu behandeln sind.

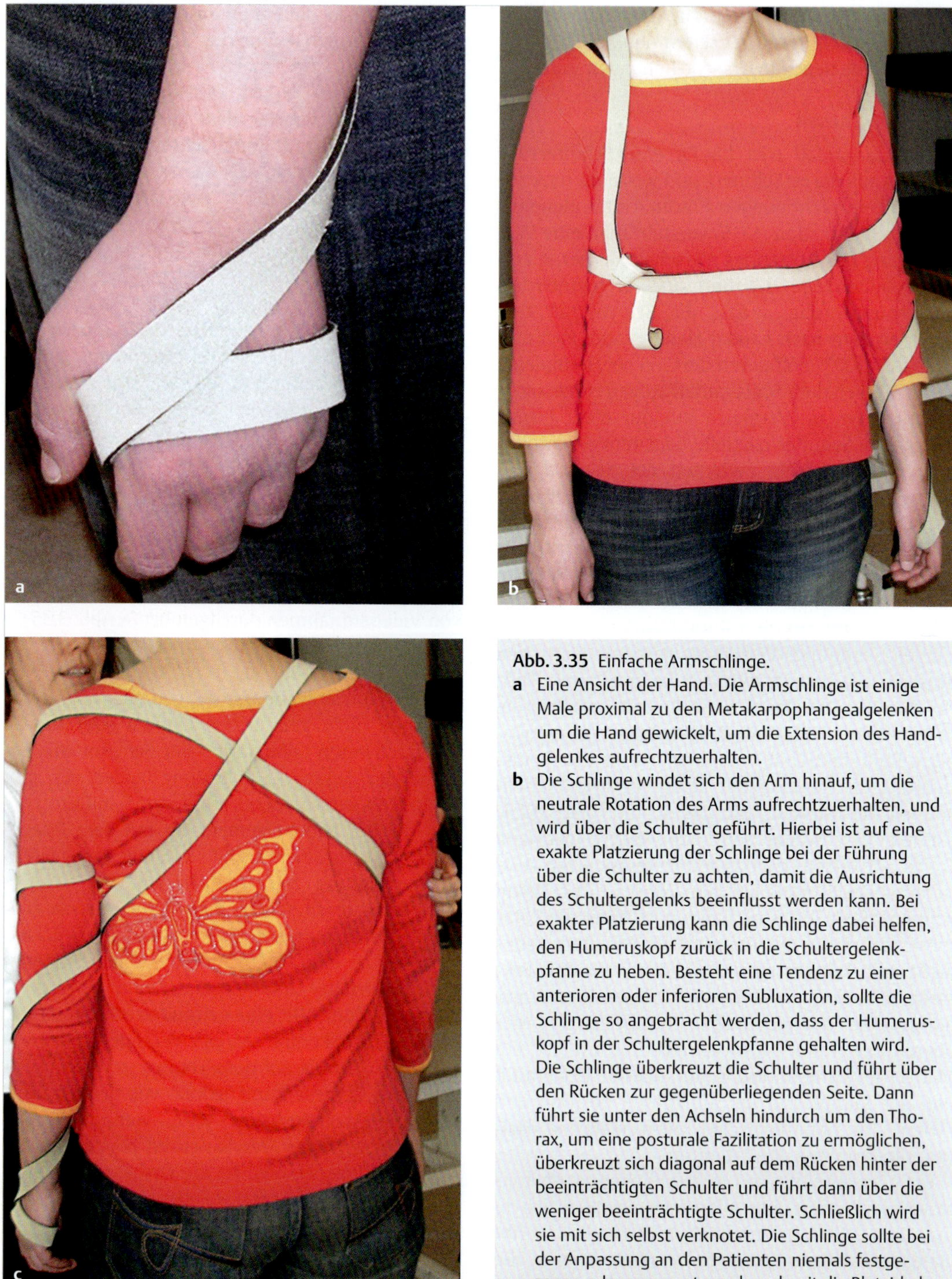

Abb. 3.35 Einfache Armschlinge.

a Eine Ansicht der Hand. Die Armschlinge ist einige Male proximal zu den Metakarpophangealgelenken um die Hand gewickelt, um die Extension des Handgelenkes aufrechtzuerhalten.

b Die Schlinge windet sich den Arm hinauf, um die neutrale Rotation des Arms aufrechtzuerhalten, und wird über die Schulter geführt. Hierbei ist auf eine exakte Platzierung der Schlinge bei der Führung über die Schulter zu achten, damit die Ausrichtung des Schultergelenks beeinflusst werden kann. Bei exakter Platzierung kann die Schlinge dabei helfen, den Humeruskopf zurück in die Schultergelenkpfanne zu heben. Besteht eine Tendenz zu einer anterioren oder inferioren Subluxation, sollte die Schlinge so angebracht werden, dass der Humeruskopf in der Schultergelenkpfanne gehalten wird. Die Schlinge überkreuzt die Schulter und führt über den Rücken zur gegenüberliegenden Seite. Dann führt sie unter den Achseln hindurch um den Thorax, um eine posturale Fazilitation zu ermöglichen, überkreuzt sich diagonal auf dem Rücken hinter der beeinträchtigten Schulter und führt dann über die weniger beeinträchtigte Schulter. Schließlich wird sie mit sich selbst verknotet. Die Schlinge sollte bei der Anpassung an den Patienten niemals festgezogen oder gespannt werden, damit die Blutzirkulation nicht beeinträchtigt wird. Wird die Schlinge fachgerecht angebracht, kann der Patient eine Verbesserung der posturalen Stabilität sowie eine Fazilitation der Thoraxextension und der neutralen bis externalen Armrotation erfahren.

c Rückenansicht der Schlinge.

Elektrische Stimulation

Es ist kein neuartiger Ansatz, Bewegungen elektrisch zu stimulieren. Bereits im Jahre 1790 brachte Luigi Galvani (Cambridge 1977) elektrische Kabel an den Beinmuskeln von Fröschen an und war der erste, der die Auswirkungen elektrischer Stimulation auf die Muskulatur untersuchte. In der Neurorehabilitation wurde die Elektrostimulation als Hilfsmittel eingesetzt, um die willkürliche Bewegungskontrolle, funktionelle motorische Fähigkeiten und ADL zu verbessern.

Funktionelle elektrische Stimulation (FES)

Bei der FES wird die elektrische Stimulation zu verschiedenen rehabilitativen Zwecken und bei verschiedenen Diagnosen mit einer funktionellen Aufgabe kombiniert, z. B. Gehen, Radfahren oder das Ergreifen von Gegenständen (Doucet et al. 2012). Fußheber-Systeme (*foot drop stimulators* – FDS) sind eine spezielle Kategorie von FES-Geräten, die speziell entwickelt wurden, um der Problematik des Fallfußes beim Gehen entgegenzuwirken. Die am meisten verbreitete Art der FDS sind kleine, tragbare Einheiten, die im oberen Bereich der Wade angebracht werden. Um die Fortbewegungsfertigkeit zu unterstützen, werden die FDS in aller Regel zur Stimulation des N. peroneus communis eingesetzt, der eine Kontraktion der Muskeln auslöst, die für die Dorsalflexion verantwortlich sind (z. B. M. tibialis aterior, M. extensor hallucis longus usw.) (Thrasher u. Popovic 2008).

Eine Metaanalyse, welche die Effektivität von FES untersucht hat, ergab eine signifikante statistische Verbesserung der Gehgeschwindigkeit. Eine allgemeine Verbesserung der funktionellen Fähigkeiten durch die Behandlung mit FES konnte allerdings bislang durch Studien nicht nachgewiesen werden (Robbins et al. 2006). Obwohl eine elektrische Stimulation Bewegungen hervorbringen kann, wurde nachgewiesen, dass die so hervorgerufene Bewegung weniger effizient ist als normale Bewegung wäre. Außerdem beeinträchtigt sie die natürliche Ermüdungsresistenz der Muskeln, indem sie das Henneman'sche Größenprinzip umkehrt, demzufolge während willkürlicher Kontraktionen kleinere motorische Einheiten vor größeren motorischen Einheiten rekrutiert werden (Doucet et al. 2012). Darüber hinaus aktiviert die FES normalerweise lediglich 1 oder 2 Muskelgruppen, was häufig dazu führt, dass die Bewegungsreichweite eingeschränkt ist, weil für eine volle Bewegungsreichweite die koordinierte Aktivierung mehrerer Muskelgruppen notwendig ist.

Sonstige Hilfsmittel

Hilfsmittel, die die täglichen Aktivitäten im häuslichen Umfeld oder am Arbeitsplatz des Patienten erleichtern sollen, müssen individuell beurteilt werden. Bei einer gemeinsamen Vorortbegehung der Wohnung oder des Arbeitsplatzes durch den Patienten und seinen Therapeuten bzw. sein Pflegepersonal kann können diejenigen Bereiche erkannt werden, bei denen der Einsatz von Hilfsmitteln sinnvoll sein könnte (z. B. speziell angepasste Stühle am Arbeitsplatz, Küchengeräte). Physio- und Ergotherapeut können hier gut zusammenarbeiten, um zu gewährleisten, dass die funktionellen Bedürfnisse des Patienten berücksichtigt und Gleichgewicht und Bewegung optimiert werden.

Evaluation und Anpassung

Alle Hilfsmittel sollten im Hinblick auf ihre Verwendung sowie ihre positiven und negativen Auswirkungen auf Funktion, posturale Kontrolle und Bewegung des Patienten beurteilt werden. Wenn sich der Zustand des Patienten im Laufe der Zeit dahingehend verändert, dass sich seine Funktionen verbessern oder verschlechtern, müssen die Hilfsmittel entsprechend angepasst werden. Die Nachsorgephase sollte ausreichend lang sein, um das verwendete Hilfsmittes zu untersuchen, anzupassen und zu beurteilen – und um festzustellen, ob der Patient einen Nutzen aus der Verwendung des Hilfsmittels zieht oder ob dieses vielleicht gegen ein besser geeignetes auszutauschen ist.

Zusammenfassung

- Bewegung zeichnet sich durch Variabilität unangemessenen Kraftaufwand aus. Sie ist effizient, effektiv, präzise und erfolgreich und entwickelt sich auf der Grundlage einer Interaktion zwischen Person, Aufgabe und Umgebung.
- Muskelsynergien führen dazu, dass das Nervensystem die wiederholte und korrelierende Koordination mehrerer Gelenke aktiviert.
- Willkürliche Bewegungen sind 2 antagonistischen Zwängen ausgesetzt. Zum einen soll dasfokale Segment (bzw. die Segmente) auf ein Ziel zubewegt werden und zum anderen soll/en das „posturale“ Segment (bzw. die Segmente) zur Erhaltung des Gleichgewichts stabilisiert werden.
- Die Fähigkeit, das Gleichgewicht zu halten, wird beschrieben als „der Akt der Aufrechterhaltung, Erreichung oder Wiederherstellung des Körperschwerpunktes (*center of mass – COM*) in Relation zur Unterstützungsfläche (BoS)“.
- Posturale Kontrolle, antizipatorische Reaktion und Schutzreaktionen sind Elemente des Gleichgewichts.
- Das posturale Kontrollsystem umfasst sämtliche sensomotorischen und muskuloskeletalen Komponenten, die am Erhalt des Gleichgewichts beteiligt sind.
- Die Kontrolle der Haltung erfolgt durch 2 verschiedene, jedoch interagierende Systeme: das antizipatorische oder Feedforward-System nimmt posturale Kontrollen vor der Ausführung der Bewegung vor, während das reaktive oder Feedback-System Korrekturen in Reaktion auf Störungen vornimmt.
- Zur posturalen Kontrolle stehen dem ZNS diverse Modalitäten an sensorischen Informationen zur Verfügung.
- Die menschliche posturale Kontrolle muss unter vielen verschiedenen Bedingungen anpassungsfähig und stabil sein. Dies erfordert einen Prozess der Neugewichtung multisensorischer Stimuli.
- Die Wiederherstellung der Rumpfkontrolle scheint eine Grundvoraussetzung für komplexere funktionelle Fähigkeiten zu sein.
- In einem funktionellen Kontext sind die sensomotorische und perzeptive Interaktion zwischen dem Körper und der Unterstützungsfläche wichtiger für die Stärke des posturalen Tonus als die Größe der Unterstützungsfläche.
- Beweglichkeit ist eine wichtige Voraussetzung für Stabilität, so wie es die Stabilität für die Bewegung ist.
- Unangemessene kompensatorische Strategien – alternative Verhaltensstrategien – können bei Patienten mit ZNS-Läsionen eine Entwicklung von Gleichgewicht und selektiver motorischer Kontrolle verzögern oder verhindern.
- Stehen scheint sowohl den Rumpfpositionssinn als auch die Funktionalität insgesamt zu verbessern.
- Das Bobath-Konzept ist ein Problemlösungsansatz für das Assessment und die Behandlung von Patienten mit Störungen der Funktion, Bewegung und posturalen Kontrolle aufgrund einer Läsion des ZNS.
- Posturale Sets beschreiben die Wechselbeziehungen von Körpersegmenten zu einem bestimmten Zeitpunkt.
- Bewegung kann als kontinuierliche Veränderung von posturalen Sets beschrieben werden.
- Eine selektive Bewegung innerhalb eines bestimmten posturalen Sets erfordert innerhalb eines anderen posturalen Sets eine unterschiedliche neuromuskuläre Aktivität. Mit einer Änderung der biomechanischen Ausrichtung verändert sich auch die neuromuskuläre Aktivität.
- In den Schlüsselregionen laufen viele Muskeln und Gelenke zusammen. Daher üben propriozeptive Informationen – und Informationen aus der Haut – einen großen Einfluss auf das ZNS aus.
- Die Kontrolle der Schlüsselregionen und das Zusammenspiel dieser Regionen erscheinen besonders wichtig für das Gleichgewicht, die selektive Bewegung, die Anpassung an die Umwelt und an Aufgaben – und somit für die Funktion.
- Alltägliche Aktivitäten wie das Halten des Gleichgewichts, das Gehen, das Greifen nach etwas und das Essen sind größtenteils automatische Funktionen, für die in der Regel keine große Aufmerksamkeit und kein großer Kraftaufwand erforderlich sind.
- Alltägliche Aktivitäten verfügen über strukturelle Korrelationen im ZNS, die auf Erfahrung basieren.
- Aktivitäten variieren je nach Individuum, Ziel und Situation im Ausdruck.
- Automatische und willkürliche Bewegungskontrolle stehen in einem engen Zusammenhang und bilden die Basis für funktionelle Fertigkeiten und Gleichgewicht.
- Die klinische Herausforderung besteht darin, zu entscheiden, ob das Gleichgewicht auf dem Wege der bewussten willkürlichen Planung wiederhergestellt werden kann, oder während funktioneller

Situationen auf eher automatisierter Ebene fazilitiert werden sollte. In beiden Szenarien müssen Tonus, Muskeldynamik und die Rekrutierungssequenz optimiert werden.
- Die Hände des Therapeuten können berühren, Reibung erzeugen, dehnen, Druck ausüben und Informationen über die Muskellänge und -spannung, die Richtung, die Geschwindigkeit und die Reichweite vermitteln. Sie können Zugkraft und Druck erzeugen, rotieren und in Abhängigkeit von der Problemstellung und dem funktionellen Ziel Stabilität und/oder Beweglichkeit abrufen. Die Informationen richten sich spezifisch nach der gewünschten Aktivität.
- Fazilitation bedeutet „einfach machen". Das Ziel des Therapeuten besteht darin, den Patienten so zu behandeln, dass dessen Bewegungen erleichtert werden und er schließlich eigenständig die Aktivität rekrutiert. Fazilitation bedeutet also nicht, dass der Patient während der Bewegungsübungen oder Techniken wie Muskeltaping oder Kältestimulierung, passiv bleibt.
- Die Behandlung erfordert ein ständiges Wechselspiel zwischen der Arbeit an Beeinträchtigungen, der Fazilitation von Aktivität, einem Ermöglichen von Bewegung, der Anforderung von Kontrolle und der Ermutigung zur Aktion: möglich machen → notwendig machen → geschehen lassen.
- Ziel des Handlings ist es, den Patienten aktiver zu machen, sodass der Therapeut nicht mehr körperlich unterstützen muss.
- Aktive Bewegung versorgt das ZNS mit einer Vielfalt an Informationen.
- Wahrnehmung setzt aktive Bewegung voraus.
- Eine Fazilitation aktiver Bewegung durch intensive sensorische Stimuli scheint den Neglect zu mindern. Das Bewusstsein des Patienten wird durch aktive Bewegung gestärkt.
- Passive Bewegung ist wichtig, wenn Patienten nicht in der Lage sind, eigene Bewegungen zu initiieren.
- Passive Bewegung zielt darauf ab, Aktivität zu stimulieren und erfordert die Aufmerksamkeit des Patienten.
- Handling durch passive Bewegung verfolgt das Ziel, das ZNS des Patienten so weit wie möglich dazu zu bringen, auf Input zu „hören" und zu reagieren und kann daher nicht wirklich als passiv charakterisiert werden.
- Es ist besonders wichtig, die Ursachen assoziierter Reaktionen zu analysieren und zu behandeln, statt nur den Versuch zu unternehmen, die Reaktionen abzumildern.
- Das gewählte Feedback variiert und ist abhängig von der Bewegungsfähigkeit des Patienten, seinen perzeptiven und kognitiven Fähigkeiten und der Art der Zielaktivität (eher automatisch oder eher willkürlich).
- Eine variierte Wiederholung während der Behandlung ermöglicht es, ein breites Bewegungsrepertoire und eine große Bewegungserfahrung zu entwickeln. Diese kann anschließend in unterschiedlichen funktionellen Kontexten verwendet werden.
- Patienten sollten stets das Gefühl haben, dass eine spezifische Behandlung innerhalb einer Sitzung zu einer funktionellen Verbesserung führt. Ihnen sollte nicht das Gefühl vermittelt werden, dass das Training nicht ihren persönlichen Erfordernissen entspricht.
- Lernen und Übertragung brauchen Zeit, um sich zu etablieren.
- Krafttraining muss selektiv und funktional sein.
- Krafttraining erfordert eine fokussierte Aufmerksamkeit seitens des Patienten und kann sein Bewusstsein und seine Wahrnehmung im Hinblick auf den relevanten Bereich des Körpers verbessern.

Kapitel 4

Assessment

4

4 Assessment

4.1 Einleitung

In den verschiedenen Phasen und Stadien der Rehabilitation nimmt das Fachpersonal im Gesundheitswesen je nach den sich verändernden Bedürfnissen des Patienten verschiedene Rollen ein: Mitmensch, Supervisor, Anleiter, Informant, Experte, Helfer oder Pflegeperson. Diese Rollen sind abhängig vom Rehabilitationsprozess und den jeweils aktuellen Bedürfnissen des Patienten. Die Fachkräfte im Gesundheitswesen stellen Diagnosen, behandeln und informieren. Abhängig vom Potenzial des Patienten und seiner Einschränkungen planen, strukturieren und adaptieren sie die Rehabilitation gemeinsam mit dem Patienten.

In der interdisziplinären Zusammenarbeit müssen alle Fachkräfte ihre Kompetenz einbringen und die ihnen zufallende Rollen einnehmen. Auch der Patient verfügt durchaus auch über eigene Kompetenzen, die ebenfalls genutzt werden können. In der Summe können all diese Qualifikationen dazu beitragen, Einsichten in die potenziellen Herausforderungen des Rehabilitationsprozesses zu gewinnen. Die wichtigste Aufgabe einer Fachkraft im Gesundheitswesen ist es dabei, die Möglichkeiten und das Potenzial des Patienten zu entdecken – die positiven Ressourcen, über die ein Patient und sein Pflegenetzwerk verfügen –, die seinen Fortschritt vergrößern können. Die Bedürfnisse des Patienten sind das wesentliche Kriterium für die Auswahl der Interventionen. In diesem Kapitel werden die folgenden Themen behandelt:

- die Internationale Klassifikation der Funktionsfähigkeit, Behinderung und Gesundheit (*International Classification of Functioning, Disability and Health – ICF*)
- physiotherapeutisches Assessment und Clinical Reasoning
- Ergebnismessungen

4.2 Internationale Klassifikation der Funktionsfähigkeit, Behinderung und Gesundheit

Die Internationale Klassifikation der Funktionsfähigkeit, Behinderung und Gesundheit (ICF) ist ein Werkzeug zur Klassifikation unterschiedlicher Aspekte und Faktoren, die das Leben eines Menschen beeinflussen. Die ICF-Klassifikation beschreibt Gesundheit und Gesundheitsbereiche, Körperfunktionen und -strukturen, Aktivitäten und Teilhabe an den verschiedenen Lebensbereichen. Die Einteilung wird anhand körperlicher, individueller und gesellschaftlicher Perspektiven vorgenommen. Somit ist die ICF ein biopsychologisches Modell. Da sich die Funktionalität und Beeinträchtigung eines Individuums immer in einem bestimmten Kontext abspielt, werden auch Umweltfaktoren berücksichtigt.

Mithilfe der ICF kann der Gesundheitszustand von Individuen verstanden und gemessen werden. Sie kann im klinischen Umfeld, von Gesundheitsdienstleistern oder für Umfragen – auf der Ebene des Individuums oder der Gesamtbevölkerung – verwendet werden. Dadurch ergänzt sie die Internationale statistische Klassifikation der Krankheiten und verwandter Gesundheitsprobleme, 10. Auflage (*International Statistical Classification of Diseases and Related Health Problems, 10th edition – ICD-10).* Damit geht sie über eine reine Betrachtung von Mortalität und Krankheit hinaus. Die ICF erleichtert es zudem den Fachkräften im Gesundheitswesen die gleiche Sprache zu sprechen.

Funktionalität ist ein positiv besetzter Begriff, der sich auf sämtliche Körperfunktionen und -strukturen, auf Aktivitäten und Teilhabe bezieht. *Behinderung* hingegen bezieht sich auf Störungen sowie Beeinträchtigungen von Aktivität und Teilhabe an der Gesellschaft.

Die ICF befasst sich mit folgenden Bereichen:

- *Körperfunktionen:* Klassifizierung der physiologischen und psychologischen Systeme des Körpers
- *Körperstrukturen:* Klassifizierung der anatomischen Strukturen des Körpers, z. B. Organe, Extremitäten und ihre Bausteine
  - *Beeinträchtigungen:* Probleme im Hinblick auf Körperfunktionen und -strukturen
- *Aktivitäten und Teilhabe:* hierzu zählen sämtliche Aktivitäten, die eine Person in verschiedenen Lebensbereichen ausführt
- *Beeinträchtigungen:* Probleme, die eine Person bei der Ausführung von Aktivitäten haben kann
- *Teilhabe:* Klassifizierung der Lebenssituationen einer Person in Bezug auf Gesundheit, Körperfunktionen und -strukturen, Aktivitäten und Beziehungen zu anderen Menschen
  - *Einschränkungen:* Probleme, die eine Person hinsichtlich Art und Umfang seiner Teilhabe haben kann

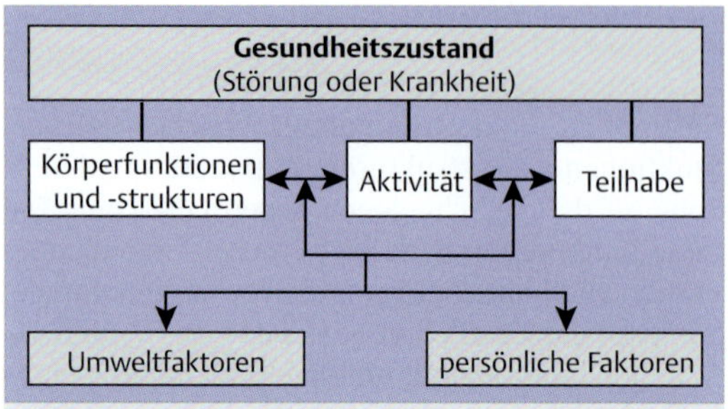

Abb. 4.1 Die Wechselwirkung der unterschiedlichen Faktoren der Internationalen Klassifikation der Funktionalität, Behinderung und Gesundheit (ICF) (adaptiert aus: ICF, WHO 2006).

- *Umweltfaktoren:* das physikalische, gesellschaftliche und verhaltensbezogene Umfeld, in dem eine Person lebt

Neben diesen den genannten Faktoren umfasst die ICF auch noch einen anderen Bereich, der nicht klassifiziert ist:

- *Persönliche Faktoren:* der spezifische Hintergrund einer Person und seine Lebensweise. Hierzu gehören individuelle Merkmale, die nichts mit einer Krankheit oder einem Gesundheitszustand zu tun haben, wie etwa Alter, Geschlecht, Erfahrungen, persönliche Überzeugungen, Religionszugehörigkeit, Lebensstil u. Ä.

▶ Abb. 4.1 stellt die Interaktion dieser Faktoren dar. Interventionen auf einer Ebene haben das Potenzial, andere in Beziehung stehende Elemente zu verändern. Die ICF kann genutzt werden, um zu gewährleisten, dass alle Aspekte der Situation eines Menschen als Grundlage für den Rehabilitationsprozess evaluiert wurden.

4.3 Physiotherapeutisches Assessment

Shumway-Cook und Woollacott (2006) haben als erste ein Modell präsentiert (▶ Abb. 4.2), in dem dargestellt wird, dass alle motorischen, sensorischen, kognitiven und perzeptiven Funktionen wichtig für unser Handeln sind.

Der Physiotherapeut spielt bei der Wiederherstellung, beim Erlernen und bei der Aufrechterhaltung der physischen Funktion eine spezifische und wichtige Rolle. Ziel des Assessments ist es, die Situation des Patienten zu verstehen. Der Therapeut

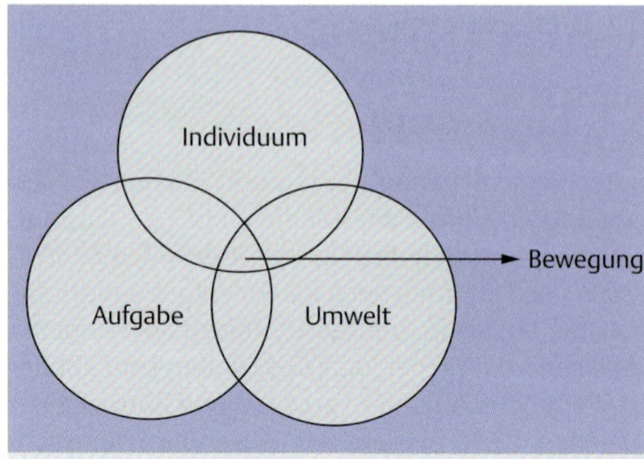

Abb. 4.2 Das Potenzial des Patienten zu evaluieren, ist ein wichtiges Ziel des Assessments.

muss dabei herausfinden, wer der Patient ist, wie er lebt, wie seine Netzwerke und familiären Beziehungen aussehen, wie seine berufliche Situation aussieht und über welche Ressourcen er verfügt. Gleichzeitig muss er seine Bewegungsfunktionen analysieren. Das Assessment ist daher sowohl ressourcen- als auch problemorientiert. Physiotherapeutische Techniken werden angewendet, um die physikalische Funktion des Patienten so weit zu verbessern, dass sein volles Potenzial ausgeschöpft wird er wieder so aktiv wie möglich an seinem Leben teilhaben kann.

Das Assessment sollte zum einen ermitteln, welche relevanten Funktionen im Hinblick auf die Wiederherstellung und das Lernen von Aktivitäten, posturaler Kontrolle und Bewegung von der Schädigung verschont geblieben sind. Zum anderen sollte es aufdecken, welche Funktionen beeinträchtigt oder dysfunktional sind und welche Konsequenzen dies für den Patienten hat. Das Assessment liefert Informationen, anhand derer der Therapeut Hypothesen hinsichtlich der Ursachen und Auswirkungen der Störungen des Patienten aufstellen und anhand derer er evaluieren kann, welche Systeme des Zentralen Nervensystems (ZNS) funktional bzw. dysfunktional sein könnten. Auf dieser Grundlage erstellt der Therapeut anschließend ein Behandlungsprogramm. Das Wissen über jene Bewegungskomponenten, die wichtig für das Gleichgewicht und die Funktion der Extremitäten sind, ist die Basis von Assessment und Behandlung. Endziel des Assessments ist es, das Potenzial des Patienten zu definieren und festzulegen, wie er im Rahmen der verfügbaren Ressourcen die bestmögliche Funktionalität erreichen kann.

Merke **M!**

Das Potenzial des Patienten zu evaluieren, ist ein wichtiges Ziel des Assessments.

In vielen Fällen dienten neuropsychologische Dysfunktionen und sensorische Ausfälle als Grundlage, um im akuten Stadium nach einem Schlaganfall über das Rehabilitationspotenzial eines Patienten zu entscheiden. Anhand dieser frühen Symptomatik ist jedoch nicht ersichtlich, wie es tatsächlich um die Genesungsaussichten des Patienten bestellt ist. In den meisten Fällen bessern sich Wahrnehmung und kognitive Dysfunktionen, wenn der Patient sich wieder in seiner Umgebung orientieren kann. Wird der Schwerpunkt also allein auf die sensorischen, perzeptiven und kognitiven Störungen gelegt, kann dies möglicherweise zu einer zu negativen Einschätzung des Potenzials eines Patienten führen. Deshalb sollte man dem Patienten Zeit geben, bis er sich von den akuten Auswirkungen erholt hat, bevor man die Prognose einschätzt – und damit auch das Niveau des Therapiefortschritts, das der Patient benötigt oder das ihm angeboten wird. Der Physiotherapeut bewertet, *welche* Aktivitäten der Patient ausführen kann, *wie* er seine Bewegungsaufgaben löst und seine Ziele erreicht – und *warum* er sich so bewegt, wie er sich bewegt.

Die Ergotherapeutin Christine Nilson äußerte sich 1991 wie folgt über Berta Bobath (Schleichkorn 1992): *„Sie ermutigte mich, kreativ zu sein und lehrte mich, jeden Patient als Individuum zu betrachten. Sie vermittelte so Problemlösungskompetenzen, die auf logischem Weg zu Behandlungsinterventionen führten"*. Analysen, die sich auf die Beobachtung von Bewegung stützen, sind das wichtigste Werkzeug des Assessments. Sie führen zu einem sinnvollen Handling des Patienten, auf das Clinical Reasoning und Behandlungsinterventionen folgen.

Handling ist sowohl ein Werkzeug für das Assessment als auch eine Intervention. Zudem führt es zu einer Reaktion seitens des Patienten. Das Handling verfolgt das Ziel, die Bewegungsfähigkeit des Patienten und seine Reaktion darauf zu beeinflussen. Seine Reaktionen sind wichtig, da man daran ablesen kann, wie stark er auf das Handling anspricht und ob er lernfähig ist. Deshalb ist eine Evaluation der Reaktionen für das Assessment wichtig. Assessment und Behandlung sind damit 2 miteinander verwobene, untrennbare Prozesse. Während des Assessments sammelt der Therapeut Informationen und beginnt mit dem Clinical Reasoning, um Hypothesen darüber zu bilden, *warum* sich der Patient auf eine bestimmte Art und Weise bewegt und welche seine *Hauptprobleme* im Hinblick auf Aktivität und Funktion sind. Der Therapeut beginnt mit Behandlungsinterventionen und evaluiert sie kontinuierlich, er verwirft aufgestellte Hypothesen, wenn die motorische Kontrolle des Patienten durch die Behandlung nicht verbessert werden kann. Im Laufe der Behandlung formuliert er dann neue Hypothesen. Im Allgemeinen umfasst das Assessment folgende Aspekte:

- Anamnese
- Untersuchung der funktionellen Aktivität
- Untersuchung von Körperfunktionen und -strukturen.
- Clinical Reasoning
- Ergebnismessungen
- Evaluation und Dokumentation

4.3.1 Anamnese

Vor dem Hintergrund der Tatsache, dass Rehabilitation ein Prozess ist, der häufig viele Jahre dauert, geht es in dieser Phase des Assessments darum, den Patienten kennenzulernen und ihn als Ganzes wahrzunehmen. Bewertet werden die ICF-Domänen *Teilhabe, Aktivität und Körperfunktionen bzw. -strukturen* – und zwar sowohl im Hinblick auf seine Funktionalität zurzeit vor der Läsion als auch auf die aktuelle Funktionalität. Dabei muss der Therapeut immer das mögliche Potenzial, die Ressourcen und die Problembereiche des Patienten im Auge behalten. Es ist besonders wichtig, dass er eine Beziehung zu dem Patienten herstellt, die auf Respekt und Vertrauen beruht, und dass er sich einen Überblick über soziale Aspekte des Patienten, seine Rolle im persönlichen und gesellschaftliche Zusammenhang, seine medizinische Vorgeschichte, seine aktuelle Situation sowie seine Bedürfnisse und Wünsche zu verschaffen. Wird im Team gearbeitet, können die Teammitglieder entscheiden, ob sie den Patienten und ihre Pflegeperson einzeln oder separat befragen möchten. Dabei sollte die Befragung vorzugsweise so gestaltet werden, dass der Patient die gleiche Geschichte nicht mehrfach erzählen muss.

Soziale Aspekte

- Familienstand, Familie und das engere soziale Netzwerk
- soziale Rollen, Bedürfnisse und Wünsche des Patienten
- Wohnsituation
- Hobbys und Freizeitaktivitäten
- berufliche Situation
  - Beruf, berufliche Stellung, berufliche Tätigkeiten und Aufgaben.
  - arbeitslos oder verrentet? Gründe dafür?

Medizinische Vorgeschichte

- früheres Niveau der Funktionalität
  - physisch: Seh- und Hörvermögen, Problembereiche, Verwendung von Hilfsmitteln (Gehhilfen, Rollstuhl, orthopädisches Schuhwerk, Schuheinlagen etc.), Aktivitätsniveau
  - mentale Funktionalität
  - sonstige Krankheiten
  - Medikamenteneinnahme
- frühere Behandlungen
  - Physiotherapie: Aus welchem Grund? Behandlungseffekte?
  - Sonstige
- frühere Kontakte zum bzw. Erfahrungen mit dem Gesundheitssystem
- aktuelle Erkrankung oder Störung
- Ergebnisse medizinischer Untersuchungen und Tests, z. B. CT, MRT, Röntgen, neurophysiologische Tests
- Kontraindikationen oder Behandlungsaspekte, die besonderer Aufmerksamkeit bedürfen
- Faktoren, die die motorische Kontrolle des Patienten verschlechtern oder verbessern können – und Gründe hierfür aus Sicht des Patienten. Viele Patienten sind durchaus in der Lage, ihre Erfahrung auszudrücken oder zu verbalisieren, wie sich unterschiedliche Aspekte gegenseitig beeinflussen, z. B. Stress und Tonus
- Wahrnehmung des Patienten seiner eigenen Situation: Frustrationsgefühle, Hoffnungen, Bedürfnisse, Ziele

Falls der Patient nicht kommunizieren kann, muss der Therapeut diese Informationen bei den Pflegepersonen des Patienten erfragen, die meist gut Auskunft geben können.

Die Lebenssituation einer Person, die an einer akuten Erkrankung oder einem Trauma leidet, verändert sich katastrophal – entweder kurzfristig, langfristig oder sogar dauerhaft. Der Therapeut muss herausfinden, wo im Rehabilitationsprozess der Patient steht. Steht er noch unter Schock oder haben er und seine Pflegepersonen bereits den Reorientierungsprozess aufgenommen? Zeit und Information sind von allerhöchster Bedeutung und können neben der spezifischen Behandlung und der Empathie des Therapeuten die wichtigsten Interventionen darstellen. Deshalb benötigt es Zeit, um die Situation und das Defizit des Patienten erkenne und verstehen zu können und sich einen Überblick über die Konsequenzen der Läsion zu verschaffen.

4.3.2 Kommunikation

Während der Befragung und Beobachtung des allgemeinen Gesundheitszustands der Patientin verschafft sich der Therapeut einen Eindruck von der sprachlichen und symbolischen Auffassungsgabe des Patienten. Ist er in der Lage, Worte zu verstehen? Versteht er nonverbale Anweisungen, die über Gesten gegeben werden?

4.3.3 Funktionelle Aktivität

In dieser Phase des Assessments stützt sich der Therapeut auf die Befragung, seine auf Beobachtung basierende Analyse und die Reaktionen des Patienten auf die Hands-on-Interaktion (Handling).

Ziel ist es, Klarheit darüber zu gewinnen, *was* der Patient kann, wie groß seine Unabhängigkeit ist und inwiefern er zu Kooperation und Interaktion fähig ist.

Während des Interviews wird der Patient dazu befragt, welche relevanten Aktivitäten des täglichen Lebens (ADL) und der Körperhygiene, welche instrumentellen ADL (IADL, z. B. Einkäufe erledigen) und Freizeitaktivitäten er ausführen kann. Wie und welche Aktivitäten der Patient ausführen kann liefert dem Therapeuten Informationen zu den folgenden Aspekten:

- Allgemeinzustand, allgemeines Niveau der Bewegungsfähigkeit
- kommunikative Funktionalität
- funktionelle Aktivität
  - quantitativ: *Was* kann der Patient tun?
  - qualitativ: *Wie* bewegt sich der Patient?
  - Clinical Reasoning: Warum bewegt er sich auf diese Art und Weise?
- Verwendung von Hilfsmitteln

Befindet sich der Patient im akuten Stadium nach einer ZNS-Läsion werden sich aufgrund der spontanen Genesung und des erhöhten Lernpotenzials sowohl sein Aktivitätsniveau als auch seine Bewegungskontrolle schnell verändern. Der Therapeut muss den Zustand des Patienten und seine Fähigkeiten kontinuierlich evaluieren, um die Interventionen angemessen anpassen und verändern zu können, damit die Genesung des Patienten weiter voranschreiten kann.

Allgemeinzustand

Beobachtungen zum Allgemeinzustand des Patienten geben einen ersten Eindruck davon, in welcher Lage er sich befindet und wie er sich fühlt:

- Allgemeinzustand und Atmung
- Ausdauer
- Komfort und Gefühl der Sicherheit
- Kraftaufwand
- Fähigkeit zur Entspannung
- allgemeine autonome Funktionalität

Funktionelle Aktivität: Was? Wie? Warum?

Berta Bobath sagte: *„Siehe, was du siehst, und nicht, was du zu sehen glaubst“* (Schleichkorn 1992). Die Beobachtung der Aktivität des Patienten beginnt, wenn der Therapeut den Patienten zum ersten Mal sieht und bevor irgendeine Intervention, wie etwa den Transfer auf eine Behandlungsbank oder die Aufforderung, falls notwenig, die Kleidung zu wechseln, stattgefunden hat. Das Bewegungsrepertoire des Patienten wird anhand seiner funktionellen Aktivität analysiert (▶ Tab. 4.1).

Tab. 4.1 Internationale Klassifikation der Funktionalität, Behinderung und Gesundheit (ICF) – funktionelle Aktivität

Funktionellen Aktivität	Erläuterung
Interaktion mit der Umwelt	• Fähigkeit des Patienten zur Interaktion mit der Umwelt • Patient bewegt sich in Relation zur Umwelt • Umwelt, Menschen und Gegenstände bewegen sich in Relation zum Patienten • liefert Informationen zur Wahrnehmungsfähigkeit des Patienten, zu seinen Dualtasking-Kapazitäten und dazu, wie automatisiert sein Gleichgewicht ist
Übergänge/ Haltungsänderungen	• je nach Funktionalitätsniveau des Patienten, z. B. in einem Rollstuhl oder beim Gehen, bei Gewichtsverlagerungen in verschiedenen posturalen Sets im Sitzen und im Stand, bei den Übergängen vom Stand zum Sitzen, vom Sitzen/Stuhl ins Bett oder auf einen anderen Stuhl, bei den Übergängen ins und aus dem Bett, d. h. die Fähigkeit des Patienten zur Kontrolle und Variation von Bewegung. Die Schlüsselbegriffe sind posturale Stabilität und Orientierung, exzentrische und konzentrische Kontrolle. • Was kann der Patient selbst tun, wozu benötigt er Hilfe und warum? • Die Übergänge vom Sitzen in die Rückenlage und umgekehrt sind womöglich die komplexesten und mit den höchsten Herausforderungen verbundenen Aufgaben, die ein Mensch in seinem täglichen Leben ausführt. • Dieser Übergang erfordert, dass wir in der Lage sind, die Bewegung vom Sitzen in die Rückenlage exzentrisch abzustufen, wobei sich die Beziehung zur Unterstützungsfläche kontinuierlich verändert. Rotationskomponenten müssen den Körper fortlaufend an der neuen Unterstützungsfläche ausrichten; die exzentrische Arbeit ist mit spezifischer konzentrischer Aktivität kombiniert, um den Körper abzusenken. Das Aufsetzen aus der Rückenlage erfordert eine selektive, abgestufte und variable Rekrutierung motorischer Aktivität durch Rotation, um den Körper beim Sitzen auf der Bettkante auszurichten. Für beide dieser Übergänge ist die Kombination von Flexion, Extension und Rotationskomponenten sowie eine kontrollierte Rekrutierung motorischer Einheiten zur selektiven exzentrischen/konzentrischen Aktivierung erforderlich, wobei die posturale Kontrolle beim Übergang von einer Position in die andere die Basis darstellt und stets aufrechterhalten werden muss. Das Verhältnis zur Schwerkraft und zur Unterstützungsfläche ist in den posturalen Sets im Sitzen und in der Rückenlage jeweils sehr unterschiedlich. Daher ist die Muskelaktivierung, die erforderlich ist, um diese posturalen Sets einzunehmen und aufrechtzuerhalten, ebenfalls unterschiedlich. • Es besteht ein Konflikt zwischen der Komplexität dieser Aufgabe und der Erwartungshaltung von Pflegekräften, dass ein Patient diese Funktion so frühzeitig wie möglich beherrschen sollte, um unabhängig zu werden. • Für die meisten Patienten ist der Übergang vom Sitzen in den Stand und vom Stand zum Gehen einfacher zu bewältigen, als sich ins Bett zu legen bzw. aus dem Bett aufzustehen.

Tab. 4.1 Fortsetzung

Funktionellen Aktivität	Erläuterung
An- und Ausziehen	• Zum An- und Ausziehen ist posturale Kontrolle erforderlich, damit Patienten ihr Gewicht im Sitzen und im Stand verlagern und die Arme frei werden für funktionelle Aufgaben (Kap. 3, ▶ Abb. 3.15 und ▶ Abb. 3.17). Für die meisten Patienten ist das An- und Ausziehen auch mit Lernen verbunden, da viele von ihnen neue Strategien finden oder sogar andere Kleidung tragen müssen, um diese Aufgabe zu meistern.
Körperhygiene	• Kann der Patient allein auf die Toilette gehen? Ist er kontinent? Ist er aktiv daran beteiligt, sich am Morgen zu waschen? Ist er daran gewöhnt, zu duschen oder zu baden und kann er diese Aufgaben bewältigen? Kann er zur Ausführung einer dieser Funktionen aus dem Bett aufstehen, sitzen oder stehen? Wenn nicht, welche Hilfe benötigt er? • Warum?
Essen/trinken	• Isst oder trinkt der Patient selbstständig? Kleckert er beim Essen/Trinken? Warum? • Die Sensorik in seinem Gesicht kann schwach ausgeprägt sein, die motorische Kontrolle um seinen Mund kann vermindert sein oder es können perzeptive/kognitive Dysfunktionen vorliegen. Wenn der Patient beim Trinken und Essen hustet, leidet er möglichweise an Dysphagie. Dieses Problem wird häufig übersehen, wenn sich die Auswirkungen der Dysphagie in Grenzen halten, kann aber zu Komplikationen bei der Ernährung oder der Lungenfunktion des Patienten führen. Außerdem kann sie ein schwerwiegendes soziales Problem sein.
Wahrnehmung und Kognition (siehe auch Kap. 4.3.4)	• Wie interagiert der Patient mit seinem eigenen Körper und mit der Umwelt? Kann er Hindernissen ausweichen? Ist er Menschen gegenüber aufmerksam? Ist er aufmerksam im Hinblick auf Möbel, Gegenstände? Kann er sein Bewegungsrepertoire variieren in Relation zum Raum und den Gegenständen darin? • Wenn er im Rollstuhl sitzt, wie ist sein Verhältnis zu diesem Hilfsmittel? Kann er ihn selbst steuern und wenn ja, wie? Wie geht er mit problematischen Stellungen der Fußstützen, Bremsen und des Tisches um? Kann er sich an- und auszuziehen oder beteiligt er sich zumindest an diesen Aktivitäten? Kann er Körperteile überkreuzen, um aus den Ärmeln zu schlüpfen, findet er seine Arme und Beine? Wie löst er die Aufgabe? Ist er fokussiert, aufmerksam – in welchem Ausmaß? Bringt er zu Ende, was er begonnen hat? Wenn der Patient einen Schlaganfall erlitten hat, wie geht er während dieser Aufgaben mit seinem beeinträchtigten Arm um? • Wenn der Patient Probleme hat, verbale Informationen zu verstehen oder darauf zu reagieren, oder wenn er in einer „neuen“ Situation keine angemessenen Problemlösungskompetenzen zeigt, bestehen möglicherweise kognitive Defizite. Der Therapeut muss herausfinden, ob der Patient an organischen Defiziten (Störungen des Seh- oder Hörvermögens) oder an kognitiven Problemen leidet. Seine Problemlösungskompetenzen können in allen praktischen Situationen bewertet werden, z. B. bei der Verwendung eines Rollstuhls oder einer Gehhilfe, bei Haltungsveränderungen oder bei jeder anderen relevanten Aktivität. • Wenn der Patient an perzeptiven oder kognitiven Defiziten leidet, ist ein interdisziplinäres Assessment besonders wichtig. Krankenpfleger, Assistenten oder Pflegepersonen können das Behandlungsteam darüber informieren, wie der Patient im Verlauf des Tages Probleme löst und unterschiedliche Situationen meistert. Außerdem können sie Angaben zur Konzentrationsfähigkeit des Patienten, seiner Aufmerksamkeit, seinen Stimmungen, seiner Fähigkeit zur Einsicht, seinem Eigeninteresse und Interesse an der Umwelt machen. Neuropsychologen und Ergotherapeuten können den Patienten einem spezifischeren Assessment unterziehen und Ratschläge erteilen, wie man dem Patienten bei täglichen Aktivitäten helfen kann, um seine Wahrnehmung und Kognition zu verbessern. Die perzeptiven und kognitiven Funktionen des Patienten sollten im Laufe der Zeit reevaluiert werden, damit eine angemessene Behandlung stattfinden kann und die Konsequenzen für die Funktion und das tägliche Leben des Patienten beurteilt werden können.

Kann der Patient stehen oder gehen, die Haltung ändern oder sich im Sitzen oder Stehen ausziehen, werden diese Funktionen, wenn angemessen, zuerst analysiert. Das Funktionalitätsniveau des Patienten ist zu berücksichtigen. Wenn er nicht in der Lage ist, eine der vorgenannten Aktivitäten auszuführen, werden andere Funktionen bewertet, z. B. seine Fähigkeit, die Unterstützungsfläche auszunutzen, eine Position einzunehmen und sich darin zu bewegen oder seine Fähigkeit, in einer Position platziert zu werden. Die allgemeine Beobachtung liefert dem Therapeuten Informationen zu folgenden Aspekten:

- Gefühl der Sicherheit
- Kraftaufwand
- Zeitaufwand, Effizienz, Zweckmäßigkeit
- Haltung
- Gleichgewicht
- Bewegungsmuster, Aktivierungssequenz und Ausrichtung
- selektive Funktion der Extremitäten, Fähigkeit zur Variation und Veränderung
- Tonus
- kompensatorische Strategien
- assoziierte Reaktionen
- Wahrnehmung: Aufmerksamkeit für und Erfahrungen mit dem eigenen Körper in Relation zur Umgebung
- Kognition: Aufmerksamkeit, Auffassungsgabe, Fokus, Problemlösungskompetenzen, Erinnerungsvermögen, Konzentration und Einsicht

Welche funktionellen Aktivitäten kann der Patient ausführen? Sitzt er passiv auf einem Stuhl oder liegt unfähig zur Bewegung im Bett? Wie reagiert er auf Fazilitation oder Hilfe? Kann er seine Haltung verändern, stehen und gehen? Und wie sicher ist er in diesen Situationen?

Die Analyse ist sowohl ressourcen- als auch problemorientiert. Sie sollte Antworten auf die Fragen liefern, welche Aktivitäten der Patient unabhängig ausführen kann, wann er Unterstützung benötigt und wie er Aufgaben durch Bewegung löst. Es ist wichtig, mit dem interdisziplinären Team und den Pflegepersonen des Patienten zu sprechen, um sich ein Bild zu machen, das so vollständig wie möglich ist. Außerdem sollte der Patient beobachtet werden, wenn er sich dessen nicht bewusst ist.

Verwendung von Hilfsmitteln

Benötigt der Patient Hilfsmittel, wie etwa einen Rollstuhl, Gehhilfen, technische oder orthopädische Hilfsmittel? Warum?

Informationen von anderen Gesundheitsfachkräften, die ebenfalls mit dem Patienten arbeiten, ergeben ein vollständigeres Bild seiner Stärken und Schwächen.

4.3.4 Körperfunktionen und -strukturen

Diese Phase der Assessments beinhaltet Beobachtung, Handling und Analyse. Wichtige Aspekte sind:

- Bewegungsqualität, Bewegungsmuster, Stabilität und Beweglichkeit
- Sensorik, Wahrnehmung und erlernter Nichtgebrauch
- Schmerzen
- vegetative Funktionen

Beobachtende Bewegungsanalyse

Beobachtung liefert Erkenntnisse zu den sichtbaren und unsichtbaren Aspekten der Funktion: zu räumlichen Beziehungen, zur Wahrnehmung des eigenen Körpers und seiner Beziehung zur Umwelt, andere perzeptive und Problemlösungsfähigkeit, zu Konzentration, Aufmerksamkeit, Motivation, Stimmungen und Orientierung sowie zu Sensorik und zur Bewegungsfähigkeit. Therapeuten neigen dazu, den Patienten in unterschiedlichen Positionen zu bewerten, und da wir uns normalerweise *zwischen* verschiedenen Haltungen und Positionen bewegen, wird der Patient auch im Hinblick auf seine dynamische Aktivität bewertet. Ein Assessment des Patienten in Rückenlage kann, wenn nötig, zusätzliche Informationen zu Tonus, Ausrichtung und Bewegungsaußmaß vermitteln. Wenn der Patient in der Nacht oder am Morgen vor dem Aufstehen verstärkt Probleme mit Hypertonie hat, müssen seine Schlafmuster und -positionen gesondert bewertet werden.

Handling

Während des Handlings bewertet der Therapeut, wie Bewegung in Bezug auf Initiierung, Rekrutierung, Abfolge und Ausrichtung ausgeführt wird. Er erhält dabei Informationen zur Muskelaktivität, zur Stabilität und zur Bewegung innerhalb der und zwischen den Schlüsselregionen. Der Therapeut stellt dann Hypothesen darüber auf, welche Schlüsselregionen am stärksten beeinträchtigt, instabil oder fixiert zu sein scheinen. Mittels Handling und Fazilitation ermöglicht es der Therapeut dem Patienten, sich zu bewegen, sodass er die Bewegungsqualität, die Muskelaktivität sowie das Bewegungsausmaß genauer untersuchen kann. Der Patient ist während des Assessments also nicht passiv, dies ist wichtig, weil seine Fähigkeiten zur

Rekrutierung von Aktivität und Bewegung mitbeurteilt werden müssen. Der Therapeut korrigiert Bewegungskomponenten, die von der Norm und der optimalen Ausrichtung abweichen, und hilft danach dem Patienten durch Handling, sich erneut zu bewegen. Anschließend stellt sich die Frage, ob sich die Aktivität verbessert oder verschlechtert hat. So kann sich der Therapeut einen Eindruck von Tonusverteilung, Stabilität, posturaler Kontrolle und Gleichgewicht, Geschwindigkeit, Selektivität und der Fähigkeit des Patienten zu Variabilität und Anpassungen verschaffen.

Analyse

Die beobachtende Bewegungsanalyse ist ein Prozess, bei dem Bewegung detailliert beschrieben wird. Dies kann einen einzelnen Aspekt einer Aufgabe oder die Ausführung einer kompletten Aufgabe im täglichen Leben beinhalten (International Bobath Instructors Training Association 2008). Die Analyse von Bewegungsabläufen und der Aufgabenausführung ermöglicht es dem Therapeuten, Aktivitätsbeschränkungen und zugrunde liegende Probleme der Beeinträchtigung zu identifizieren. Der Therapeut kann so erkennen, inwiefern die Bewegung von normalem motorischem Verhalten abweicht und welche kompensatorischen Strategien eingesetzt werden. Der Bobath-Therapeut bezieht die Aufgabenerfüllung, die benötigte Hilfestellung sowie die Qualität und Effizienz der Aufgabenausführung in seine Betrachtungen mit ein (Levin u. Panturin 2011). Hierbei ist es wichtig, dass dem Bobath-Therapeuten bewusst ist, dass sich auch gesunde Personen (d. h. bei Personen ohne neurologische Ausfälle) eines weites Spektrums an Variationen hinsichtlich Effizienz und Kompensation bedienen (Raine et al. 2009). Somit ist auch die Bewegung von neurologisch intakten Personen nicht immer effizient und frei von Kompensationen. Eine kürzlich von Raine (Raine u. Phys 2007) durchgeführte Erhebung kam zu dem Schluss, dass ein Bobath-Therapeut eher Bewegungseffizienz im Rahmen des Potenzials eines Patienten fördert und weniger das Ziel verfolgt, „normale" Bewegungsabläufe zu vermitteln.

Zur Bewegungsanalyse gehört auch die Untersuchung der Muskelaktivität, des Zusammenspiels der Muskeln, ihrer Ausrichtung und Bewegungsmuster. All dies sind Faktoren wirken sich auf die Bewegungsfähigkeit des Patienten aus und damit darauf, ob er diese wiederherstellen oder neu erlernen kann. Nur wenn der Patient möglichst wenig Kleidung trägt, können Beobachtung und Handling zufriedenstellend durchgeführt werden. Geeignet sind kurze Hosen und für Patientinnen zusätzlich ein BH oder ein ärmelloses Top. Ist der Patient nicht bereit, sich entsprechend zu entkleiden – auch wenn keine anderen Personen zugegen sind und er ausreichend darüber informiert wurde, dass leichte Bekleidung wichtig ist, damit der Therapeut Bewegung optimal analysieren kann – dann hat der Therapeut die Wünsche des Patienten zu respektieren.

Für das Assessment der Körperfunktionen und -strukturen benötigt der Therapeut umfassende Kenntnisse über die Bewegungsabläufe und muss das Zusammenspiel der Bewegungskomponenten analysieren können. Dieser Teil des Assessments ist qualitativer Natur und ressourcen- als auch bewegungsorientiert.

Der Therapeut muss herausfinden, *wie* sich der Patient bewegt, *welche* Bewegungen er ausführen kann und *wie* er diese ausführt. Dies erfordert eine Analyse von Körperfunktionen und -strukturen, die der Aktivitätsdomäne (ICF) zugeordnet sind. Handling ermöglicht es, dass der Therapeut Hypothesen darüber aufstellen kann, welche Art des *neuromuskulären Zusammenspiels* zur jetzigen Situation des Patienten geführt hat. Die Muskulatur verändert die Ausrichtung und bewegt Gelenke unter dem Einfluss der Schwerkraft. Die Komponentenanalyse ist eine Analyse der neuromuskulären Aktivität.

Die Analyse von Abweichungen von normalen Bewegungsabläufen setzt Kenntnisse über Bewegung und die Voraussetzungen für Gleichgewicht und Bewegung unter normalen Umständen voraus. Wie der Patienten sich bewegt, wird auch im Vergleich zu Hypothesen über seine Bewegungsabläufe vor der ZNS-Läsion analysiert.

Bewegungsqualität

Der Therapeut muss sich vorstellen können, wie sich der Patient vor der ZNS-Läsion bewegt haben könnte und die Abweichungen unter diesem Blickwinkel betrachten. Es ist eine komplexe Aufgabe, gleichzeitig zu analysieren, wie sich der Patient bewegt, welche neuromuskulären Aktivitäten dem zugrunde liegen und welche Konsequenzen dies für die Funktion des Patienten haben kann. Es kann daher einfacher sein, diesen Teil des Assessments in einzelne Phasen zu unterteilen: Welche

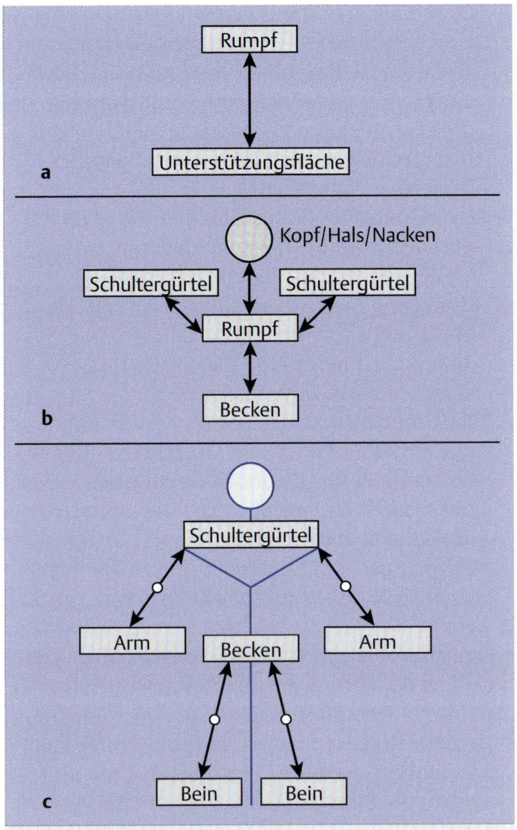

Abb. 4.3 Beobachtung und Analyse der Schwerkraftlinie des Patienten in Relation zur Unterstützungsfläche.

a Wohin fällt die Linie und welche neuromuskuläre Aktivität muss der Patient rekrutieren, um dort zu sein, wo er sich befindet, und um sich von dort fortzubewegen? Rumpf, Kopf und Hals/Nacken sind von zentraler Bedeutung für das Gleichgewicht und erfordern eine koordinierte Bewegung auf 3 Ebenen. Die Analyse dieser Beziehung vermittelt Erkenntnisse zur ganzheitlichen Funktion bzw. zum ganzheitlichen Gleichgewicht, zur Mittellinie, zu Symmetrie und Asymmetrie sowie zur Gewichtsverteilung im Hinblick auf aktives/passives Gewicht.

b Analyse der Wechselbeziehung und des Zusammenspiels der zentralen und proximalen Schlüsselregionen im Hinblick auf Zusammenspiel, Selektivität, Variabilität, Veränderung und gegenseitige Beeinflussung.

c Analyse der Bewegungsmuster in den Extremitäten sowie der distal-proximalen Beziehungen im Hinblick auf die Anpassung an die Umwelt, Muster, Selektivität und gegenseitige Beeinflussung.

neuromuskuläre Aktivität rekrutiert der Patient, um eine bestimmte Haltung einzunehmen oder sich zu bewegen (▶ Abb. 4.3)?

Die folgenden Qualitäten werden in entsprechenden posturalen Sets und Aktivitäten evaluiert:

- *Mittellinienorientierung:* Bewegt sich der Patient in allen Ebenen? Wie nimmt er seinen Körper und seine Umwelt wahr?
- *Die Fähigkeit des Patienten, sich auf die physische Unterstützungsfläche zu- bzw. von ihr wegzubewegen:* Dies wird durch Beobachtung und Handling bewertet. Kann der Patient seinen Tonus und seine neuromuskuläre Aktivität an seine jeweils aktuelle Situation anpassen, um ein posturales Set aufrechtzuerhalten und über Gewichtsverlagerung ein anderes posturales Set einzunehmen? Wenn der Patient z. B. sitzt, kann der Therapeut seine Hände auf den Trochanter major legen und so die Hüften, die Position des Beckens, die Sitzbeinhöcker und die Muskelaktivität in diesem Bereich fühlen. Die Bewegung des Patienten wird in unterschiedliche Richtungen fazilitiert und der Therapeut beobachtet, fühlt und analysiert die adaptiven Bewegungen der beteiligten Schlüsselregionen, während das Gewicht in verschiedene Richtungen verlagert wird. Der Therapeut beobachtet auch die Füße und die Hände und nimmt ein Handling an diesen vor, um ihre Fähigkeiten zur Anpassung zu bewerten. Geeignete Aktivitäten hierbei sind die Gewichtsverlagerung auf die Füße und die Anpassung der Hand an verschiedene Gegenstände beim Greifen nach und Ergreifen von etwas sowie beim Loslassen.
- *Zusammenspiel und Wechselbeziehung unterschiedlicher Schlüsselregionen:* Die Schlüsselregionen werden sowohl einzeln als auch gemeinsam untersucht, um festzustellen, wie sie sich durch Bewegung aneinander anpassen. Die neuromuskuläre Aktivität wird in den spezifischen posturalen Sets analysiert, die der Patient einnimmt und in denen er sich bewegt (d. h. im Hinblick auf die Beziehung des Patienten zur Schwerkraft und zur Unterstützungsfläche).
    - Das Zusammenspiel von Rumpf, Kopf, Hals/Nacken sowie den Becken- und Schultergürteln liefert Informationen zur posturalen Kontrolle der Patienten, insbesondere zur Kernstabilität und ihrer Fähigkeit, den Körper in Relation zur Umwelt auszurichten.

- Kann der Patient seine posturale Stabilität aufrechterhalten, wenn er seine Extremitäten bewegt (oder diese bewegt werden)? Oder findet eine Verlagerung statt, die den Patienten zwingt, sich mit Armen bzw. Beinen zu fixieren, um sein Gleichgewicht zu halten?
- Das Zusammenspiel zwischen Händen/Füßen und den proximalen Schlüsselregionen liefert Informationen zur posturalen Kontrolle, Selektivität, zu Bewegungsmustern und der Fähigkeit, in Abhängigkeit vom Ziel (zur Aufgabe) zu variieren. In diesem Zusammenhang wird auch ermittelt, ob sich der Patient mit seinen Armen und Beinen abstützen und seinen Rumpf in Relation zu den Extremitäten bewegen kann.

- *Bewegungsmuster, Aktivierungsreihenfolge und biomechanische Faktoren:* Die Beobachtung der Gelenkposition und seines Bewegungsausmaßes sowie der Rotationskomponenten und Ausrichtung liefert Informationen, welche neuromuskulären Aktivitäten der Patient eingesetzt hat bzw. einsetzt, um die aktuelle Bewegungsfähigkeit zu erlangen. Rekrutiert der Patient antizipatorische posturale Aktivität, um die für die Bewegung erforderliche Stabilität aufrechtzuerhalten? Variiert diese Hintergrundaktivität bei unterschiedlichen Aufgaben? Bezieht sich die Selektivität auf alle Bewegungsphasen oder fehlen einzelne Bewegungskomponenten bzw. sind nicht adäquat?
- *Selektive Bewegungskontrolle:* die individuelle Bewegung und neuromuskuläre Aktivität in den Schlüsselregionen. Herrscht in allen Ebenen Bewegungsfreiheit und Aktivität? Unter *Selektivität* versteht man die kontrollierte Aktivität eines Körperteils, die auf der Stabilität eines anderen Körperteils beruht. Rotiert der Rumpf während der Armbewegungen zu früh oder zu wenig? Ist der Kopf frei, um die Umgebung zu „scannen"? Sind die Schulterblätter frei und stabil? Verschiebt sich ein Schultergürtel vorzeitig, wenn der andere Schultergürtel bei einer Aufgabe bewegt wird?
- *Muskelqualität:* Flexibilität, Länge und Elastizität. Zeigt die Muskulatur Qualitäten, die für das Zusammenspiel exzentrischer und konzentrischer Aktivität erforderlich sind? Wird die Kompartmentalisierung aufrechterhalten (Kap. 2.2.7).
- *Tonus*
  - Besteht ein angemessener, anpassungsfähiger Tonus, der in Relation zu unterschiedlichen posturalen Sets und Aktivitäten variiert?
  - *Hypotonie*: Der Tonus ist niedriger, als es für eine bestimmte Aktivität angemessen oder zu erwarten ist. Empfindet der Patient bei Bewegungen bzw. der Therapeut beim Handling oder wenn er den Patienten bewegt, ein vermehrtes Gefühl von *Schwere* (Erschlaffung, Inaktivität, Schwäche)?
  - *Hypertonie*: Der Tonus ist höher, als es für die Aktivität angemessen oder zu erwarten ist. Leistet der Patient Widerstand gegen die Bewegung in eine bestimmte Richtung oder übertreibt er die Bewegung dorthin? Welche Richtung ist betroffen? Welche Qualitäten kommen darin zum Ausdruck?
  - Auftreten assoziierter Reaktionen: Wann finden sie statt? In welchen Situationen? Können posturale Kontrolle und Bewegung des Patienten so fazilitiert werden, dass die assoziierten Reaktionen abnehmen?
  - Liegen Spastizität und/oder sekundäre Probleme im Hinblick auf Weichteilveränderungen vor?
- *Kompensatorische Strategien:* Welche Strategien wendet der Patient an, um motorische Aufgaben zu lösen? Sind diese angemessen oder unangemessen? Kann der Patient so fazilitiert werden, dass er die Bewegung kontrollieren kann und ineffiziente Strategien dadurch überflüssig werden?
- *Reagiert der Patient auf Fazilitation?* Kann der Patient so fazilitiert werden, dass er die Bewegung selbst übernimmt und sie verinnerlicht (Placing)? Wenn nicht, warum nicht? Leistet er Widerstand gegen die Bewegung? Wenn ja, an welcher Stelle? Findet nur eine schwache oder gar keine Muskelaktivierung statt? Ist die Stimulation stark genug? Was sind die Konsequenzen? Wenn der Patient reagiert, wo wird dies initiiert? Wie sieht das Muster aus?

Die Reaktion des Patienten auf das Handling liefert wichtige Informationen darüber, wie er fazilitiert werden kann – sofern er die Nähe des Therapeuten toleriert und die Informationen und Anforderungen, die dieser durch das Handling vermittelt, interpretieren kann. Deshalb muss der Therapeut beim Handling und der Fazilitation sehr genau vorgehen.

4.3.5 Sensorik, Wahrnehmung und erlernter Nichtgebrauch

Die beobachtende Analyse verschafft dem Therapeuten einen Eindruck davon, ob Informationen im ZNS des Patienten integriert werden oder nicht, und ob diese Informationen im Hinblick auf die Bewegungsfähigkeit des Patienten genutzt werden. Mithilfe von sensorischen Tests kann untersucht werden, inwiefern der Patient sensorische Impulse *bewusst* wahrnimmt. Dies spielt eine besonders wichtige Rolle für die Stereognosie und die Geschicklichkeit der Hand (Kap. 2.2.1). Die Tests zeigen, wie sensorische Informationen innerhalb des ZNS übertragen und verarbeitet werden. Eine geringe Sensorik kann direkt auf Läsionen der aufsteigenden Systeme oder auf Veränderungen der sensorischen Wahrnehmung, d. h. der Assoziationsareale, zurückzuführen sein. Wenn die sensorische Wahrnehmung beeinträchtigt ist, kann das ZNS die eingehenden Informationen nicht interpretieren, d. h. die sensorische Integration ist gestört und nicht die Fähigkeit des ZNS, Informationen zu empfangen. Deshalb sind die Ergebnisse der sensorischen Tests nicht geeignet, um das Rehabilitationspotenzial des Patienten einzuschätzen. Wenn möglich, sollten sensorische Test vor und nach einer Phase intensiver sensorischer Stimulation des stärker beeinträchtigten Körperteils durchgeführt werden. Die sensorische Stimulation zielt darauf ab, die Informationsübertragung und Aufmerksamkeit des Patienten für den behandelten Körperteil zu verbessern. Wenn sich der Patient besser fokussieren kann, bedeutet dies meist, dass das ZNS wieder beginnt, sensorische Informationen in größerem Ausmaß zu interpretieren und zu integrieren. Der Therapeut sollte herausfinden, ob die sensorischen Probleme organischer (sensorische Leitungsbahnen) oder perzeptiver Natur sind, da diese Unterscheidung für die Auswahl der geeigneten therapeutischen Interventionen von Bedeutung ist.

Läsionen der aufsteigenden Systeme

An der sensorischen Verarbeitung sind zahlreiche somatosensorische Netzwerke und viele verschiedene Areale des ZNS beteiligt. Daher können die Läsionen, die bei Erkrankungen des ZNS zu sensorischen Beeinträchtigungen führen, an vielen unterschiedlichen Stellen – vom Rückenmark bis hin zum Kortex – lokalisiert sein. Eine Beeinträchtigung der körperlichen Sensorik ist bereits an sich ein schwerwiegender Verlust, weil sie sich negativ auswirkt auf die Fähigkeit, die Umwelt zu erkunden, auf die Sicherheit, die Fähigkeit, sensorische Eigenschaften von Gegenständen durch Berührung zu identifizieren, auf den Gebrauch der Hände und die motorische Genesung. Ein Verlust des Unterscheidungsvermögens kann eine oder mehrere der folgenden Funktionen beeinträchtigen (Carey u. Matyas 2011):

- Lokalisation taktiler Stimuli
- Zwei-Punkte-Unterscheidung
- Unterscheidung von Texturen
- Fähigkeit zur Einschätzung von Größe und Form von Gegenständen durch Berührung
- Unterscheidung von Gelenkpositionen
- Unterscheidung der Bewegungsrichtung und des -ausmaßes der Extremitäten
- Gewichtsunterscheidung

> **Merke** M!
>
> Den Schweregrad und die Art des sensorischen Ausfalls richtig zu bewerten, ist von grundlegender Bedeutung für den Rehabilitationsprozess.

Sensorische Tests

Der Patient bringt im Sitzen beide Hände mit den Handflächen nach oben hinter seinen Körper, er kann dabei ggf. auch unterstützt werden. So kann er nicht sehen, was die testende Person tut. Außerdem werden häufig Einflüsse des Tonus neutralisiert, wenn die Handgelenke flektiert sind, da dies eine Flexion, Adduktion und Innenrotation der Arme bedingt. Zunächst muss der Therapeut herausfinden, ob es Unterschiede in der Oberflächensensorik der beiden Hände des Patienten gibt, indem er die Hände des Patienten mit seiner eigenen Hand berührt.

Unterscheidung einzelner Finger

Die *Fingergnosie* wird getestet, indem der Therapeut jeweils einen Finger berührt und den Patienten dabei auffordert, diesen, ohne dass er ihn sieht, zu benennen. Dieser Test untersucht das Unterscheidungsvermögen des Patienten und zeigt dem Therapeuten, ob die kortikalen Repräsentationen der Finger noch bestehen.

- Ein aphasischer Patient kann die Frage des Therapeuten beantworten, indem er den ent-

sprechenden Finger der anderen Hand bewegt, um zu zeigen, welcher Finger seiner Meinung nach berührt wurde.
- Erkennt der Patient schwach, aber meistens korrekt, welcher Finger berührt wurde, ist noch eine gewisse Verbindung zum Kortex vorhanden.
- Erkennt der Patient nicht, welcher Finger berührt wurde, dann leidet er an *Fingeragnosie*. Das heißt, die kortikale Repräsentation der einzelnen Finger wird nicht erregt.
- Wenn Patienten Wahrnehmungsprobleme haben und deshalb die Anweisungen des Therapeuten nicht verstehen können, ist dieser Test nicht für ihn geeignet.

Eine intensive sensorische Stimulation kann hier bis zu einem gewissen Grad eine Besserung bewirken, aber die Prognose des Patienten im Hinblick auf die Wiederherstellung des Unterscheidungsvermögens von Hand und Finger fällt eher ungünstig aus.

Lokalisation von Berührungen

Die *Zwei-Punkte-Unterscheidung* (*two-point discrimination – TPD*) wird definiert als der kleinste mögliche Abstand zwischen 2 Stimuli der Haut, die der Patient währendessen als separate Punkte wahrnehmen kann (Kim u. Yi 2013). Die TPD testet die Fähigkeit des Patienten, Stimuli präzise zu lokalisieren. Der Therapeut verwendet 2 identische, spitze Gegenstände (Nadeln o. Ä.) und beginnt die Untersuchung mit dem Zeigefinger des Patienten, da dieser Finger die größte Dichte an sensorischen Rezeptoren aufweist. Der Therapeut „piekst" den Patienten mit beiden Gegenständen gleichzeitig. Der Therapeut testet nacheinander unterschiedliche Abstände der Stimuli an verschiedenen Stellen auf dem Finger, um herauszufinden, wo und bei welchem Abstand der Patient zwischen den beiden Punkten unterscheiden kann. Der kleinste Abstand, bei dem der Patient die beiden separaten Punkte noch lokalisieren kann, wird gemessen und dient als Referenzwert für weitere Messungen.

Gelenkpositionssinn

Unter Gelenkpositionssinn versteht man die Fähigkeit einer Person, die statische Position eines Körperteils zu lokalisieren (Proske u. Gandevia 2009).

Der Therapeut bewegt die Gelenke von Zeigefinger oder Daumen in eine bestimmte Position und fordert dann den Patienten auf, diese Position zu beschreiben oder mit der anderen Hand nachzuahmen. Ist der Patient dazu nicht in der Lage, kann der Therapeut zunächst mit dem Handgelenk weitertesten und dann schrittweise zu den zunehmend proximalen Gelenken des Arms übergehen. Zu beachten ist, dass die Ergebnisse dieser Tests nur eine sehr geringe Aussagekraft besitzen:
- Der Gelenkpositionssinn ist stärker vom Input aktiver Muskeln und von Druck auf die Haut bzw. Dehnung der Haut abhängig als von den Gelenkrezeptoren an sich.
- Es wird nur die bewusste Wahrnehmung des Patienten getestet und nicht, auf welche Art das ZNS die tatsächlich empfangenen Informationen erhält, interpretiert und integriert (Kap. 2.2.1). Kommt es also zu Ergebnissen, die von der Norm abweichen, können hieraus keine Schlussfolgerungen gezogen werden.

Die bewusste Wahrnehmung sensorischer Informationen ist für die Handfunktion von größerer Bedeutung, als für das Gehen. Patienten mit ZNS-Läsionen zeigen keine primäre Schädigung der aufsteigenden Systeme auf der Ebene des Rückenmarks. Sensorische Impulse werden vom Rückenmark empfangen und dort bis zu einem gewissen Grad integriert und an das Kleinhirn und andere höhere Gehirnzentren weitergeleitet. Diese Informationen stehen also für die Mustergenerierung und die Koordination der Extremitäten durch das Kleinhirn zur Verfügung. Die Feinabstimmung des Gleichgewichts des Patienten wird bis zu einem gewissen Grad beeinträchtigt, wenn die sensorischen Information aus den Fußsohlen abnimmt (Kavounoudias et al. 1998, Meyer et al. 2004).

Perzeptive Funktion

Patienten mit Störungen des ZNS können perzeptive Dysfunktionen aufweisen, die zu einer geringeren Wahrnehmung oder Neglect der stärker beeinträchtigten Seite führen. Neglect liegt offensichtlich dann vor, wen Patienten ihre beeinträchtigte Seite vernachlässigen, sich also nicht um ihre stärker beeinträchtigten Extremitäten kümmern oder diese nicht ankleiden. Sie stoßen außerdem beim Gehen oder Rollstuhlfahren häufig mit der stärker beeinträchtigten Seite gegen Gegenstände, Menschen, Türrahmen und Möbelstücke.

Manche Patienten können Informationen aus der stärker beeinträchtigten Seite nicht integrieren, wenn sie gleichzeitig Informationen aus der weniger beeinträchtigten Seite erhalten. Wenn der stärker beeinträchtigte Arm noch über eine gewisse Bewegungsfähigkeit verfügt, der Patient aber nicht versucht, ihn zu gebrauchen, ist dies ein Zeichen dafür, dass die oben beschriebene Form der Unaufmerksamkeit vorliegt, die durch *simultane bilaterale Berührungen* untersucht werden kann. Voraussetzung für die Durchführung dieses Tests ist, dass der Patient empfindungsfähig ist, wenn er nur auf der stärker beeinträchtigten Seite getestet wird.

Simultane Integration

Der Patient bringt im Sitzen beide Hände mit den Handflächen nach oben hinter seinen Körper, er kann dabei ggf. auch unterstützt werden. So kann er nicht sehen, was die testende Person tut. Der Therapeut steht hinter dem Patienten, berührt jeweils einen seiner Arme und fordert den Patienten anschließend auf, ihm mitzuteilen, welcher Arm bzw. welche Hand (rechts oder links) berührt wurde. In verschiedenen zeitlichen Abständen berührt der Therapeut beide Arme oder Hände gleichzeitig an derselben Stelle. Gibt der Patient nun an, dass nur die weniger beeinträchtigte Seite berührt wurde, weist dies darauf hin, dass Informationen von der stärker beeinträchtigten Seite unterdrückt (d. h. nicht integriert) werden. Eine Dysfunktion der simultanen Integration wird als *Extinktion* bezeichnet. Wenn der Patient Situationen ausgesetzt ist, die eine gleichzeitige Integration von Stimuli von beiden Seiten erfordern, wie etwa im Straßenverkehr, in einer Menschenansammlung und in vielen Alltagssituationen, kann er sich selbst Schaden zufügen.

Erlernter Nichtgebrauch

Patienten können sensorische Probleme aufgrund von Inaktivität oder Nichtgebrauch aufweisen. In der Regel sind davon eher die distalen Körpersegmente betroffen, d. h. die Hände und Füße. Erlernter Nichtgebrauch kann durch Stimulation, Mobilisierung und Fazilitation der Aktivität des Patienten überwunden werden. Bringt ein Patient zum Ausdruck, dass er seine Hand oder seinen Fuß nach einer Behandlung besser spüren kann, weist dies darauf hin, dass ein gewisses Maß an erlerntem Nichtgebrauch besteht.

4.3.6 Schmerzen

Schmerzen können die Genesung und die Lernprozesse des Patienten behindern und außerdem zu Depressionen, Motivationsverlust und sozialer Isolation führen. Schmerzen können z. B. auftreten, wenn der Patient seinen Arm bewegt, z. B. beim Anziehen oder Waschen. Die Folge kann sein, dass er die täglichen Aktivitäten nicht mehr ausführt und die Behandlung abbricht, wodurch sich seine funktionellen Fähigkeiten weiter verschlechtern.

Mögliche Ursachen

- *Erhöhter Tonus:* Fehlausrichtung und möglicherweise Fixierung von Gelenken in unnatürlichen Positionen führen zu statischer Aktivierung von Muskeln, verringerter Blutzirkulation oder zu plötzlichem ruckartigen Ziehen (Krämpfe, Spasmen).
- *Trauma:* aufgrund von falschem Handling, Stürzen oder instabilen Gelenken
- veränderte sensorische Wahrnehmung
- sonstige Ursachen (z. B. falscher Gebrauch über einen längeren Zeitraum, Schwellungen, Entzündungen, degenerative Erkrankungen)

Der Physiotherapeut muss den Schmerzen auf den Grund gehen und herausfinden, welche Ursachen sie haben und wie stark sie sind. Wo treten die Schmerzen auf? In welchen Situationen verbessern oder verschlimmern sich die Schmerzen? Wann leidet der Patient unter Schmerzen (tagsüber, nachts, während Aktivitäten, im Ruhezustand)? Die Vorgeschichte, die Bewegungsanalyse (Beobachtung und Handling), Ergebnisse anderer Untersuchungen (Röntgenaufnahmen, Ultraschallbilder usw.), Aussagen von Pflegepersonen und die Anwendung der *visuellen Analogskala* (VAS) können für die Beurteilung hilfreich sein. Die Behandlung von Schmerzen hat immer Vorrang vor anderen Interventionen.

Klinische Relevanz

Chronische Schmerzen nach einem Schlaganfall sind weit verbreitet, sie treten bei 11–55 % aller Schlaganfallpatienten auf (Klit et al. 2009). Allerdings können unterschiedliche Arten von Schmerzen bei ein und demselben Patienten gleichzeitig auftreten. Es ist wichtig, die Ursache und die Art der Schmerzen zu identifizieren, um herauszufinden, welche Behandlung die richtige für den Patienten ist.

Zentraler neuropathischer Schmerz tritt als unmittelbare Folge einer ZNS-Läsion oder -Schädigung auf (Treede et al. 2008). Deshalb zählt auch zentraler Schmerz nach einem Schlaganfall (*central poststroke pain – CPSP*), mit der bekannten Folge einer ZNS-Läsion, zu dieser Schmerzkategorie (Klit et al. 2009). Schmerzen und sensorische Dysfunktionen entstehen dann in der Region des Körpers, der durch den Schlaganfall betroffen ist. Zentraler Schmerz nach einem Schlaganfall ist häufiger assoziiert mit Schädigungen im Hirnstamm oder Thalamus als in anderen Regionen des ZNS (Klit et al. 2009). Wie weit CPSP tatsächlich verbreitet ist, ist unbekannt, da es schwierig ist, dieses Syndrom von anderen Arten von Schmerzen zu unterscheiden, die nach einem Schlaganfall auftreten können (Klit et al. 2009). Patienten, die an CPSP leiden, zeigen diverse sensorische Symptome. Jedoch weiß man bislang nur wenig über die Pathophysiologie des Syndroms. Man vermutet, dass es mit zentraler Enthemmung, einem Ungleichgewicht von Stimuli und zentraler Sensibilisierung einhergeht (Kumar et al. 2010).

Patienten mit hemiplegischen Schulterschmerzen (*hemiplegic shoulder pain – HSP*) leiden sehr unter den Schmerzen. Lindgren und Kollegen (2007) zeigten, dass von den 327 untersuchten Schlaganfallpatienten nahezu ein Drittel Schulterschmerzen entwickelte (Lindgren et al. 2007). Ein HSP wird normalerweise dann diagnostiziert, wenn der Schmerz sich in der beeinträchtigten Schulter- oder Armregion äußert, nach dem Schlaganfall eingesetzt hat (ohne direkten Bezug zu einem Trauma oder einer Verletzung) und im Ruhezustand oder bei aktiven oder passiven Bewegungen auftritt. Die einschlägige Literatur ist voll von widersprüchlichen Berichten zu Epidemiologie, Risikofaktoren und Entstehung des HSP. Es scheint allerdings so, als stünde HSP im Zusammenhang mit der Ruheposition und/oder von der Norm abweichenden Bewegungen der Skapula und des Humerus (Niessen et al. 2008). Eine effektive Schulterposition, Bewegung, Stabilität, Muskelleistung und motorische Kontrolle sind stark von der Performance der Skapula abhängig (Kibler 2012). Desweiteren sind die Position und Aktivität der Skapula abhängig von der Rumpfaktivität. Wenn also ein hemiplegischer „Schulterkomplex" behandelt werden soll, müssen zunächst die Ausrichtung und Aktivität des Rumpfes untersucht werden. Gewährleisten die Rumpfmuskeln keine optimale Ausrichtung des Rumpfes, ist die Position der Schulterblätter auf dem Thorax beeinträchtigt (De Baets et al. 2013). Die koordinierte, gekoppelte Bewegung von Skapula und des Humerus, der sogenannte *skapulohumerale Rhythmus* (SHR), bestimmt die glenohumerale Ausrichtung, die die Gelenkstabilität maximiert – und damit auch die Effizienz der Armbewegungen (Kibler 2012). Ein korrekter SHR ist wichtig, damit es nicht zu einer Verengung des Subakromialraum kommt mit der Folge eines Impingement der Weichteile bei der Abduktion und der Vorwärtsbeugung des Arms. Eine einwandfreie Koppelung des Humerus und der Skapula führt dazu, dass die Skapula nach oben rotiert und nach vorne kippt, während der Humerus gleichzeitig nach außen rotiert (Braman et al. 2009). Dies ist wichtig bei aktiven und passiven Armbewegungen. Die Skapula wird durch die skapulothorakale Muskulatur stabilisiert, da diese die Skapula näher an den Thorax heranbewegt. Der M. trapezius, M. levator scapulae, M. rhomboideus minor und major und M. serratus anterior bewahren die Skapula in ihrer Position am Thorax. Ist die Kraft dieser Muskeln vermindert, kann dies Auswirkungen auf die Position des der Skapula haben. Variationen im dynamischen Muster und der Ruheposition der Skapula am Thorax werden als *skapulare Dyskinesie* bezeichnet. *Dyskinesie* (von „Dys" = „Veränderung von" und „Kinesie" = „Bewegung") ist ein allgemeiner Begriff, der den Verlust einer angemessenen Kontrolle über die Bewegungen der Skapula zum Ausdruck bringt (Kibler 2012). Eine veränderte Aktivität der Muskulatur der Skapula kann sich nicht nur auf die Position und Bewegungen der Skapula auswirken, sondern kann auch zu einem Impingement der Rotatorenmanschette und damit zu Schulterschmerzen führen (De Baets et al. 2013, Vasudevan u. Browne 2014). *Schulterimpingement* wird definiert als Kompression, Entrapment (Einklemmung) oder mechanische Irritation der Rotatorenmanschette und/oder der langen Bizepssehne. Ein Schulterimpingement tritt entweder unterhalb des Akromions (subakromial) oder zwischen der Unterseite der Rotatorenmanschette und der Gelenkpfanne oder Pfannenlippe (Labrum glenoidale) auf (Ludewig u. Reynolds 2009). Eine eingeschränkte Rotation des Schulterdachs nach oben oder das Nachvornekippen beim Heben des Arms kann den vorhandenen Subakromialraum verkleinern, was wiederum zu einem Impingement führen bzw. ein vorhandenes verschlechtern kann. (Ludewig u. Reynolds 2009).

Auch eine Weichteilspannung der Muskeln und anderer Strukturen kann HSP hervorrufen kann, da dann die normale Aktivität der Skapula bei Armbewegungen eingeschränkt ist. Man nimmt an, dass eine Außenrotation des Humerus dem Subakromialraum erweitert, weil so der Tuberculum majus des Humeruskopfes mehr Freiraum erhält (Flatow et al. 1994). Eine Verringerung der Außenrotation der Schulter wird mit einem subakromialen Impingement in Verbindung gebracht. Da der M. pectoralis minor am Proc. coracoideus und den oberen Rippen ansetzt, ist er für die Innenrotation der Skapula verantwortlich. Ist der M. pectoralis minor aufgrund von Armbewegungen übermäßig aktiv oder passiv gespannt, kann dies die normale Aktivität der Skapula beeinträchtigen (Ludewig u. Reynolds 2009).

Vor allem der M. deltoideus und die Rotatorenmanschette sind für eine dynamische Stabilisierung des Schultergelenks verantwortlich. Ein geschwächter M. deltoideus erhöht die Spannung in der Rotatorenmanschette, insbesondere die der Supraspinatussehne. Wird diese dauerhaft überlastet, kann dies zu einer mechanischen Ermüdung, einem Elastizitätsverlust und in der Konsequenz sogar zu einem Sehnenriss führen (Yi et al. 2013).

HSP kann sich nicht nur negativ auf die Rehabilitation, sondern auch auf das Gleichgewicht, den Gang, auf die Haltung, die Selbstversorgung und die Lebensqualität auswirken (Turner-Stokes u. Jackson 2002).

Complex regional pain syndrome 1 (CRPS 1) (Pertoldi u. Di Benedetto 2005) ist eine neuere Bezeichnung für das Schulter-Hand-Syndrom (SHS) bzw. Algoneurodystrophie. Diese Störungen treten besonders häufig in den Extremitäten auf und sind durch Schmerzen, aktive und passive Bewegungsstörungen, eine abnorme Regulierung des Blutflusses, Schweißausbrüche, Ödeme der Haut und des Unterhautgewebes sowie trophische Veränderungen der Haut, der Hautorgane und des Unterhautgewebes gekennzeichnet. Die Störung tritt nicht nur bei Schlaganfallpatienten auf und wird auch mit Phantomschmerz in Verbindung gebracht. Sie kommt bei Patienten mit Kopfverletzungen, Rückenmarksverletzungen (SCI) und sogar bei leichten Verletzungen der Extremitäten vor. Ein systematischer Review von Geurts et al. (2000) beschreibt, dass nach einem Schlaganfall nicht nur SHS auftritt, sondern auch Handödeme. Die Autoren kommen zu folgenden Schlussfolgerungen:

- Die Schulter ist nur bei der Hälfte aller Fälle involviert, in denen es zu schmerzhaften Schwellungen des Handgelenks und der Hand kommt. Offenbar existiert also ein *Handgelenk-Hand-Syndrom*.
- Bei den Handödemen handelt es sich nicht um Lymphödeme.
- SHS tritt in der Regel gemeinsam mit einem verstärkten arteriellen Blutfluss auf.
- Traumata führen bei SHS zu aseptischen Gelenkentzündungen.
- Unter den physikalischen Methoden zur Minderung der Handödeme hat sich noch keine spezifische Behandlung als die wirksamste herauskristallisiert.
- Am effektivsten ist bei SHS eine Behandlung mit oral verabreichten Kortikosteroiden.

Die Autorinnen des vorliegenden Werkes haben die Erfahrung gemacht, dass eine vorsichtige, aber nachhaltige Mobilisierung in Kombination mit einer Korrektur der Ausrichtung und einer sensorischen Stimulation zur Besserung dieser Störung beitragen kann.

Vegetative Funktionen

Eine ZNS-Läsion kann sowohl kann zu einer Veränderung der vegetativen Funktion führen, sowohl lokal als auch allgemein. Lokale Veränderungen treten bei vielen Patienten mit ZNS-Dysfunktionen auf. Sie können durch Dysfunktionen in der zentralen Regulierung verursacht werden oder eine Folge von Inaktivität und Immobilität sein. Veränderte vegetative Funktionen manifestieren sich häufig als distales Problem, vor allem in den Händen oder Füßen:

- veränderte Blutversorgung: Die Hautfarbe ist stärker bläulich, rötlich oder blass.
- Die veränderte Blutversorgung bedingt eine veränderte Körpertemperatur: Die Extremität fühlt sich kalt an. Leidet der Patient an einer Infektion, wie etwa einer Gefäßentzündung, ist die betroffene Region wärmer und stärker gerötet.
- Schwellungen sollten beobachtet oder abgetastet werden. Sie kommen bei Patienten nach Schlaganfall oder mit Multipler Sklerose recht häufig

vor. Chronische Schwellungen führen möglicherweise zu weiteren Beeinträchtigungen der Blutversorgung und Bewegung oder zu Schmerzen. Sind Beine oder Oberschenkel geschwollen in Kombination mit Schmerz oder Druckempfindlichkeit – oder verstärkt sich der Schmerz bei Dorsalflexion des Fußes oder Extension des Zehs (Homan'sches Zeichen) –, muss der Patient auf eine mögliche tiefe Beinvenenthrombose untersucht werden.

Hautqualität

Hautveränderungen können aufgrund von Inaktivität, Immobilität und verminderter Blutversorgung entstehen. Inaktivität kann zu dicker und harter Haut führen, was die Immobilität in der betroffenen Region noch weiter verstärken kann. Wird eine Hand nicht gebraucht, trocknet die Haut aus und wird dicker, da abgestorbene Hautpartikel nicht abgerieben werden.

Allgemeine Symptome

Allgemeine Symptome treten besonders häufig bei SCI auf, speziell bei einer vollständigen Durchtrennung des Rückenmarks. Die Symptome können in ihrer Intensität und Art variieren:

- Schweißbildung oberhalb des Traumas
- erhöhte Herzfrequenz
- Kopfschmerzen
- erhöhter Blutdruck
- Hautrötungen

Merke M!

Was? Wie? Warum?
Dies sind die 3 wichtigsten Fragen, die ein kontinuierliches Assessment beantworten sollte.

4.3.7 Clinical Reasoning

Den Entscheidungsprozess im Rahmen der Diagnose und des Problemmanagements des Patienten bezeichnet man als Clinical Reasoning (Edwards et al. 2004). Es ist während des gesamten Prozesses von Assessment, Intervention und Evaluation von zentraler Bedeutung.

Definition [ ]

Clinical Reasoning
Clinical Reasoning wurde definiert als „die Erwägungen und die Entscheidungsfindung in der klinischen Praxis, die es Therapeuten ermöglichen, für den individuellen Patienten die am besten durchdachten Behandlungskonzepte zu wählen".

Anamnese des Patienten, Beobachtung und Handling bilden gemeinsam mit der spezifischen und allgemeinen Kompetenz des Therapeuten und anderen Informationsquellen die Grundlage des Clinical Reasoning. Aktivität und Teilhabe werden gemeinsam mit der Problemlösungskompetenz des Patienten und seinem motorischen Verhalten in Relation zu Aufgaben und Umwelt bewertet:

- Ressourcen und Einschränkungen der Teilhabe
- Ressourcen und Einschränkungen der Aktivität
- Abweichungen von der Norm oder Verlust von Körperfunktion und -strukturen als unmittelbares Ergebnis neurologischer Läsionen oder ihrer Folgen.
- Schnell erlernte kompensatorische Strategien sind möglicherweise nur schwer von den unmittelbaren Beeinträchtigungen zu trennen. Kompensatorische Strategien können zu weiteren Abweichungen von der Norm führen.
  In diesem Zusammenhang versteht man unter Normabweichungen bei Körperfunktionen und -strukturen jene Probleme, die die Voraussetzungen des Patienten für eine normale menschliche Bewegungskontrolle beeinträchtigen.
- Tonusveränderungen wirken sich auf die Fähigkeit des Patienten aus, die aufrechte Position zu erhalten und mit der Schwerkraft zu interagieren. Sie können eine Fehlausrichtung sowie Veränderungen der Muskellänge, der Muskelflexibilität und -elastizität, des Bewegungsausmaßes, des nicht kontraktilen Gewebes und der Fähigkeit zur Variation exzentrischer und konzentrischer Aktivität verursachen.
- Veränderungen der reziproken Innervierung können das muskuläre Zusammenspiel von Agonisten, Antagonisten und Synergisten stören und außerdem die Rekrutierungssequenz motorischer Einheiten sowie das Zusammenspiel von Stabilität und Mobilität bei der Bewegung verändern.

- Veränderungen in den Bewegungsmustern und der Fähigkeit, diese im Hinblick auf das Ziel zu variieren, stören Abfolge der Muskelaktivität und führen zu einer veränderten Ausrichtung, was wiederum das Verhältnis einzelner Muskeln zueinander verändert.

Beeinträchtigte Körperstrukturen und -funktionen verschlechtern das Gleichgewicht und die Bewegungsfähigkeit des Patienten, sodass er Probleme bei der Ausführung von Haltungsänderungen bei alltäglichen Aktivitäten bekommt (▸ Abb. 4.4). Deshalb ist das spezifische Wissen des Therapeuten auf den Gebieten der Bewegung und der Analyse ein bedeutendes Werkzeug beim Assessment, in der Behandlung und für das Clinical Reasoning, um die Fähigkeiten des Patienten zu Aktion und Interaktion verbessern zu können. Ein tiefgehendes Verständnis der menschlichen Bewegungsabläufe ist von zentraler Bedeutung für das Clinical Reasoning (Raine et al. 2009).

Ein genaues Assessment ist eine wichtige Voraussetzung für das Clinical Reasoning. Beide Prozesse sind untrennbar miteinander verbunden (Raine et al. 2009). Das Clinical Reasoning stützt sich auf das allgemeine und spezifische Wissen und die berufliche sowie persönliche Erfahrung des Therapeuten. Es bezeichnet den mentalen Prozess der Entscheidungsfindung, basierend auf dem Vermögen des Therapeuten, die entscheidenden Hinweise aus dem Assessmentprozess mittels theoretischer und beruflicher Kenntnisse und aufgrund von Lebenserfahrung herauszufiltern. Der Therapeut muss alle Erkenntnisse evaluieren, die er aus Befragungen, Beobachtungen und mittels Handling erhalten hat, um sich von einem Patienten ein individuelles Bild machen zu können. Es handelt sich beim Clinical Reasoning demnach um einen Problemlösungsprozess, mithilfe dessen der Therapeut auf der Grundlage des gesammelten Datenmaterials, der kausalen Beziehungen und der vom Patienten zum Ausdruck gebrachten Probleme ein *Hauptproblem* bzw. eine *Hypothese* formuliert. Die gesammelten Informationen werden interpretiert, um Ziele zu formulieren, geeignete Interventionen auszuwählen und diese schließlich zu evaluieren (▸ Abb. 4.5). Clinical Reasoning setzt außerdem voraus, dass der Therapeut die verschiedenen ICF-Dimensionen analysieren und ihre Wechselwirkung beurteilen kann.

Der Therapeut muss deshalb:

- die Bedürfnisse und Erwartungen des Patienten verstehen
- Ressourcen und Einschränkungen des Patienten in allen 3 ICF-Domänen erkennen

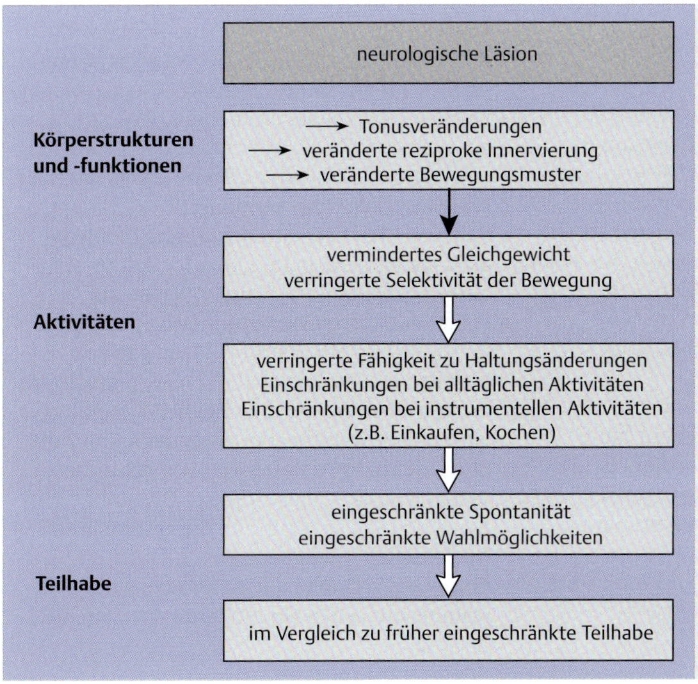

Abb. 4.4 Konsequenzen einer ZNS-Läsion.

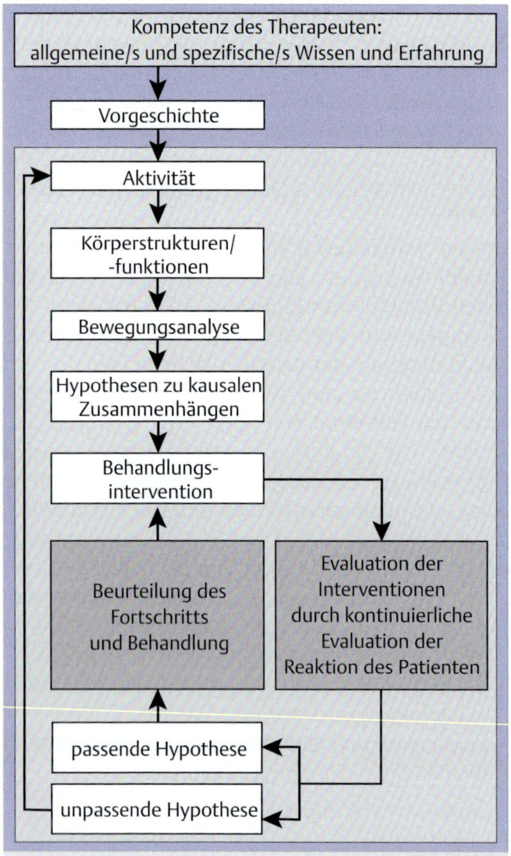

Abb. 4.5 Assessment und Clinical Reasoning.

- Hypothesen darüber formulieren, welche Faktoren für das Aktivitätsniveau, die Bewegungsfähigkeit und die Art und Weise der Bewegungsausführung des Patienten besonders wichtig sind bzw. welche Faktoren ihn am meisten zu beeinträchtigen scheinen
- kurz- und langfristige Ziele auswählen – am besten gemeinsam mit dem Patienten
- Behandlungsinterventionen und Hilfsmittel auswählen
- die Behandlungsinterventionen evaluieren und weitere Hypothesen entwickeln. Zudem sollte er die aufgestellte Hypothese überprüfen: Ist sie zutreffend in Bezug auf das aktuelle Ergebnis und im Hinblick auf einen längeren Zeitraum?

4.3.8 Ziele des Assessments

Mit dem Assessment werden 2 Ziele verfolgt:
- Eine Hypothese zum Potenzial des Patienten zu entwickeln und
- weitere Hypothesen dazu aufzustellen, *warum* sich der Patient auf eine bestimmte Art und Weise bewegt.

Was kann der Patient tun? Über welche Ressourcen verfügt er? Kann eine Aktivität nicht korrekt oder gar nicht abgerufen werden, stellt sich die Frage: *Warum?* bzw. *Warum nicht?*

Kann der Patient etwas nicht, sollte der Therapeut nach den Ursachen dafür forschen:
- Könnten Gleichgewichts- oder Bewegungsprobleme die Ursache sein?
- Könnten somatosensorische und/oder perzeptive Dysfunktionen verantwortlich sein?
- Bestehen möglicherweise kognitive Defizite?

Ursachen, die auf Gleichgewichts- oder Bewegungsproblemen beruhen

- Welche neuromuskulären Aktivitäten werden in verschiedenen Situationen rekrutiert bzw. nicht rekrutiert?
- Fehlt eine Aktivität gänzlich, die sich normalerweise in unterschiedlichen Situationen verändern sollte oder bleibt sie unverändert, wenn sie sich ändern sollte?
- Zeigt sich ein verringerter Tonus, weil der Patient an anderer Stelle kompensatorische Strategien einsetzt und damit eine effiziente Rekrutierung von Muskelaktivität verhindert?
- Treten primäre somatosensorische Probleme auf? Treten diese in Kombination mit ungeeigneten kompensatorischen Strategien auf?
- Zeigt der Patient eine verminderte posturale Kontrolle und ein gestörtes Gleichgewicht? Im Allgemeinen spielen die somatosensorischen, die vestibulären und die visuellen Systeme eine wesentliche Rolle bei der posturalen Kontrolle und Orientierung. Bestehen in einem dieser Systeme direkte oder indirekte Dysfunktionen? Bei einem Schlaganfall sind die vestibulären Nuclei selten direkt betroffen. Infarkte und Blutungen kommen auf dieser Ebene des Hirnstamms nur selten vor. Außerdem stehen die

vestibulären Nuclei nicht unter direkter kortikaler Kontrolle. Eine eingeschränkte Bewegungsfähigkeit des Patienten kann deshalb zu veränderten somatosensorischen Informationen an das vestibuläre System führen und so Dysfunktionen der vestibulären Nuclei verursachen. Visuelle Probleme treten bei vielen neurologischen Erkrankungen sehr häufig auf. Hierzu gehören Nystagmus, Hemianopsie und andere Beeinträchtigungen des Gesichtsfeldes sowie visueller Neglect oder Konzentrationsschwäche. All diese Störungen können Auswirkungen auf die posturale Kontrolle des Patienten haben.

- Weist der Patient einen verringerten posturalen Tonus auf oder treten assoziierte Reaktionen auf, die die posturale Kontrolle und das Gleichgewicht beeinträchtigen? Ist dies der Fall, dann sind möglicherweise Dysfunktionen der kortikoretikulospinalen oder der kortikorubrospinalen Systeme vorhanden. Diese Systeme sind zum Teil verantwortlich für den posturalen Tonus und die proximale Stabilität.
  Die klinische Erfahrung zeigt, dass Gleichgewichtsdysfunktionen folgende Ursachen haben können: Tonusveränderungen (stärker oder schwächer als normal), eine verminderte oder veränderte Bewegungskontrolle, ein verändertes Zusammenspiel der Segmente und/oder perzeptive Dysfunktionen. Das Gleichgewicht ist eine der eher automatischen Funktionen der menschlichen Bewegung. Wenn das Gleichgewicht gestört ist, muss der Therapeut Interventionen (Funktionen, Aktivitäten, posturale Sets, Handling usw.) auswählen, die das Gleichgewicht und die Bewegung auf einem stärker automatisierten Niveau verbessern.
- Verfügt der Patient über ein gewisses Maß an selektiver Kontrolle in den Armen oder Beinen? Gibt es Anzeichen von Bewegung in den Fingern und Zehen? Wenn nicht, warum nicht? Könnte es sein, dass die posturalen Komponenten nicht aktiviert werden und daher Stabilität und selektives Zusammenspiel der Schlüsselregionen nicht möglich sind? Führte die Läsion zu einer „echten" Parese und somit zu einer ernsthaften Minderung der neuronalen Aktivierung? Bei einer echten Parese, insbesondere distal, sind Teile des kortikospinalen Systems in unterschiedlichem Ausmaß geschädigt. Die kortikalen Systeme stellen bei der menschlichen Bewegungskontrolle die am stärksten willkürlich (am wenigsten automatisch) aktivierten Systeme dar. Ist die selektive Bewegung primär geschädigt, kann es angemessen sein, die Anforderungen an die selektive Aufmerksamkeit in Kombination mit willkürlicher Aktivierung zu erhöhen.

Definition

Selektive Kontrolle

Unter selektiver Kontrolle versteht man die kontrollierte und koordinierte Bewegung eines Körperteils oder Gelenks auf der Grundlage von posturaler Stabilität.

Beispiele

Bei manchen Patienten wird das Knie auf der stärker beeinträchtigten Seite hyperextendiert, wenn das Bein belastet wird. Verschiedene Faktoren können dafür verantwortlich sein:

- fehlerhafte Koordination der Agonisten und Antagonisten im Kniebereich oder vermindertes Zusammenspiel von Hüfte/Becken und Fußgelenk/Fuß als unmittelbare Folge der Läsion (Körperdomäne)
- Überreaktion aufgrund von Hypersensibilität auf sensorischen/propriozeptiven Input (Dehnungs- oder Hauthypersensibilität), wenn der Fuß auf den Boden aufgesetzt und belastet wird (Körperdomäne).
- Der Patient versteift sein Knie als kompensatorische Strategie, um stehen oder gehen zu können (Aktivitätsdomäne).

Die neuromuskuläre Aktivität im Hüftbereich sollte in den einzelnen Stand- und Schwungphasen variieren. Findet diese Variation tatsächlich statt? Wird beim Aufsetzen der Ferse und während der gesamten Dauer der Standphase die Extensorenaktivität angemessen rekrutiert? Findet eine exzentrische Dehnung der Hüftflexoren und Adduktoren statt, um die Stabilität von Hüfte/Becken zu ermöglichen?

Wir die Hüftextension nicht angemessen rekrutiert, muss der Therapeut diese Aktivität fazilitieren bzw. stärken. Lennon (2001) demonstrierte anhand von 2 Fallstudien, dass durch Physiotherapie nach einem Schlaganfall die für das Gehen und funktionelle Aktivität erforderlichen Bewegungsmuster wiederhergestellt werden können. Hesse et al. (1998) zeigten, dass eine Fazilitation gemäß dem Bobath-Konzept im Rahmen der therapeutischen Intervention zu einem besser ausbalancierten Gangmuster führt. Fazilitation verbessert die Rekrutierung (Körperdomäne) bei funktioneller Aktivität (Aktivitätsdomäne). Brock und Kollegen (2011) demonstrierten in ihrer Pilotstudie an Patienten nach moderatem oder schwerem Schlaganfall, dass Interventionen, die auf dem Bobath-Konzept beruhen und gemeinsam mit Aufgabentraining durchgeführt werden, die Gehgeschwindigkeit eher verbessern als strukturiertes Aufgabentraining allein.

Wenn die Flexorenmuskulatur nicht exzentrisch gedehnt wird, um die Hüftextension zu ermöglichen, muss der Therapeut die exzentrische Kontrolle mobilisieren und fazilitieren (Körperdomäne) und die Hüftextensoren während der Aktivität stärker fordern (notwendig machen – geschehen lassen) (Kap. 3.3.6).

Die Aktivität im Bereich des Schultergürtels spielt bei allen Haltungsveränderungen (Aktivitätsdomäne) eine wichtige Rolle. Die neuromuskuläre Aktivität beim Zusammenspiel des Schultergürtels, des Arms und des Rumpfes sollte in Abhängigkeit von der auszuführenden Aufgabe variieren (Körperdomäne). Wird der Schultergürtel fixiert, wie etwa bei der Elevation, wird der Rumpf auf der gleichen Seite gedehnt und kann sich deshalb nicht verkürzen, um Stabilisierung oder Gewichtsverlagerung zu gewährleisten. Der Therapeut muss dann eine Hypothese dazu aufstellen, warum der Schultergürtel angehoben wird:

- Ist die Stabilität des Thorax oder zwischen Thorax und Schulterblatt verringert? Warum?
- Ist die Instabilität auf eine verminderte interkostale Aktivität (Körperdomäne) zurückzuführen?
- Ist der Tonus zu niedrig oder zu hoch, sodass eine Fehlausrichtung und mangelhafte Koordination (Körperdomäne) die Folgen sind?
- Ist die distale Aktivität verringert (Körperdomäne) und versucht der Patient deshalb, den Arm von der Schulter aus aktiv und aufgabenorientiert zu bewegen (Aktivitätsdomäne)?
- Hypothesen zu Ursache und Wirkung führen zur Formulierung von Zielen, die die Behandlung bzw. die Interventionen erreichen sollten. Die Behandlung ist demnach davon abhängig, welche Hypothese am besten auf den Patienten und seine Probleme zutrifft und wie die kontinuierliche Evaluation der Behandlungsmaßnahme ausfällt.
- Auf welche Art und Weise kompensiert der Patient? Warum?
- Welche Bewegungskomponente fehlt oder kann nur eingeschränkt abgerufen werden und führt deshalb dazu, dass der Patient auf eine bestimmte Art und Weise kompensiert?
- Wirkt er ängstlich oder unsicher? Der Patient muss sich sicher fühlen, um seine eigene Bewegungsfähigkeit zu erkunden und dabei weniger kompensatorische Strategien einzusetzen.

Die kompensatorischen Strategien des Patienten ändern sich je nachdem, welche Aktivitäten er auszuführen versucht. Das Hauptproblem, d. h. eine oder mehrerer dysfunktionale Komponente (n), bleibt jedoch bestehen. Wenn sich der Patient nach der Intervention angemessener und mit weniger Kompensation bewegt, spricht dies für die Hypothese.

- Wo und warum treten assoziierte Reaktionen auf? In welchen Situationen treten sie auf, z. B. wenn der Patient versucht, das Gleichgewicht herzustellen oder Arme und Beine bewegt? Wie steht es um die posturale Kontrolle des Patienten? Wie viel Kraft muss er aufwenden, nur um eine eingenommene Position aufrechtzuerhalten?

Beim Assessment und bei der Behandlung von Patienten mit assoziierten Reaktionen sind 2 Aspekte besonders bedeutsam:

1. Die Analyse und die Bildung von Hypothesen zu folgenden Fragestellungen:
   - Sind die assoziierten Reaktionen eine Folge von Anforderungen an das Gleichgewicht? Dann kann eine verringerte posturale Kontrolle die Ursache sein.
   - (Verringertes Zusammenspiel von Stabilität und Mobilität in den Schlüsselregionen, eine verringerte Stabilität, speziell in Bezug auf die Hüft/Becken-Region oder den Rumpf, eine verringerte distale Stabilität und Gleichgewichtskontrolle und damit verbunden eine ineffiziente Fußgelenkstrategie.)
   - Stehen die assoziierten Reaktionen im Zusammenhang mit Bewegungen der Extremitäten? Wie sehen Qualität, Rekrutierungssequenz, Selektivität und Variabilität der Bewegungsfähigkeit des Patienten aus? Ist die Geschwindigkeit, die Initiation oder die Kraft vermindert?

- Verstärken sich die assoziierten Reaktionen mit steigendem Kraftaufwand? Wieso erhöht der Patient seinen Kraftaufwand in Situationen, die normalerweise nicht anstrengend sind?

2. Kann der Patient seine assoziierten Reaktionen kontrollieren? Ist er sich dieser Reaktionen bewusst und stellt er selbst Hypothesen dazu auf, warum diese auftreten?

Viele Patienten verfügen über ein gutes Körperbewusstsein und können kausale Zusammenhänge wahrnehmen und verbalisieren. Diese Hypothesen des Patienten sind oft zutreffend, weshalb der Therapeut sie ernst nehmen und im Assessment sowie in der Behandlung berücksichtigen sollte.

Ursachen, die auf somatosensorischen und perzeptiven Dysfunktionen beruhen

Sensorische Informationen und werden teilweise bereits im Rückenmark modifiziert und integriert. Bei einem Schlaganfall ist die Wahrscheinlichkeit gering, dass der Patient auf dieser Ebene sensorische Defiziten zeigt. Das Rückenmark nimmt auch dann sensorische Impulse wahr, wenn diese nicht in das Bewusstsein des Patienten gelangen. Sensorische Verluste bei einem Schlaganfall werden vielmehr durch Läsionen der aufsteigenden Leitungsbahnen oder Strukturen verursacht (z. B. Capsula interna, Thalamus oder Kortex). Eine verminderte Sensorik kann durch erlernten Nichtgebrauch oder Läsionen der perzeptiven Systeme verursacht werden, die zu Konzentrationsstörungen und Neglect auf der stärker beeinträchtigten Seite führen. Bei Multipler Sklerose kann die Informationsübertragung auf der Ebene des Rückenmarks und in anderen Bereichen des ZNS gestört sein.

Es kann schwierig sein, zwischen sensorischen Verlusten und einer verminderter sensorischer Wahrnehmung zu unterscheiden. Eine Behandlung, die darauf abzielt, die Konzentration und das Empfindungsvermögen des Patienten durch erhöhte Mobilität zu verbessern, kann hierauf Antworten geben. Wenn sich die Sensorik des Patienten für einen Körperteil während der Behandlung verbessert, besteht die Möglichkeit, dass das Problem eher in einer verringerten sensorischen Wahrnehmung als in einem echten sensorischen Verlust besteht. Erlernter Nichtgebrauch kann durch eine spezifische Therapie und durch die Aktivierung der Extremität in jedem funktionellen Zusammenhang verbessert werden. Perzeptive Dysfunktionen sind bei den meisten ADL offensichtlich, da der Patient eine verringerte Aufmerksamkeit gegenüber seinem eigenen Körper und seiner Umwelt zeigt. Es ist wichtig, eine gute Zusammenarbeit mit anderen Fachkräften im Gesundheitswesen zu etablieren, um diese Dysfunktionen bewerten und einen Plan für eine interdisziplinäre Intervention erarbeiten zu können. Die Aufmerksamkeit des Patienten muss bei allen Aktivitäten stimuliert und gefordert werden.

Gleichgewicht und Bewegung setzen voraus, dass wir wahrnehmen können, wo sich die unterschiedlichen Körperteile in Relation zueinander und zur Umwelt befinden. Wenn der Patient an perzeptiven Dysfunktionen leidet, kann dies Auswirkungen auf seine Wahrnehmung der Mittellinie und damit auf das Zusammenspiel und das Gleichgewicht haben. Eine Behandlung mit dem Ziel, dem Patienten Orientierung in Bezug auf seinen Körper zu verleihen, verbessert das Zusammenspiel und die Koordination der Körpersegmente. Dadurch kann sich wiederum die Orientierung des Patienten im Hinblick auf den eigenen Körper und die Umwelt verbessern.

Ursachen, die auf kognitiven Defiziten beruhen

Versteht der Patient, was er tut bzw. was er zu tun soll? Wie gut ist sein Hörvermögen? Kann er sprechen? Ist er depressiv oder nicht kritikfähig? Zeigt er Einsicht und kann er in neuen Situationen Probleme lösen? Ist er konzentriert und fokussiert? Liegen Beeinträchtigungen vor, die Auswirkungen auf seine funktionellen Fähigkeiten haben können?

Den Antworten auf all diese Fragen nähert sich der Therapeut in erster Linie in Form von Hypothesen, die die Behandlung und die Auswahl der Interventionen im Hinblick auf die Bewegungsstörung des Patienten leiten.

Merke **M!**

Die Wahl der Behandlungsmethode wird durch das Clinical Reasoning bestimmt. Die Beobachtung und Bewegungsanalyse der Aktivitäten bilden die Grundlage für Hypothesen darüber, welche Systeme am stärksten beeinträchtigt und welche noch intakt sind.

Klinisches Bespiel 1

Funktionelle Aktivität

Die Patientin Sissel wird dazu aufgefordert, die Fußbretter ihres Rollstuhls nach oben und zur Seite zu schieben (▶ Abb. 4.6).

Beobachtung

Sissel schaut nach rechts (ihre stärker beeinträchtigte Seite), verlagert das Gewicht nach rechts und greift nach unten, um den Auslösemechanismus des Fußbretts zu finden. Sie ergreift den Auslöser und passt ihren Griff an. Sie hebt ihr rechtes Bein mit leichter Unterstützung durch den linken Arm vom Fußbrett. Anschließend nimmt sie das rechte Fußbrett ab.

Clinical Reasoning

- *Kognitive Funktion:* Sissel versteht die Instruktion. Sie lenkt ihre Aufmerksamkeit auf ihre rechte Seite, findet den Auslösemechanismus für das Fußbrett, integriert die Informationen und löst das Problem, das Fußbrett abzunehmen. Sie ist fokussiert und auf die Aufgabe konzentriert. Auf diese Weise demonstriert Sissel, dass sie die Aufgabe versteht und lösen kann. In diesem Kontext zeigt sie gute kognitive Fähigkeiten.
- *Perzeptive Funktion:* Durch ihre Konzentration auf die stärker beeinträchtigte Seite demonstriert sie eine angemessene perzeptive Funktion. In dieser Situation entsprechen Empfang, Wahrnehmung und Integration von Informationen von ihrem stärker beeinträchtigten Körperteil den Anforderungen.
- *Sensorik:* Ihre Sensorik scheint gut ausgeprägt, da sie ihren Griff dem Auslösemechanismus anpassen kann, ohne sich so weit nach vorne zu lehnen, dass sie ihn sieht.
- *Gleichgewicht:* Sissels Gleichgewicht ist möglicherweise gemindert, da sie ihren linken Arm einsetzt, um den rechten Oberschenkel zu unterstützen und ihren Körper nicht ausreichend weit dreht, um den Auslösemechanismus sehen zu können.

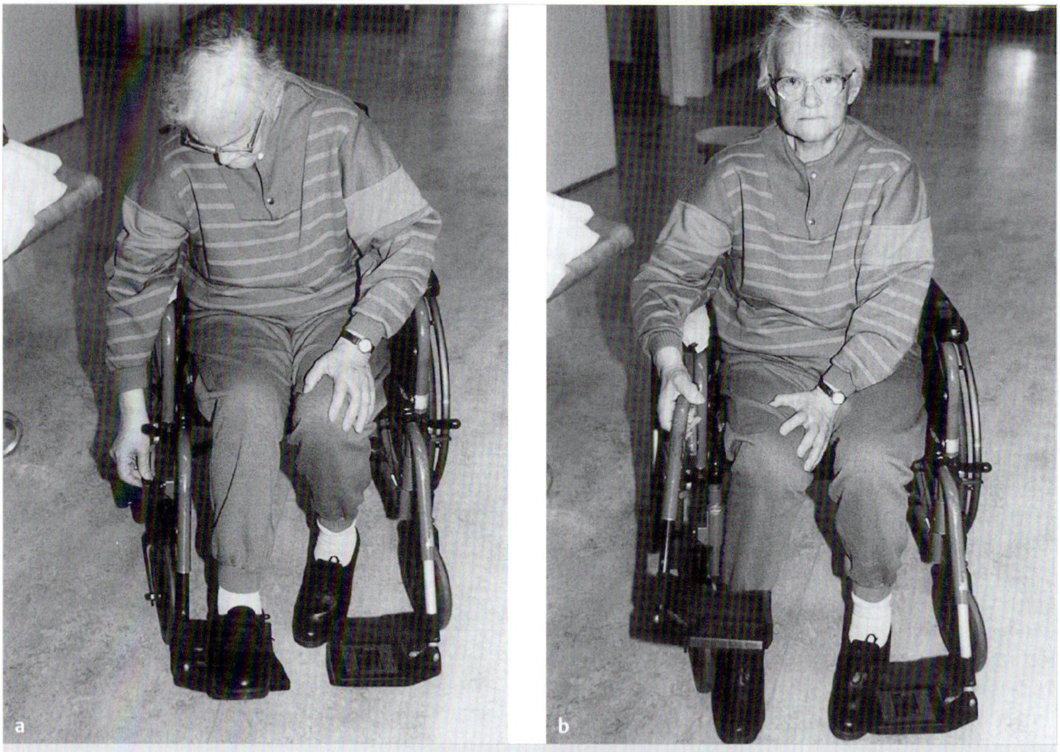

Abb. 4.6 Beobachtung einer funktionellen Aktivität (Fußbretter des Rollstuhls nach oben und zur Seite schieben).
a Sissel schaut nach rechts (ihre stärker beeinträchtigte Seite), verlagert das Gewicht nach rechts und greift nach unten, um den Auslösemechanismus des Fußbretts zu finden. Sie ergreift den Auslöser und passt ihren Griff an.
b Sie hebt ihr rechtes Bein mit leichter Unterstützung durch den linken Arm vom Fußbrett. Anschließend nimmt sie das rechte Fußbrett ab.

Klinisches Beispiel 2

Funktionelle Aktivität

Sissel wird dazu aufgefordert, mit ihrem weniger beeinträchtigten Arm nach einem Taschentuch zu greifen (▶ Abb. 4.7).

Beobachtung

Sissels Rumpfhaltung und ihre Kopf- und Hals-/Nackenhaltung sind flektiert. Es scheint, als werde ihr Rumpf von der Armbewegung nach unten gezogen.

Clinical Reasoning

- Warum hält die Patientin Rumpf, Kopf, Hals bzw. Nacken flektiert, während sie den Arm nach vorne streckt, um nach etwas zu greifen (Aktivitätsdomäne)? Aufgrund einer verminderten Rumpfkontrolle bei der Rekrutierung von Armaktivität kann die Patientin ihren Rumpf und Kopf nicht kontrolliert nach vorne verlagern. Das antizipatorische Zusammenspiel von Orientierung und Stabilität der Rumpfsegmente und der Armfunktion scheint beeinträchtigt zu sein (Körperdomäne).
- Sissels Haltung ist von Flexion geprägt. Werden der M. pectoralis major und minor und der M. latissimus dorsi zu stark und zu früh rekrutiert, um die verminderte Rumpfkontrolle zu kompensieren? Fixiert sie die oberflächlichen Hals-/Nackenflexoren, um einen Sturz zu verhindern? Verhindern diese kompensatorischen Strategien, dass sie eine angemessenere Aktivität rekrutiert?

Um Hypothesen über kausale Zusammenhänge aufstellen zu können, muss der Therapeut die Unterschiede in der Bewegungsqualität spüren, verstehen und schließlich evaluieren, warum diese Unterschiede auftreten. Das Clinical Reasoning findet auch später während der Behandlung noch statt, da auch diese kontinuierlich evaluiert wird. Der Therapeut muss die physischen und neuropsychologischen Störungen der Patientin bewerten und anschließend entscheiden, wie sich diese Störungen gegenseitig beeinflussen. Häufig liegen sogar mehrere Dysfunktionen gleichzeitig vor. Der Therapeut muss die Daten, die er aus dem Clincal Reasoning, gewinnt, analysieren und interpretieren. Gegebenenfalls muss er andere Fachkräfte im Gesundheitswesen über seine Ergebnisse informieren oder begleitende Untersuchungen/Behandlungen durch einen Arzt, einen Sprachtherapeuten, einen Neuropsychologen und andere Fachkräfte veranlassen.

Assessment und Behandlung sind in einem kontinuierlichen Prozess integriert.

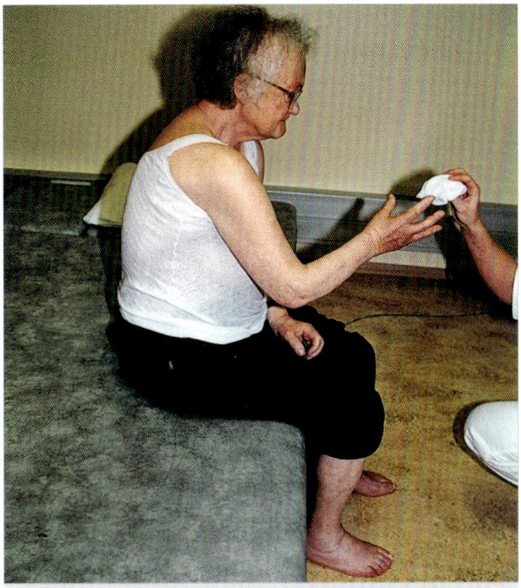

Abb. 4.7 Beobachtung einer funktionellen Aktivität: Sissel greift mit ihrem weniger beeinträchtigten Arm nach einem Taschentuch. Sissels Rumpf, ihr Kopf sowie Hals und Nackensind flektiert. Es scheint, als werde ihr Rumpf von der Armbewegung nach unten gezogen.

4.4 Ergebnismessungen

Formalisierte, validierte und verlässliche Ergebnismessungen zur Dokumentation von Veränderungen in der neurologischen Rehabilitation sind für die Entscheidungsfindung notwendig und werden auch zunehmend nachgefragt. Die meisten dieser Messungen bewerten die Aktivität des Patienten, nur einige wenige legen den Schwerpunkt auf das Assessment von Beeinträchtigungen und deren mögliche Auswirkungen auf die Funktion. Die meisten Rehabilitationszentren und Krankenhäuser bevorzugen bestimmte Messverfahren innerhalb ihres Tätigkeitsbereichs. Die Therapeuten müssen eine Entscheidung treffen, welche Messverfahren am besten geeignet sind. Dabei müssen die Parameter Verlässlichkeit, Validität und Reaktionsfähigkeit berücksichtigt werden.

- *Verlässlichkeit:* Sind die Ergebnis vertrauenswürdig?
- *Validität:* Misst das Verfahren tatsächlich das, was gemessen werden soll?
- *Reaktionsfähigkeit:* Erkennt das Verfahren Haltungsänderungen?

Eine detaillierte Beschreibung der Ergebnismessungen würde den Rahmen dieses Buches sprengen. Daher werden im Folgenden nur einige spezifische Messverfahren betrachtet.

4.4.1 Messverfahren: Körperdomäne

Die *Trunk Impairment Scale (TIS)* wurde ursprünglich von Verheyden et al. (2004) eingeführt und wurde von Gjelsvik et al. (2012) weiterentwickelt. Diese weiterentwickelte Skala erhielt die Bezeichnung *Trunk Impairment Scale-Modified Norwegian Version (TIS-modNV)* und ist auch in englischer Sprache verfügbar (Gjelsvik et al. 2012). Mithilfe dieser Skala können Ausmaß und Qualität der Rumpfstabilität im Sitzen gemessen werden. Sie wird genutzt, um die Rumpffunktion in 2 Hauptdomänen zu messen: dynamisches Gleichgewicht und Koordination. Die Punktzahl reicht von 0 bis 16, wobei 16 der Maximalwert ist. Studien zeigten, dass Dysfunktionen der Rumpfkontrolle ein schwerwiegendes Problem darstellen, nicht nur nach einem Schlaganfall und einer traumatischen Gehirnverletzung, sondern auch bei Multipler Sklerose und bei der Parkinson'schen Krankheit (Verheyden et al. 2006, Verheyden et al. 2007, Verheyden et al. 2005). Verheyden et al. (2005) und Hsieh et al. (2002) nehmen Bezug auf Studien, die nachwiesen, dass Schlaganfallpatienten eine beeinträchtigte Rumpfmuskelaktivität besitzen und eine Korrelation zwischen paretischen Rumpfmuskeln und Einschränkungen bei alltäglichen Aktivitäten vorhanden ist. Posturale Kontrolle und Rumpfkontrolle sind signifikante Prädikatoren für die motorische und funktionelle Wiederherstellung nach einem Schlaganfall. Diverse Autoren haben für Schlaganfallpatienten Interventionen zur Verbesserung der Rumpfkontrolle empfohlen (Cabanas-Valdés et al. 2013, Hacmon et al 2012, Jandt et al. 2011, Karatas et al. 2004, Reisman u. Scholz 2006, Ryerson et al. 2008, Winzeler-Merçay u. Mudie 2002).

Das *Rivermead Visual Gait Assessment* (RVGA) (Lord et al 1998) beinhaltet 2 Beobachtungen der Arme während der Schwung- und der Standphase des Gehens und 18 Beobachtungen des Rumpfes und der unteren Extremitäten, darunter 11 während der Stand- und 7 während der Schwungphase des Gehens. Der Grad der Abnormalität jeder einzelnen dieser Komponenten wird auf einer 4-Punkte-Skala bewertet. Anschließend wird eine Gesamtpunktzahl gebildet, indem die Einzelpunktwerte der Komponenten addiert werden. Die Gesamtpunktzahl reicht von 0 (normaler Gang) bis 59 (stark abnormer Gang). Die RVGA wird eingesetzt, um langfristige Veränderungen bei Patienten mit neurologischen Erkrankungen zu messen und Gehstörungen zu dokumentieren (Lord et al 1998). Dieses Verfahren hat sich als relativ verlässlich und valide erwiesen (Lord et al 1998). Die klinische Erfahrung der Autorinnen hat allerdings gezeigt, dass Therapeuten eine gewisse Zeit benötigen, bis sie dieses Verfahren beherrschen. Daher ist es sinnvoll, wenn Kollegen ihre Testergebnisse gegenseitig vergleichen und deren Verlässlichkeit erhöhen, indem sie sich darauf einigen, wie die unterschiedlichen Punktekomponenten im Einzelnen zu evaluieren sind. Patienten müssen für dieses Testverfahren 10 Minuten lang gehen können, wobei kürzere Pausen möglich sind.

GAITRite ist ein Test, bei dem eine 5 Meter lange Matte verwendet wird, die mit einem tragbaren Softwaretool verbunden ist, das unterschiedliche Gangparameter automatisch misst, wenn eine Testperson auf der Matte geht (z. B. maximale Geschwindigkeit, Schrittlänge, einfache und doppelte Standphase). Es wird empfohlen, dass die Testperson in unterschiedlichen Geschwindigkeiten geht (so langsam wie möglich, etwas schneller, in bevorzugter normaler Geschwindigkeit, schneller als normal und so schnell wie möglich), damit ein verlässliches Bild ihrer Gehfähigkeit gewonnen wird und Vergleiche über einen längeren Zeitraum hinweg gezogen werden können. Durch Interpolation kann ein Schätzwert für jede der Variablen ermittelt werden, der die normale Geschwindigkeit dieser Testperson repräsentiert. Auf diese Weise können einzelne Tests miteinander verglichen werden, ohne dass die Gehgeschwindigkeit ergebnisverzerrend wirkt (Moe-Nilssen 1998). Es hat sich gezeigt, dass die Ergebnisse von GAITRite bei wiederholter Durchführung von Test zu Test äußerst verlässlich und bei gesunden Erwachsenen gleichbleibend valide sind (Bilney et al. 2003).

4.4.2 Aktivitätsmessungen

- Die *Postural Assessment Scale for Stroke Patients* (PASS) (Benaim et al. 1999) wurde für Schlaganfallpatienten validiert. Sie umfasst 2 Hauptdomänen: (1) Aufrechterhaltung einer Haltung unter folgenden Bedingungen: im Sitzen ohne Unterstützung, im Sitzen mit Unterstützung, im Stand ohne Unterstützung, im Stand auf dem paretischen Bein und im Stand auf dem nichtparetischen Bein; (2) sieben verschiedene Formen der Haltungsveränderung, darunter folgende: Umdrehen in der Rückenlage, Übergang von der Rückenlage zum Sitzen, Übergang vom Sitzen in den Stand, Mobilität im Stand. Diese unterschiedlichen Komponenten werden jeweils auf einer 4-Punkte-Skala (0–3) gemessen. Nahezu 40 % der in der Studie von Benaim et al. (1999) untersuchten Schlaganfallpatienten erzielten am 90. Tag nach dem Schlaganfall 36 von 36 Punkten. Daher wird empfohlen, den Test um komplexere Aktivitäten zu erweitern.
- Die *Berg Balance Scale (BBS)* (Berg et al. 1992, Finch et al. 2002) umfasst 14 standardisierte Tests, die jeweils auf einer 5-Punkte-Skala (0–4) bewertet werden. Die maximale (bestmögliche) Gesamtpunktzahl liegt bei 56 (Berg et al. 1992). Die Verlässlichkeit und Validität dieses Verfahrens wurde für ältere Menschen demonstriert (Berg et al. 1989, Berg et al. 1992, Berg et al. 1995). Eine Gesamtpunktzahl von unter 45 kann auf ein erhöhtes Risiko für Stürze bei älteren Menschen hinweisen (Bogle Thorbahn u. Newton 1996). Ein kürzlich veröffentlichter, systematischer Review gelangte zu dem Fazit, dass die BBS allein nicht geeignet ist, das Sturzrisiko von älteren Erwachsenen mit oder ohne pathologische/n Störungen vorherzusagen (Neuls et al. 2011). Der Test hat sich bei Schlaganfallpatienten als verlässlich, valide und als reaktionsfähig bei Veränderungen erwiesen (Mao et al. 2002, Blum u. Korner-Bitensky 2008). Allerdings kann es bei Verwendung der BBS zu Decken- und Bodeneffekten kommen, weshalb bedeutende Veränderungen bei der Evaluation von Patienten mit schwerwiegenden oder leichten Gleichgewichtsbeeinträchtigungen unter Umständen nicht entdeckt werden (Blum u. Korner-Bitensky 2008).
- Der *Single Leg Stance (SLS)* misst (in Sekunden), wie lange der Patient auf einem Bein stehen kann, ohne das Gleichgewicht zu verlieren. Es besteht keine Einigkeit darüber, welches Ergebnis hier als normal zu werten ist, aber der Test scheint geeignet zu sein, um Probleme bei Aktivitäten nachzuweisen, bei denen es notwendig ist, auf einem Bein zu stehen (Gehen, Treppensteigen, Umdrehen im Stand oder beim Anziehen). Die Fachliteratur beschreibt zahlreiche verschiedene Methoden zur Durchführung dieses Tests (z. B. mit oder ohne Schuhe, mit offenen oder geschlossenen Augen usw.) – d. h. der Test ist nicht standardisiert. Er muss daher standardisiert werden, um ihn für eine Testperson oder in einer klinischen Situation sinnvoll verwenden zu können. Seine Validität wurde im Zusammenhang mit anderen wichtigen Variablen nachgewiesen, z. B. der Haltung beim Gehen (Ringsberg et al. 1998) oder der Sturzneigung (Vellas et al. 1997). Verschiedene Autoren haben eine Obergrenze von 10 Sekunden als standardisiertes Zeitkriterium beim SLS empfohlen (Jacobs et al. 2006, Morris et al. 2000). Jacobs und Kollegen (2006) haben z. B. berichtet, dass ein Abbruch des SLS nach rund 10 Sekunden die sensibelsten und spezifischsten Messergebnisse im Hinblick auf die Sturzhistorie bei Parkinson'scher Krankheit liefert.
- Beim *Functional Reach (FR)* (Duncan et al. 1990) handelt es sich um einen Gleichgewichtstest, der stark mit den ADL zu korrelieren scheint. Eine Person streckt im Stand einen Arm mit einer Schulterflexion von 90° nach vorn, ohne dabei die Unterstützungsfläche zu verändern. Die Wand wird an der Stelle markiert, an der sich die Fingerspitze des Patienten befindet. Anschließend greift der Patient so weit nach vorne, wie es ihm möglich ist, ohne das Gleichgewicht zu verlieren. Erneut wird eine Markierung auf Höhe der Fingerspitze vorgenommen und anschließend die Entfernung zwischen den beiden Markierungen gemessen. Dieser Test sollte dreimal wiederholt und der Mittelwert gebildet werden. Die gemessene Entfernung demonstriert das relative Sturzrisiko:
    - die Patientin weigert sich, die Aufgabe auszuführen: 28-fach erhöhte Sturzgefahr
    - die gemessene Entfernung beträgt 2,5–15 cm: 4-fach erhöhte Sturzgefahr
    - die gemessene Entfernung beträgt 15–25 cm: 2-fach erhöhte Sturzgefahr
    - die gemessene Entfernung beträgt mehr als 25 cm: sehr geringe Sturzgefahr

Gehmessungen

Die Gehgeschwindigkeit (m/s) wird in Gehtests mit Zeitmessung ermittelt.

- *Timed Up and Go (TUG)* (Podsiadlo u. Richardson 1991, Finch et al. 2002) ist ein Test, der ursprünglich als Screening-Test für das Sturzrisiko bei gebrechlichen älteren Menschen entwickelt und ausgiebig bei Personen mit neurologischen Erkrankungen eingesetzt wurde. In diesem Test wird gemessen, wie viel Zeit ein Patient benötigt, um aus einem standardisierten Lehnstuhl aufzustehen, 3 m in eine Richtung zu gehen, sich umzudrehen, zurück zum Stuhl zu gehen und sich wieder hinzusetzen. Der Test hat sich für ältere Menschen (Barry et al. 2014) und Schlaganfallpatienten (Persson et al. 2014) als verlässlich, valide und reaktionsfähig auf langfristige Veränderungen erwiesen. Es wurde außerdem gezeigt, dass der TUG auch bei älteren Menschen, die im eigenen Haushalt leben, und bei Schlaganfallpatienten valide und geeignet ist, das Sturzrisiko zu ermitteln (Persson et al 2011). Patienten, die den Test in unter 20 Sekunden erfolgreich abschließen, werden als unabhängig mobil betrachtet.
- Der *10 m timed walk* (10mTW) und der *5 m timed walk* (5mTW) sind Test zur Zeitmessung für das Zurücklegen einer Wegstrecke von 10 bzw. 5 Metern und dienen zur Ermittlung der Gehgeschwindigkeit. Der 10mTW wurde allerdings für eine größere Spannbreite an Erkrankungen validiert, lässt sich also eher verallgemeinern als der 5mTW (Tyson u. Connell 2009), und hat sich bei Schlaganfallpatienten als verlässliches und valides Messverfahren erwiesen (Tyson u. Connell 2009).
- Beim 6-Minuten-Gehtest *(6-Minute Walk Test* (6MWT) (Enright 2003) wird gemessen, welche Strecke Patienten zurücklegen können, wenn sie 6 Minuten lang so schnell wie möglich gehen (Lord u. Menz 2002). Der Patient sollte mit standardisierten Sätzen zur Durchführung dieses Tests aufgefordert werden, um Ermutigungs- und Begeisterungseffekte auszuschließen, die beim 6MTW einen Unterschied von bis zu 30 % ausmachen können (Enright 2003). Bei älteren Menschen scheint der 6MWT eher dazu geeignet, einen Eindruck von der allgemeinen Mobilität und physischen Funktionalität als von kardiovaskulärer Fitness zu vermitteln (Lord u. Menz 2002). Man geht davon aus, dass der 6MTW eher die Performance bei ADL widerspiegelt als andere, kürzere Gehtests mit Zeitmessung (Solway et al. 2001). Die kleinste klinisch relevante Differenz (MCID) zwischen zwei 6-Minuten-Gehtests wurde von Lacasse et al. (1996) mit 50 Metern und von Guyatt et al. (1987) mit 30 Metern definiert.

4.4.3 Selbstbewertung

Eine neurologische Erkrankung oder Störung hat Auswirkungen auf die Emotionen, das Gedächtnis, das Denken, die Kommunikation und die Rollenfunktion (ICF, gesellschaftliche Teilhabe) sowie auf die physische Funktion. Daher liefern Selbstbewertungsverfahren zusätzliche Einblicke in den klinischen Status, die über die Ergebnisse der physischen Messverfahren hinausgehen:

- Die *Stroke Impact Scale (SIS)* ist ein psychometrisch robustes, schlaganfallspezifisches Selbstbewertungsverfahren. Es wurde entwickelt, um verschiedene Dimensionen der Lebensqualität zu bewerten (Duncan et al. 1999). Die Skala umfasst 8 Domänen (insgesamt 59 Komponenten). Die SIS ist ein validiertes Messverfahren, das eine Quantifizierung der Patientensicht auf die Auswirkungen seiner oder ihrer Erkrankung ermöglicht (Jenkinson et al. 2013).
- Die *Borg's Rating Scale of Perceived Exertion (RPE)* (Borg 1970, Finch et al. 2002) wird verwendet, um die Erfahrung des Patienten im Hinblick auf den benötigten Kraftaufwand nach einer Aktivität (z. B. 6MWT) auf einer 15-Punkte-Skala von 6 (kein Kraftaufwand) bis 20 (maximaler Kraftaufwand) zu bewerten. Gemäß dem Borg'schen Bewertungsprinzip wird die Bewertung mit 50 % des maximalen Kraftaufwands von 2 Personen identisch wahrgenommen, auch wenn die tatsächliche Übungsintensität bei beiden Personen unterschiedlich war (Buckworth u. Dishmann 2002). Die Skalenwerte korrelieren gut mit Aufgabenvariablen wie Herzfrequenz, Ventilation, prozentualer maximaler Sauerstoffaufnahme und Arbeitsbelastung (ARCM 1988 (S. 316)).
- Visuelle Analogskala *(Visual analog scales – VAS)* (Wewers u. Lowe 1990) oder *numeric rating scales (NRS)* sind geeignet, um zu messen, wie der Patient Gehprobleme, ADL und Schmerz selbst wahrnimmt. Hierbei werden die Patienten aufgefordert, das wahrgenommene Ausmaß ihrer Probleme auf einer Skala von 0 bis 100 zu beurteilen, wobei 0 kein Problem bedeutet und 100 das schlimmste vorstellbare Problem repräsentiert.

4.4.4 Objektive Zielsetzung

Die Ermittlung und Evaluation patientenspezifischer Behandlungsziele spielt im Rahmen einer klientenzentrierten Pflege eine wesentliche Rolle (Stevens et al. 2013). Die aktive Einbeziehung der Patienten bei der Zielsetzung erhöht ihre Motivation, Teilhabe und Zufriedenheit in Bezug auf ihre Therapie (Baker et al. 2001, Hazard et al. 2012). Das SMART-Prinzip (Monaghan et al. 2005) erfordert spezifische, messbare, erreichbare, realistische und zeitlich begrenzte Ziele (*specific, measurable, achievable, realistic and time limited – SMART)* und ist somit ein wertvolles, interdisziplinäres Werkzeug, das Patienten und ihre Pflegepersonen aktiv mit einbezieht. Innerhalb eines physiotherapeutischen Settings wählt der Therapeut im Anschluss an das Assessment und das Clinical Reasoning gemeinsam mit dem Patient ein kurzfristiges Ziel. Dieses sollte innerhalb weniger Tage erreichbar und außerdem aufgabenbezogen und relevant im Hinblick auf die Probleme, Ressourcen und Bedürfnisse des Patienten sein. Der Therapeut legt die Voraussetzungen für die Zielerreichung fest: Qualität, Umgebungsfaktoren, Relevanz für tägliche Aktivitäten und benötigte Hilfestellung, wenn nötig. Bestenfalls sollte der Patient das Ziel unabhängig erreichen können. Dies ist jedoch nicht immer möglich. Die individuelle Zielsetzung stellt in der Rehabilitationspraxis oft eine Herausforderung dar und ist im Hinblick auf Personen mit schwerwiegenden Sprachstörungen, kognitiven Beeinträchtigungen, einem Mangel an Einsicht oder einem niedrigen Bewusstseinsniveau nicht immer so patientenzentriert, wie dies wünschenswert wäre.

- Das *Goal Attainment Scaling (GAS)* ist ein Beispiel für eine patientenspezifische Maßnahme und eine Methode zur Quantifizierung des Fortschritts bei der persönlichen Zielerreichung. Sie wird als Werkzeug verwendet, um Patienten und Fachkräfte gemeinsam an der Zielsetzung aus klientenzentrierter Perspektive teilnehmen zu lassen. Die Verwendung der GAS ist davon abhängig, dass messbare Ziele definiert werden. Die Methode basiert darauf, ein erwartetes Ergebnis vorauszusagen, wobei es oberhalb und unterhalb des erwarteten Ergebnisses noch jeweils 2 Niveaustufen gibt. Dadurch entsteht eine 5-Punkte-Skala (Ertzgaard et al. 2011). Die GAS lenkt die Aufmerksamkeit des Teams und des Patienten darauf, dass dessen Leistungen die Erwartungen gelegentlich übertreffen, manchmal jedoch auch darunter liegen (Bovend'Eerdt et al. 2009). GAS ist also per se keine Ergebnismessung, aber die Methode kann ergänzend zu Messverfahren eingesetzt werden, um bei der Interpretation zu unterstützen (Turner-Stokes 2011). Weitere Beispiele zur Verwendung dieser Skala finden sich in dem Buch *Bobath Concept Theory and Clinical Practice in Neurological Rehabilitation* (Raine et al. 2009).

4.4.5 Assessmentdiagramm

Für das Clinical Reasoning kann es hilfreich sein, ein Körperdiagramm zu zeichnen, um die Interaktion zwischen den Körpersegmenten, die Tonusverteilung, die Selektivität und die spezifischen Probleme (Schmerz, veränderte Sensorik, Ödeme, Muskelverkürzung) zu illustrieren. Das Diagramm kann dabei helfen, einen schnellen Überblick über die sensomotorischen Probleme des Patienten zu erhalten und so das Clinical Reasoning unterstützen.

Das Diagramm enthält *keine* Informationen zu kausalen Zusammenhängen oder die Gesamtsituation des Patienten, sondern es fast die Erkenntnisse aus dem Assessment zusammen. Es ist hilfreich, 2 oder 3 Zeichnungen anzufertigen: von dorsal, von frontal und von lateral (▸ Abb. 4.8). Assoziierte Reaktionen können auf dem Diagramm auf der nach einem Schlaganfall stärker beeinträchtigen Seite des Patienten vermerkt werden. Die Symbole können das Ausmaß erhöhter kompensatorischer Aktivität oder Fixation zum Ausdruck bringen. Der Patient kompensiert mit Körperregionen, die er willkürlich kontrollieren kann. Daher müssen diese unter Umständen bilateral verwendet werden. Es kann zweckmäßig sein, den Unterschied zwischen willkürlicher und pathologischer Aktivierung in unterschiedlichen Farben zu illustrieren.

Der Übergang zwischen assoziierten Reaktionen und kompensatorischen Strategien kann fließend sein, daher ist es eventuell schwierig, die beiden Phänomene voneinander zu unterscheiden. Die Anzahl der Pluszeichen zeigt an, in welchem Ausmaß der Tonus in den beeinträchtigten Körperteilen erhöht ist:

- + leicht erhöhte Aktivität. Je nach Aktivitätsanforderung kann sie sich unterschiedlich äußern (z. B. wenn ein Patient selbst etwas versucht oder dazu aufgefordert wird, etwas zu tun. Im Ruhezustand tritt die Aktivität nicht auf.
- + + moderat erhöhte Aktivität. Leicht zu erkennen, wenn der Patient Aufgaben ausführen soll, die seine Fähigkeiten zur Gleichgewichts- oder

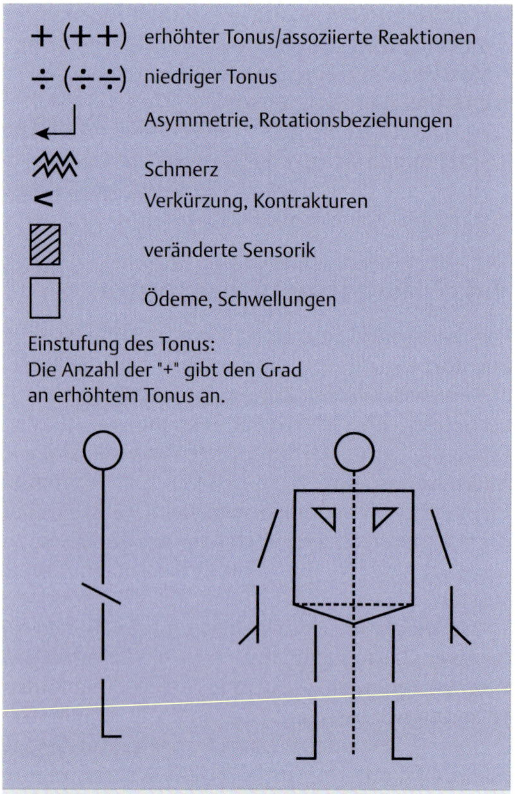

Abb. 4.8 Beispiel einer mit Symbolen illustrierten Zeichnung.

Bewegungskontrolle übersteigen. Beginnende stereotype Musterbildung bei assoziierten Reaktionen. Die kompensatorischen Strategien variieren mit der auszuführenden Aktivität.

- + + + stark erhöhte Aktivität. Die assoziierten Reaktionen und/oder kompensatorischen Strategien sind auch dann stark stereotyp, wenn der Patient nicht sehr aktiv ist.

Die Anzahl der Divisionszeichen gibt an, wie stark der Tonus in den beeinträchtigten Körperteilen vermindert ist:

- ÷ leicht verminderter Tonus oder Stabilität
- ÷÷ moderate Parese
- ÷÷÷ Lähmung, d. h. *kein* Tonus oder *keine* Aktivität

Das Diagramm vermittelt einen visuellen Eindruck von den sensomotorischen Problemen des Patienten und bezieht sich nicht auf eine einzelne Körperhaltung oder Situation. Freie Textpassagen können hinzugefügt werden, um die folgenden Aspekte hervorzuheben:

- Hauptproblem des Patienten (primäres neurologisches Problem/negative Anzeichen)
- kompensatorische Strategien des Patienten (sekundäres Merkmal)
- assoziierte Reaktionen/Spastizität des Patienten (sekundäre Merkmale/positive Anzeichen)
- Clinical Reasoning

4.4.6 Evaluation und Dokumentation

Die vorgeschriebene Dokumentation des Assessments verfolgt verschiedene Zwecke: Dokumentation des Assessments und der Behandlung, Kommunikation zwischen Fachkräften unterschiedlicher Fachbereiche, Evaluation der eigenen Vorgehensweise und Information des Patienten. Die Dokumentation muss enthalten:

- Assessment
- Clinical Reasoning
- Zielsetzung:
  - eigene Ziele des Patienten (kurz- und langfristig)
  - interdisziplinäre Ziele (kurz- und langfristig)
  - spezifisch physiotherapeutische Ziele
- Ergebnismessungen, darunter die Messungen in den unterschiedlichen ICF-Domänen (Körper- und Aktivitätsdomänen). Wenn sich der Patient in einem Krankenhaus oder in einer Rehabilitationseinrichtung befindet, können für die Teilhabe eventuell nur sehr allgemeine Ziele festgelegt werden.
- Behandlungsinterventionen, sowohl spezifisch physiotherapeutische als auch interdisziplinäre
- Behandlungsfortschritte
- Evaluation, inklusive der Testresultate der ausgewählten Ergebnismessungen
- empfohlene Weiterbehandlung oder Kontrollmaßnahmen

4.4.7 Schlussfolgerungen

Innerhalb des interdisziplinären Teams ist der Physiotherapeut diejenige Fachkraft, die sich am besten mit Bewegung auskennt. Es fällt daher in seinen Fachbereich, die spezifische Bewegung des Patienten bei Aktivitäten zu analysieren. Der Physiotherapeut übernimmt damit eine besondere Verantwortung. Er sollte sich nicht nur auf die Leistungsfähigkeit des Patienten bei der Ausführung von Aufgaben konzentrieren, sondern auch darauf, *wie* der Patient diese Aufgaben ausführt und *warum* er sie in einer bestimmten Art und Weise ausführt. Die Hypothesen, die als Ergebnis des Assessmentprozesses formuliert werden, basieren auf dem Clinical Reasoning und betrachten den Patienten in allen ICF-Domänen, auch wenn die Physiotherapie speziell darauf abzielt, die funktionelle und posturale Kontrolle sowie die Bewegung d zu verbessern. Clinical Reasoning ist das Bindeglied zwischen Assessment, Zielsetzung und Interventionen und ist ein kontinuierlicher Prozess.

Zusammenfassung

- Ein wichtiges Ziel des Assessments ist es, das Potenzial des Patienten zu evaluieren.
- *Was? Wann? Warum?* Dies sind die 3 wichtigsten Fragen, die der Therapeut durch ein fortlaufendes Assessment des Patienten beantworten muss.
- Die Wahl der Behandlungsmethode wird durch das Clinical Reasoning bestimmt. Beobachtung und Bewegungsanalyse bei Aktivitäten bilden die Grundlage für Hypothesen darüber, welche Systeme stärker beeinträchtigt und welche intakt sind.
- Assessment und Behandlung sind Bestandteile eines kontinuierlichen Prozesses.

Kapitel 5

Fallstudien

5

5 Fallstudien

5.1 Chronischer Schlaganfall: Assessment, Behandlung und Evaluation

5.1.1 Soziale Vorgeschichte und Aktivitäten

HS ist ein 45 Jahre alter Sales Manager in einem internationalen Unternehmen. Er ist verheiratet und hat 2 Kinder. Er hat in Vollzeit gearbeitet und war körperlich fit. Zu seinen Hobbys zählten Schreinern und Fußball.

5.1.2 Medizinische Vorgeschichte

Im Jahre 2011 erlitt HS eine interzerebrale Hirnblutung, die versorgt wurde. Er lag eine Woche im Koma. Als er das Bewusstsein wiedererlangte, waren keine aktiven Bewegungen auf der linken Körperseite mehr möglich. In der Folge war er auf den Rollstuhl angewiesen. Nach einer Periode der stationären Rehabilitation, während deren er sich ungeduldig zeigte, kehrte er nach Hause zurück. Dort nutzte er fortan einen Gehstock als Hilfsmittel, damit er sein Gleichgewicht halten kann. An seinem stärker beeinträchtigten linken Fußgelenk trug er eine Knöchel-Fuß-Orthese (*ankle-foot orthosis – AFO*).

5.1.3 Initiales Assessment

HS zeigte sich am stärksten besorgt in Bezug auf sein Gleichgewicht und seine Gehfähigkeit. Er wünschte sich, unabhängig von seinem Fahrzeug zu seinem Sommerhaus gehen zu können. Es gibt keine Parkplätze in der Nähe seines Sommerhauses, sodass er von seinem Fahrzeug bis zum Haus über unterschiedlichen Untergrund gehen muss. Seine linke Hand und sein linker Arm sind steif. In den letzten beiden Jahren hat er wiederholt Botox-Injektionen (Allergan) erhalten.

▶ Tab. 5.1 fasst die Probleme von HS gemäß der ICF zusammen.

Tab. 5.1 Übersicht der Probleme von HS gemäß der Internationalen Klassifikation der Funktionsfähigkeit, Behinderung und Gesundheit (ICF)

Domäne nach ICF	Probleme
Gesundheitszustand	Läsion der rechten Hemisphäre
Körperfunktionen und -strukturen	Beeinträchtigungen: • Schwäche auf der ipsilateralen (rechten) Rumpfseite • Parese der linken oberen Extremität • proximale Schwäche der linken Hüfte und des linken Beckens • Parese und Fehlausrichtung des linken Knöchels • Kompensationen: • kompensiert mit den oberen und unteren Extremitäten auf der rechten Seite • fixiert den linken Schultergürtel • nimmt die linke Beckenhälfte zurück • Fehlausrichtung von Kopf und Hals/Nacken
Aktivitätsdimension	Siehe nachfolgende Bilder und Analyse der Sitzhaltung, des Übergangs vom Sitzen in den Stand und des Gehens Beeinträchtigungen: • unabhängiges Gehen auf unebenem Untergrund • schnelles Gehen • Gebrauch der linken Hand bei jeglicher Aktivität
Dimensionen der Teilhabe	Beeinträchtigungen: • Essen in Gesellschaft: benötigt Hilfe beim Schneiden des Essens • geht nicht so oft aus, wie er gerne würde • kann an Aktivitäten der Familie nicht uneingeschränkt teilnehmen

Initiale Sitzhaltung

Das initiale Assessment von HS beinhaltete die folgende detaillierte Beschreibung seiner Sitzhaltung (▶ Abb. 5.1):

- Lateralflexion des Kopfes nach links
- verminderte axiale Extension
  - Flexion der Thoraxwirbelsäule nach vorn
  - posteriore Beckenkippung
  - Retraktion der linken Beckenhälfte, linke Hälfte liegt tiefer als die rechte
- Retraktion der linken Skapula, Retraktion der linken Brustwand
- linke obere Extremität liegt tiefer als die rechte Die Entfernung der Ellbogen vom Körper zeigt eine asymmetrische Rotation der Schultergelenke und eine asymmetrische Höhe der Ellbogen in Relation zum Rumpf.

Zwei Aktivitäten, der Übergang vom Sitzen in den Stand und das Gehen, werden hier detailliert für den Fall HS analysiert.

Klinischer Bezug

Einführung zum Übergang vom Sitzen in den Stand

Aus dem Sitzen aufzustehen, ist eine wichtige funktionelle Aufgabe, die wir mehrfach täglich ausführen. Der Übergang vom Sitzen in den Stand ist von grundlegender Bedeutung für funktionelle Aktivitäten, z. B. Haltungsveränderungen, Fortbewegung und Treppensteigen (Lomaglio u. Eng 2005). Die Bewegung vom Sitzen in den Stand bezieht den ganzen Körper mit ein. Unterschiedliche Körperteile werden während dieser Aufgabe beeinflusst und diese beeinflussen sich wiederum gegenseitig. Um aus dem Sitzen aufzustehen, muss der Körperschwerpunkt über die Füße verlagert werden. Dies erfordert eine Verlagerung des Körperschwerpunktes (CoM) nach vorne und nach oben und geht mit hohen Anforderungen an die Muskelkraft beider Beine und an die Rumpfkontrolle einher. Die Fähigkeit, aus dem Sitzen aufzustehen, ist ein wichtiger Prädikator für das Sturzrisiko und einer der zentralen Indikatoren für die Funktionsfähigkeit von Schlaganfallpatienten (Cheng et al. 2004, Chou et al. 2003). Wichtige Merkmale der Effizienz des Übergangs vom Sitzen in den Stand sind das Gleichgewicht, die Gewichtsverteilung auf die unteren Extremitäten und der Zeitraum, der zum Aufstehen benötigt wird (Cheng et al. 2004, Chou et al. 2003).

Neurologische Patienten zeigen, wenn sie aus dem Sitz aufstehen, häufig Kompensationen in unterschiedlichen Körperteilen, wie etwa eine veränderte Verlagerung des CoM und eine asymmetrische Gewichtsverteilung auf die unteren Extremitäten. Außerdem benötigen sie zum Aufstehen mehr Zeit (Lomaglio u. Eng 2005). Die asymmetrische Gewichtsbelastung der unteren Extremitäten und die motorischen Muster wirken sich auf Aktivitäten aus, für die eine Interaktion beider Körperhälften nötig ist (Roy et al. 2006). Ein asymmetrischer Übergang vom Sitzen in den Stand kann negative Auswirkungen auf die Fähigkeit zum Aufrechtstehen und die Kontrolle der Mittellinie haben. Dadurch können die angemessene Ausrichtung der Wirbel und die selektive Bewegung zwischen Rumpf und Extremitäten beeinträchtigt sein (Chung et al. 2013). Es hat sich gezeigt, dass ein Zusammenhang zwischen asymmetrischem Stehen und signifikant asymmetrischen Mustern der antizipatorischen posturalen Anpassungen (APA) besteht (Aruin 2006). Während des Übergangs vom Sitzen in den Stand ist die Aktivierung des M. tibialis anterior (TA) ein wichtiger Faktor für die APA (Goulart u. Valls-Solé 2001), da dieser Muskel bereits aktiv ist, bevor die Vorwärtsbewegung des Rumpfes initiiert wird (Silva et al. 2013). Diese Aktivierung ist wichtig, um den Fuß während der Vorwärtsflexion des Rumpfes zu stabilisieren, und sie schafft ein adäquates Stabilitätsniveau, damit die Bewegung störungsfrei ausgeführt werden kann (Silva et al. 2013). Ein Mangel an angemessenen APA in Verbindung mit Muskelschwäche kann die Ursache dafür sein, dass es beim Ausführen dieser Aufgabe oft zu assoziierten Reaktionen in den oberen Extremitäten kommt.

Das Bobath-Konzept betrachtet einen unabhängigen Übergang vom Sitzen in den Stand als eines der grundlegenden Ziele der Rehabilitation, da hiermit die Grundlage für unabhängige Fortbewegung geschaffen wird und ein Zusammenhang mit der funktionellen Genesung der oberen Extremitäten und Hände besteht.

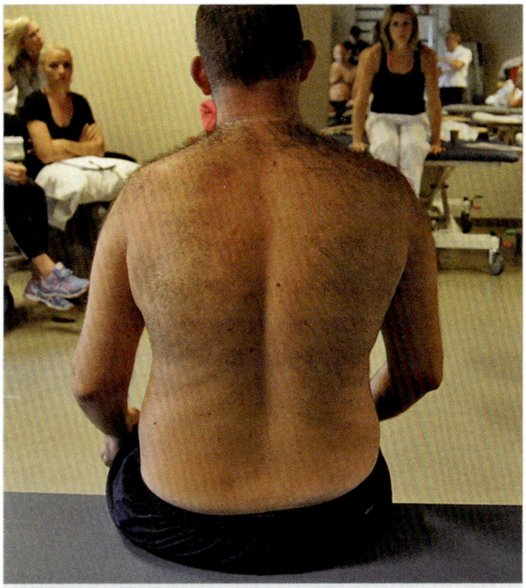

Abb. 5.1 Initiale Sitzposition.

Übergang vom Sitzen in den Stand bei HS: Bewegungsanalyse und Clinical Reasoning

HS konnte den Übergang vom Sitzen in den Stand ohne Unterstützung ausführen, was einen positiven Indikator für seine funktionelle Fähigkeit darstellte und zudem bedeutete, dass sein Sturzrisiko als gering einzuschätzen war (▶ Abb. 5.2).

- HS initiiert den Übergang vom Sitzen in den Stand mit kompensatorischen Strategien, indem er seine rechte Seite fixiert, was zu einer asymmetrischen Bewegung führt.
- Er zeigt im frühen Stadium des Übergangs vom Sitzen in den Stand eine übermäßige Rumpfflexion. Dies ist wahrscheinlich ein Versuch, die kombinierte Muskelschwäche des Rumpfes und der unteren Extremitäten zu überwinden. Die Stärke der Rumpfflexion beeinflusst die Koppelung der Rumpf- und Hüftflexion zur Steigerung der Extension der unteren Extremitäten. Daher führt eine stärkere Rumpfflexion dazu, dass ein höherer Kraftaufwand der Extensoren in den unteren Extremitäten erforderlich wird und dass diese Kraftanstrengung über einen längeren Zeitraum hinweg aufgebracht werden muss (Shepherd u. Gentile 1994). Ein Mangel an Kernkontrolle hat außerdem Auswirkungen auf die Koordination der Vorwärtsverlagerung des Rumpfes und des Kopfes.
- HS bedient sich einer übermäßigen Aktivität der Hüftadduktoren, einer erhöhten Hüftflexion und einer verstärkten Beckenkippung nach vorn. Außerdem retrahiert er die linke Beckenhälfte. All diese Faktoren erschweren zusätzlich das Aufstehen in eine extendierte Haltung.
- Sein linkes Fuß- und Knöchelkompartment ist fehlausgerichtet. Dies beeinträchtigt die aktive Interaktion mit der Unterstützungsfläche, was wiederum Auswirkungen auf die Generierung von APA hat, da APA in starkem Maße vom afferenten Input der initialen biomechanischen Bedingungen abhängig sind (Aruin et al. 2003).
- Sein Mangel an Stabilität während des Übergangs vom Sitzen in den Stand führt zu Störungen, die in der übermäßigen Flexorenaktivität seines linken Arms zum Ausdruck kommen, den er für eine posturale Fixationsstrategie nutzt.
- Während der letzten Phase des Übergangs vom Sitzen in den Stand kommt es zu einer asymmetrischen Gewichtsverteilung auf die unteren Extremitäten. HS belastet hauptsächlich sein rechtes Bein. Daher ist ihm die Möglichkeit verwehrt, den Gang mit seinem linken Bein einzuleiten.

Der Gang

Der menschliche Gang kann in 2 Phasen unterteilt werden: die Standphase und die Schwungphase. Diese Phasen sind abhängig von dem Verhältnis zwischen Fuß und Unterstützungsfläche. Den Zeitabschnitt, in dem der Fuß Kontakt mit der Unterstützungsfläche hat, bezeichnet man als *Standphase*. In der *Schwungphase* befindet sich der Fuß in der Luft, um die Vorwärtsbewegung der Extremität zu ermöglichen. Der menschliche Gangzyklus besteht zu 60 % aus Standphasen und zu 40 % aus Schwungphasen. Der Gangzyklus eines einzelnen Beins läuft in folgender Reihenfolge ab: initialer Kontakt, Belastungsreaktion, mittlere Standphase, terminale Standphase, Vorschwungphase, initiale Schwungphase, mittlere Schwungphase und terminale Schwungphase (Raine et al. 2009). Die Vorschwungphase markiert den Übergang vom einbeinigen Stand auf einem Bein und der Vorwärtsbewegung des anderen.

Grundlegende Voraussetzungen für den menschlichen Gang sind Gleichgewicht, Stabilität und Progression (Sumway-Cook u. Woollacott 2011). Unter *stabilem Gang* versteht man Schritt für Schritt wiederholbares Gehen (Ijmker et al. 2014), einen Gang, der im Hinblick auf externe und interne Stö-

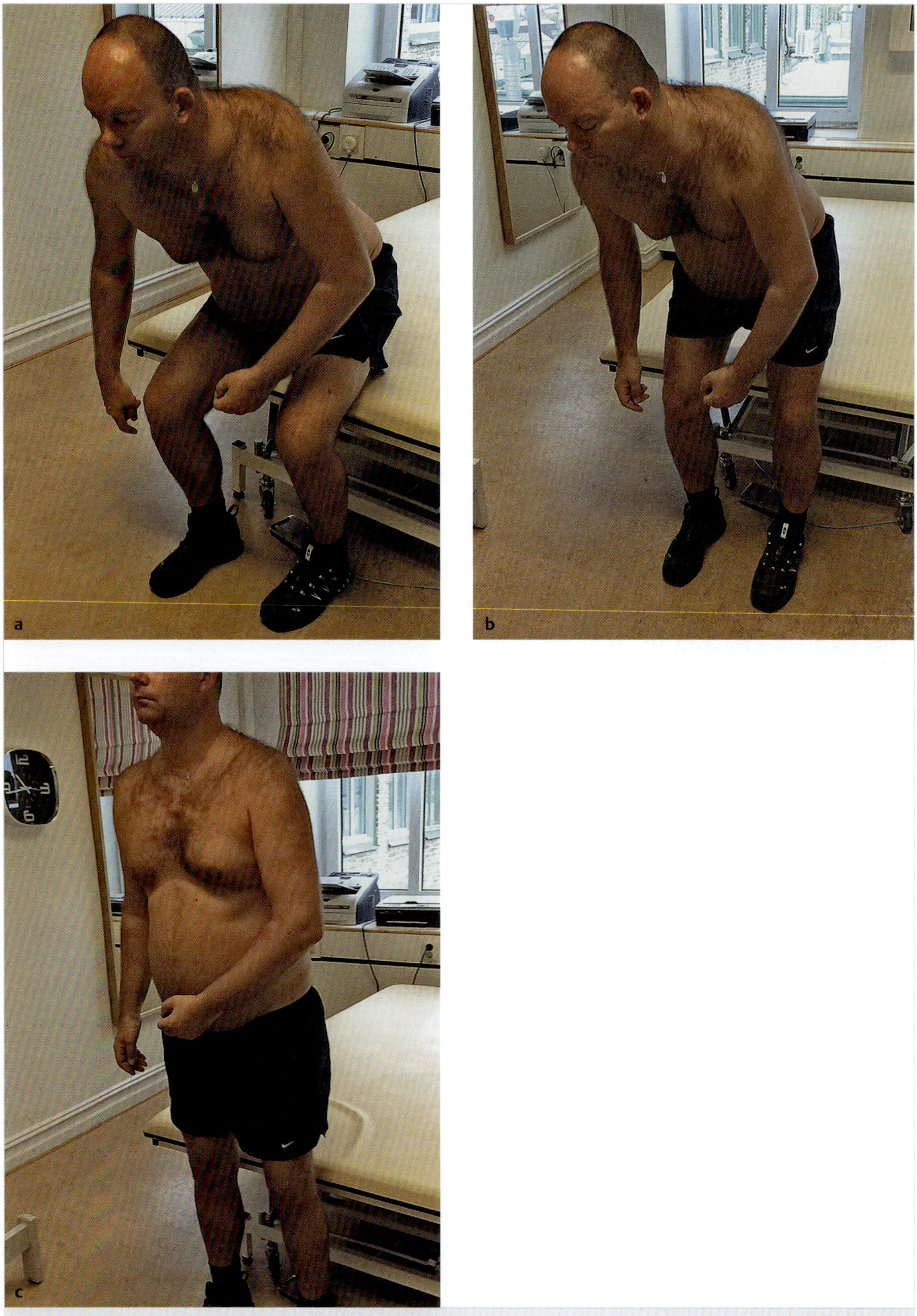

Abb. 5.2 Initialer Übergang vom Sitzen in den Stand.

rungen flexibel ist (Terrier u. Dériaz 2011), oder die Fähigkeit, während des Gehens eine aufrechte Standhaltung beizubehalten (Menz et al. 2003).

Um Muskelkraft zum Gehen zu erzeugen, ist Energie erforderlich. Um in gleicher Geschwindigkeit gehen zu können, müssen Schlaganfallpatienten doppelt so viel Energie aufwenden wie gesunde Menschen (Stoquart et al. 2012, Platts et al. 2006). Wieso es zu diesem erhöhten Energieaufwand kommt, ist nicht hinreichend bekannt. Die Ursache könnte eine erhöhte Muskelarbeit aufgrund von schlaganfallbezogenen Beeinträchtigungen sein, wie z. B. ein erhöhter Muskeltonus und/oder die Verwendung kompensatorischer Strategien. Letztere Annahme wird durch Stoquart und Kollegen (2012) gestützt, die feststellten, dass ein erhöhter Energieaufwand beim Gehen nach einem Schlaganfall hauptsächlich auf die Arbeit zurückzuführen ist, die die gesunde Extremität in erster Linie leistet, um den CoM anzuheben.

Die Generierung von angemessenen anteroposterioren (AP) Bodenreaktionskräften, die den Körperschwerpunkt nach vorne bringen, ist eine wichtige Voraussetzung für die Ausführung der Schritte (Turns et al. 2007). Während des normalen Gehens setzt die propulsive Bodenreaktionskraft (GRF) in der 2. Hälfte der Standphase ein (McGowan et al. 2008).

Die AP-GRF ist bei einem gesunden Menschen bilateral symmetrisch. Personen mit Hemiparese zeigen hingegen häufig eine signifikante Asymmetrie beider Beine. Daher muss das nichtparetische Bein kompensieren und einen erhöhten propulsiven Impuls generieren, um eine bestimmte Gehgeschwindigkeit aufrechtzuerhalten (Bowden et al. 2006).

Klinischer Bezug

Einführung zum initialen Kontakt (Aufsetzen der Ferse)

Die Standphase bildet die Grundlage für die Erzeugung und den Aufbau kinetischer Energie für die nächste Schwungphase: Je stärker und länger die Standphase ist, desto besser der Schwung (Raine et al. 2009). In dieser Phase ist eine korrekte Bewegung der Füße, speziell die subtalare Pronation und Supination, zwingend notwendig für die Stabilität und den Antrieb (Cote et al. 2005). Bei gesunden Menschen beginnt die Standphase damit, dass die Ferse in einer leicht supinierten Haltung Kontakt mit dem Boden bekommt. In einem frühen Stadium der Reaktionsphase auf die Gewichtsbelastung ist die Articulatio subtalaris proniert und erreicht die maximale Pronation in der mittleren Standphase (Cote et al. 2005). Die subtalare Pronation beeinflusst sowohl proximal als auch distal zu ihr liegende Gelenke und verringert Rotationsspannungen, die ansonsten proximal übertragen würden. Ein angemessener initialer Fersenkontakt mit dem Boden ermöglicht es dem Fuß, seine Rolle während der Standphase einzunehmen. Außerdem ist ein stabiler Fersenkontakt mit dem Boden die Voraussetzung für eine selektive Bewegung von Knie und Hüfte während der mittleren Standphase (Raine et al. 2009).

Infolge des Fersenkontakts tendiert der Rumpf dazu, nach vorne und über das Standbein zu rotieren, was zu einer schnellen horizontalen Beschleunigung des Rumpfes von Schritt zu Schritt führt (Winter 1995). Bei der Ausführung der Schritte wird der M. erector spinae aktiviert und fast gleichzeitig auch die gegenüberliegenden Hüftextensoren, damit ein Ungleichgewicht des Rumpfes in der frühen Standphase vermieden wird (Anders et al. 2007).

Initialer Fersenkontakt bei HS

HS zeigt eine eher supinierte als pronierte Art. subtalaris bei übermäßiger Drehung des Schienbeins. Daher erhält er keinen stabilen Bodenkontakt (▶ Abb. 5.3). Zu diesem Zeitpunkt des Gangzyklus befindet sich HS am Ende der Standphase auf dem rechten Bein. Er zeigt eine suboptimale Standphase mit einer Flexion des rechten Knies, einer rechtsseitigen lateralen Beckenkippung, einer Rotation des rechten Schultergürtels nach vorn und verminderter axialer Extension auf der gesamten rechten Körperseite.

Mittlere Standphase auf der linken Seite (Gewichtsbelastungsreaktion zur mittleren Standphase)

Nach dem Aufsetzen der Ferse sollte die Articulatio subtalaris im Übergang zur Gewichtsbelastungsreaktion sofort pronieren (Bolgla u. Malone 2004) und in der mittleren Standphase maximale Pronation erreichen (Cote et al. 2005). Dies entriegelt die Articulatio subtalaris und verleiht dem Fuß Flexibilität, die eine Anpassung an den Boden, Gewichtsbelastung und Stabilität des Körpers über dem Fuß ermöglicht (Qaquish u. McLean 2010). Ein entscheidendes Kriterium für Gangstabilität ist die Fähigkeit, die Unterstützung durch ein einzelnes Bein aufrechtzuerhalten.

Mittlere Standphase bei HS

Während dieser Phase zeigt HS eine übermäßige Supination und Außenrotation des Beins, daher lastet sein Gewicht auf dem lateralen Teil des Fußes (► Abb. 5.3). Der Fuß ist nicht optimal an den Boden angepasst, was sich biomechanisch betrachtet nachteilig auf die Gewichtsbelastung des Beins und den Gebrauch des M. triceps surae beim Antrieb auswirkt. Der supinierte Fuß verkleinert außerdem die Kontaktfläche zwischen Fuß und Boden, wodurch sich das sensorische Feedback an das ZNS verringert und somit die Stabilitätsanforderungen nicht korrekt umgesetzt werden können (Cote et al. 2005). Um dies zu kompensieren und das Gleichgewicht beim Gehen aufrechtzuerhalten erhöhen sich die Anforderungen an andere Körperteile. Aufgrund der bereits genannten Faktoren zeigt HS eine mangelhafte mittlere Standphase. Zusätzlich kann bei ihm eine schwache Hüft- und Beckenextension und Abduktion und somit eine mangelhafte Ausrichtung der Hüfte und des Beckens auf der Standseite beobachtet werden.

Rolle des Rumpfes in der mittleren Standphase

Der Rumpf spielt eine wesentliche Rolle bei der menschlichen Fortbewegung. Während des Gehens die Translation und Orientierung des Rumpfes die Funktion der Steuerung und sichert die Stabilität der aufrechten Haltung (Anson et al. 2013). *Extension* ist dabei die zentrale Muskelaktivität, um die Haltung entgegen der Schwerkraft und zur Fazilitation des Antriebs bewahren zu können.

Der Rumpf gehört zu den zentralen Schlüsselregionen des Körpers. Die Kontrolle des Rumpfes ist eine wichtige Voraussetzung für Kraft sowie für die Kontrolle der distalen Extremitäten. Beim Gehen gewährleistet die Rumpfkontrolle die Aufrechterhaltung des Körpers, die Verlagerung des Gewichts und die Ausführung selektiver Bewegungen. Dadurch bleibt der CoM stets oberhalb der Unterstützungsfläche (BOS) (Karthikbabu et al. 2011). Die APA des Rumpfes bereiten den Patienten beim Gehen auf die destabilisierenden Kräfte vor, die durch die Bewegung der Extremitäten entstehen. Außerdem richten sie den Rumpf in seiner Umgebung aus, sodass der erwünschte motorische Output durch die fokussierte Bewegung des Rumpfes erzielt wird. Während des Stehens auf einem Bein stabilisiert die Rumpfmuskulatur diese Position gegen die der Schwerkraft. Außerdem kontrolliert die Rumpfmuskelaktivität die in der Transversalebene stattfindenden Rotationen um die Längsachse, die mit der Ausführung von Schritten einhergeht (Hu et al. 2012). Um ein Ungleichgewicht des Rumpfes in der frühen Standphase zu verhindern, müssen der M. erector spinae und die Hüftextensoren verstärkt arbeiten (Kavanagh 2009). Die Hüftabduktoren stabilisieren das Becken, der M. gluteus maximus stabilisiert prinzipiell den Rumpf, d. h. er kontrolliert die Rumpfextension beim Aufsetzen der Ferse im Stand auf einem Bein. Damit ist der M. gluteus maximus ein wichtiger Muskel beim Gehen. Ist er in seiner Funktion beeinträchtigt, ist auch der Gangzyklus gestört. Der Muskel ist vor allem in der frühen Standphase an der Unterstützung der unteren Extremitäten durch die vertikalen GRF beteiligt, und zwar während des Übergangs vom flachen Aufsetzen des Fußes auf dem Boden bis kurz nach dem kontralateralen Abheben der Zehen (Arnold et al. 2005).

Bei älteren Menschen und Personen mit Gleichgewichtsstörungen konnte ein Zusammenhang zwischen übermäßigen Rumpfbewegungen beim Gehen und einer vorhandenen Instabilität nachgewiesen werden (Allum et al. 2002 (S. 318)).

Rumpfkontrolle während der mittleren Standphase bei HS

In dieser Phase des Gangzyklus zeigt HS eine Rumpfrotation und eine laterale Flexion nach links (► Abb. 5.3). Die selektive segmentale Extension ist bilateral unzureichend, sodass die posturale Kontrolle sowohl auf der rechten als auch auf der linken Seite vermindert ist. Aufgrund der beeinträchtigten Stabilität kompensiert HS seine Aktivität. Dadurch treten signifikante assoziierte Reaktionen in der linken oberen Extremität auf.

Beidseitige Standphase

Die Gehgeschwindigkeit nach einem Schlaganfall ist stark von der Fähigkeit des Patienten abhängig, das paretische Bein in der Vorschwungphase zu kontrollieren (Peterson et al. 2010). Daher ist diese Phase des Gangzyklus bedeutend für die Vorwärts-

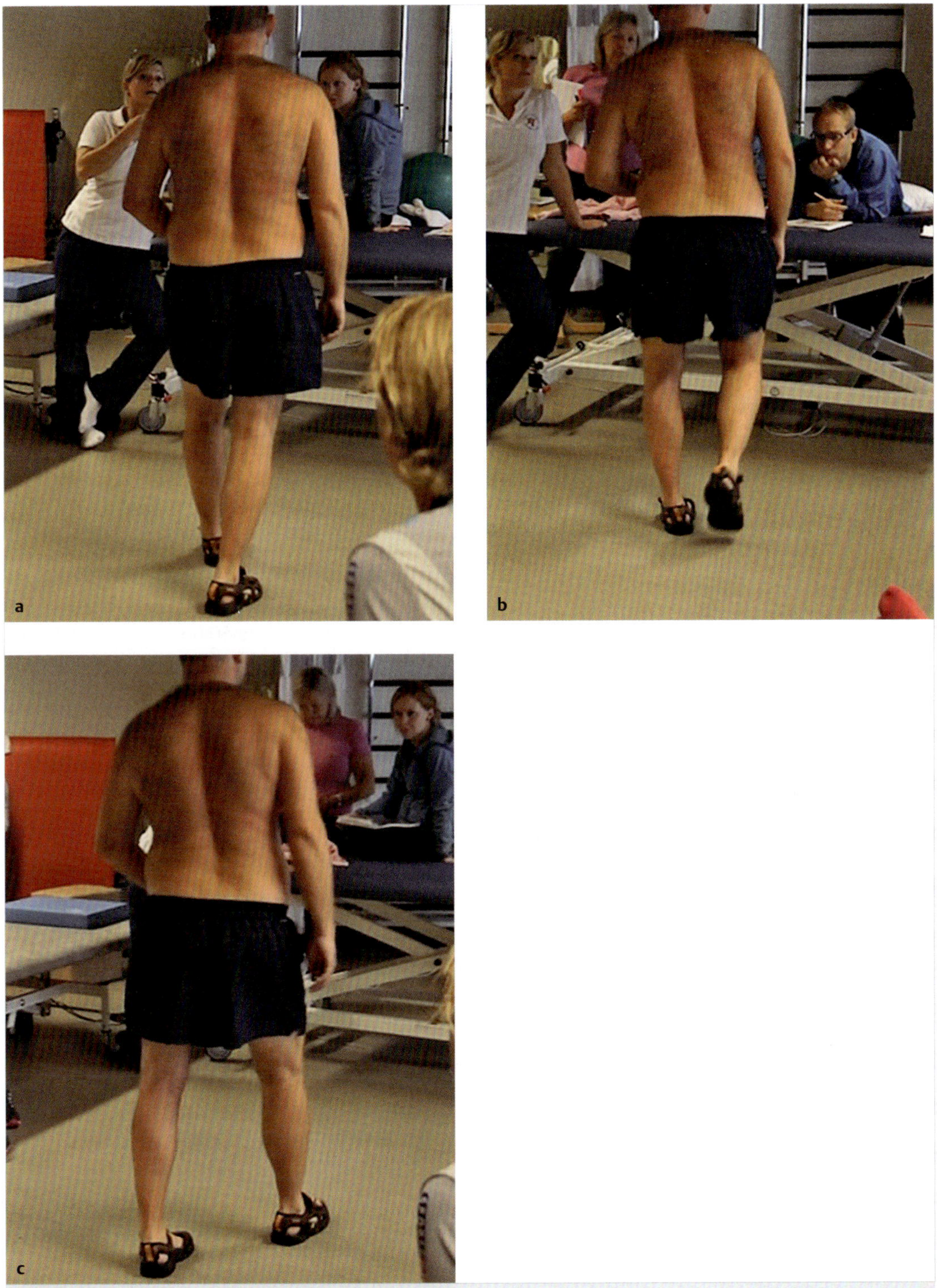

Abb. 5.3 Gangbild am Beispiel des Patienten HS.
a Initialer Fersenkontakt.
b Initiale mittlere Standphase auf der linken Seite (Gewichtsbelastungsreaktion zur mittleren Standphase).
c Initiale beidseitige Standphase (Vorschwungphase auf der linken Seite).

beschleunigung und die Knieflexion während des Schwungs. Die Articulatio subtalaris ist von der mittleren Standphase bis zum Abheben der Zehen supiniert. Der Fuß verwandelt sich in einen steifen Hebelarm, der für den Antrieb benötigt wird (Qaquish u. McLean 2010). Bei gesunden Menschen spielen der M. gastrocnemius und der M. soleus eine wichtige Rolle beim Gehen, da sie ab der mittleren Standphase bis zum Einsetzen der Vorschwungphase plantare Flexionsmomente um den Knöchel herum erzeugen (Francis et al. 2013, Liu et al. 2006). Die Gruppe der plantaren Fußgelenkflexoren und die Hüftextensoren sind wichtig für den Antrieb zum Gehen. Daher wurde eine kombinierte Erhöhung der Krafterzeugung von Fußgelenk und Hüften als wichtiger Mechanismus zur Steigerung der Gehgeschwindigkeit vorgeschlagen. Der M. gastrocnemius ist nicht nur für den Antrieb zuständig, sondern auch für die Aktivität der Knieflexoren in der mittleren Standphase, damit eine Hyperextension des Knies verhindert wird.

Beidseitige Standphase bei HS (Vorschwungphase auf der linken Seite)

Während dieser Phase des Gehens ist die Ausrichtung des linken Fußgelenks von HS immer noch von übermäßiger Supination und Inversion der Ferse geprägt (▸ Abb. 5.3). Daher können die plantaren Flexoren keine ausreichenden Plantarflexionsmomente um den Knöchel generieren. Dies mindert die Antriebskraft des betroffenen Beins und hat Auswirkungen auf die Gehgeschwindigkeit von HS.

Merke **M!**

Eine effiziente Fortbewegung ist abhängig von der Koordination der Bewegung beider Hüften (Hyngstrom et al. 2010).

HS zeigt eine verminderte Extension der rechten Hüfte und eine Tendenz dieser Hüfte zur Innenrotation. Vor dem Hintergrund der wichtigen Rolle, die die sensorischen Hüftafferenzen bei der Regulierung der Fortbewegung spielen, erscheint es plausibel, dass diese Hüftausrichtung die zentralen Mustergeneratoren (ZMG) im Hinblick auf die Gewichtsbelastung der Extremitäten und die Hüftstabilität beeinträchtigt. Eine Innenrotation der Hüfte in Kombination mit einer Vorwärtsrotation der rechten Beckenhälfte erschwert die Abduktion/Extension und die laterale Beckenkippung, die für eine optimale Standphase und den Antrieb des rechten Beins notwendig sind.

In dieser Phase bewegen sich der rechte obere Rumpf und der Schultergürtel von HS nach vorne. Dies beeinträchtigt das Skapulasetting und erhöht die Vorwärtsverlagerung der Schulter, was wiederum eine angemessene Aktivierung des Oberkörpers über dem unteren Rumpf zusätzlich erschwert.

5.1.4 Clinical Reasoning und Bildung von Hypothesen

Clinical Reasoning ist ein Prozess, bei dem der Physiotherapeut das zu lösende Hauptproblem erforscht. Anhand der sich daraus ergebenden Daten entwickelt er anschließend eine Hypothese zu den möglichen Ursachen.

Hauptproblem

Der Physiotherapeut gelang zu dem Schluss, dass eine geminderte antigravitätische Aktivität auf der ipsilateralen (rechten) Rumpfseite in Verbindung mit Schwäche der linken Hüfte und des linken Beckens das Hauptproblem von HS darstellt. Die initiale Ursache hierfür könnte eine Läsion der ipsilateralen pontinen retikulären Leistungsbahn gewesen sein, die zu einem Verlust von antizipatorischer posturaler Anpassung (pAPA) auf der rechten Seite geführt hat. Des Weiteren könnte das Koma die Probleme des posturalen Systems ausgelöst haben.

Hypothesen

Ursachen des Hauptproblems

Der Physiotherapeut stellt die Hypothese auf, dass das Hauptproblem von HS zu folgenden Schwierigkeiten führt:

- Die posturale Ausrichtung reicht nicht aus, um eine stabile Standphase erzielen und den Kopf sowie Hals bzw. Nacken angemessen ausrichten zu können. Dies kann weitreichende Auswirkungen auf die Funktion des vestibulären Systems haben und zu den Gleichgewichtsproblemen von HS beitragen.
- Während des Gehens wird das Becken zu stark lateral verlagert. Zudem wird die mittlere Stand-

phase auf der linken Seite nur unzureichend eingenommen. Dadurch kann HS sich nicht entsprechend ausrichten. Außerdem wird dadurch die Stabilität der linken Skapula auf dem Thorax beeinträchtigt.
- Die Ursache für die verminderte Gehgeschwindigkeit könnte in der Schwäche der Hüftextensoren und der suboptimalen Aktivität der plantaren Fußgelenkflexoren aufgrund der Fehlausrichtung des Fußgelenks liegen. Schwache Plantarflexoren können außerdem zu einer Hyperextension des Knies und einem Verlust von Antriebskraft führen (Moseley et al. 1993). HS hat während der Standphase Probleme mit der Hyperextension des Knies und kompensiert dies dadurch, indem er mit einem flektierten Knie geht.
- Der Verlust des Skapulasettings führt zu einer weiteren Verlagerung des Schulterkomplexes und erschwert die Aktivierung des Oberkörpers über dem unteren Rumpf zusätzlich.

Kompensatorische Strategien

Eine verminderte antigravitätische Aktivität auf der ipsilateralen (rechten) Rumpfseite macht es HS unmöglich, seinen Rumpf entgegen der Schwerkraft zu stabilisieren und führt zum Einsatz der folgenden kompensatorischen Strategien:
- übermäßige Aktivität der rechten Schulter. In Verbindung mit der Schwäche der unteren linken Extremität ist dies biomechanisch nachteilig und verhindert deshalb, dass sich HS optimal ausrichtet und seinen Rumpf entsprechend aktiviert.
- Die übermäßige Aktivität der rechten oberen Extremität, der Hüftflexoren der rechten unteren Extremität, der Hüftadduktoren und der Innenrotatoren der Hüfte führt zu einer asymmetrischen Gewichtsbelastung und einer verminderten Aktivierung von APA auf der linken Seite.
- Die übermäßige Aktivität der linken oberen Extremität in Verbindung mit assoziierten Reaktionen führt zu einer posturalen Fixation.

Die kompensatorischen Strategien führen zu:
- einer Retraktion der linken Beckenseite
- einer Fehlausrichtung des linken Fußes: Eine übermäßige Supination und Plantarflexion beeinträchtigen den initialen Fersenkontakt.
- einer Verkürzung der Plantarflexoren und eine eingeschränkte Dorsalflexion. Dies beeinträchtigt die Bewegung der Fibula über dem Fuß bei der Gewichtsbelastungsreaktion und in der mittleren Standphase (Cooper u. Alghamdi 2002).
- einer starken Verkürzung des linken Beins, sodass der Boden nicht erreicht werden kann. Während der Gewichtsbelastung der Extremitäten sind der M. triceps surae und der M. tibialis anterior zu früh aktiv. Dies führt dazu, dass sich die Standphase beim Gehen verkürzt und der Aufbau der kinetischen Energie für den nächsten Schwung nicht ausreichend stattfindet. Die Fehlausrichtung des Fußes kann außerdem zum Verlust einer wichtigen Informationsquelle für das Gleichgewichtskontrollsystem führen. Dies wiederum kann das Gleichgewicht bei sämtlichen Standaktivitäten beeinträchtigen.
- eine verminderte Vorwärtsbewegung des Körpers über dem linken Bein in der Standphase, wodurch der Körperschwerpunkt nach hinten verlagert wird.

Weitere Probleme

Das mangelnde Bewusstsein für die linke Körperhälfte und deren unzureichende Integration in das Körperschema von HS führen zu einer unangepassten antizipatorischen Kontrolle. Eine hinreichende antizipatorische Kontrolle ist jedoch ein wesentlicher Faktor für die Herstellung angemessener posturaler Sets beim Übergang vom Sitzen in den Stand und beim Gehen.

5.1.5 Interventionen

Der folgende Abschnitt beinhaltet einen Bericht über eine physiotherapeutische Behandlung, die über einen Zeitraum von 3 Wochen (3 × 5 Tage) jeweils 2-mal täglich erfolgte. Ziel der Interventionen war es dabei, festzustellen, ob eine auf dem Bobath-Konzept basierende Behandlung bei einem Patienten mit einem chronischen Schlaganfall positive Auswirkungen auf die Effizienz beim Übergang vom Sitzen in den Stand und beim Gehen haben würde.

Überblick über die Interventionen

Beide Seiten des Körpers spielen ihre jeweilige Rolle bei der Harmonisierung des Gleichgewichts und der Funktion (Pandian et al. 2014) und sind daher wichtig für die Herstellung eines dynamischen Gleichgewichts. Das 1. Hauptziel der Therapie war daher eine Verbesserung der ipsilate-

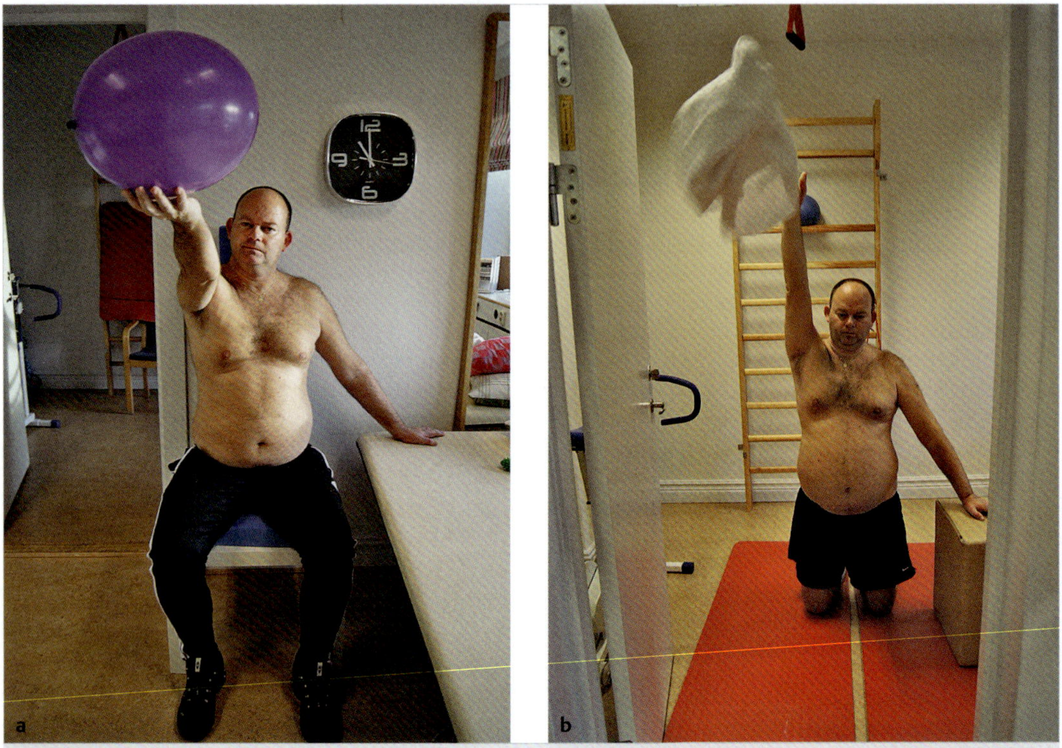

Abb. 5.4 Intervention im Sitzen und in kniender Haltung zur Verringerung der Fixation der rechten oberen Extremität und zur Verbesserung der posturalen Kontrolle.
a Intervention im Sitzen.
b Intervention in kniender Haltung.

ralen posturalen Rumpfstabilität und damit die Verringerung der kompensatorischen Strategien (▶ Abb. 5.4). Zudem mussten die Schwäche auf der linken Seite des Patienten, die Retraktion des Beckens und die Fehlausrichtung des Fußgelenks behandelt werden. Eine Verbesserung der Ausrichtung des Fußes am Boden könnte vermutlich zu einer verbesserten Fußgelenkstrategie führen. Dies hätte wiederum positive Auswirkungen auf die posturale Kontrolle beim Übergang vom Sitzen in den Stand und bei sämtlichen Standaktivitäten und könnte außerdem die vorhandene kompensatorische Fixation weiter verringern. Aufgrund der vorgenannten Faktoren erschien es wichtig, die Ausrichtung und Aktivität des linken Fußes und Fußgelenks zu behandeln (▶ Abb. 5.5). Die plantaren intrinsischen Muskeln besitzen ihren Ursprung und ihre Ansätze im Fuß selbst und tragen zur Verbesserung der Ausrichtung des Fußes und zur Kontrolle der Position des Fußgewölbes bei. Außerdem stimulieren sie die Propriozeptoren der Fußsohlen und unterstützen so das Gleichgewicht im Stand. Eine beeinträchtigte Funktion der intrinsischen Fußmuskeln hat negative Auswirkungen auf die Fußhaltung (Fiolkowski et al. 2003). Ein Training der intrinsischen Fußmuskeln kann die Fußhaltung verbessern (Headlee et al. 2008). Die Forschung zeigte, dass die intrinsischen Fußmuskeln wichtig sind zur Unterstützung des medialen Längsgewölbes (Fiolkowski et al. 2003, Headlee et al. 2008) und zur posturalen Kontrolle (Moon et al. 2014, Mulligan u. Cook 2013). Darüber hinaus wurde die Schwäche der linken Körperseite zusätzlich durch das Üben von Teilaufgaben und Gesamtaufgaben behandelt. Hierbei wurden spezifische Muskelaktivierungsmuster mit einem aufgabenspezifischen sensorischen Input kombiniert, um die Aufgabe erfolgreich ausführen zu können (Graham et al. 2009) (▶ Abb. 5.6–▶ Abb. 5.14).

Der Schulterkomplex arbeitet nicht isoliert, sondern ist Teil einer kinetischen Kette, die auch die untere Extremität und den Rumpf umfasst (Kaur

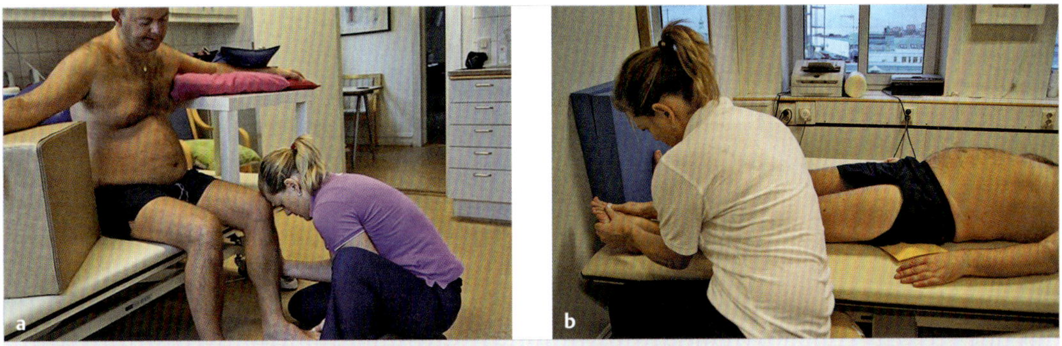

Abb. 5.5 Behandlung der Ausrichtung und Aktivität des linken Fußes und Fußgelenks.
a Aktivierung des M. triceps surae zur Interaktion mit dem Boden, gleichzeitig Aktivierung des M. gastrocnemius bei exzentrischem M. soleus zum Aufsetzen der Ferse.
b Einsatz sensorischer Stimulation zur Aktivierung der intrinsischen Fußmuskeln.

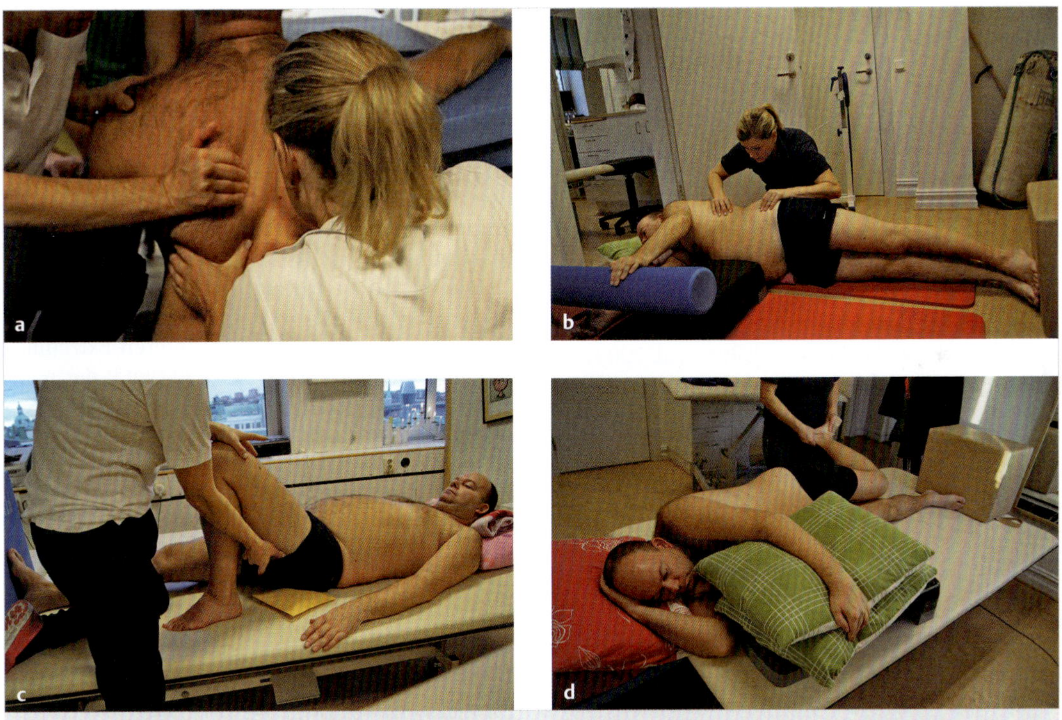

Abb. 5.6 Mobilisierung und Aktivierung von Rumpf- und Hüftmuskeln in verschiedenen posturalen Sets.
a Intervention zur Mobilisierung und Aktivierung der Rumpfmuskulatur im Sitzen. Ein Therapeut fazilitiert das Skapulasetting und der andere die Beweglichkeit des Rumpfes.
b Der Patient befindet sich in Seitenlage, damit die Becken- und Hüftmuskulatur selektiv aktiviert werden kann.
c Selektive Aktivierung der rechten Hüftextensoren in Verbindung mit einer Fazilitation der Gewichtsverlagerung nach vorn oberhalb des Fußes als Grundlage für eine selektive Beckenkippung.
d Hüftextension in der Seitenlage zur Verbesserung der sensomotorischen Integration.

et al. 2014). Die Skapula verbindet den Arm mit dem Rumpf. Daher mussten auch die Skapula und die Verbindung zwischen Skapula und Thorax behandelt werden (▶ Abb. 5.10). Eine verbesserte Beweglichkeit und Aktivität des Thorax kann durch Skapulasetting, posturale Rumpfkontrolle und Stehen auf einem Bein auf der linken Seite erreicht werden. Eine gute Skapulastabilität ermöglicht die laterale Positionierung des Oberarms am Rumpf und somit die angemessene Ausrichtung für den Schwung während des Gehens. Eine verbesserte Stabilität der Skapula führt außerdem zu einer verbesserten Bewegungsausführung der linken oberen Extremität und einer besseren Ausrichtung von Hand bzw. Arm.

Das kortikale Repräsentationsareal der Hand ist sehr groß, sodass sensorische Informationen von der Hand die Körperorientierung und den axialen Tonus gut verbessern können (Baccini et al. 2007). Daher war es wichtig, auch die linke Hand von HS in die Behandlung einzubeziehen. Es wurden kontaktbezogene Handorientierungsreaktionen (CHOR) der linken Hand bei unterschiedlichen Interventionen fazilitiert. Unter CHOR versteht man eine Reaktion der Hand auf einen Berührungskontakt mit einer Oberfläche, die es der Hand ermöglicht, ihre funktionellen Rollen wahrzunehmen (Porter u. Lemon 1995, Raine et al. 2009). In der Behandlung können CHOR eingesetzt werden, um folgende Funktionen zu fazilitieren (Raine et al. 2009):

- Mittellinienorientierung
- „leichter Berührungskontakt" zur Erhöhung des axialen Tonus
- Unterstützung und Gewichtsbelastung der Extremitäten

Behandlung im Sitzen und in kniender Haltung

Um sich zielgerichtet distal bewegen zu können, muss HS proximale Stabilität rekrutieren und APA sowohl auf der ipsilateralen als auch auf der kontralateralen Rumpfseite aktivieren können. Nur so kann das Fixationsmuster der rechten Schulterflexion verringert werden (Raine et al. 2009) (▶ Abb. 5.4). Die linke Hand wird in einer CHOR gehalten, um die Interaktion zwischen den beiden Seiten zu verbessern.

Mobilisierung und Aktivierung von Rumpf- und Hüftmuskeln in verschiedenen posturalen Sets zur Verbesserung der Integration zwischen den beiden Seiten für reziproke Aktivität

Die Intervention zielt darauf ab, eine lineare Extension des Rumpfes zu erreichen und diese anschließend wieder rückgängig zu machen, um eine abgestufte Rumpfextension sowie eine selektive Aktivität der Rumpfmuskeln zu trainieren (▶ Abb. 5.6). Mit dieser Intervention können folgende funktionellen Aktivitäten fazilitiert werden:

- Beckenkippung nach vorn bei Extension des oberen Rumpfes
- Vorwärtsgreifen nach etwas
- Initiation des Übergangs vom Sitzen in den Stand
- laterale Gewichtsverlagerungen mit Rumpfrotation für den Übergang vom Sitzen in die Rückenlage

Eine spezifische und selektive Aktivierung der Rumpfmuskeln kann zu einer selektiven Rumpfaktivität und einem verbesserten Timing der APA führen und so die Notwendigkeit zu kompensatorischen Aktivitäten verringern. Dadurch können die reziproke Aktivierung der unteren Extremitäten fazilitiert und die selektive Aktivität der rechten oberen Extremität trainiert werden. Eine Verbesserung der Kernstabilität, damit sich der Rumpf oberhalb des linken Fußes besser nach vorne bewegen kann, bildet die Grundlage für eine effiziente Gewichtsbelastung während des Übergangs vom Sitzen in den Stand. Dies kann zu einem Abbau der assoziierten Reaktionen in der linken oberen Extremität führen.

Stabilisierung der ipsilateralen Seite (rechts) in rechter Seitenlage für posturale Stabilität als Grundlage für kontralaterale Aktivität der unteren Extremität

Ein posturales Set in der Seitenlage kann dazu führen, dass der Patient das Verhältnis zwischen dem Standbein und dem sich bewegenden Bein in Bezug auf Fortbewegung wahrnimmt. Das rechte Bein von HS wurde in einer extendierten Position platziert, um die Standphase des Gehens zu simulieren (▸ Abb. 5.6). So kann das Kleinhirn kontextbasierte propriozeptive Informationen erhalten, um die APA im rechten Rumpf zu verstärken. Die linke obere Extremität wird in einer CHOR gehalten. Ziel der Intervention ist eine Verbesserung der reziproken Aktivität des Rumpfes und des Beckens, damit das Retraktionsmuster des Beckens verhindert und die Ausrichtung der linken unteren Extremität verbessert wird. Außerdem soll eine selektive Aktivität des Beckens und der Kernmuskulatur erreicht werden.

Selektive Aktivierung der linken Hüftextensoren in Verbindung mit einer Fazilitation der Gewichtsverlagerung nach vorn oberhalb des Fußes als Grundlage für eine selektive Beckenkippung

Für diese Intervention ist eine aktive Liegehaltung mit angewinkeltem Bein erforderlich. Diese Haltung wird durch eine Aktivierung des Fußes als Grundlage für eine selektive Hüftextension und Beckenkippung erreicht. Die Intervention soll die reziproke Aktivität der Hüft- und Kernmuskeln stärken und die Gewichtsverlagerung nach vorn oberhalb des linken Fußes fazilitieren (▸ Abb. 5.6). Die Hüft- und Beckenbodenmuskulatur unterstützen das Kernsegment. Die Hüftmuskulatur stabilisiert den Rumpf und hilft dabei, Kraft zu erzeugen, um Bewegungen der unteren Extremitäten zu ermöglichen (Sharrock et al. 2011). Eine verstärkte Hüftextension, insbesondere gegen Ende der Standphase, ist wichtig, da die Stärke der Hüftextension entscheidend ist für die Vorwärtsbewegung des Rumpfes über dem Standbein. Die Hüftflexoren besitzen also einen mechanischen Vorteil, der dazu führt, dass das Schwungbein besser bewegt werden kann: Eine größere Schrittlänge und eine höhere Geschwindigkeit sind die Folge (Teixeira-Salmela et al. 2011).

Hüftextension in der Seitenlage zur Verbesserung der sensomotorischen Integration

Ausgehend von der Ferse des linken Fußes fazilitiert der Therapeut die Hüftextension in der Seitenlage (▸ Abb. 5.6). Ein übermäßiger Einsatz der Augen zur Überprüfung der Fußposition auf dem Boden ist eine häufig genutzte Kompensation für ein vermindertes Körperschema der unteren Extremität. Das Arbeiten in der Seitenlage ermöglicht daher eine sensorisch gesteuerte Muskelaktivierung im Bein, ohne dass der Patient seine Augen verwendet.

Üben einer Teilaufgabe: Fazilitation der Beendigung der Standphase mittels bilateraler CHOR

Durch die Aufgabe Hinsetzen aus dem Stand (Beendigung der Standphase) wird die selektive Aktivität von Rumpf- und Tiefenmuskulatur- sowie Hüftmuskulatur fazilitiert (▸ Abb. 5.7). Der Übergang aus dem Stand zum Sitzen setzt voraus, dass das Körpergewicht durch exzentrische Muskelaktivität bei gleichzeitigem Erhalt der posturalen Stabilität abgesenkt werden kann (Raine et al. 2009).

Die Intervention beginnt im Stand bei bilateralen CHOR. Der Therapeut fazilitiert die Becken- und Hüftbewegung in unterschiedlichen Stadien des Übergangs aus dem Stand zum Sitzen. Im

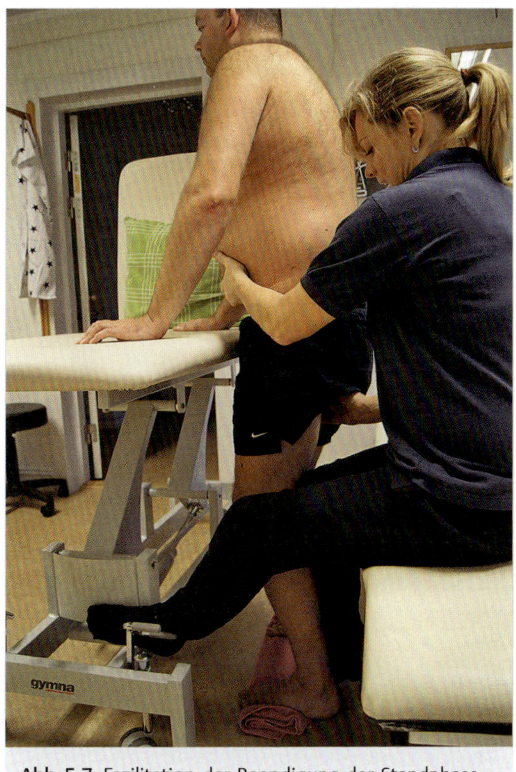

Abb. 5.7 Fazilitation der Beendigung der Standphase.

Rahmen des Bobath-Konzepts bedeutet Fazilitation den Aufbau des Körperschemas des Patienten. Die gegebene Fazilitation steht immer im Verhältnis zur Aufgabe. Der Therapeut versucht, dem Patient jene angemessenen sensorischen Informationen zu vermitteln, die eine gesunde Person während der gleichen spezifischen willkürlichen Bewegung erfahren würde. Daher legt der Therapeut in diesem Beispiel seine Hände auf die Hüftextensoren und die unteren Bauchmuskeln (*hands-on*), um die Aktivität der an dieser Aufgabe hauptsächlich beteiligten Muskelgruppen zu fazilitieren.

Aktivierung und Mobilisierung des linken Fußes/Fußgelenks

Ziel der folgenden Interventionen ist eine Verbesserung des Fuß-Boden-Kontaktes durch eine optimalere Ausrichtung und Muskelaktivität des Fußes und des Fußgelenks (▶ Abb. 5.5). Dies kann den afferenten Informationsfluss aus der linken Seite erhöhen, die Orientierung zur linken Seite hin verbessern, die Gewichtsbelastung des linken Beins während unterschiedlicher Aktivitäten optimieren und die Extensorenaktivität dieses Beins weiter verstärken.

Fazilitation der selektiven Extension des Knies bei Dorsalflexion des Fußgelenks

Bei den Knie- und Fußgelenkextensoren handelt es sich jeweils um Muskeln, die gegen die Schwerkraft arbeiten müssen. Eine abnorme Koaktivierung dieser Muskeln könnte daher zu hemiparetischen Gehstörungen beitragen (Dyer et al. 2011). Ist die Koordination beeinträchtigt, kann sie sich weiter verschlechtern, wenn diese Muskeln nicht mehr selektiv aktiviert werden. Deshalb ist in diesem Fall ein Krafttraining, das die Muskeln mehrerer Gelenke gleichzeitig einbezieht, sinnvoll. Im Vergleich zu einem Training der Muskelkraft über Einzelgelenke führt ein Multigelenktraining der unteren Extremität zu einer verbesserten Koaktivierung, einer erhöhten Aktivität motorischer Einheiten und einer Umerziehung der Muskeln (Son et al. 2014). Die Intervention erfolgt im Sitz, wobei die Arme des Patienten keine kompensatorischen Muster einnehmen dürfen, um zu verhindern, dass der Kopf, die Arme und der obere Rumpf nach unten drücken (▶ Abb. 5.8). Um Fuß und Fußgelenk neu auszurichten und die Rekrutierung der Knieextension, der posturalen Aktivität der linken Hüfte und kontralaterale Kernstabilität herzustellen, wird eine distale Fazilitation des linken Fußes durchgeführt

Aufgabentraining: Übergang vom Sitzen in den Stand

Da sich bei HS die Kernstabilität des Rumpfes und die Ausrichtung des Fußgelenks verbesserten, war auch die Vorwärtsbewegung des Rumpfes oberhalb des linken Fußes beim Übergang vom Sitzen in den Stand effizienter. Eine CHOR mit der linken Hand zielt ab, dass sich das linke Fußgelenk gut ausrichtet (▶ Abb. 5.9). Der Patient hebt einen Ballon mit der rechten Hand, damit der Übergang vom Sitzen in den Stand initiiert wird, ohne dass

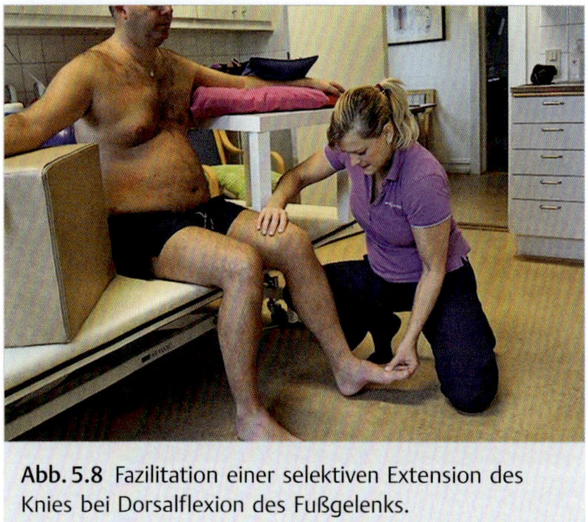

Abb. 5.8 Fazilitation einer selektiven Extension des Knies bei Dorsalflexion des Fußgelenks.

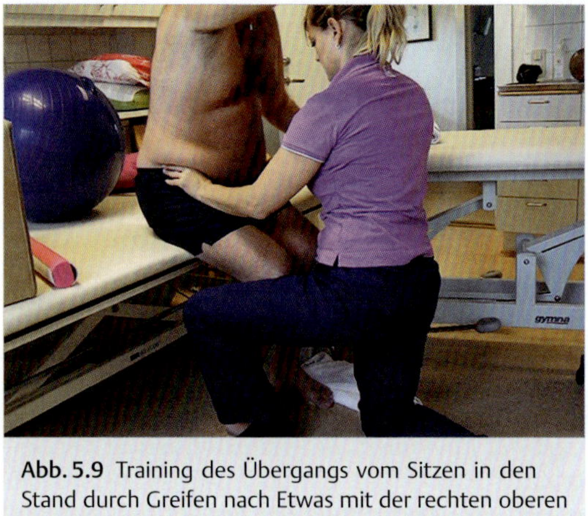

Abb. 5.9 Training des Übergangs vom Sitzen in den Stand durch Greifen nach Etwas mit der rechten oberen Extremität.

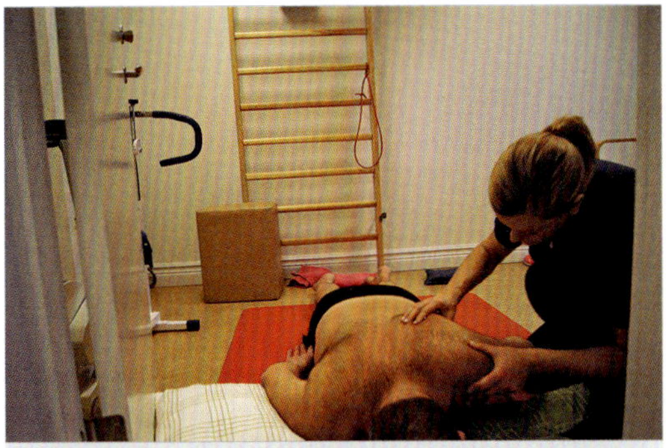

Abb. 5.10 Fazilitation des Skapulasettings in der Bauchlage.

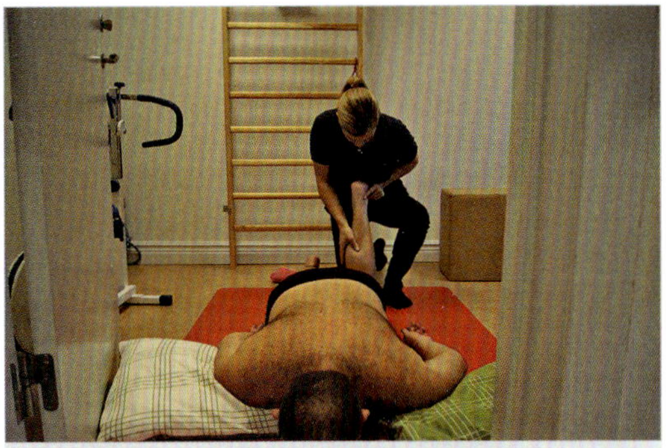

Abb. 5.11 Krafttraining der Plantarflexoren.

er dabei den rechten Arm zur Kompensation einsetzt. Die Verwendung der linken Hand für eine CHOR betont die Bedeutung der Hände bei der Interaktion mit der Umwelt und führt dazu, dass die linke Hand nicht mehr als Fixator aufgrund der fehlenden Stabilität dient. Wird die Hand zur CHOR verwendet, erhält das ZNS Informationen zu Haltungsschwankungen und kann motorische Feedforward-Anpassungen einleiten. Dies fazilitiert den Patienten zu einem effektiveren Übergang vom Sitzen in den Stand.

Skapulasetting in der Bauchlage

Das Behandlungsziel ist eine verbesserte Interaktion zwischen dem linken Schultergürtel und dem Rumpf, sowie eine selektive Kräftigung der Muskeln, die eine Kippung der Skapula nach hinten (*scapular posterior tilting – SPT*) fazilitieren. Beim Nach-hinten-Kippen der Skapula bewegt sich der Proc. coracoideus dorsal und kranial, während sich der Angulus inferior nach vorn und in kaudale Richtung bewegt (Clarkson 2005) (▸ Abb. 5.10). Die Stabilität der Skapula ist abhängig von der Aktivität und Beweglichkeit der Brustwirbelsäule, die als Basis für Bewegungen der Skapula dient (Stewart et al. 1995).

Kräftigung der Plantarflexoren des Fußes

Diese Intervention dient dazu, die Stärke und reziproke Aktivität der Plantarflexoren zu verbessern, um so den Antrieb und die Gehgeschwindigkeit zu erhöhen (▸ Abb. 5.11). Eine Aktivierung des M. gastrocnemius fazilitiert die exzentrische Kontrolle des M. soleus. Der M. soleus und der M. gastrocnemius spielen, vor allem während der Phase des beidbeinigen Stands, eine Schlüsselrolle bei der Vorwärtsbewegung bzw. bei der Initiierung der Schwungphase (Neptune et al. 2004).

Erkundung von Bewegungen der oberen Extremitäten mit dem rechten Arm in einer CHOR zur Stärkung der posturalen Kontrolle im Stand

▸ Abb. 5.12 zeigt eine Intervention zur Integration von posturaler Kontrolle und Aufgabenausführung (Graham et al. 2009). Das Trainieren einer dynamischen Aufgabe im Stand ist eine funktionelle Herausforderung an die posturale Stabilität und ermöglicht das Ausloten von Stabilitätsgrenzen. Freies Stehen war bei HS allerdings mit zu großer Bewegungsfreiheit und somit kompensatorischer Fixation verbunden, daher musste die Standposition angepasst werden.

Durch die veränderte Umgebung und entsprechende Unterstützung von außen konnte der Patient komplexe motorische Aufgaben ausführen, die wiederum die posturale Kontrolle und selektive Bewegung verbessern (Graham et al. 2009). Die CHOR und die unterstützende Wand hinter dem Patienten schränkten die Freiheitsgrade ein und maximierten den sensorischen Input, wodurch die posturale Kontrolle im Stand optimiert wurde. Es wurde eine CHOR der linken Hand hergestellt, da leichte Berührungen einer stabilen Oberfläche Haltungsschwankungen im Stand zu verringern scheinen, da sie zu einer assoziierten Erhöhung des axialen Tonus führen (Franzén et al. 2011). Die Aufgabe bestand darin, Bälle mit unterschiedlichem Gewicht in einen Eimer zu werfen und dazu nur eine Hand und ein Handgelenk zu

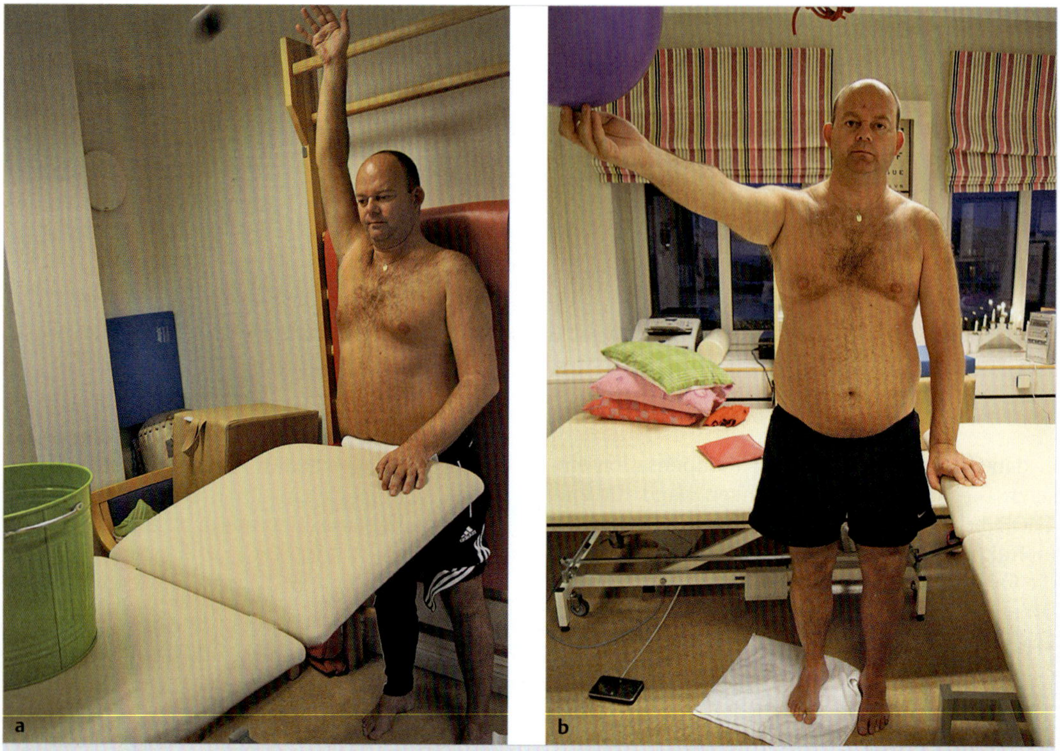

Abb. 5.12 Erkundung von Bewegungen der oberen Extremität mit dem rechten Arm in einer kontaktbezogenen Handorientierungsreaktion (CHOR).

benutzen (selektive distale Bewegung). Für die Wurfbewegung sind APA erforderlich und, aufgrund des unterschiedlichen Gewichtes der zu werfenden Gegenstände, werden auch kompensatorische Gleichgewichtsstrategien benötigt. Training, das eine funktionelle Aktivität wie das Werfen eines Balls beinhaltet, kann bereits vor einer vorhersehbaren Störung Auswirkungen auf die Generierung von APA haben und außerdem dazu führen, dass die APA im Rahmen der folgenden Gleichgewichtskontrolle vermehrt auftreten (Aruin et al. 2015).

Die Stabilität von HS im Stand verbesserte sich dahingehend, dass er die Freiheitsgrade erhöhen und dennoch das Gleichgewicht ohne kompensatorische Fixation halten konnte (► Abb. 5.12). Dadurch konnte er damit beginnen, die Aktivität der oberen rechten Extremität in einem linearen Muster zu erkunden, während der linke Arm weiterhin eine CHOR ausführt.

Training des Stehens auf dem linken Bein mit der linken Hand in einer CHOR

Das Ziel dieser Intervention ist die Erkundung der Kontrolle beim Stehen auf dem linken Bein, während gleichzeitig die linke Hand zur Interaktion mit der Umwelt fazilitiert wird und nicht mehr länger die Fixation übernimmt (► Abb. 5.13). Die Verbesserung der Kernkontrolle und der Ausrichtung des linken Fußes am Boden ermöglichten, dass die Behandlung zum Stand auf dem linken Bein fortschreiten konnte, um die posturale Aktivität weiter zu verbessern.

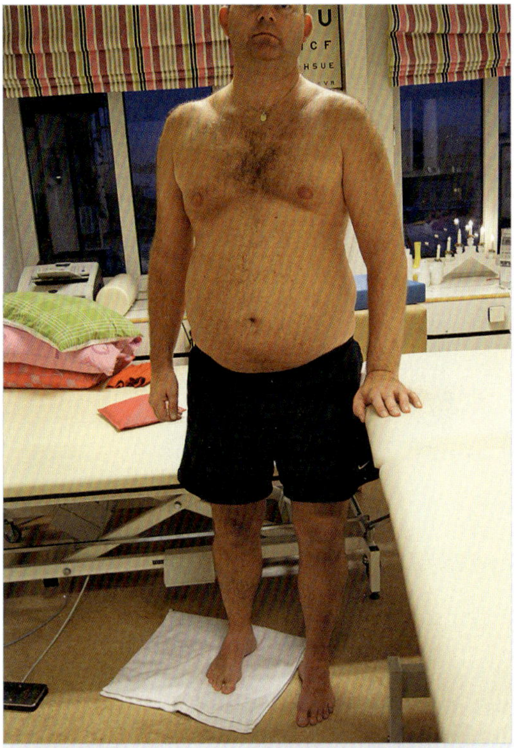

Abb. 5.13 Vor- und Zurückschieben eines Handtuchs mit dem rechten Bein während des Stehens auf dem linken Bein, während sich der linke Arm in einer kontaktbezogenen Handorientierungsreaktion (CHOR) befindet.

Aufgabentraining: Laufbandtraining bei Fazilitation der Hüftextensoren im Bein und der Aktivität der unteren Bauchmuskeln zur Förderung der ZMG-Aktivität und der Gehgeschwindigkeit

Eine Verringerung des paretischen Antriebs beim Gehen kann auf eine verminderte Extension des paretischen Beins zum Ende der Standphase zurückzuführen sein (Peterson et al. 2010). Man weiß, dass die Aktivierung der Extensoren in den unteren Extremitäten zur Gewichtsbelastung während des Gehens teilweise von sensorischem Input abhängig ist (Beres-Jones u. Harkema 2004) und durch Laufbandtraining verstärkt werden kann (► Abb. 5.14).

Ziel der Intervention war die Aktivierung von ZMG zum Gehen, die durch die Fazilitation einer angemessenen Gewichtsbelastung bzw. -entlastung der Extremität und eine Hüftausrichtung während der Standphase erzielt werden kann (Rossignol et al. 2006).

Fazilitation des Rückwärtsgehens

Wir gehen tagtäglich rückwärts, ohne uns dies immer bewusst zu machen, z. B. wenn wir von einem Waschbecken zurücktreten, eine Tür öffnen oder einem vorbeifahrenden Auto ausweichen. Es herrscht teilweise die Auffassung, dass zum Rückwärtsgehen mehr Gleichgewicht und motorische Kontrolle (Hao u. Chen 2011) sowie mehr Stabilität als beim Vorwärtsgehen erforderlich sind (Hoogkamer et al. 2014). Ohne visuelle Hinweise ist das Rückwärtsgehen stärker abhängig von der Propriozeption als das Vorwärtsgehen. Daher eignet es sich, um das Körperschema der unteren Extremitäten zu aktualisieren. Das Rückwärtsgehen legt den Schwerpunkt auf die Positionierung des Fußes hinter dem Körper und fazilitiert so die Hüftextension (► Abb. 5.14). Wenn man einen Schritt zurücktritt, um die Vorwärtsbewegung zu initiieren, kann dies die Kraft und die Stärke beim Abstoßen erhöhen und die zeitlichen Parameter des ersten Schrittes verbessern (Frost et al. 2015).

5.1.6 Evaluation

Ergebnismessungen

5-Meter-Gehtest

Messungen der individuellen Gehgeschwindigkeit sind die beim Gehtraining am häufigsten angewandten Verfahren zur Ergebnismessung. Ein solcher Test zeigt, wie lange eine Person benötigt, um sich von einem Punkt zum anderen zu bewegen (► Abb. 5.15). Der meistverwendete Test ist das Gehen über eine Distanz von 10 Metern, aber aus praktischen Gründen können auch kürzere Gehstrecken zu Testzwecken verwendet werden. Im vorliegenden Beispiel wurde ein 5-Meter-Test verwendet. Um eine konstante Geschwindigkeit über 5 Meter zu messen, wurde auf einer 7 Meter langen Strecke gegangen, um die Beschleunigungs- und Abbremsphase herausrechnen zu können. Die Gehgeschwindigkeit wurde also über die mittleren 5 Meter der 7 Meter langen Gehstrecke ermittelt.

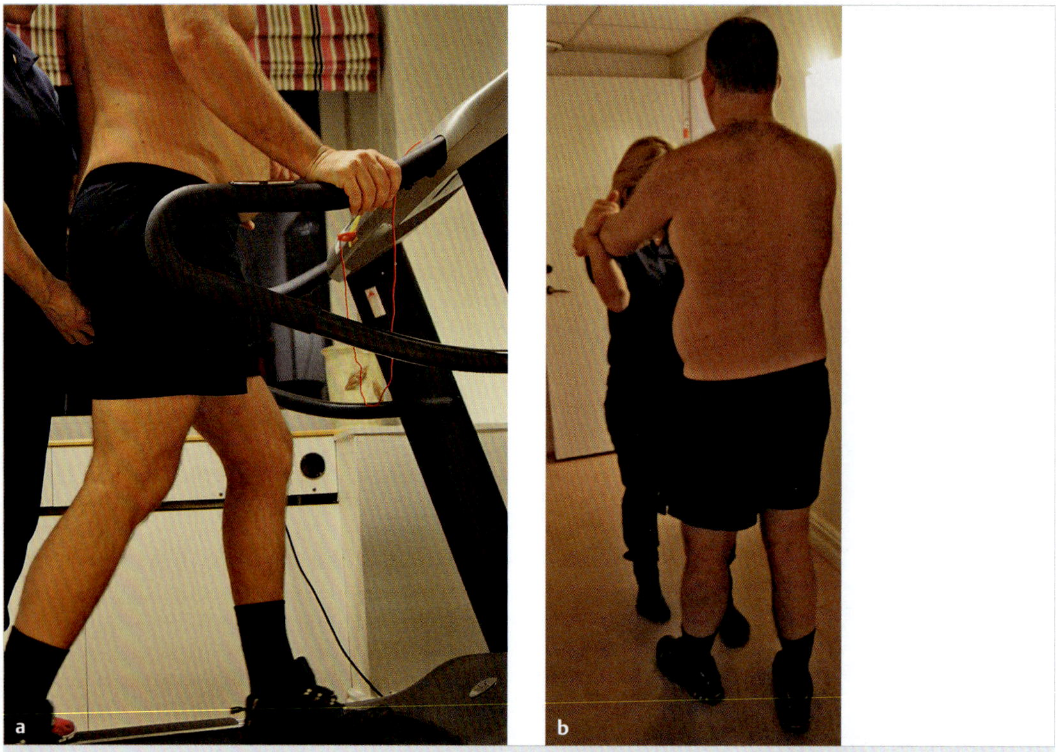

Abb. 5.14 Förderung der ZMG-Aktivität und der Gehgeschwindigkeit und des Rückwärtsgehens.
a Laufbandtraining bei Fazilitation der Hüftextension zur Förderung von reziproken Bewegungsmustern der Beine und der Gehgeschwindigkeit.
b Fazilitation des Rückwärtsgehens.

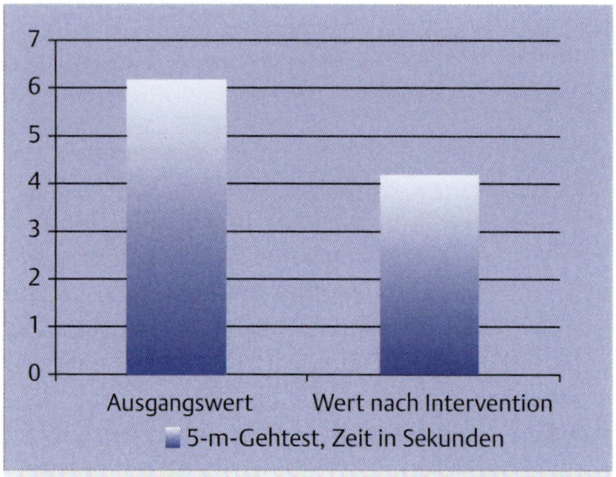

Abb. 5.15 Ergebnisse des 5-Meter-Gehtests vor und nach der Intervention.

Trunk Impairment Scale-Modified Norwegian Version (TIS-modNV)

Die *Trunk Impairment Scale – Modified Norwegian Version (TIS-modNV)* (Gjelsvik et al. 2012) wurde verwendet, um die Qualität der Rumpfkontrolle im Sitzen zu evaluieren (▶ Abb. 5.16). Eine Voraussetzung für die Punktevergabe ist die Fähigkeit des Patienten, 10 Sekunden lang ohne Unterstützung aufrecht zu sitzen. Die Skala besteht aus 6 Komponenten und es werden insgesamt 0 bis 16 Punkte vergeben (16 ist die Maximalpunktzahl).

Maximale Schrittlänge

Als maximale Schrittlänge (MSL) bezeichnet man die größte Distanz, die eine Person mit einem Schritt nach vorn und wieder zurück zur Ausgangsposition überbrücken kann, ohne das Gleichgewicht zu verlieren. Der MSL-Test ist als Prädikator für Beweglichkeitsperformance und Vertrauen in das Gleichgewicht dem standardisierten klinischen Gleichgewichtstest ebenbürtig (Goldberg et al. 2010). Bei dem MSL-Test muss die Testperson eine komplexe Aktivität ausführen, für die eine koordinierte Funktion der proximalen und distalen unteren Extremitäten sowie der Rumpfmuskulatur erforderlich sind (Goldberg et al. 2010). Im Zeitraum vor der Intervention lag die Gehgeschwindigkeit von HS bei 0,8 m/s. Nach der Intervention lag sie bei 1,2 m/s, was einer Steigerung der Gehgeschwindigkeit um 0,4 m/s entspricht (▶ Abb. 5.17).

Im Rahmen einer jüngeren Studie wurde eine Verbesserung der Gehgeschwindigkeit um 0,05 m/s als Indikator für eine bedeutende Veränderung ermittelt (Perera et al. 2006). Für Patienten, die eine geringere Gehgeschwindigkeit als normale Personen aufweisen, wurde eine Verbesserung von

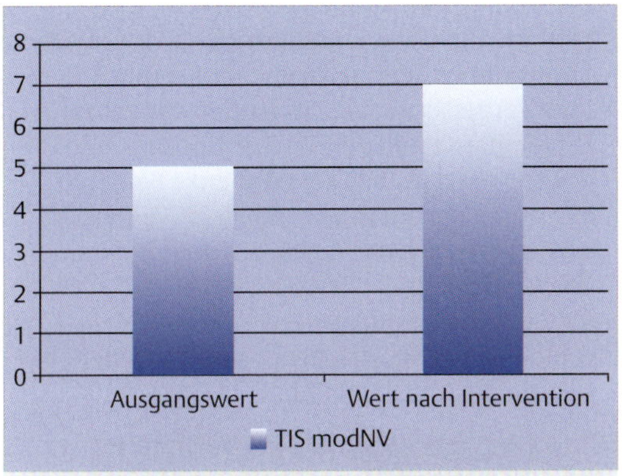

Abb. 5.16 Trunk Impairment Scale – Modified Norwegian Version (TIS-modNV) vor und nach der Intervention.

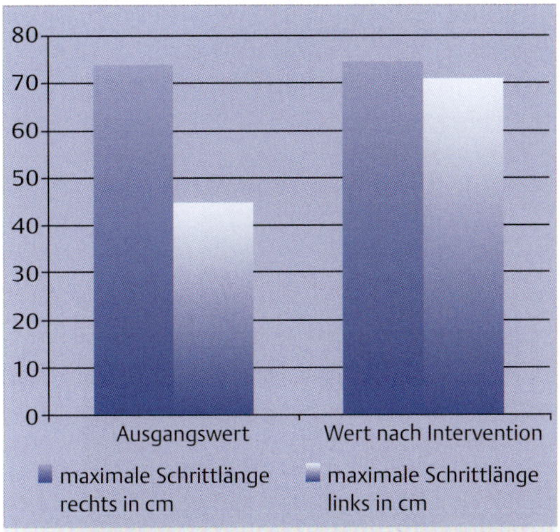

Abb. 5.17 Maximale Schrittlänge vor und nach der Intervention.

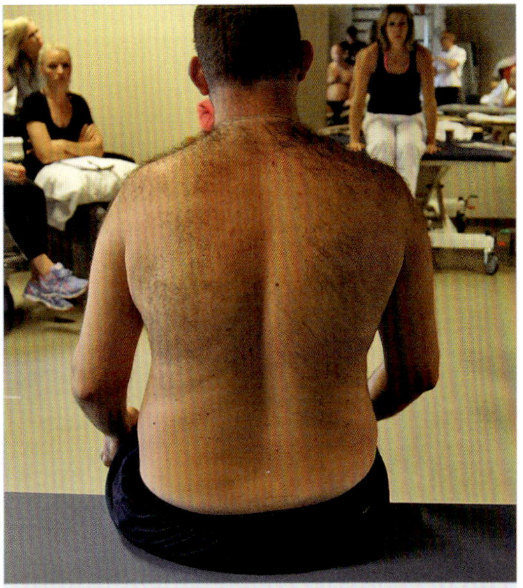

Abb. 5.18 Initiale Sitzhaltung.

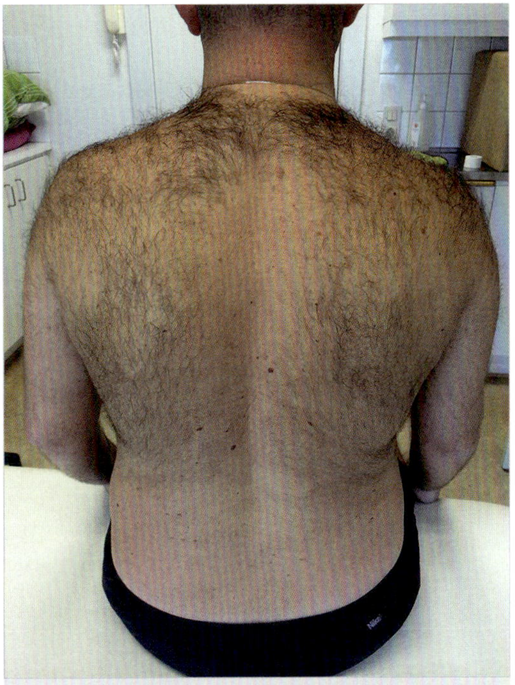

Abb. 5.19 Sitzhaltung nach der Intervention.

mindestens 0,1 m/s als hilfreicher Prädikator für das Wohlbefinden veranschlagt (Purser et al. 2005).

Sitzhaltung

Ein Vergleich der Sitzhaltung von HS vor (▶ Abb. 5.18) und nach (▶ Abb. 5.19) der Intervention zeigt eine spürbare Verbesserung in den folgenden Bereichen:
- symmetrischere Kopfposition
- verbesserte axiale Extension
  - vermehrte Extension der Brustwirbelsäule
  - verbesserte Ausrichtung der Beckenkomponente
- eine symmetrischere Ruheposition der Skapula und der oberen Extremitäten

Beobachtende Bewegungsanalyse

Die beobachtende Bewegungsanalyse wurde bei HS während des Übergangs vom Sitzen in den Stand und während unterschiedlicher Phasen des Gangzyklus durchgeführt.

Übergang vom Sitzen in den Stand

Im Vergleich zu vor der Intervention (▶ Abb. 5.20 a–b) verbesserte sich nach der Intervention (▶ Abb. 5.21 a–c) der Übergang vom Sitzen in den Stand:
- Eine Initiierung des Übergangs vom Sitzen in den Stand unter Verwendung von weniger kompensatorischen Strategien auf der rechten Seite ermöglicht ein symmetrischeres Aufstehen aus dem Sitzen.
- Die Kernkontrolle und die Fähigkeit zur Koordination der Vorwärtsverlagerung von Rumpf und Kopf haben sich verbessert. Dadurch wurden Timing und Feedfoward-Kontrolle verbessert und die unerwünschten kompensatorischen Strategien wurden seltener durchgeführt.
- Eine Verbesserung der Strategien der unteren Extremitäten und der Ausrichtung des Fußes am Boden trug dazu bei, dass das linke Bein nun stärker an der Aufgabe beteiligt ist. Außerdem verbesserte sich das Aufstehen in eine extendierte Haltung.
- Eine auf beide Beine verteilte Gewichtsbelastung ermöglicht es HS, das Gehen nun mit jedem beliebigen Bein zu initiieren.

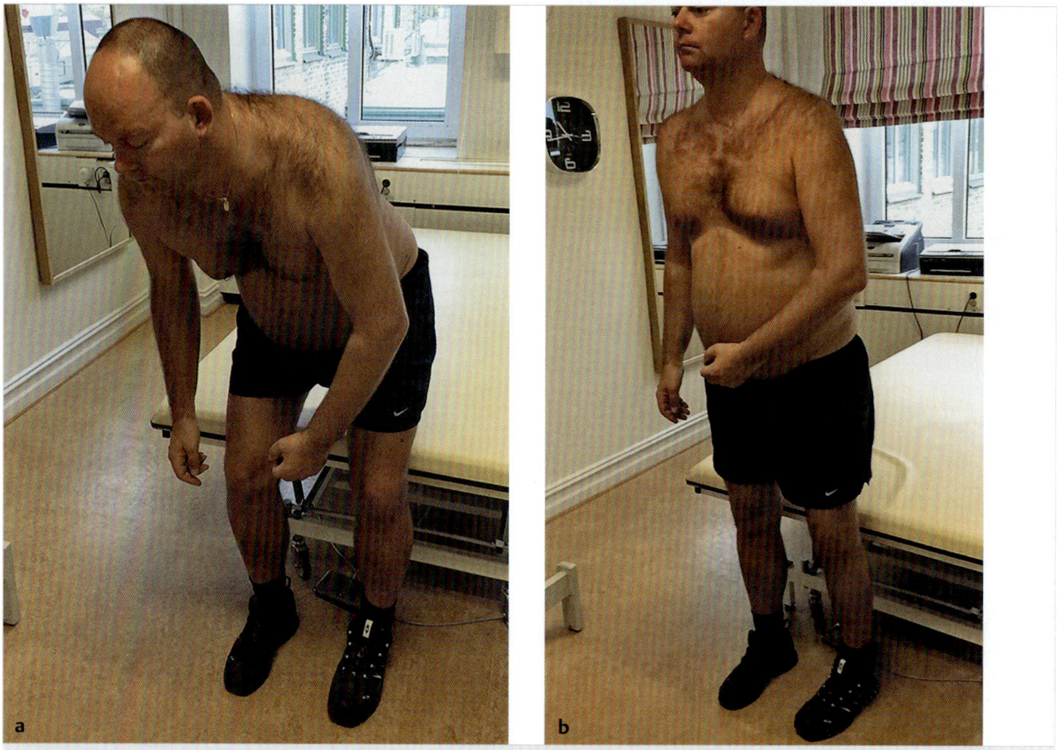

Abb. 5.20 Initialer Übergang vom Sitzen in den Stand.

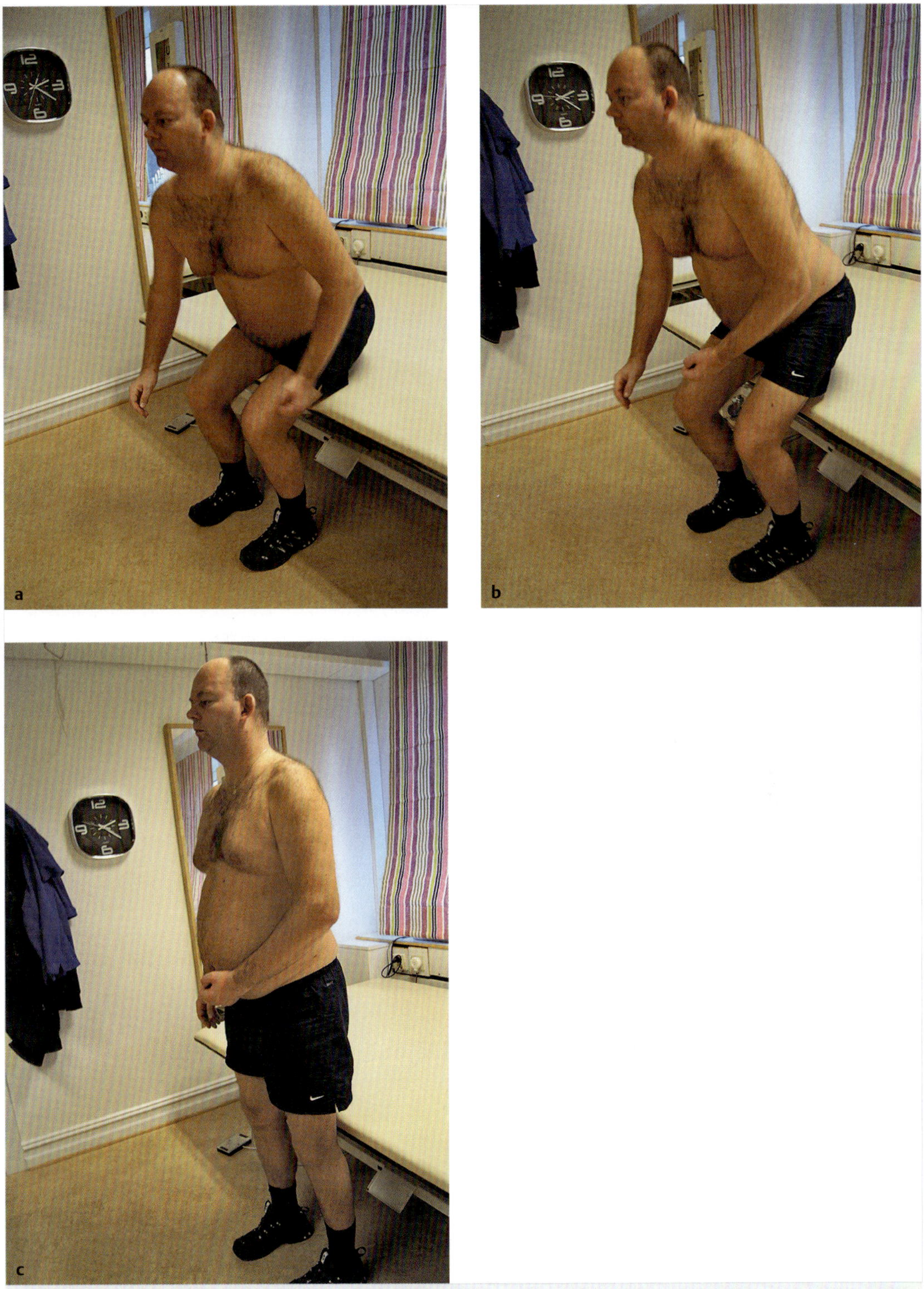

Abb. 5.21 Übergang vom Sitzen in den Stand nach der Intervention.

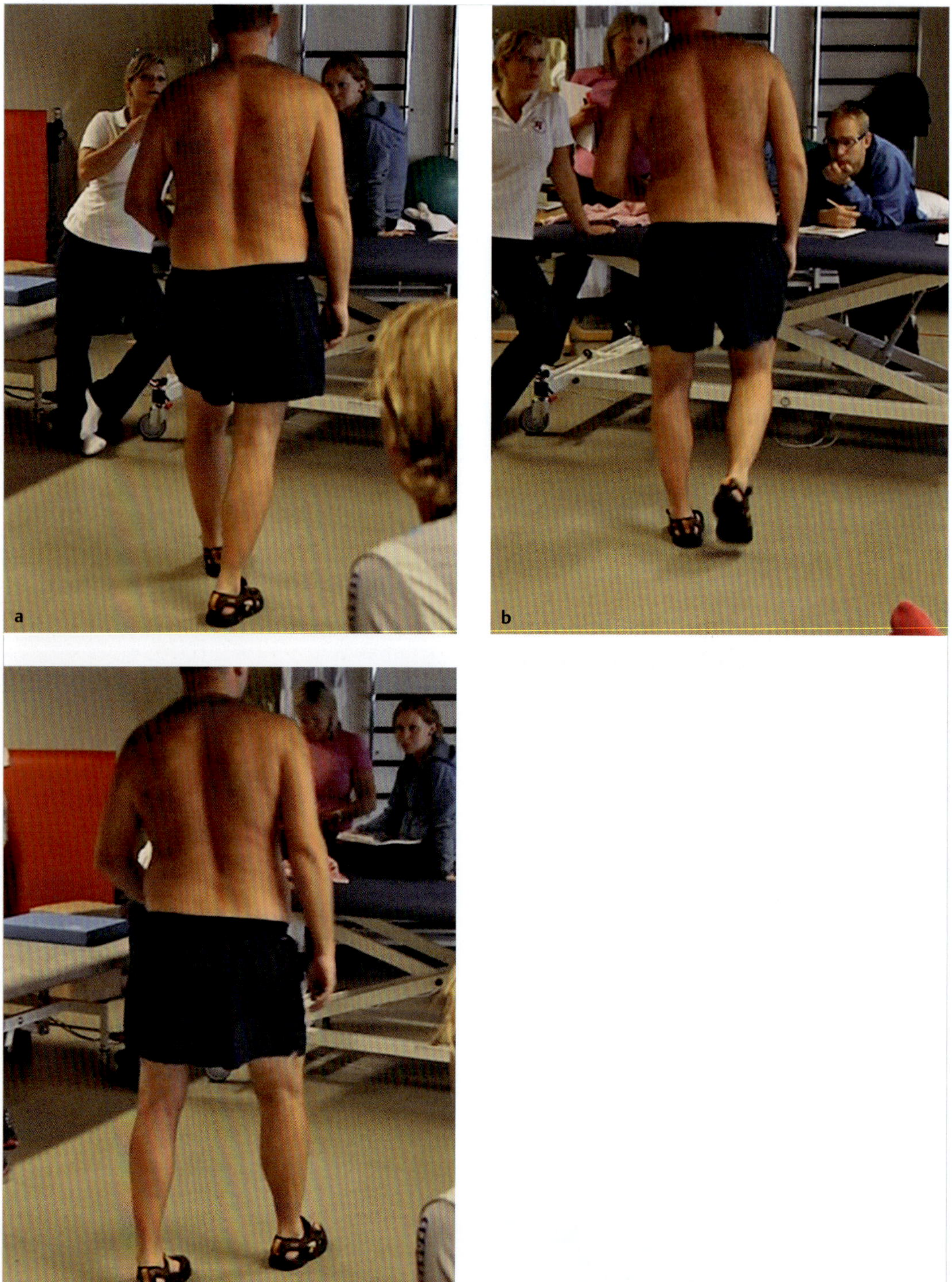

Abb. 5.22 Gangzyklusphasen vor der Intervention.
a Initialer Fersenkontakt.
b Initiale mittlere Standphase auf der linken Seite (Gewichtsbelastungsreaktion zur mittleren Standphase).

Gang

Auch in unterschiedlichen Phasen des Gangzyklus zeigen sich bei HS nach der Intervention Verbesserungen im Vergleich zu seinem Zustand davor.

- initialer Kontakt (Aufsetzen der Ferse) (► Abb. 5.22, ► Abb. 5.23).
  - größere Schrittlänge des linken Beins
  - verbesserter Kontakt der Ferse zum Boden bei optimalerer Ausrichtung der Art. subtalaris; dadurch verbesserter Bodenkontakt
  - eine verbesserte Standphase bei optimalerer Knie- und Hüftextension des kontralateralen Beins
- mittlere Standphase auf der linken Seite (Stehen auf einem Bein) (► Abb. 5.22, ► Abb. 5.23).
  - eine etwas verbesserte Knieextension und eine bessere Ausrichtung von Hüfte und Rumpf auf der linken Seite
  - eine verbesserte Ausrichtung des Rumpfes mit verminderter Rotation und vermehrter Extension; daher verbesserte Ausrichtung des Kopfes
  - verminderte Flexion des rechten Beins (Hypothese: das Flexionsmuster von HS ist weniger kortikal gesteuert, daher ist sein Gehmuster stärker automatisiert und ZMG-gesteuert)
- beidseitige Standphase (► Abb. 5.22, ► Abb. 5.23).
  - erhöhte Schrittlänge des rechten Beins
  - verbesserte Extension der linken Hüfte bei besserer Ausrichtung von Hüfte/Becken
  - verbesserte Stabilität des oberen Rumpfes und des Schultergürtels oberhalb des unteren Rumpfes bei vermehrter Rumpfextension und einem besseren Skapulasetting.

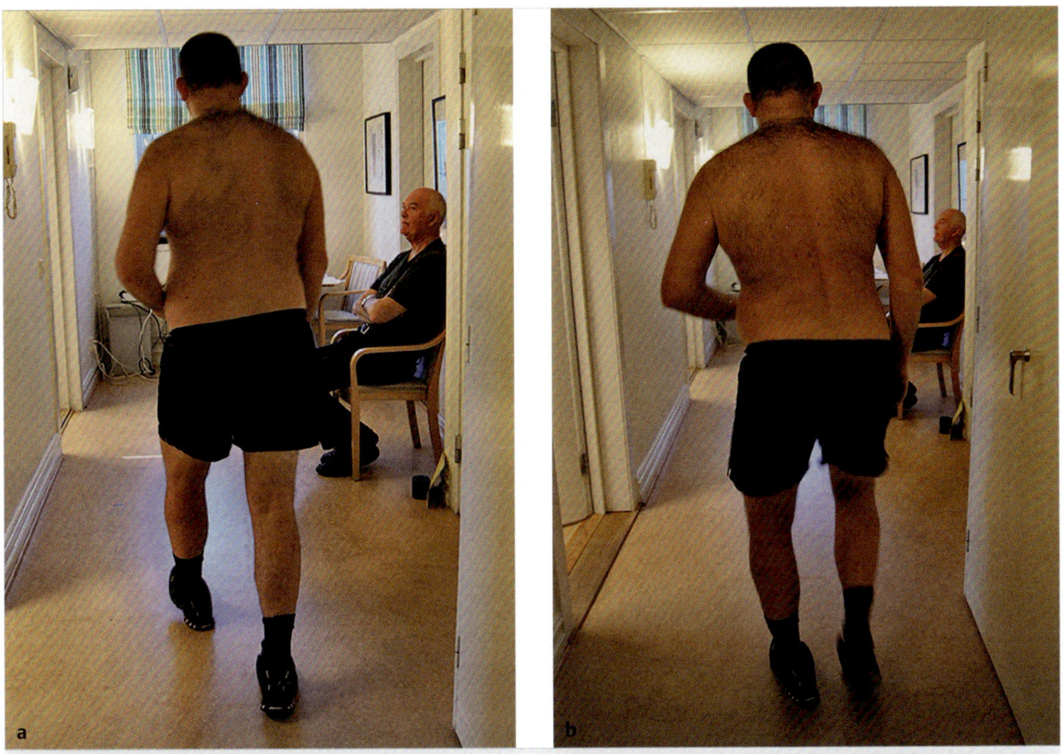

Abb. 5.23 Gangzyklusphasen nach der Intervention.
a Aufsetzen der Ferse.
b Mittlere Standphase.

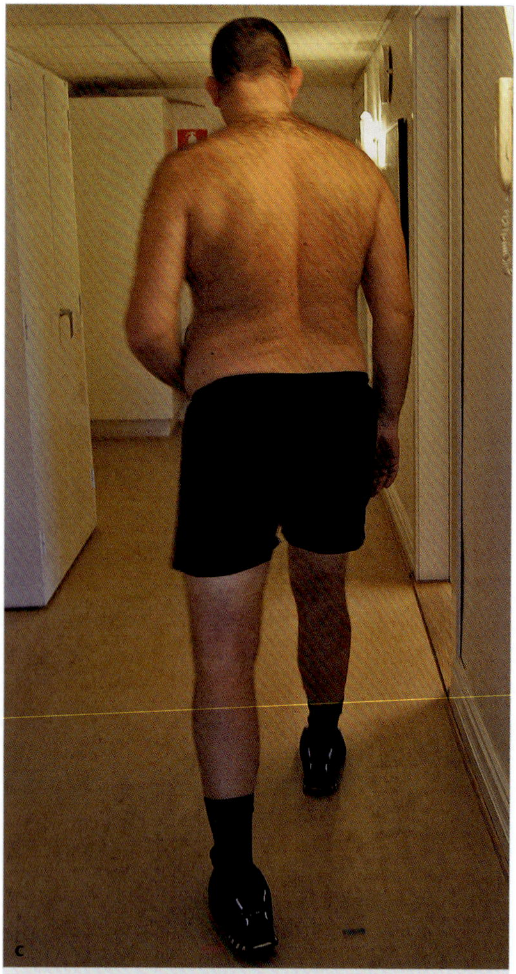

Abb. 5.23 (Fortsetzung)
c Beidseitige Standphase.

5.1.7 Diskussion

Ziel dieser Fallstudie war es, zu ermitteln, ob auf dem Bobath-Konzept basierende Interventionen bei einem Patienten mit chronischem Schlaganfall positive Auswirkungen auf die Effizienz der folgenden Aktivitäten haben würden: Übergang vom Sitzen in den Stand und Gehen. Im Rahmen des Assessments wurden 5 zentrale Bereiche der Beeinträchtigung identifiziert: (1) eine verminderte Aktivität des Rumpfes entgegen der Schwerkraft, (2) eine Fehlausrichtung der linksseitigen Fußgelenk-Fuß-Komponente, (3) verminderte Kraft im linken Becken, (4) eine Fehlausrichtung von Hüfte und Knie und (5) eine Schwäche der oberen linken Extremität. Es wurde die Hypothese gebildet, dass eine spezifische und selektive Aktivierung der Rumpfmuskulatur und eine verbesserte Ausrichtung des linken Fußgelenks zu einer Verbesserung der Rumpfkontrolle, der Gewichtsbelastung der unteren Extremitäten und der posturalen Kontrolle des gesamten Körpers führen würden. Außerdem sollten diese die kompensatorischen Fixationen vermindern und schlussendlich die Fähigkeiten des Patienten beim Übergang vom Sitzen in den Stand und beim Gehen verbessern.

Schlussfolgerung ✓

Die Ergebnisse dieser Fallstudie lassen erkennen, dass eine intensive, individuell gestaltete, auf dem Bobath-Konzept basierende 3-wöchige Intervention geeignet ist, bei einem Patienten mit einem chronischen Schlaganfall das Gehen und den Übergang vom Sitzen in den Stand zu verbessern.

5.2 Zerebelläre Ataxie: Assessment, Behandlung und Evaluation

5.2.1 Soziale Vorgeschichte und Aktivitäten

Avelino ist 57 Jahre alt und arbeitet als Bäcker in seiner eigenen Bäckerei/Konditorei. Er ist verheiratet und hat 3 Kinder. Er lebt mit seiner Frau und seiner Tochter zusammen. Seine Hobbys waren Radfahren und Wandern.

5.2.2 Medizinische Vorgeschichte

In der Vorgeschichte ist Bluthochdruck bekannt. Im Alter von 12 Jahren hatte er sich bei einem Motorradunfall das linke Bein gebrochen (das proximale Drittel des Humerus und das distale Drittel der Tibia und der Fibula). Im April 2012 hatte er einen hämorrhagischen Schlaganfall im Kleinhirn erlitten. Eine Woche später verschlechterte sich sein Zustand und er wurde bewusstlos. Wiederholte Gehirntomografien zeigten ein Kleinhirnhämatom in der linken Hemisphäre und einen Verschlusshydrozephalus. Das Hämatom in der linken Hemisphäre wurde evakuiert und er erhielt einen ventrikulären Shunt. Daraufhin zeigte er klinisch und radiografisch eine positive Entwicklung. Zu diesem Zeitpunkt konnte er im Stand kein Gleichgewicht halten und die linke Körperhälfte war spürbar unkoordiniert. Er verbrachte fast 1 Monat in stationärer Rehabilitation. Nach seiner Entlassung setzte er die Rehabilitation 3-mal wöchentlich ambulant fort.

5.2.3 Initiales Assessment

▶ Tab. 5.2 fasst Avelinos Probleme gemäß der ICF zusammen.

Tab. 5.2 Übersicht der Probleme von Avelino gemäß der Internationalen Klassifikation der Funktionsfähigkeit, Behinderung und Gesundheit (ICF)

Domäne nach ICF	Probleme
Gesundheitszustand	zerebelläre Ataxie nach einem chirurgischen Eingriff zur Evakuierung eines Hämatoms und eines Verschlusshydrozephalus in der linken Hemisphäre des Kleinhirns
Körperfunktions- und Körperstrukturdomäne	schwache Kernkontrolle Schwäche (L) Schulter und (L) Beckengürtel Auflösung der Bewegung (L) Dysmetrie (L) Kopffixation (R) Schulter und (R) Beckengürtelfunktion ↓ Multigelenkbewegungen Schwierigkeiten beim Dualtasking ↓ Anpassung an die Umwelt ↓ posturale Kontrolle im Stand: • Fehlausrichtung im Stand • ↓ antizipatorische posturale Anpassungen • modifizierte Stabilitätsgrenzen • Schwierigkeiten bei der Herstellung des (L) Stands auf einem Bein • ↓ Fußgelenkstrategie • Überreaktion mittels Hüftstrategie • ↑ Haltungsschwankungen Gang: • breite Unterstützungsfläche (BoS) • abhängig vom Sehvermögen • verlängerte beidseitige Standphase • ↓ Koppelung der Extremitäten • kompensatorische Aktivität der oberen Extremität
Aktivitätsdimension	Bewegungsaktivitäten: • nicht vom Boden aufstehen können • Gegenstände nicht mit beiden Händen tragen können • nicht aus einem tiefen Stuhl aufstehen können • nicht mit hoher Geschwindigkeit und auf unebenem Untergrund gehen tägliche Aktivitäten: • sich nicht im Stehen an- und ausziehen können • Schwierigkeiten dabei haben, den linken Arm zum Essen oder zu feinmotorischen Aktivitäten zu verwenden, wie etwa Knöpfe drücken
Teilhabedimension	Einschränkungen der Teilhabe: • nicht allein das Haus verlassen können • sich selbst keine Mahlzeiten zubereiten können • sich nicht um seine eigene Gesundheit kümmern können • nicht allein in die Öffentlichkeit gehen können • sich beruflich nicht weiterentwickeln können

Tab. 5.2 Fortsetzung

Domäne nach ICF	Probleme
Kontextfaktoren	Umweltfaktoren: • Fazilitatoren: ◦ Unterstützung durch die Familie ◦ Unterstützung durch Freunde ◦ geräumiges Haus mit Garten • Hindernisse: ◦ Treppen im Haus persönliche Faktoren: • Zusammenarbeit • Motivation • Angst vor Stürzen • Bluthochdruck • Beinbruch an 2 Stellen im Alter von 12 Jahren (proximales Drittel des Humerus und distales Drittel der Fibula und Tibia)

5.2.4 Clinical Reasoning

An seiner verringerten posturalen Orientierung und Stabilität im Stand erkennt man, dass Avelino eine verminderte posturale Kontrolle besitzt. Die Fehlausrichtung in dieser Position ist dadurch bedingt, dass es ihm schwerfällt, das linke Bein in seine Körpergeometrie zu integrieren (▶ Abb. 5.24). Die Orientierung des linken Fußes beeinflusst die gesamte Ausrichtung der unteren Extremität und trägt zur Verringerung von APA in der Hüfte bei. Dies wiederum verursacht ein Außenrotationsmuster der linken Hüfte. Der Patient nutzt eine breite Unterstützungsfläche und setzt die kontralateralen Hüftadduktoren (an Stelle der Abduktoren und Extensoren) übermäßig zur Fixation ein, um entgegen der Schwerkraft Stabilität zu erlangen. Die verringerten Stabilitätsgrenzen vermindert die antizipatorische posturale Kontrolle. Die breite Unterstützungsfläche stellt eine Sicherheitsstrategie dar und verhindert den Stand auf einem Bein auf der linken Seite. Grund sind seine Schwierigkeiten bei der Kontrolle der Fußgelenke und somit bei der Bewegung des Beckens in eine neutrale/posteriore Position und bei der Rekrutierung einer adäquaten Hüftaktivität als Grundlage für Kernstabilität. Die Schwierigkeiten bei der Herstellung der linken lateralen Extensorenkomponente beeinflussen die selektive Bewegung auf der rechten Seite. Die mangelhafte Anpassung und Orientierung des linken Fußes am Boden verstärkt zusätzlich die Schwäche des linken Beckengürtels, was sich negativ auf die Funktion der Hüfte/des Beckens als Grundlage für die Kernstabilität sowie auf die Muskeln und die Rumpfstabilität auswirkt. Der Patient leidet an einer Kyphose der Brustwirbelsäule (▶ Abb. 5.24), die zu einer Fehlausrichtung beider Skapulae auf dem Thorax führt. Bei der linken Skapula wird die verminderte Aktivität der Stabilisatoren besonders deutlich (▶ Abb. 5.24). Der Verlust des Skapulasettings verstärkt die Verlagerung der Schulter nach vorne und erschwert zusätzlich die Aktivierung des Oberkörpers über dem unteren Rumpf. All diese Faktoren tragen dazu bei, dass der Kopf nach vorne verlagert wird und dass die Rotation des Kopfes nach rechts die Interpretation vestibulärer Informationen von Afferenzen des Halses stört. (▶ Abb. 5.24).

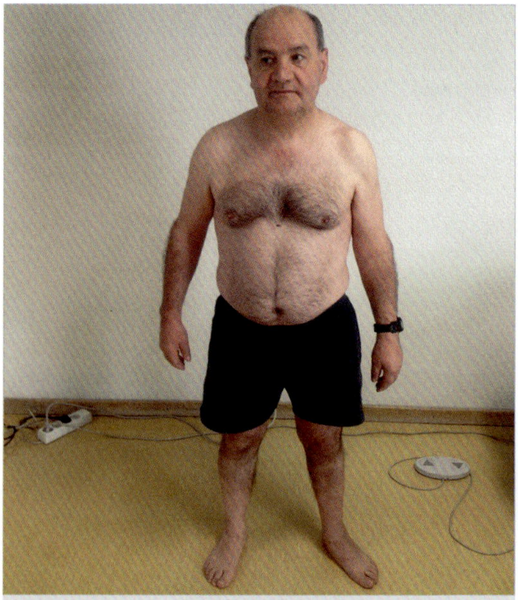

Abb. 5.24 Initiale Standhaltung.

▸ **Hypothese.** Die genannten Erkenntnisse könnten für eine Projektion des Körperschwerpunktes nach vorne sprechen, die die posturale Kontrolle im Stand negativ beeinflusst.

Der Patient hat Schwierigkeiten, eine entsprechende antizipatorische Aktivität über mehrere Muskeln hinweg miteinander zu kombinieren und diese Muskelaktivität in Reaktion auf sich verändernde Anforderungen zu modifizieren. Dies führt zu kompensatorischen proximalen Fixationsstrategien, um die distalen Bewegungen auszuführen. Der Verlust von APA der linken Skapula verstärkt außerdem die linkshändige Dysmetrie und wirkt sich auf die Fähigkeit zu Multigelenkbewegungen wie den Übergang vom Sitzen in den Stand und umgekehrt aus.

Der Patient berichtet von Angst vor Stürzen, welche die APA beeinflusst und eine Versteifungsstrategie verursacht, die das Bewegungsrepertoire einschränkt. Die automatisierten Gleichgewichtsstrategien als Antwort auf externe Störungen sind beeinträchtigt. Der Patient ist nicht in der Lage, seine posturalen Reaktionen auf Störungen im Stand anzupassen, und tendiert zu Überreaktionen. Die Hüftstrategie ist für ihn das Bewegungsmuster der 1. Wahl zur Kontrolle von Schwankungen in der aufrechten Position (anstelle der Fußgelenkstrategie, die normalerweise verwendet würde), was seine posturale Instabilität weiter verstärkt.

5.2.5 Initiale Standhaltung

Ein beeinträchtigtes Gleichgewicht im Stand erhöht die kortikale Regulierung des Gangs, der dann stärker kognitiv als automatisch gesteuert wird, was wiederum ein Dualtasking behindert. Die Variabilität der Fußplatzierung und der Schrittlänge verstärkt die posturale Instabilität und führt zu einem übermäßigen Einsatz des Sehvermögens. Die breite Unterstützungsfläche beeinflusst die Aktivierung der Hüftabduktoren, um eine selektive laterale Extension durchführen zu können, ferner auch eine selektive Gewichtsverlagerung durch die Tendenz, nach vorne zu fallen (Propulsion). Dadurch setzt der Patient seinen rechten Arm verstärkt kompensatorischen ein, weil er mit diesem versucht, das linke Bein zu steuern, wodurch die interlimbische Koppelung zwischen Armen und Beinen einschränkt wird (▸ Abb. 5.25). Die beidseitige Standphase verlängert sich dadurch, was den Rhythmus und die Geschwindigkeit beim Gehen weiter verringert.

5.2.6 Hypothesen

- Eine verbesserte Aktivierung der Kontrolle über die Kernmuskulatur fördert die Effizienz der Feedforward- und Feedback-Strategien der posturalen Kontrolle und die Fähigkeit zur Kontrolle des Körperschwerpunktes (CoM) über der Unterstützungsfläche (BoS), was zu besseren Stabilitätsgrenzen führt.

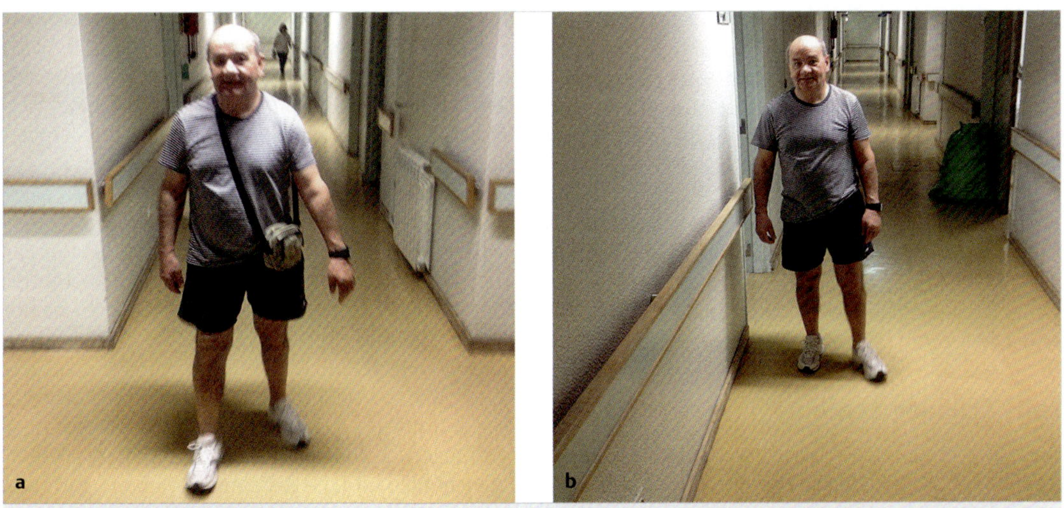

Abb. 5.25 Initiales Gangmuster.

- Die Ausrichtung von Kopf und Hals/Nacken sollte verbessert werden, da sich die Kopffixationsstrategie negativ auf die Interpretation der vestibulären Informationen von den Afferenzen des Halses auswirkt.
- Eine Optimierung der Fußgelenkstrategie führt zu verbesserter Stabilität im Stand.
- Eine Herstellung des Stands auf einem Bein fazilitiert die interne Abbildung der Stabilitätsgrenzen und ein reziprokes Gehmuster.

5.2.7 Ergebnismessungen

Balance Evaluation System Test

Der Balance Evaluation System Test (BESTest) umfasst 36 Items, die 6 verschiedenen Systemen zugeordnet werden: biomechanische Einschränkungen, Stabilitätsgrenzen/Vertikalität, antizipatorische posturale Anpassungen, posturale Reaktionen, sensorische Orientierung und Gangstabilität.

Der BESTest ist leicht zu verwalten und weist eine hervorragende Verlässlichkeit und sehr gute Validität auf. Er ist einzigartig, da er es den Therapeuten ermöglicht, mit der Kategorie der Gleichgewichtsprobleme auch unmittelbar die spezifischen Behandlungsmethoden für ihre Patienten festzulegen. Er ist der umfassendste zurzeit verfügbare klinische Test bei der Behandlung von Gleichgewichtsdefiziten (Horak et al. 2009).

International Cooperative Ataxia Rating Scale

Die International Cooperative Ataxia Rating Scale (ICARS) ist ein häufig verwendetes Evaluationswerkzeug, das aus 4 klinischen Subscores zur Punktevergabe besteht: Haltung und Gang, limbische Koordination, Sprache und okulomotorische Funktion.

Die ICARS hat eine hohe Interrater-Verlässlichkeit, auch ohne vorhergehende Standardisierung der Beobachter, und sie ist sensibel für unterschiedliche Schweregrade der Ataxie (leicht bis schwerwiegend) (Storey et al. 2004).

Falls Efficacy Scale

Diese Skala mit 10 Items misst das Selbstvertrauen im Hinblick darauf, spezifische Aktivitäten des täglichen Lebens durchführen zu können, ohne dabei zu stürzen. Die Falls Efficacy Scale-International (FES-I) hat eine akzeptable Verlässlichkeit und Validität bei unterschiedlichen Proben (Testpersonen), die in verschiedenen Ländern untersucht wurden. Das Verfahren misst, wie sehr eine Person befürchtet, bei gesellschaftlichen und physischen Aktivitäten im und außerhalb des Hauses zu stürzen, unabhängig davon, ob diese Person die jeweilige Aktivität gerade ausführt oder nicht. Das Ausmaß der Bedenken wird auf einer 4-Punkte-Likert-Skala gemessen (1 = überhaupt nicht besorgt, bis 4 = sehr besorgt) (Yardley et al. 2005).

5.2.8 Intervention

Der Patient wurde über einen Zeitraum von 10 Wochen 3-mal wöchentlich (1 Stunde pro Behandlung) behandelt. Während dieser Periode wurde er zu 3 Zeitpunkten bewertet. Die Intervention basierte auf dem Bobath-Konzept und umfasste ein detailliertes Assessment, Clinical Reasoning und Interventionsprozesse, die sich auf die Erkenntnisse aus dem Assessment bezogen. Die Grundlage für diese Interventionen bildeten die von Raine et al. (2009) beschriebenen Interventionskategorien. Die Behandlungsmaßnahmen wurden zum einen gemäß den Zielen des Patienten – ohne Furcht vor Stürzen, draußen unabhängig gehen können und zur Arbeit zurückkehren – und zum anderen im Hinblick auf das Hauptziel der Therapie entwickelt, welches darin bestand, die posturale Stabilität zu verbessern, um Fixationsstrategien zu vermindern und damit die posturale Kontrolle im Stand zu verbessern.

Zu Beginn wurde die Ausrichtung/Orientierung des linken Fußes als Referenz für eine entsprechende Aktivierung des linken Beins (▶ Abb. 5.26) korrigiert. Dies ermöglicht eine Verkleinerung der Unterstützungsfläche und bereitet auf eine Verbesserung der Extensorenaktivität der linken Hüfte und Aktivierung der Kernstabilität vor (▶ Abb. 5.27).

Gleichzeitig hilft die Herstellung einer rechtsseitigen CHOR bei der Rekrutierung posturaler Kontrolle. In der Standphase können posturaler Tonus und Haltungsschwankungen durch leichte Berührungen beeinflusst werden, da das Berühren eines stabilen Kontaktes mit der Hand ein zusätzliches Referenzsystem für die posturale Kontrolle des Rumpfes schafft. Dieses kann starke Auswirkungen auf die Wahrnehmung der eigenen Bewegungen und die der Umwelt haben (Gurfinkel u. Levik 1993, Lackner et al. 1999, Franzén et al. 2011). Eine verbesserte Ausrichtung an der Mittellinie ermöglicht eine Fazilitation eines selektiven

Übergangs vom Stand zum Sitzen (Beendigung der Standphase) über das Becken (▶ Abb. 5.28).

Im Sitzen wurde die Stabilität der rechten Rumpfseite aufrechterhalten, indem eine Stütze auf der rechten Seite des Patienten eingesetzt wurde, um kompensatorische Strategien zu verhindern, die Freiheitsgrade im Rumpf zu verringern und die Bewegungen der linken Hüfte besser zu isolieren. Dieses posturale Set war von grundlegender Bedeutung für die spezifische Mobilisierung der linken Hüfte in Relation zu einem stabilen Rumpf (▶ Abb. 5.29).

Eine verbesserte posturale Kontrolle im Sitzen ermöglicht die selektive Fazilitation des Übergangs

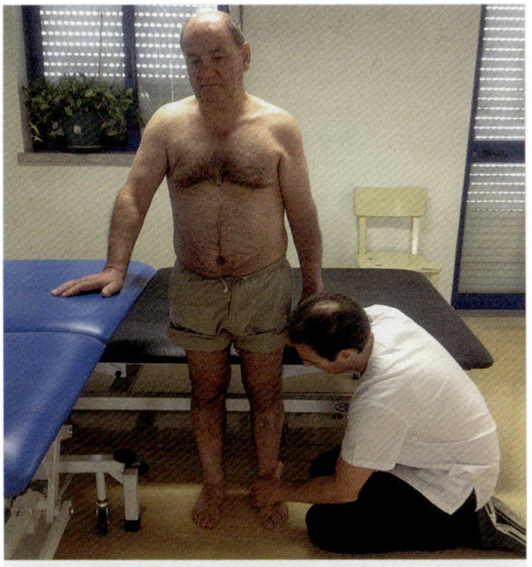

Abb. 5.26 Ausrichtung/Orientierung des linken Fußes bei einer kontaktbezogenen Handorientierungsreaktion (CHOR) zur Fazilitation der posturalen Kontrolle im Stand.

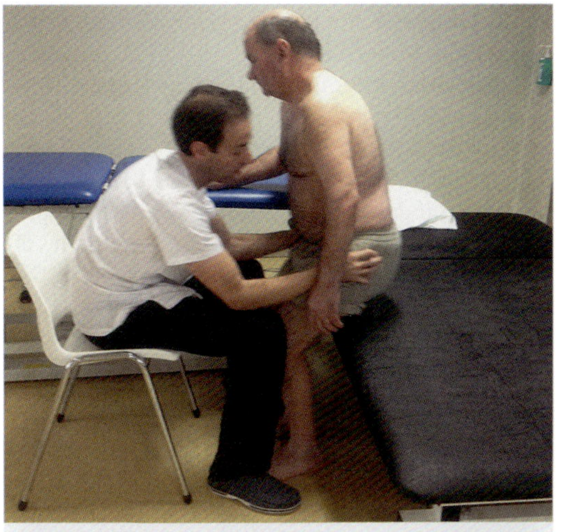

Abb. 5.28 Fazilitation der Beendigung der Standphase.

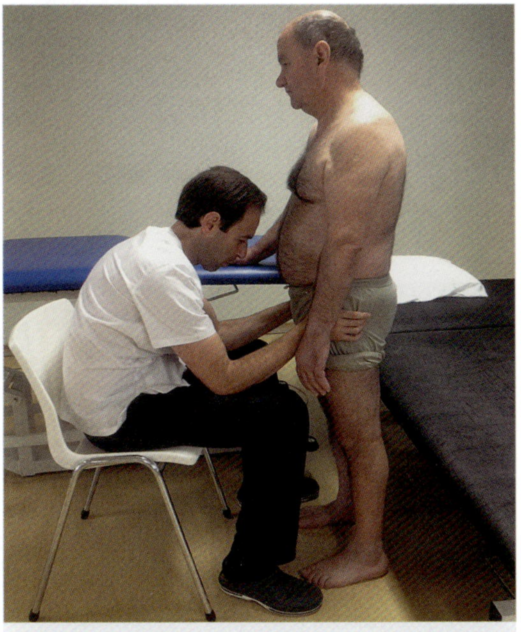

Abb. 5.27 Fazilitation der Hüftextensorenaktivität und Aktivierung der Kernstabilität.

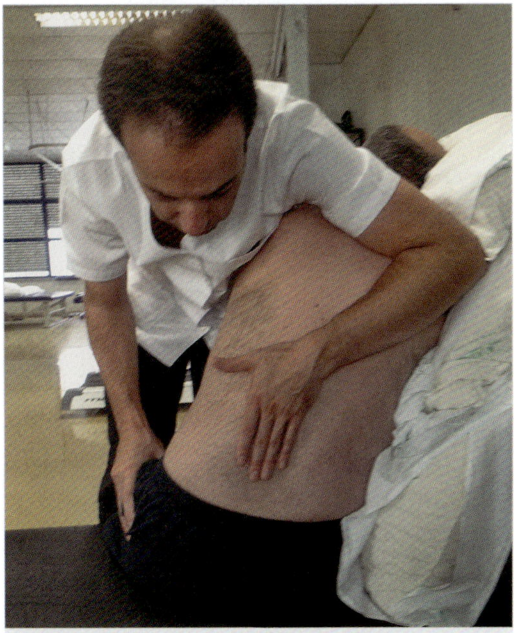

Abb. 5.29 Spezifische Mobilisierung der linken Hüfe in Relation zu einem stabilen Rumpf.

vom Sitzen in die Rückenlage zur spezifischen Aktivierung der stabilisierenden Kernmuskulatur. Durch ein Training der Kernmuskulatur kommen APA besser zum Ausdruck, was die Körperachse stabilisiert und die Extremitäten befreit.

Die Kernstabilität umfasst die dynamische Kontrolle und Verlagerung großer Kräfte aus den oberen und unteren Extremitäten durch das Kernsegment, damit die Performance maximiert und eine effiziente Biomechanik gefördert werden kann. Schwäche im Kernsegment führt zu einer geringeren Krafterzeugung und damit zu ineffizienten Bewegungsmustern (Sharrock et al. 2011). Wenn der Patient auf einem Ball sitzt und gleichzeitig seine Beine auf denen des Therapeuten ablegt, fazilitieren die Bewegungen des Balls in Kombination mit der Rumpfextension des Therapeuten die Beckenkippung nach hinten, wodurch die Bauchmuskeln selektiv aktiviert werden. Dies wiederum aktiviert die Kernmuskeln und die Hüftextension des Patienten (► Abb. 5.30).

Wie die Rekrutierung der Kernmuskulatur kombiniert wird, hängt von den Anforderungen der Aufgabe ab (Behm et al. 2010 (S.320)). Zur Verbesserung der Stabilität und Kraft sind verschiedene Übungen nötig, die die Kernmuskulatur unterschiedlich stark aktivieren (Hibbs et al. 2008). Um die Kernmuskulatur zu kräftigen, wurden Core-Übungen ausgeführt. Zu Beginn assistierte hierbei ein 2. Therapeut, um die Kontrolle über den Kopf zu fazilitieren, eine bessere Beziehung zwischen Kopf und Rumpf zu schaffen und den Patienten davon abzubringen, eine Hyperextension des Kopfes zur Aktivierung der Kernmuskulatur einzusetzen (► Abb. 5.31, ► Abb. 5.32).

Bei Störungen, die sich direkt auf den Kopf auswirken, kommt es in der Hals-/Nackenmuskulatur zu 2 unterschiedlichen APA-Mustern. Ein zeitversetztes (reziprokes) Muster wird dann eingesetzt, wenn eine Störung erwartet wird, die sich direkt auf den Kopf auswirkt. Kann die Richtung, aus der die Störung kommt, nicht sicher vorhergesagt werden, wird eher ein simultanes Aktivierungsmuster verwendet (Koaktivierung) (Danna-Dos-Santos et al. 2007). Erhält der rechte Fuß in einer stabilen Lage mit angewinkeltem Bein eine starke Referenz,

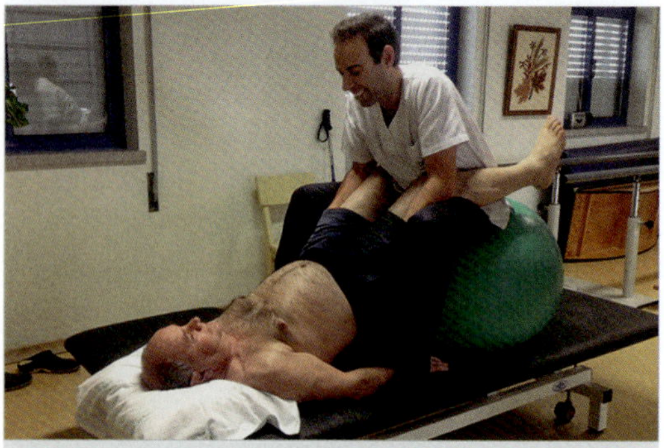

Abb. 5.30 Fazilitation der Kernkontrolle bei Hüftextension.

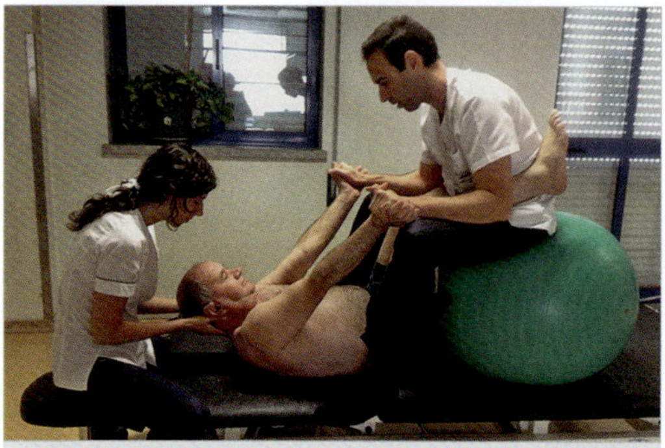

Abb. 5.31 Core-Training mit Orientierung des Kopfes.

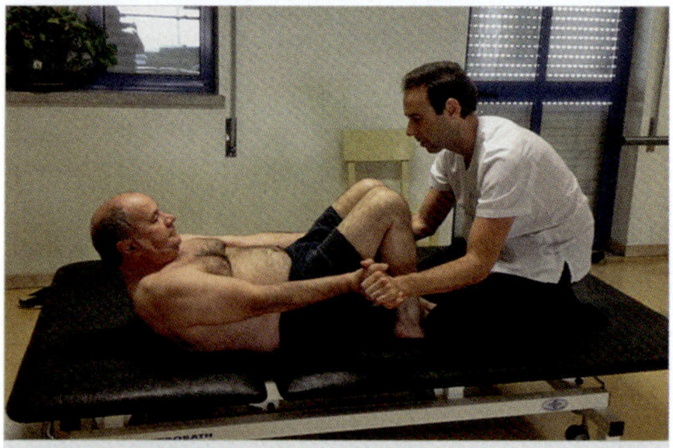

Abb. 5.32 Core-Training durch Austrecken der Arme.

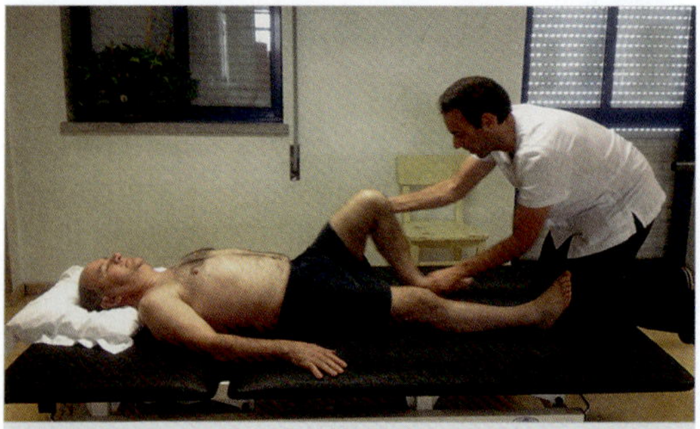

Abb. 5.33 Fazilitation des Liegens mit linksseitig angewinkeltem Bein, bei stabil gegen das Knie des Therapeuten gestrecktem rechtem Bein.

fazilitiert durch eine Dorsalflexion des linken Fußes als Grundlage für die Aktivierung einer selektiven Hüftextension, verstärkt sich die Extension über die rechte Seite des Patienten (▶ Abb. 5.33).

Die Gesäßmuskeln stabilisieren den Rumpf über dem fest auf dem Boden stehenden Bein, damit genügend Kraft für die Vorwärtsbewegung des Beins erzeugt werden kann (Sharrock et al. 2011). Die verbesserte Rumpfstabilität ermöglichte eine optimalere Organisation des unteren Rumpfes, damit eine stabile Seitenlage erzielt werden konnte.

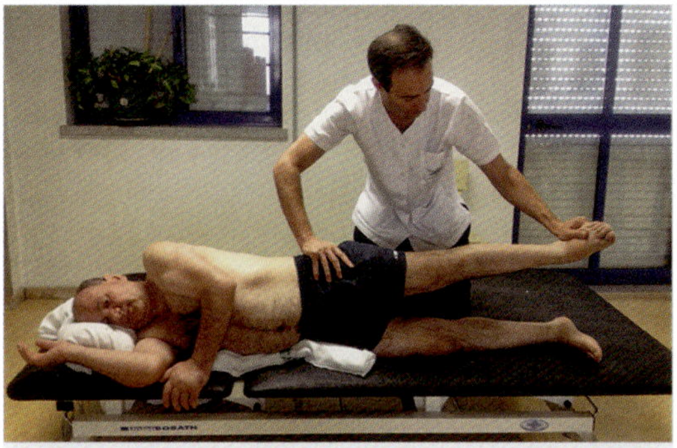

Abb. 5.34 Stärkung der Hüftabduktoren durch Aktivierung des M. abductor digiti minimi des Fußes.

Dieses posturale Set ermöglicht die Wahrnehmung der Beziehung zwischen dem Standbein und dem sich bewegenden Bein bei der Fortbewegung. Die Aktivierung und Stärkung der Hüftabduktoren sind Grundvoraussetzungen für die Herstellung des linksseitigen Stehens auf einem Bein (▶ Abb. 5.34). Es besteht ein enger Zusammenhang zwischen der Funktion der Hüftabduktoren und der segmentalen Ausrichtung von Oberschenkel, Becken und Rumpf (Grimaldi 2011).

Die verbesserte Aktivierung von Becken und unterem Rumpf ermöglichte eine aktivere Sitzhaltung, sodass der Patient die Ausrichtung der Skapula und des Thorax besser erkunden konnte. Das Skapulasetting ist eine Voraussetzung für die Herstellung der Fußgelenkstrategie, der Kopfplatzierungsreaktion und für das Greifen nach Etwas. Durch eine Flexion des Rumpfes nach vorn wird der Kopf stabilisiert und die übermäßige Kopfaktivität vermindert, sodass eine Fazilitation des Skapulasettings möglich wird (▶ Abb. 5.35). Für Stabilität und Beweglichkeit der Skapula sorgen hauptsächlich der obere und untere Anteil des M. trapezius und der M. serratus anterior (Kibler et al. 2013). Diese stabilisierenden Muskeln müssen deshalb vor einer Bewegung der oberen Extremität rekrutiert werden (Mottram 1997). Ein

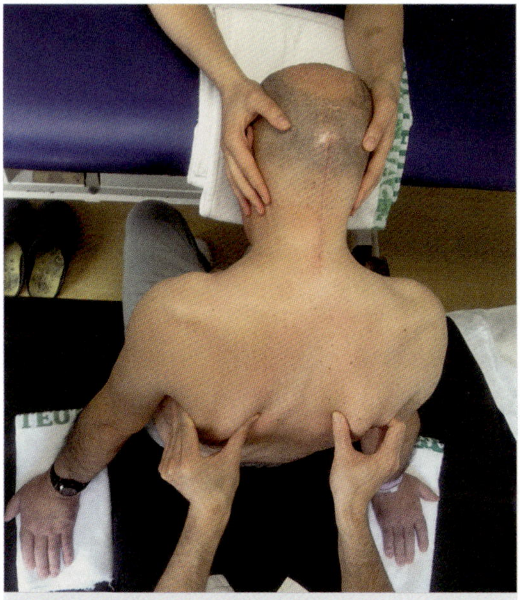

Abb. 5.35 Fazilitation des Skapulasettings bei Kopfstabilisation zur Verringerung der übermäßigen Kopfaktivität.

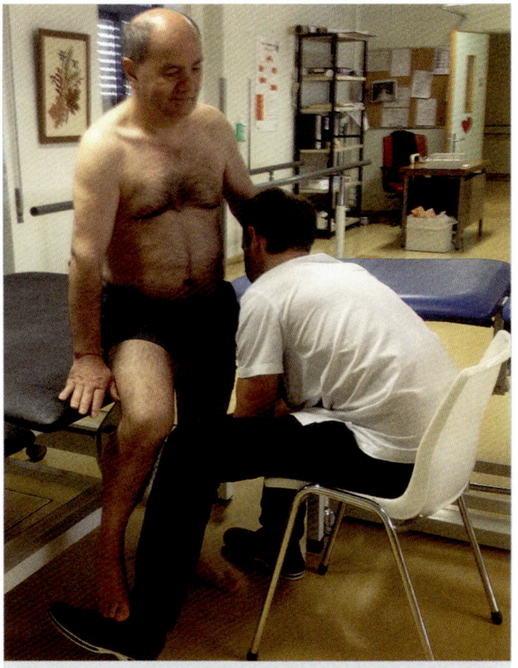

Abb. 5.36 Fazilitation des Stehens auf einem Bein von einem höheren Sockel.

verbessertes Skapulasetting verringert die Verlagerung der Schulter nach vorne und ermöglicht eine optimalere Beziehung von Kopf und oberem Rumpf. Dies fazilitiert APA im Rumpf zur Herstellung der selektiven Extension im Sitzen.

Stehen auf einem Bein benötigt eine stärkere posturale Kontrolle und vermehrte APA. Es handelt sich hierbei um eine bilaterale Bewegung mit jeweils unterschiedlichen Anforderungen an die beiden Körperseiten. Stehen auf einem Bein ist nur dann möglich, wenn das posturale Kontrollsystem den gesamten CoM des Körpers über einer kleinen BoS organisiert (Riemann u. Schmitz 2012). Die Fazilitation aus einer erhöhten Sitzposition ermöglicht das einbeinige Stehen auf dem linken Bein (► Abb. 5.36). Die Herstellung von Bodenkontakt mittels konzentrischer Dorsalflexion fazilitiert die Extension von Hüfte und Knie.

Eine Verbesserung der Standhaltung auf einem Bein fazilitiert ein reziprokes Gangmuster. Die Koordinationsmuster von Fußgelenk und Hüfte sind beim Gehen und beim Stehen auf einem Bein ähnlich. Das Stehen auf einem Bein stellt wahrscheinlich eine einzigartige biomechanische Konstellation in der unteren Extremität her (Liu et al. 2012). In der Folge erhielt der Patient eine starke Referenz für die Hüftabduktoren in Richtung der Ferse, um die Verlagerung zu kontrollieren. Dadurch konnte er Bewegungen der oberen Extremitäten im Stehen auf einem Bein erkunden (► Abb. 5.37).

Die Kopffixationsstrategie des Patienten beeinträchtigt seine okulomotorischen Reaktionen auf

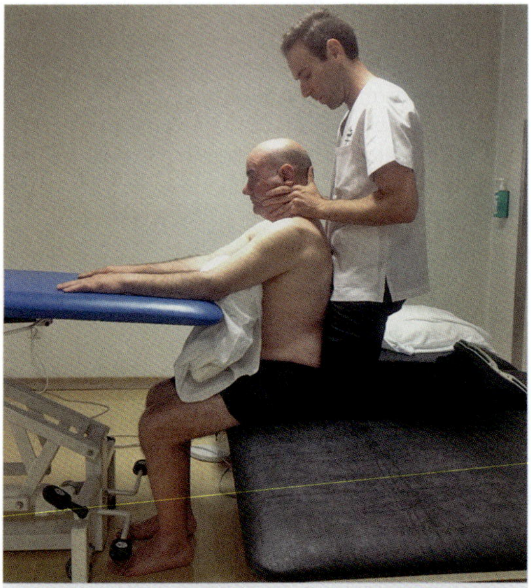

Abb. 5.38 Orientierung des Kopfes an der Mittellinie im Sitzen bei stabilem Rumpf.

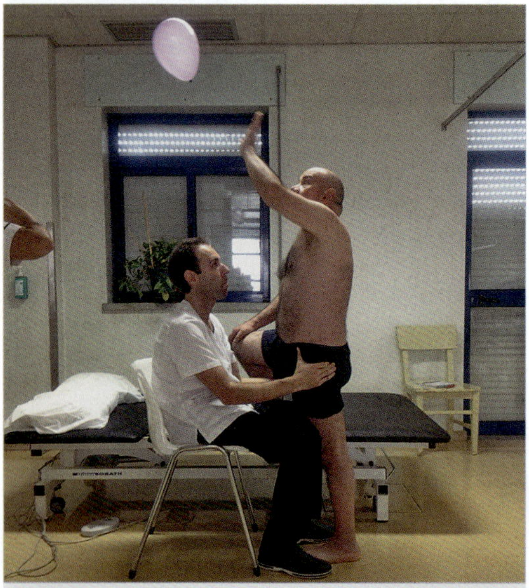

Abb. 5.37 Erkundung von Bewegungen der oberen Extremitäten beim Stehen auf einem Bein.

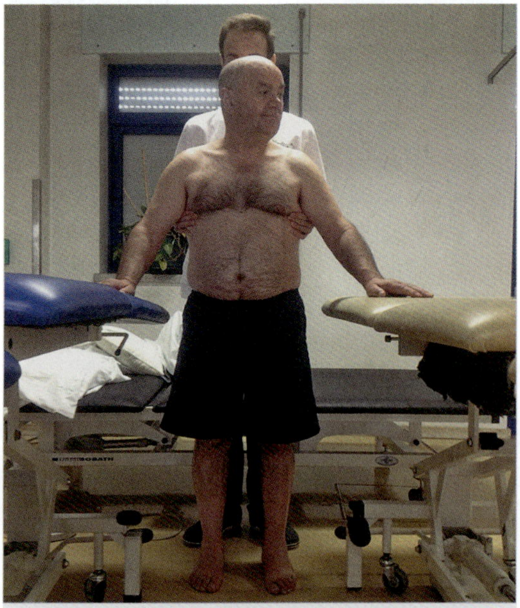

Abb. 5.39 Stehen bei leichten Berührungen zur Erkundung freier Kopfbewegungen.

visuelle Stimuli. Die posturale Beziehung von Kopf und Rumpf ist ein entscheidender Faktor für die Integration von sensorischem Feedback, die durch eine variierende Orientierung des Kopfes gestört werden kann (Johnson u. Van Emmerik 2012). Die Kopforientierung wurde zunächst im Sitzen (▶ Abb. 5.38) und später im Stand bei bilateralen CHOR fazilitiert (▶ Abb. 5.39). Leichte Berührungen einer stabilen Oberfläche scheinen die Haltungsschwankungen im Stand zu mindern, da sie zu einem erhöhten axialen Muskeltonus in der Hüfte führen (Franzén et al. 2011). Anhaltende Veränderungen in der Orientierung der Hand erfordern eine flexible Koordination der unteren Extremitäten und der unteren Rumpfsegmente bei gleichzeitiger Bewegung der Halswirbelsäule (Park et al. 2012).

Eine aktive Plantarflexion wurde im Stand bei bilateraler CHOR fazilitiert, gefolgt von einer selektiven exzentrischen Aktivierung dieser Muskelgruppe (▶ Abb. 5.40).

Krafttraining (Stabilitätsübungen) der plantaren Flexoren verbessert die posturale Stabilität beim ruhigen Stehen, auch wenn das Training nur selten und in niedriger Intensität stattfindet (Oshita u. Yano 2011).

Anschließend wurde die Fußgelenkstrategie durch das Verlagern einer großen Rolle fazilitiert, um die Fähigkeit des Patienten zur Kontrolle von Haltungsschwankungen im Stand zu verbessern (▶ Abb. 5.41). Beim aufrechten Stand reicht der Einsatz der Fußgelenkstrategie in der Regel aus, um leichte Abweichungen der CoM-Position zu korrigieren. Sie wird daher primär bei weniger herausfordernden Gleichgewichtsaufgaben mit niedriger Schwankungsfrequenz angewendet (Clifford u. Holder-Powell 2010). Eine funktionelle Fußgelenkstrategie ist eine Voraussetzung für das unabhängige Aufstehen aus dem Sitzen und umgekehrt. Ihre Komponenten ähneln jenen des Antriebs und des Aufsetzens der Ferse bei der Fortbewegung.

Eine stabile aufrechte Position ermöglicht es dem Patienten, einen Schritt rückwärts zu gehen. Die Arme werden bei gleichzeitiger Restriktion des Beckens in einem 90°-Winkel platziert, während ein Therapeut die Extension von Hüfte und Knie und der andere einen Schritt nach hinten durch den Fuß fazilitiert (▶ Abb. 5.42). Wenn der Patient rückwärtsgehen kann, verringert dies den übermäßigen Einsatz des Sehvermögens und verbessert die Rumpf- und Hüftextension sowie die

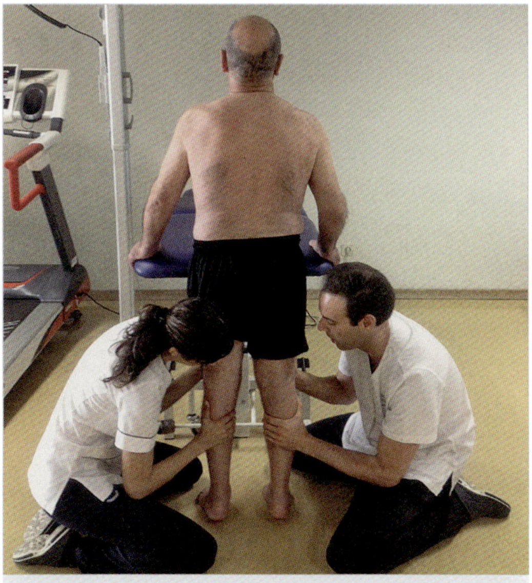

Abb. 5.40 Fazilitation der aktiven Plantarflexion im Stehen bei leichten bilateralen Berührungen.

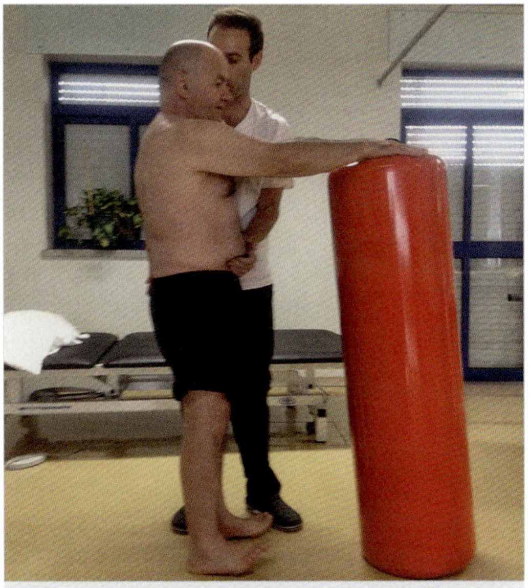

Abb. 5.41 Fazilitation der Fußgelenkstrategie.

Schrittlänge. Einen Schritt rückwärts zu machen, um so die Vorwärtsbewegung zu initiieren, kann die Kraft und Stärke beim Abstoßen steigern und die zeitlichen Parameter des ersten Schrittes verbessern (Frost u. Cronin 2011).

Wird eine Hüftextension erzielt, ermöglicht dies ein Fortbewegungstraining auf einem Laufband zur Förderung reziproker Bewegungsmuster der Beine und der Gehgeschwindigkeit. Bei Patienten mit zerebellärer Ataxie hängen die Variabilität des Ganges und damit verbunden die Gangstabilität wesentlich von der Gehgeschwindigkeit ab. Bei selbstbestimmter Gehgeschwindigkeit sind die Schwankungen jedoch minimal und mit denen von gesunden Menschen vergleichbar (Wuehr et al. 2013). Laufbandtraining kann bei Patienten mit Ataxie positive Auswirkungen auf die Beweglichkeit, das Gleichgewicht und die Gangqualität haben (Vaz et al. 2008). Die Geschwindigkeit wurde während der Beschleunigung und Verlangsamung schrittweise modifiziert, um die Fehlergröße bei der Fortbewegung zu verringern (▸ Abb. 5.43). Patienten mit zerebellären Beeinträchtigungen können sich eher an eine Störung (Laufbandtraining) anpassen, wenn diese graduell statt abrupt moduliert wird (Criscimagna-Hemminger et al. 2010).

Patienten mit zerebellärer Ataxie profitieren von den Ganzkörperbewegungen, die sie beim Training der Koordination von Rumpf und Extremitäten ausführen müssen (Ilg et al. 2009). Das Zerlegen von komplexen Bewegungen in eine Anzahl einfacherer Bewegungen kann in diesem Zusammenhang als eine Strategie betrachtet werden, um einem Mangel an koordinierten sensorischen Daten zu begegnen (▸ Abb. 5.44). Dieses Training trug dazu bei, dem Bewegungsverfall und etablierten Fixationsstrategien entgegenzuwirken.

Das Bobath-Konzept betont die Integration von posturaler Kontrolle und Aufgabenperformance und betrachtet diese als einen integralen Faktor bei der Auswahl von Interventionsstrategien (Graham et al. 2009). Das Üben einer dynamischen Aufgabe im Stand war eine Herausforderung für die posturale Stabilität und ermöglichte das Ausloten von Stabilitätsgrenzen. Gleichzeitig wurde die Gewichtsbelastung der oberen Extremität gemindert, was einen bedeutenden Beitrag zur Verbesserung von Gang und Gleichgewicht leistete

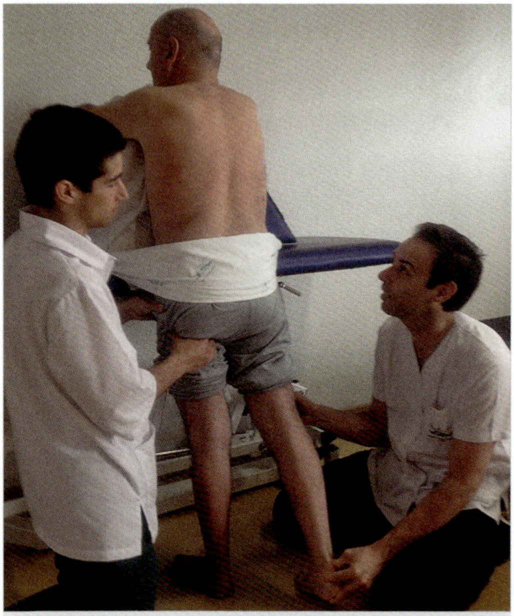

Abb. 5.42 Fazilitation eines Rückwärtsschrittes.

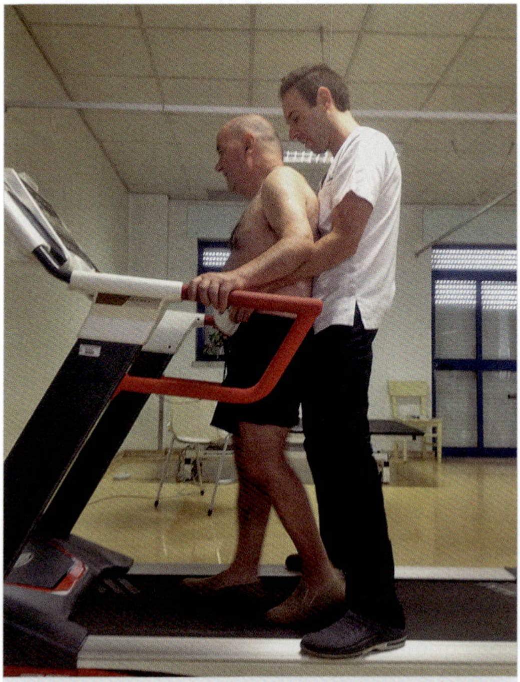

Abb. 5.43 Laufbandtraining (graduelle Modulation der Geschwindigkeit) bei Aktivierung der Bauchmuskulatur.

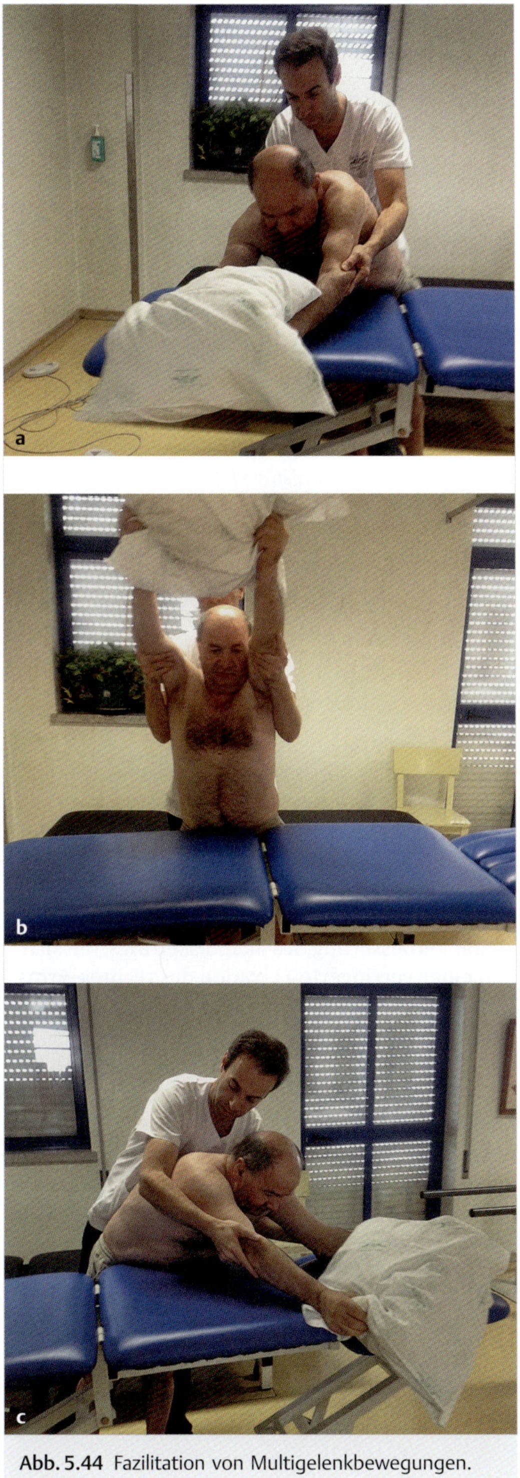

Abb. 5.44 Fazilitation von Multigelenkbewegungen.

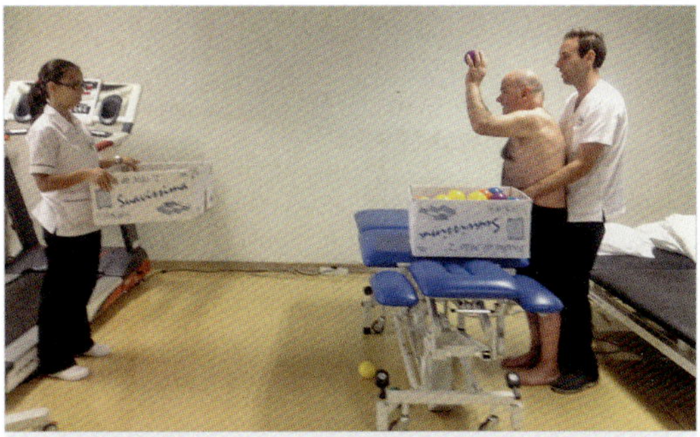

Abb. 5.45 Aufgabenorientiertes Armtraining im Stand.

(▸ Abb. 5.45). Infolge eines aufgabenorientierten Armtrainings im Stand verbesserte sich die posturale Kontrolle, ohne dass es bei diesem Training explizite Ziele, Anweisungen oder Feedback zur posturalen Kontrolle gab. Dies stellt die aktuellen Trainingsparadigmen infrage, in deren Rahmen die posturale Kontrolle isoliert trainiert und die bewusste Aufmerksamkeit auf die Lokalisation und die Bewegung des Druckmittelpunktes gelenkt wird.

Es gibt Anzeichen dafür, dass ein Patient auch nach einer zerebellären Läsion noch Zugang zu den motorischen Fertigkeiten hat, die er vor der Verletzung erlernt hat (Petrosini et al. 2003), wohingegen das Erlernen neuer Fertigkeiten, insbesondere in einer fremden Umgebung, sehr viel schwieriger für ihn sein kann. Die Verwendung von Aktivitäten, die der Patient früher gerne ausgeführt hat, und der Einsatz von wichtigen funktionellen Zielen erhöhen das Engagement bei der Aufgabe und damit auch die Erfolgswahrscheinlichkeit (Saywell u. Taylor 2008).

Unter Berücksichtigung des Berufes des Patienten und seiner früheren alltäglichen Aktivitäten wurde das dynamische Training einiger ganzheitlicher Aufgaben in den Rehabilitationsprozess einbezogen (▸ Abb. 5.46). Das Bobath-Konzept betrachtet das Training unterschiedlicher Situationen des realen Lebens als zweckmäßig, und zwar auch über die therapeutische Einrichtung hinaus (Graham et al. 2009).

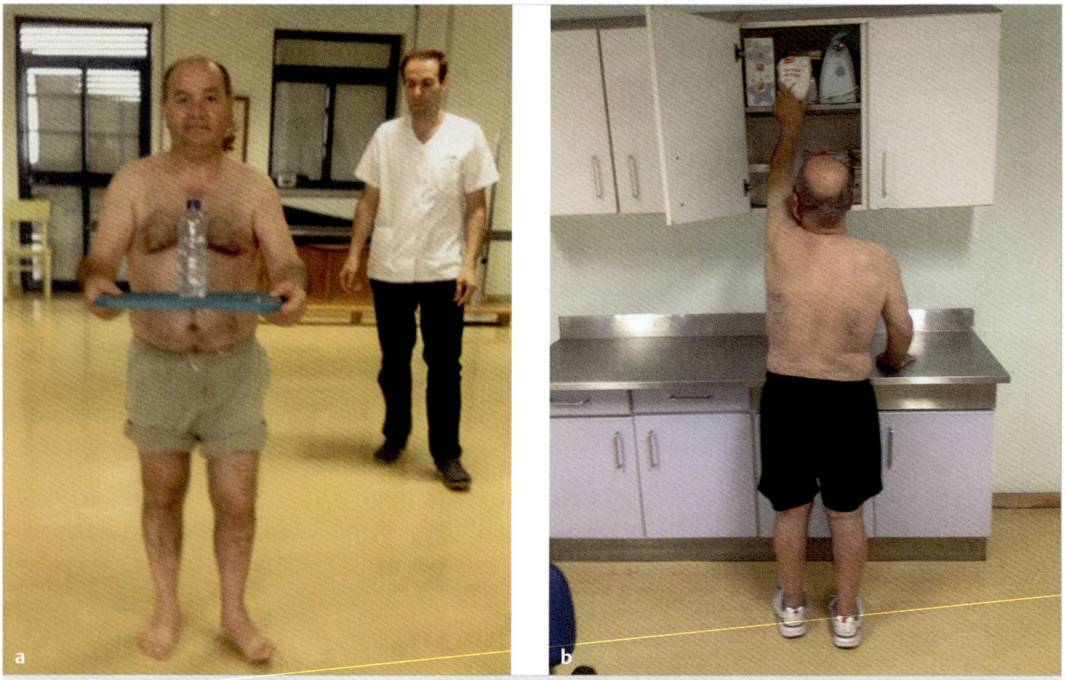

Abb. 5.46 Dynamisches Aufgabentraining, das die Stabilität herausfordert und Stabilitätsgrenzen auslotet.
a Während des Gehens ein Tablett mit einem Gegenstand darauf tragen.
b Einen Gegenstand aus einem hohen Regal herausnehmen.

5.2.9 Evaluation

Zum Ende der Intervention hatte sich die posturale Kontrolle des Patienten im Stand verbessert, was zu einem stärker automatisierten Gehmuster führte, wie an den Abbildungen zur Standhaltung (▶ Abb. 5.47) und zum Gehmuster (▶ Abb. 5.48) zu erkennen ist. Diese Veränderungen spiegelten sich auch in den Ergebnismessungen wieder.

Vergleicht man die die initiale Standhaltung mit jener nach der Behandlung, ist Folgendes zu beobachten:

- eine aktivere Standhaltung bei stärkerer Extension der Schwerkraftlinie
- eine verbesserte Ausrichtung von Fußgelenk/Fuß und ein angemessener Kontakt mit der unterstützenden Oberfläche, wodurch eine schmalere Unterstützungsfläche ermöglicht wird
- eine verbesserte Beckenstabilität, die zu einer gesteigerten Aktivierung der Kernstabilität und einem Abbau der Rumpfverlagerung nach vorn geführt hat
- eine erhöhte Aktivierung der Hüftabduktoren und -extensoren und damit verbunden eine bessere Integration des linken Beins in die Körpergeometrie
- eine Verbesserung des Skapulasettings, die sich in einer verringerten Fixation des rechten Arms äußert und so eine Mittellinienorientierung des Kopfes ermöglicht.

Die Verbesserungen von Gleichgewicht und posturaler Orientierung haben die posturale Instabilität sowie die Abhängigkeit vom Sehvermögen gemindert und so ein Dualtasking beim Gehen ermöglicht. Die Variabilität bei der Platzierung der Füße hat sich verringert. Ein besserer Antrieb führte zu einer vermehrten lateralen Extension auf der linken Seite, die wiederum die Kompensation mit dem rechten Arm vermindert hat. Der Kopf war nun frei, um die Umwelt zu erkunden und eine effizientere interlimbische Koppelung verbesserte den Gangrhythmus.

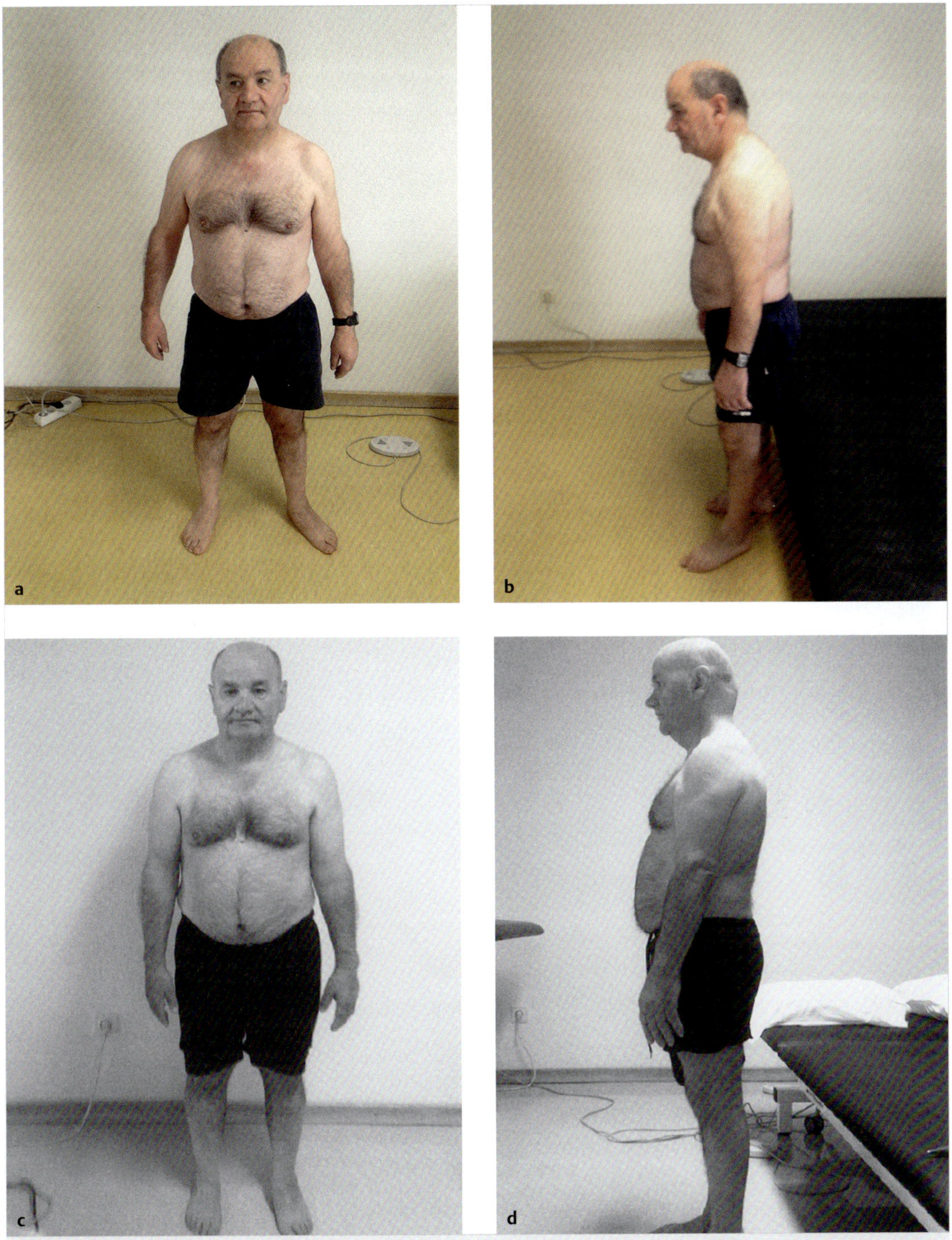

Abb. 5.47 Initiale Standhaltung und Standhaltung nach der Intervention.
a Initiale Standhaltung, Frontalansicht.
b Initiale Standhaltung, laterale Ansicht.
c Standhaltung nach der Intervention, Frontalansicht.
d Standhaltung nach der Intervention, laterale Ansicht.

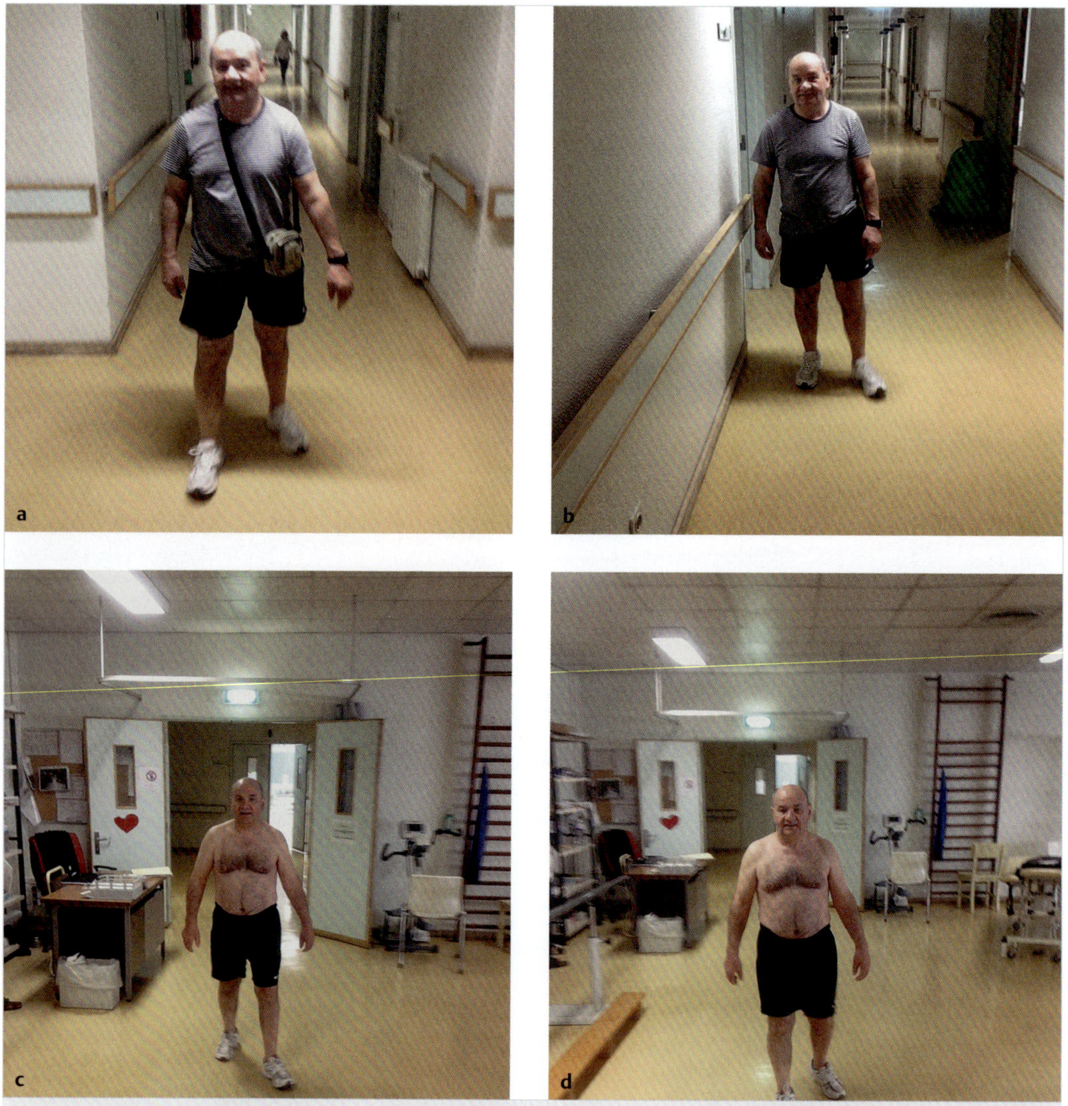

Abb. 5.48 Veränderungen des Gangmusters. (a, b) Initialer Gang. (c, d) Gang nach der Intervention.
a Initialer Gang mit dem rechten Bein.
b Initialer Gang mit dem linken Bein.
c Gang nach der Intervention mit dem linken Bein zuerst.
d Gang nach der Intervention mit dem rechten Bein zuerst.

5.2.10 Ergebnismessungen

Beim ersten Assessment erzielte der Patient auf der ICRAS 50 Punkte. Beim letzten Assessment hatte sich dieser Wert auf 14 Punkte reduziert (▶ Abb. 5.49). Der Patient verbesserte sich in sämtlichen Unterkategorien der ICARS (▶ Abb. 5.49), besonders im Bereich der Haltungs- und Gangbeeinträchtigungen (23 Punkte im ersten Assessment, 6 Punkte im dritten Assessment).

Das initiale Ergebnis des BESTest lag bei 24,4 %, verglichen mit 77,8 % beim letzten Assessment (▶ Abb. 5.50). Der Patient verbesserte sich in allen Scores des BESTests (▶ Abb. 5.50), ganz besonders in der APA-Sektion, in der er beim initialen Assessment das schwächste Resultat erzielt hatte (Verbesserung von 9,5 auf 77,8 %).

Zwischen dem ersten und dem letzten Assessments ergaben sich auch weniger Punktwerte beim FES (80 Punkte beim ersten im Vergleich zu 45 Punkte beim letzten Assessment) (▶ Abb. 5.51).

5.2.11 Diskussion

Die Ergebnisse dieser Fallstudie lassen erkennen, dass ein Patient mit zerebellärer Ataxie nach einer 10-wöchigen, individuell gestalteten, auf dem Bobath-Konzept basierenden Intervention gelernt hat, seine posturale Kontrolle im Stand zu verbessern. Dabei kam es zu Verbesserungen seiner posturalen Stabilität, die zu einem Abbau seiner Fixationsstrategien und seiner Angst vor Stürzen führten.

Jüngere Forschungsergebnisse deuten darauf hin, dass motorisches Lernen auch bei zerebellären Schädigungen möglich ist (Boyd et al. 2004, Crowdy et al. 2002, Carr u. Shepherd 1998, Criscimagna-Hemminger et al. 2010). Somit können physiotherapeutische Interventionen, die ein funktionelles motorisches Training zur Wiederherstellung beinhalten, das auf die Förderung der neuronalen Plastizität abzielt, für Menschen mit zerebellären Dysfunktionen zweckmäßig sein (Martin et al. 2009). Insbesondere geht das Bobath-Konzept davon aus, dass die neuromuskuläre Plastizität ein Schlüssel-

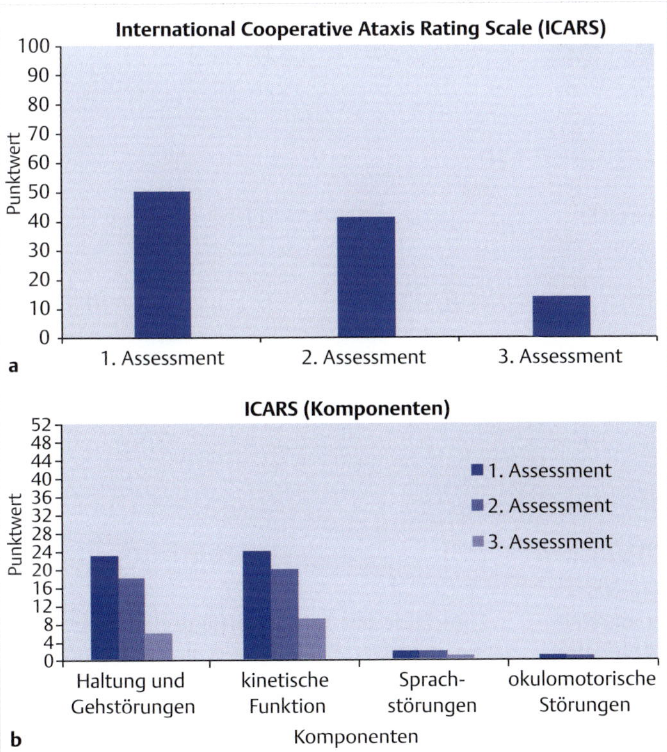

Abb. 5.49 Zerebelläre Ataxie: Ergebnismessung ICARS.

a Ergebnisse auf der International Cooperative Ataxia Rating Scale (ICARS).

b Subscores der ICARS.

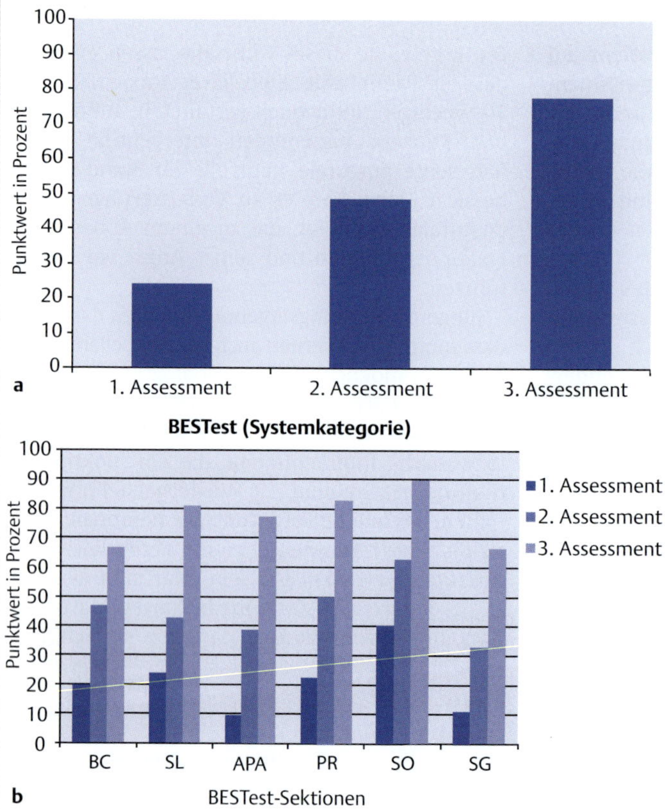

Abb. 5.50 Zerebelläre Ataxie: Ergebnismessung BESTest.

a Ergebnisse des Balance Evaluation Systems Test (BESTest)

b Ergebnisse der BESTest-Sektionen. APA, antizipatorische posturale Anpassung; BC, biomechanische Einschränkungen; SG, Gangstabilität; PR, posturale Reaktionen; SL, Stabilitätsgrenzen; SO, sensorische Orientierung.

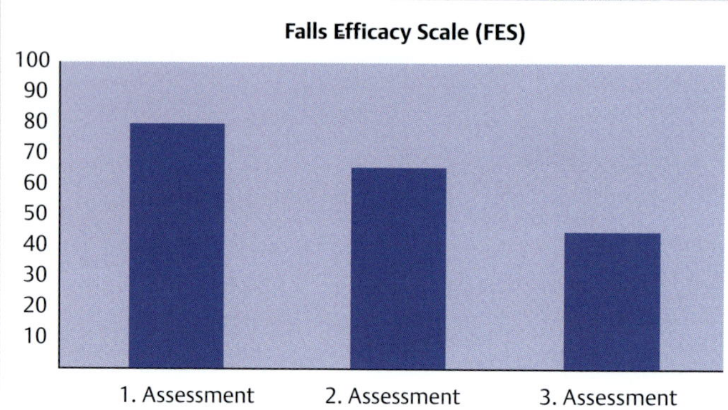

Abb. 5.51 Ergebnisse der Falls Efficacy Scale.

element für die funktionelle Genesung darstellt (Graham et al. 2009). Die Bobath-Praxis beinhaltet aktive Lernprozesse in Umfeldern, die dem Individuum das Erlernen von selbst initiierten Aktionen unter natürlichen Umständen und mit den dort gegebenen Einschränkungen ermöglichen (Levin u. Panturin 2011, Graham et al. 2009).

Zum Ende der Studie verfügte der Patient über einen niedrigeren Punktwert auf der ICARS. Laut Saute et al. (2012) und Trouillas et al. (1997) zeigt ein hoher ICARS-Punktwert eine Verschlimmerung der Beeinträchtigungen eines Patienten an. Ein Assessment der posturalen Kontrolle muss die zahlreichen physiologischen Systeme berücksichtigen, die eine Person zum Stehen, Gehen und zur Interaktion mit der Umwelt auf sichere und effiziente Art und Weise befähigen. Eine Störung in einem oder in einer Kombination aus mehreren dieser Systeme führt zu posturaler Instabilität (Horak 2009, Horak 2006). Die Ergebnisse des BESTest zeigen eine Steigerung in sämtlichen Systemkategorien und bilden somit eine Verbesserung der funktionellen Performance der posturalen Stabilität ab, die für eine optimale posturale Kontrolle im Stand notwendig ist.

Das schlechteste Ergebnis aller BESTest-Sektionen wurde zu Beginn im Hinblick auf die Gangstabilität erzielt. Die ICARS zeigte den geringsten Wert in der Unterkategorie der Haltungs- und Gangstörungen, gefolgt von der Unterkategorie der kinetischen Funktionen. Gemäß Ilg et al. (2007) haben sowohl Beeinträchtigungen des Gleichgewichts als auch Defizite bei der Kontrolle der Extremitäten und der interlimbischen Koordination Auswirkungen auf das Gangbild bei Ataxie. Dies lässt vermuten, dass erhöhte kurzzeitige Schwankungen der interlimbischen Koordination ein spezifisches Merkmal zerebellärer Dysfunktion sind, das zu Gleichgewichtsdefiziten und verstärkten Schwankungen beim Gang führt.

Posturale Stabilität ist abhängig von der Fähigkeit, effiziente APA zu entwickeln (Yiou et al. 2012). Laut Horak u. Diener (1994) sind Personen mit zerebellären Störungen nicht in der Lage, den Einsatz prädikativer Feedforward-Kontrolle zu erlernen, um ihre posturalen Reaktionen an das Ausmaß der erwarteten Störungen anzupassen. Allerdings wurde zu Beginn der Studie in der APA-Sektion des BESTests der geringste Prozentwert (9,5 %) erzielt, während dieser am Ende der Studie bei 77 % lag. Dies deutet darauf hin, dass der Patient gelernt hat, sich an vorhersehbare posturale Störungen anzupassen. Aufgrund der Wiederherstellung der posturalen Stabilität und der damit einhergehenden Verringerung der Furcht vor Stürzen, konnten die Fixationsstrategien im Laufe der Studie abgebaut werden. Das heißt, Patienten mit zerebellären Läsionen können lernen, ihre posturale Stabilität zu verbessern (Gill-Body et al. 1997). Besitzen wir eine hohe Stabilität, können wir selbstverständlich entsprechende Aufgaben meistern. Verringert sich jedoch unsere Stabilität, kompensieren wir aktiv, um die Aufgabe trotzdem noch ausführen zu können (Wei et al. 2008). Bei Personen, die sich vor Stürzen fürchten, kommt es zu spezifischen Defiziten der Gleichgewichtskontrolle (Uemura et al. 2012). Es gibt demnach einen direkten Zusammenhang zwischen der Furcht vor Stürzen und den Strategien, die bei der posturalen Kontrolle verwendet werden (Davis et al. 2009). Daher können Verbesserungen der spezifischen Gleichgewichtsstrategien die Furcht vor Stürzen effektiv verringern (Nitz u. Choy 2004, Gusi et al. 2012).

Schlussfolgerung ✓

Die Ergebnisse lassen vermuten, dass Patienten mit zerebellärer Ataxie durch den Einsatz einer auf dem Bobath-Konzept basierenden Intervention lernen können, ihre posturale Kontrolle im Stand zu verbessern, da sie aufgrund einer erhöhten posturalen Stabilität in die Lage versetzt werden, Fixationsstrategien abzubauen. Im Kontext einer evidenzbasierten Praxis könnten weitere Forschungsarbeiten zu den Auswirkungen des Bobath-Konzepts als Intervention zur Verbesserung der posturalen Kontrolle bei Patienten mit Ataxie eine zusätzliche Grundlage für den Prozess der klinischen Entscheidungsfindung liefern.

Kapitel 6

Literatur

6 Literatur

6.1 Kapitel 1: Einleitung

6.1.1 Kapitel 1.1: Die Bobaths: eine historische Übersicht

Schleichkorn J. The Bobaths: A Biography of Berta and Karel Bobath. Tucson, AZ: Communication Skill Builders; 1992

6.2 Kapitel 2: Angewandte Neurophysiologie

6.2.1 Kapitel 2.1: Organisation des zentralen Nervensystems: ein Überblick

Blitz DM, Nusbaum MP. Neural circuit flexibility in a small sensorimotor system. Curr Opin Neurobiol 2011; 21 (4): 544–552

Brodal P. The Central Nervous System: Structure and Function. 4th ed. New York, NY: Oxford University Press Inc; 2010

Brownstone RM, Bui TV. Spinal interneurons providing input to the final common path during locomotion. Prog Brain Res 2010; 187 (902): 81–95

Cornall C. Self-propelling wheelchairs: The effects on spasticity in hemiplegic patients. Physiother Theory Pract 1991; 7 (1): 13–21

Crone C, Johnsen LL, Biering-Sørensen F, Nielsen JB. Appearance of reciprocal facilitation of ankle extensors from ankle flexors in patients with stroke or spinal cord injury. Brain 2003; 126 (Pt 2): 495–507

D'Amico JM, Condliffe EG, Martins KJ, Bennett DJ, Gorassini MA. Recovery of neuronal and network excitability after spinal cord injury and implications for spasticity. Front Integr Neurosci 2014; 8: 36

Faist M, Blahak C, Duysens J, Berger W. Modulation of the biceps femoris tendon jerk reflex during human locomotion. Exp Brain Res 1999; 125 (3): 265–270

Goulding M, Bourane S, Garcia-Campmany L, Dalet A, Koch S. Inhibition downunder: an update from the spinal cord. Curr Opin Neurobiol 2014; 26: 161–166

Hayes HB, Chang Y-H, Hochman S. Stance-phase force on the opposite limb dictates swing-phase aff erent presynaptic inhibition during locomotion. J Neurophysiol 2012; 107 (11): 3168–3180

Kandel E, Schwartz J, Jessell T, Siegelbaum S, Hudspeth AJ. Principles of Neural Science. 5th ed. New York, NY: McGraw-Hill Professional; 2013

Knikou M. Plasticity of corticospinal neural control after locomotor training in human spinal cord injury. Neural Plast 2012; Article ID 254 948, 13 pages

Molnár Z, Brown RE. Insights into the life and work of Sir Charles Sherrington. Nat Rev Neurosci 2010; 11 (6): 429–436

Mukherjee A, Chakravarty A. Spasticity mechanisms – for the clinician. Front Neurol 2010; 1: 149

Nielsen JB, Crone C, Hultborn H. The spinal pathophysiology of spasticity – from a basic science point of view. Acta Physiol (Oxf) 2007; 189 (2): 171–180

Rothwell J. Control of Human Voluntary Movement. 2nd ed. London: Chapman and Hall; 1994

Zeilhofer HU, Wildner H, Yévenes GE. Fast synaptic inhibition in spinal sensory processing and pain control. Physiol Rev 2012; 92 (1): 193–235

6.2.2 Kapitel 2.2: Systemkontrolle: an Bewegungsabläufen und der sensomotorischen Integration beteiligte Systeme und Strukturen

Ab Aziz CB, Ahmad AH. The role of the thalamus in modulating pain. Malays J Med Sci 2006; 13 (2): 11–18

Academy of Medical Sciences. The Organization of the Central Nervous System: An Overview Academy of Medical Sciences. Restoring Neurological Function: Putting the Neurosciences to Work in Neurorehabilitation. London: Academy of Medical Sciences; 2004

Ada L, Canning CG. Anticipating and avoiding muscle shortening. In: Ada L, Canning CG, eds. Key Issues in Neurological Physiotherapy. Series: Physiotherapy: Foundations for Practice. New York, NY: Oxford University Press; 1990: 219–236

af Klint R, Mazzaro N, Nielsen JB, Sinkjaer T, Grey MJ. Load rather than length sensitive feedback contributes to soleus muscle activity during human treadmill walking. J Neurophysiol 2010; 103 (5): 2747–2756

Aimonetti J-M, Hospod V, Roll JP, Ribot-Ciscar E. Cutaneous afferents provide a neuronal population vector that encodes the orientation of human ankle movements. J Physiol 2007; 580 (Pt. 2): 649–658

Allum JHJ, Carpenter MG, Honegger F, Adkin AL, Bloem BR. Age-dependent variations in the directional sensitivity of balance corrections and compensatory arm movements in man. J Physiol 2002; 542 (Pt 2): 643–663

Alvarez FJ, Benito-Gonzalez A, Siembab VC. Principles of interneuron development learned from Renshaw cells and the motoneuron recurrent inhibitory circuit. Ann N Y Acad Sci 2013; 1279: 22–31

Angelaki DE, Cullen KE. Vestibular system: the many facets of a multimodal sense. Annu Rev Neurosci 2008; 31: 125–150

Asaka T, Wang Y. Feedforward postural muscle modes and multimode coordination in mild cerebellar ataxia. Exp Brain Res 2011; 210 (1): 153–163

Ausim Azizi S. … And the olive said to the cerebellum: organization and functional significance of the olivo-cerebellar system. Neuroscientist 2007; 13 (6): 616–625

Baker SN. The primate reticulospinal tract, hand function and functional recovery. J Physiol 2011; 589 (Pt 23): 5603–5612

Bakker M, Allum JH, Visser JE, et al. Postural responses to multidirectional stance perturbations in cerebellar ataxia. Exp Neurol 2006; 202 (1): 21–35

Bard C, Paillard J, Lajoie Y, et al. Role of aff erent information in the timing of motor commands: a comparative study with a deaff erented patient. Neuropsychologia 1992; 30 (2): 201–206

Bard C, Turrell Y, Fleury M, Teasdale N, Lamarre Y, Martin O. Deaff erentation and pointing with visual double-step perturbations. Exp Brain Res 1999; 125 (4): 410–416

Bares M, Lungu OV, Liu T, Waechter T, Gomez CM, Ashe J. The neural substrate of predictive motor timing in spinocerebellar ataxia. Cerebellum 2011; 10 (2): 233– 244

Bastian AJ. Understanding sensorimotor adaptation and learning for rehabilitation. Curr Opin Neurol 2008; 21 (6): 628–633

Bastian AJ. Moving, sensing and learning with cerebellar damage. Curr Opin Neurobiol 2011; 21 (4): 596–601

Bastian AJ, Martin TA, Keating JG, Thach WT. Cerebellar ataxia: abnormal control of interaction torques across multiple joints. J Neurophysiol 1996; 76 (1): 492–509

Berlucchi G, Aglioti SM. The body in the brain revisited. Exp Brain Res 2010; 200 (1): 25–35

Beudel M, Zijlstra S, Mulder T, Zijdewind I, de Jong BM. Secondary sensory area SII is crucially involved in the preparation of familiar movements compared to movements never made before. Hum Brain Mapp 2011; 32 (4): 564–579

Bloem BR, Hausdorff JM, Visser JE, Giladi N. Falls and freezing of gait in Parkinson's disease: a review of two interconnected, episodic phenomena. Mov Disord 2004; 19 (8): 871–884

Blood AJ. New hypotheses about postural control support the notion that all dystonias are manifestations of excessive brain postural function. Biosci Hypotheses 2008; 1 (1): 14–25

Blood AJ. Imaging studies in focal dystonias: a systems level approach to studying a systems level disorder. Curr Neuropharmacol 2013; 11 (1): 3–15

Borgmann R. Behandling av spastisk torticollis med butolinumtoxin. Tidsskriftet Norske legeforening 1997; 13: 1889–1891

Bostan AC, Strick PL. The cerebellum and basal ganglia are interconnected. Neuropsychol Rev 2010; 20 (3): 261–270

Bostan AC, Dum RP, Strick PL. The basal ganglia communicate with the cerebellum. Proc Natl Acad Sci U S A 2010; 107 (18): 8452–8456

Bottini G, Karnath HO, Vallar G, et al. Cerebral representations for egocentric space: functional–anatomical evidence from caloric vestibular stimulation and neck vibration. Brain 2001; 124 (Pt 6): 1182–1196

Brodal P. The Central Nervous System: Structure and Function. 4th ed. New York, NY: Oxford University Press; 2010

Brown LE, Halpert BA, Goodale MA. Peripheral vision for perception and action. Exp Brain Res 2005; 165 (1): 97–106

Bruttini C, Esposti R, Bolzoni F, Vanotti A, Mariotti C, Cavallari P. Temporal disruption of upper-limb anticipatory postural adjustments in cerebellar ataxic patients. Exp Brain Res 2015; 233 (1): 197–203

Buneo CA, Andersen RA. The posterior parietal cortex: sensorimotor interface for the planning and online control of visually guided movements. Neuropsychologia 2006; 44 (13): 2594–2606

Burbeck CA, Yap YL. Two mechanisms for localization? Evidence for separation-dependent and separation- independent processing of position information. Vision Res 1990; 30 (5): 739–750

Bussel B, Roby-Brami A, Néris OR, Yakovleff A. Evidence for a spinal stepping generator in man. Electrophysiological study. Acta Neurobiol Exp (Warsz) 1996; 56 (1): 465–468

Capaday C, Ethier C, Van Vreeswijk C, Darling WG. On the functional organization and operational principles of the motor cortex. Front Neural Circuits 2013; 7: 66

Cappe C, Rouiller EM, Barone P. Multisensory anatomical pathways. Hear Res 2009; 258 (1–2): 28–36

Cardini F, Longo MR, Haggard P. Vision of the body modulates somatosensory intracortical inhibition. Cereb Cortex 2011; 21 (9): 2014–2022

Coffman KA, Dum RP, Strick PL. Cerebellar vermis is a target of projections from the motor areas in the cerebral cortex. Proc Natl Acad Sci U S A 2011; 108 (38): 16 068–16 073

Collins DF, Refshauge KM, Todd G, Gandevia SC. Cutaneous receptors contribute to kinesthesia at the index finger, elbow, and knee. J Neurophysiol 2005; 94 (3): 1699–1706

Cordo PJ, Horn JL, Künster D, Cherry A, Bratt A, Gurfinkel V. Contributions of skin and muscle aff erent input to movement sense in the human hand. J Neurophysiol 2011; 105 (4): 1879–1888

Criscimagna-Hemminger SE, Bastian AJ, Shadmehr R. Size of error affects cerebellar contributions to motor learning. J Neurophysiol 2010; 103 (4): 2275–2284

Cullen KE. The vestibular system: multimodal integration and encoding of self-motion for motor control. Trends Neurosci 2012; 35 (3): 185–196

Cullen KE. The neural encoding of self-generated and externally applied movement: implications for the perception of self-motion and spatial memory. Front Integr Neurosci 2014; 7: 108

Dakin CJ, Inglis JT, Chua R, Blouin JS. Muscle-specific modulation of vestibular reflexes with increased locomotor velocity and cadence. J Neurophysiol 2013; 110 (1): 86–94

Davidoff RA. The pyramidal tract. Neurology 1990; 40(2): 332–339

de Lau LML, Breteler MMB. Epidemiology of Parkinson's disease. Lancet Neurol 2006; 5 (6): 525–535

de Lima-Pardini AC, Papegaaij S, Cohen RG, Teixeira LA, Smith BA, Horak FB. The interaction of postural and voluntary strategies for stability in Parkinson's disease. J Neurophysiol 2012; 108 (5): 1244–1252

de Oliveira-Souza R. The human extrapyramidal system. Med Hypotheses 2012; 79 (6): 843–852

de Vignemont F. Body schema and body image – pros and cons. Neuropsychologia 2010a; 48 (3): 669–680

de Vignemont F. Widening the body to rubber hands and tools: what's the difference? Neurosciences Cognitives 2010b; 2: 203–211

Dietz V. Human neuronal control of automatic functional movements: interaction between central programs and afferent input. Physiol Rev 1992; 72 (1): 33–69

Dietz V. Spinal cord pattern generators for locomotion. Clin Neurophysiol 2003; 114 (8): 1379–1389

Dietz V. Neuroplasticity after a spinal cord injury: effects of functional training and neurorehabilitation. 2010: 2196–2205

Dietz V, Duysens J. Signifi cance of load receptor input during locomotion: a review. Gait Posture 2000; 11 (2): 102–110

Dietz V, Zijlstra W, Duysens J. Human neuronal interlimb coordination during split-belt locomotion. Exp Brain Res 1994; 101 (3): 513–520

Dietz V, Grillner S, Trepp A, Hubli M, Bolliger M. Changes in spinal reflex and locomotor activity after a complete spinal cord injury: a common mechanism? Brain 2009; 132 (Pt 8): 2196–2205

Dijkerman HC, de Haan EHF. Somatosensory processes subserving perception and action. Behav Brain Sci 2007; 30 (2): 189–201, discussion 201–239

Doucet BM, Lam A, Griffin L. Neuromuscular electrical stimulation for skeletal muscle function. Yale J Biol Med 2012; 85 (2): 201–215

Duysens J, Clarac F, Cruse H. Load-regulating mechanisms in gait and posture: comparative aspects. Physiol Rev 2000; 80 (1): 83–133

Duysens J, Van de Crommert HW. Neural control of locomotion; The central pattern generator from cats to humans. Gait Posture 1998; 7 (2): 131–141

Flavell SW, Greenberg ME. Signaling mechanisms linking neuronal activity to gene expression and plasticity of the nervous system. Annu Rev Neurosci 2008; 31: 563–590

Floeter M. Structure and function of muscle fibers and motor units. In: Karpati G, Hilton-Jones D, eds. Disorders of Voluntary Muscle. New York, NY: Cambridge University Press; 2010: 1–10

Flynn JR, Graham BA, Galea MP, Callister RJ. The role of propriospinal interneurons in recovery from spinal cord injury. Neuropharmacology 2011; 60 (5): 809–822

Forbes PA, Siegmund GP, Schouten AC, Blouin JS.Task, muscle and frequency dependent vestibular control of posture. Front Integr Nuerosci 2015; 8: 94

Forget R, Lamarre Y. Postural adjustments associated with different unloadings of the forearm: effects of proprioceptive and cutaneous aff erent deprivation. Can J Physiol Pharmacol 1995; 73 (2): 285–294

Franceschini M, Agosti M, Cantagallo A, Sale P, Mancuso M, Buccino G. Mirror neurons: action observation treatment as a tool in stroke rehabilitation. Eur J Phys Rehabil Med 2010; 46 (4): 517–523

Frey SH, Fogassi L, Grafton S, et al. Neurological principles and rehabilitation of action disorders: computation, anatomy, and physiology (CAP) model. Neurorehabil Neural Repair 2011; 25 (5, Suppl): 6S–20S

Gallager S. How the Body Shapes the Mind. New York, NY: Oxford University Press; 2005

Genewein T, Braun DA. A sensorimotor paradigm for Bayesian model selection. Front Hum Neurosci 2012; 6 (October): 1–16

Gilbert SJ, Burgess PW. Executive function. Curr Biol 2008; 18 (3): R110–R114

Gjerstad L, Kerty E, Nyberg Hansen R. Behandling av fokale dystonier med botulinumtoksin. Tidsskrift Norske legeforening 1991; 111: 2637–2639

Goldspink G, Williams P. Muscle fi bre and connective tissue changes associated with use and disuse. In: Ada L, Canning C, eds. Key Issues in Neurological Physiotherapy. Boston, MA: Butterworth-Heinemann; 1991: 197–218

Grabli D, Karachi C, Welter ML, et al. Normal and pathological gait: what we learn from Parkinson's disease. J Neurol Neurosurg Psychiatry 2012; 83 (10): 979–985

Graham JV, Eustace C, Brock K, Swain E, Irwin-Carruthers S.The Bobath concept in contemporary clinical practice. Top Stroke Rehabil 2009; 16 (1): 57–68

Gray V, Rice CL, Garland SJ. Factors that influence muscle weakness following stroke and their clinical implications: a critical review. Physiother Can 2012; 64 (4): 415–426

Grillner S. Biological pattern generation: the cellular and computational logic of networks in motion. Neuron 2006; 52 (5): 751–766

Grillner S, Wallén P, Saitoh K, Kozlov A, Robertson B. Neural bases of goal-directed locomotion in vertebrates – an overview. Brain Res Brain Res Rev 2008; 57 (1): 2–12

Grol, MJ Madjandzić J, Stephan KE, et al. Parieto-frontal connectivity during visually guided grasping. J Neurosci 2007; 27 (44): 11 877–11 887

Guertin PA. Central pattern generator for locomotion: anatomical, physiological, and pathophysiological considerations. Front Neurol 2012; 3: 183

Guertin PA. The spinal cord: functional organization, diseases, and dysfunctions. In: Aldskogius H, ed. Animal Models of Spinal Cord Repair: Neuromethods. Totowa, NJ: Humana Press; 2013

Haber SN, Calzavara R. The cortico-basal ganglia integrative network: the role of the thalamus. Brain Res Bull 2009; 78 (2–3): 69–74

Harris P, Nagy S, Vardaxis N. Mosby's Dictionary of Medicine, Nursing and Health Professions. 9th ed. Atlanta, GA: Elsevier; 2010

Henneman E. The size-principle: a deterministic output emerges from a set of probabilistic connections. J Exp Biol 1985; 115: 105–112

Holmes NP, Spence C. The body schema and the multisensory representation(s) of peripersonal space. Cogn Process 2004; 5 (2): 94–105

Honeycutt CF, Kharouta M, Perreault EJ. Evidence for reticulospinal contributions to coordinated finger movements in humans. J Neurophysiol 2013; 110(7): 1476–1483

Horak FB, Diener HC, Nashner LM. Influence of central set on human postural responses. J Neurophysiol 1989; 62(4): 841–853

Hubli M, Dietz V. The physiological basis of neurorehabilitation – locomotor training after spinal cord injury. J Neuroeng Rehabil 2013; 10: 5

Hufschmidt A, Mauritz KH. Chronic transformation of muscle in spasticity: a peripheral contribution to increased tone. J Neurol Neurosurg Psychiatry 1985; 48 (7): 676–685

Imamizu H, Kawato M. Cerebellar internal models: implications for the dexterous use of tools. Cerebellum 2012; 11(2): 325–335

Ioffe ME, Chernikova LA, Ustinova KI. Role of cerebellum in learning postural tasks. Cerebellum 2007; 6 (1): 87–94

Ivry R. Exploring the role of the cerebellum in sensory anticipation and timing: commentary on Tesche and Karhu. Hum Brain Mapp 2000; 9 (3): 115–118

Ivry RB, Spencer RMC. The neural representation of time. Curr Opin Neurobiol 2004; 14 (2): 225–232

Jacobs JV, Horak FB. Cortical control of postural responses. J Neural Transm 2007; 114 (10): 1339–1348

Jacobs JVJ. Why we need to better understand the cortical neurophysiology of impaired postural responses with age, disease, or injury. Front Integr Neurosci 2014; 8: 69

Jang SH. The corticospinal tract from the viewpoint of brain rehabilitation. J Rehabil Med 2014; 46 (3): 193–199

Jankowska E, Hammar I, Slawinska U, Maleszak K, Edgley SA. Neuronal basis of crossed actions from the reticular formation on feline hindlimb motoneurons. J Neurosci 2003; 23 (5): 1867–1878

Jankowska E, Edgley SA. How can corticospinal tract neurons contribute to ipsilateral movements? A question with implications for recovery of motor functions. Neuroscientist 2006; 12 (1): 67–79

Jeannerod M, Arbib MA, Rizzolatti G, Sakata H. Grasping objects: the cortical mechanisms of visuomotor transformation. Trends Neurosci 1995; 18 (7): 314–320

Jimenez-Shahed J. A new treatment for focal dystonias: incobotulinumtoxinA (Xeomin®), a botulinum neurotoxin type A free from complexing proteins. Neuropsychiatr Dis Treat 2012; 8: 13–25

Jobst EE, Melnick ME, Byl NN, Dowling GA, Aminoff MJ. Sensory perception in Parkinson disease. Arch Neurol 1997; 54 (4): 450–454

Johansson RS, Flanagan JR. Coding and use of tactile signals from the fingertips in object manipulation tasks. Nat Rev Neurosci 2009; 10 (5): 345–359

Juvin L, Le Gal JP, Simmers J, Morin D. Cervicolumbar coordination in mammalian quadrupedal locomotion: role of spinal thoracic circuitry and limb sensory inputs. J Neurosci 2012; 32 (3): 953–965

Kaji R, Urushihara R, Murase N, Shimazu H, Goto S. Abnormal sensory gating in basal ganglia disorders. J Neurol 2005; 252 (Suppl 4): IV13–IV16

Kammers MPM, Kootker JA, Hogendoorn H, Dijkerman HC. How many motoric body representations can we grasp? Exp Brain Res 2010; 202 (1): 203–212

Kandel E, Jessell T, Siegelbaum S, Schwartz J, Hudspeth AJ. Principles of Neural Science. 5th ed. New York, NY: McGraw-Hill Professional; 2013

Kanning KC, Kaplan A, Henderson CE. Motor neuron diversity in development and disease. Annu Rev Neurosci 2010; 33: 409–440

Karl JM, Whishaw IQ. Diff erent evolutionary origins for the reach and the grasp: an explanation for dual visuomotor channels in primate parietofrontal cortex. Front Neurol 2013; 4: 208

Kars HJ, Hijmans JM, Geertzen JH, Zijlstra W. The effect of reduced somatosensation on standing balance: a systematic review. J Diabetes Sci Tech 2009; 3 (4): 931–943

Kavounoudias A, Roll R, Roll JP. The plantar sole is a 'dynamometric map' for human balance control. Neuroreport 1998; 9 (14): 3247–3252

Kern DS, Kumar R. Deep brain stimulation. Neurologist 2007; 13 (5): 237–252

Kerty E. Vision rehabilitation after brain injury. Tidsskrift Norske legeforening. 2005: 125–146

Khan AZ, Crawford JD, Blohm G, Urquizar C, Rossetti Y, Pisella L. Influence of initial hand and target position on reach errors in optic ataxic and normal subjects. J Vis 2007; 7 (5): 1–16

Kidd G. The myotatic reflex. In: Downie P, ed. Cash's Textbook of Neurology for Physiotherapists. London: Faber & Faber; 1986: 85–103

Kidd G, Lawes N, Musa I. Understanding Neuromuscular Plasticity: A Basis for Clinical Rehabilitation. London: Edward Arnold; 1992

Kishore A, Meunier S, Popa T. Cerebellar influence on motor cortex plasticity: behavioral implications for Parkinson's disease. Front Neurol 2014; 5: 68–69

Kitago T, Krakauer JW. Motor learning principles for neurorehabilitation. Handb Clin Neurol 2013; 110: 93–103

Klatzky RL, Lederman SJ, Metzger VA. Identifying objects by touch: an "expert system". Percept Psychophys 1985; 37 (4): 299–302

Knapp HD, Taub E, Berman AJ. Movements in monkeys with deaff erented forelimbs. Exp Neurol 1963; 7: 305–315

Koziol LF, Budding D, Andreasen N, et al. Consensus paper: the cerebellum's role in movement and cognition. Cerebellum 2014; 13 (1): 151–177

Koziol LF, Budding DE, Chidekel D. Adaptation, expertise, and giftedness: towards an understanding of cortical, subcortical, and cerebellar network contributions. Cerebellum 2010; 9 (4): 499–529

Koziol LF, Budding DE, Chidekel D. Sensory integration, sensory processing, and sensory modulation disorders: putative functional neuroanatomic underpinnings. Cerebellum 2011; 10 (4): 770–792

Kravitz DJ, Saleem KS, Baker CI, Mishkin M. A new neural framework for visuospatial processing. Nat Rev Neurosci 2011; 12 (4): 217–230

Kreitzer AC, Malenka RC. Striatal plasticity and basal ganglia circuit function. Neuron 2008; 60 (4): 543– 554

Lacquaniti F, Ivanenko YP, Zago M. Patterned control of human locomotion. J Physiol 2012; 590 (Pt 10): 2189– 2199

Lamontagne A, Paquette C, Fung J. Stroke affects the coordination of gaze and posture during preplanned turns while walking. Neurorehabil Neural Repair 2007; 21 (1): 62–67

Lan N, He X. Fusimotor control of spindle sensitivity regulates central and peripheral coding of joint angles. Front Comput Neurosci 2012; 6 (August): 66

Lang CE, Schieber MH. Reduced muscle selectivity during individuated finger movements in humans after damage to the motor cortex or corticospinal tract. J Neurophysiol 2004; 91 (4): 1722–1733

Laube R, Govender S, Colebatch JG. Vestibular-dependent spinal reflexes evoked by brief lateral accelerations of the heads of standing subjects. J Appl Physiol (1985) 2012; 112 (11): 1906–1914

Lavoie BA, Cody FWJ, Capaday C. Cortical control of human soleus muscle during volitional and postural activities studied using focal magnetic stimulation. Exp Brain Res 1995; 103 (1): 97–107

Lederman SJ, Klatzky RL. Extracting object properties through haptic exploration. Acta Psychol (Amst) 1993; 84 (1): 29–40

Lederman SJ, Klatzky RL. Haptic perception: a tutorial. Atten Percept Psychophys 2009; 71 (7): 1439–1459

Lemon RN. Descending pathways in motor control. Annu Rev Neurosci 2008; 31: 195–218

Lemon RN. What drives corticospinal output? F1000 Biol Rep 2010; 2: 51

Lemon RN, Griffiths J. Comparing the function of the corticospinal system in diff erent species: organizational diff erences for motor specialization? Muscle Nerve 2005; 32 (3): 261–279

Levi DM, Klein SA. Limitations on position coding imposed by undersampling and univariance. Vision Res 1996; 36 (14): 2111–2120

Longo MR, Cardozo S, Haggard P. Visual enhancement of touch and the bodily self. Conscious Cogn 2008; 17 (4): 1181–1191

Lopez C, Blanke O. The thalamocortical vestibular system in animals and humans. Brain Res Brain Res Rev 2011; 67 (1–2): 119–146

Lopez C, Schreyer HM, Preuss N, Mast FW. Vestibular stimulation modifi es the body schema. Neuropsychologia 2012; 50 (8): 1830–1837

Lumpkin EA, Marshall KL, Nelson AM. The cell biology of touch. J Cell Biol 2010; 191(2): 237–248

Lundy-Ekman. Neuroscience, Fundamentals for Rehabilitation. 3 rd ed. Elsevier Health Sciences; 2007

Mackay-Lyons M. Central pattern generation of locomotion: a review of the evidence. Phys Ther 2002; 82 (1): 69–83

Maki BE, McIlroy WE. The r ole of limb movements in maintaining upright stance: the "change-in-support" strategy. Phys Ther 1997; 77 (5): 488–507

Mani S, Mutha PK, Przybyla A, Haaland KY, Good DC, Sainburg RL. Contralesional motor deficits after unilateral stroke reflect hemisphere-specific control mechanisms. Brain 2013; 136 (Pt 4): 1288–1303

Manto M. Mechanisms of human cerebellar dysmetria: experimental evidence and current conceptual bases. J Neuroeng Rehabil 2009; 6: 10

Manto M, Haines D. Cerebellar research: two centuries of discoveries. Cerebellum 2012; 11 (2): 446

Manto M, Bower JM, Conforto AB, et al. Consensus paper: roles of the cerebellum in motor control – the diversity of ideas on cerebellar involvement in movement. Cerebellum 2012; 11 (2): 457–487

Manuel M, Zytnicki D. Alpha, beta and gamma motoneurons: functional diversity in the motor system's final pathway. J Integr Neurosci 2011; 10 (3): 243–276

Marchand-Pauvert V, Iglesias C. Properties of human spinal interneurones: normal and dystonic control. J Physiol 2008; 586 (5): 1247–1256

Markham CH. Vestibular control of muscular tone and posture. Can J Neurol Sci 1987; 14 (3, Suppl): 493–496

Marsden CD, Quinn NP. The dystonias. BMJ 1990; 300 (6718): 139–144

Massion J. Movement, posture and equilibrium: interaction and coordination. Prog Neurobiol 1992; 38 (1): 35–56

Massion J, Alexandrov A, Frolov A. Why and how are posture and movement coordinated? Prog Brain Res 2004; 143: 13–27

Matsakas A, Patel K. Skeletal muscle fi bre plasticity in response to selected environmental and physiological stimuli. Histol Histopathol 2009; 24 (5): 611– 629

Mendell LM. The size principle: a rule describing the recruitment of motoneurons. J Neurophysiol 2005; 93(6): 3024–3026

Milner AD, Goodale MA. Two visual systems re-viewed. Neuropsychologia 2008; 46 (3): 774–785

Mishkin M, Ungerleider LG, Macko KA. Object vision and spatial vision: two cortical pathways. Trends Neurosci 1983; 6: 414–417

Molinari M. Plasticity properties of CPG circuits in humans: impact on gait recovery. Brain Res Bull 2009; 78 (1): 22–25

Molinari M, Chiricozzi FR, Clausi S, Tedesco AM, De Lisa M, Leggio MG. Cerebellum and detection of sequences, from perception to cognition. Cerebellum 2008; 7 (4): 611–615

Morton SM, Bastian AJ. Cerebellar control of balance and locomotion. Neuroscientist 2004; 10 (3): 247–259

Morton SM, Bastian AJ. Cerebellar contributions to locomotor adaptations during splitbelt treadmill walking. J Neurosci 2006; 26 (36): 9 107–9 116

Mottolese C, Richard N, Harquel S, Szathmari A, Sirigu A, Desmurget M. Mapping motor representations in the human cerebellum. Brain 2013; 136 (Pt 1): 330–342

Mudge S, Rochester L. Neurophysiological rationale of treadmill training: evaluating evidence for practice. New Zealand Journal of Physiotherapy 2001; 29 (2): 7– 18

Mulder T, Nienhuis B, Pauwels J. The assessment of motor recovery: A new look at an old problem. J Electromyogr Kinesiol 1996; 6 (2): 137–145

Nachev P, Kennard C, Husain M. Functional role of the supplementary and pre-supplementary motor areas. Nat Rev Neurosci 2008; 9 (11): 856–869

Nagai K, Yamada M, Mori S, et al. Eff ect of the muscle coactivation during quiet standing on dynamic postural control in older adults. Arch Gerontol Geriatr 2013; 56 (1): 129–133

Nielsen JB. Sensorimotor integration at spinal level as a basis for muscle coordination during voluntary movement in humans. J Appl Physiol (1985) 2004; 96 (5): 1961–1967

Nowak DA, Glasauer S, Hermsdorfer J. How predictive is grip force control in the complete absence of somatosensory feedback? Brain 2004; 127 (Pt 1): 182–192

Petersen NT, Pyndt HS, Nielsen JB. Investigating human motor control by transcranial magnetic stimulation. Exp Brain Res 2003; 152 (1): 1–16

Pettorossi VE, Schieppati M. Neck proprioception shapes body orientation and perception of motion. Front Hum Neurosci 2014; 8: 895

Porter R, Lemon RN. Corticospinal Function and Voluntary Movement. New York, NY: Oxford University Press; 1995

Riddle CN, Edgley SA, Baker SN. Direct and indirect connections with upper limb motoneurons from the primate reticulospinal tract. J Neurosci 2009; 29 (15): 4 993–4 999

Rizzolatti G, Cattaneo L, Fabbri-Destro M, Rozzi S. Cortical mechanisms underlying the organization of goal-directed actions and mirror neuron-based action understanding. Physiol Rev 2014; 94 (2): 655–706

Rizzolatti G, Craighero L. The mirror-neuron system. Annu Rev Neurosci 2004; 27: 169–192

Rizzolatti G, Sinigaglia C. The functional role of the parieto-frontal mirror circuit: interpretations and misinterpretations. Nat Rev Neurosci 2010; 11 (4): 264–274

Robertson JV, Roche N, Roby-Brami A. Influence of the side of brain damage on postural upper-limb control including the scapula in stroke patients. Exp Brain Res 2012; 218 (1): 141–155

Rondi-Reig L, Paradis AL, Lefort JM, Babayan BM, Tobin C. How the cerebellum may monitor sensory information for spatial representation. Front Syst Neurosci 2014; 8: 205

Rosenkranz K, Rothwell JC. Modulation of proprioceptive integration in the motor cortex shapes human motor learning. J Neurosci 2012; 32 (26): 9000–9006

Rossignol S, Dubuc R, Gossard JP. Dynamic sensorimotor interactions in locomotion. Physiol Rev 2006; 86 (1): 89–154

Rossignol S, Barrière G, Frigon A, et al. Plasticity of locomotor sensorimotor interactions after peripheral and/or spinal lesions. Brain Res Rev 2008; 57 (1): 228–240

Rothgangel AS, Braun SM, Beurskens AJ, Seitz RJ, Wade DT. The clinical aspects of mirror therapy in rehabilitation: a systematic review of the literature. Int J Rehabil Res 2011; 34 (1): 1–13

Rothwell J, Lennon S. Control of Human Voluntary Movement. 2nd ed. London, UK: Chapman and Hall; 1994

Rowe FJ, Wright D, Brand D, et al. Profi le of Gaze Dysfunction following Cerebrovascular Accident. ISRN Ophthalmol 2013; 2013: 264 604

Rubinstein NA, Kelly AM. Development of muscle fiber specialization in the rat hindlimb. J Cell Biol 1981; 90 (1): 128–144

Ryczko D, Dubuc R. The multifunctional mesencephalic locomotor region. Curr Pharm Des 2013; 19 (2 4): 4448–4470

Sahrmann S. Posture and muscle imbalance. Physiotherapy 1992; 78 (1): 1–19

Sahrmann SA. Diagnosis and Treatment of Movement Impairment Syndromes. White K, ed. St. Louis, MO: Mosby; 2002

Sand KM, Midelfart A, Thomassen L, Melms A, Wilhelm H, Hoff JM. Visual impairment in stroke patients – a review. Acta Neurol Scand Suppl 2013; 127 (196): 52–56

Santos MJMMJ, Kanekar N, Aruin AS. The role of anticipatory postural adjustments in compensatory control of posture: 2. Biomechanical analysis. J Electromyogr Kinesiol 2010; 20 (3): 398–405

Sarlegna FR, Mutha PK. The influence of visual target information on the online control of movements. Vision Research. 2014: 1–11

Saunders JA, Knill DC. Visual feedback control of hand movements. J Neurosci 2004; 24 (13): 3 223–3 234

Schepens B, Drew T. Independent and convergent signals from the pontomedullary reticular formation contribute to the control of posture and movement during reaching in the cat. J Neurophysiol 2004; 92 (4): 2217–2238

Schepens B, Drew T. Descending signals from the pontomedullary reticular formation are bilateral, asymmetric, and gated during reaching movements in the cat. J Neurophysiol 2006; 96 (5): 2229–2252

Schepens B, Stapley P, Drew T. Neurons in the pontomedullary reticular formation signal posture and movement both as an integrated behavior and independently. J Neurophysiol 2008; 100 (4): 2235–2253

Schiaffino S, Reggiani C. Fiber types in mammalian skeletal muscles. Physiol Rev 2011; 91 (4): 1447–1531

Schieber MH, Lang CE, Reilly KT, McNulty P, Sirigu A. Selective activation of human finger muscles after stroke or amputation. Adv Exp Med Biol 2009; 629: 559–575

Schlerf J, Ivry RB, Diedrichsen J. Encoding of sensory prediction errors in the human cerebellum. J Neurosci 2012; 32 (14): 4913–4922

Schmahmann JD. Vascular syndromes of the thalamus. Stroke 2003; 34 (9): 2264–2278

Scott W, Stevens J, Binder-Macleod SA. Human skeletal muscle fiber type classifi cations. Phys Ther 2001; 81 (11): 1810–1816

Seger CA. The basal ganglia in human learning. Neuroscientist 2006; 12 (4): 285–290

Shumway-Cook AWM. Motor Control: Translating Research into Clinical Practice. 4th ed. Philadelphia, PA: Lippincott Williams & Wilkins; 2011

Shumway-Cook A, Woollacott MH. Motor Control: Translating Research into Clinical Practice. 3 rd ed. Philadelphia, PA: Lippincott Williams & Wilkins; 2006

Sieck GC. Highlighted Topics series: Plasticity in Skeletal, Cardiac, and Smooth Muscle. J Appl Physiol 2001; 90: 1158–1164

Silva CC, Silva A, Sousa A, et al. Co-activation of upper limb muscles during reaching in poststroke subjects: an analysis of the contralesional and ipsilesional limbs. J Electromyogr Kinesiol 2014; 24 (5): 731–738

Simons DG, Mense S. Understanding and measurement of muscle tone as related to clinical muscle pain. Pain 1998; 75 (1): 1–17

Stenneken P, Prinz W, Cole J, Paillard J, Aschersleben G. The effect of sensory feedback on the timing of movements: evidence from deaff erented patients. Brain Res 2006; 1084 (1): 123–131

Stokes M. Neurological Physiotherapy, London, UK: Mosby; 1998

Stoodley CJ, Schmahmann JD. Evidence for topographic organization in the cerebellum of motor control versus cognitive and affective processing. Cortex 2010; 46 (7): 831–844

Sullivan JE, Hedman LD. Sensory dysfunction following stroke: incidence, signifi cance, examination, and intervention. Top Stroke Rehabil 2008; 15 (3): 200–217

Suzuki M, Omori Y, Sugimura S, et al. Predicting recovery of bilateral upper extremity muscle strength after stroke. J Rehabil Med 2011; 43 (10): 935–943

Takakusaki K. Neurophysiology of gait: from the spinal cord to the frontal lobe. Mov Disord 2013; 28 (11): 1483–1491

Takakusaki K, Saitoh K, Harada H, Kashiwayanagi M. Role of basal ganglia-brainstem pathways in the control of motor behaviors. Neurosci Res 2004; 50 (2): 137–151

Takakusaki K, Obara K, Okumura T. Possible Contribution of the Basal Ganglia Brainstem System to the Pathogenesis of Parkinson's Disease. INTECH Open Access Publisher. 2010. www.intechopen.com/source/pdfs/21584/InTech-Possible_contribution_of_the_basal_ganglia_brainstem_system_to_the_pathogenesis_of_parkinson_s_disease.pdf. Accessed March 24, 2013

Takakusaki K, Tomita N, Yano M. Substrates for normal gait and pathophysiology of gait disturbances with respect to the basal ganglia dysfunction. J Neurol 2008; 255 (Suppl 4): 19–29

Thach WT, Bastian AJ. Role of the cerebellum in the control and adaptation of gait in health and disease. Prog Brain Res 2004; 143: 353–366

Thomas CL. ed. Taber's Cyclopedic Medical Dictionary. 18th ed. Philadelphia, PA: F.A. Davis; 1997

Torres-Oviedo G, Bastian AJ. Natural error patterns enable transfer of motor learning to novel contexts. J Neurophysiol 2012; 107 (1): 346–356

Trew M, Everett T. Human Movement: An Introductory Text. 3 rd ed. Philadelphia, PA: Churchill Livingstone; 1998

Tyldesley B, Grieve J. Muscles, Nerves and Movement: Kinesiology in Daily Living. 2nd ed. Hoboken, NJ: Blackwell Sciences; 1996

Van Ingen Schenau GJ, Bobbert MF, Rozendal RH. The unique action of bi-articular muscles in leg extensions. In: Winters JM, Woo SL-Y, eds. Multiple Muscle Systems: Biomechanics and Movement Organization I. New York, NY: Springer-Verlag; 1990: 1–5

Vesia M, Crawford JD. Specialization of reach function in human posterior parietal cortex. Exp Brain Res 2012; 221 (1): 1–18 PubMed

Visser JE, Bloem BR. Role of the basal ganglia in balance control. Neural Plast 2005; 12 (2–3): 161–174, discussion 263–272

Wall PD, Lidierth M. Five sources of a dorsal root potential: their interactions and origins in the superfi cial dorsal horn. J Neurophysiol 1997; 78 (2): 860–871

Ward N. Assessment of cortical reorganisation for hand function after stroke. J Physiol 2011; 589 (Pt 23): 5625–5632

Ward NS, Cohen LG. Mechanisms underlying recovery of motor function after stroke. Arch Neurol 2004; 61 (12): 1844–1848

Wichmann T, DeLong MR. Basal ganglia discharge abnormalities in Parkinson's disease. J Neural Transm Suppl 2006; 70 (70): 21–25

Wolpaw JR. The complex structure of a simple memory. Trends Neurosci 1997; 20 (12): 588–594

Wolpert DM, Miall RC, Kawato M. Internal models in the cerebellum. Trends Cogn Sci 1998; 2 (9): 338–347

Wright WG, Ivanenko YP, Gurfinkel VS. Foot anatomy specialization for postural sensation and control. J Neurophysiol 2012; 107 (5): 1513–1521

Yakovenko S, Drew T. A motor cortical contribution to the anticipatory postural adjustments that precede reaching in the cat. J Neurophysiol 2009; 102 (2): 853–874

Yeo SS, Chang PH, Jang SH. The ascending reticular activating system from pontine reticular formation to the thalamus in the human brain. Front Hum Neurosci 2013; 7: 416

Zackowski KM, Dromerick AW, Sahrmann SA, Thach WT, Bastian AJ. How do strength, sensation, spasticity and joint individuation relate to the reaching deficits of people with chronic hemiparesis? Brain 2004; 127 (Pt 5): 1035–1046

Zehr EP, Duysens J. Regulation of arm and leg movement during human locomotion. Neuroscientist 2004; 10 (4): 347–361

Zehr EP, Hundza SR, Vasudevan EV. The quadrupedal nature of human bipedal locomotion. Exerc Sport Sci Rev 2009; 37 (2): 102–108

6.2.3 Kapitel 2.3: Motorisches Lernen und Plastizität

Aboderin I, Venables G. Stroke management in Europe. Pan European Consensus Meeting on Stroke Management. J Intern Med 1996; 240 (4): 173–180

Academy of Medical Sciences. Restoring Neurological Function: Putting the Neurosciences to Work in Neurorehabilitation. London, UK: Academy of Medical Sciences; 2004

Ada L, Canning C. Anticipating and avoiding muscle shortening. In: Ada L, Canning C, eds. Key Issues in Neurological Physiotherapy. Oxford, UK: Butterworth- Heinemann; 1991: 219–236. Physiotherapy: Foundations for Practice

Adkins DL, Boychuk J, Remple MS, Kleim JA. Motor training induces experience-specific patterns of plasticity across motor cortex and spinal cord. J Appl Physiol (1985) 2006; 101 (6): 1776–1782

Agnati LF, Zoli M, Biagini G, Fuxe K. Neuronal plasticity and ageing processes in the frame of the 'Red Queen Theory'. Acta Physiol Scand 1992; 145 (4): 301–309

Allred RP, Jones TA. Experience – a double edged sword for restorative neural plasticity after brain damage. Future Neurol 2008; 3 (2): 189–198

Allred RP, Cappellini CH, Jones TA. The "good" limb makes the "bad" limb worse: experience-dependent interhemispheric disruption of functional outcome after cortical infarcts in rats. Behav Neurosci 2010; 124 (1): 124–132

Allred RP, Kim SY, Jones TA. Use it and/or lose it-experience effects on brain remodeling across time after stroke. Front Hum Neurosci 2014; 8 (June): 379

Ashburn A. Physical recovery following stroke. Physiotherapy 1997; 83: 480–490

Avanzino L, Bassolino M, Pozzo T, Bove M. Use-dependent hemispheric balance. J Neurosci 2011; 31 (9): 3 423–3 428

Bailey CH, Kandel ER. Structural changes accompanying memory storage. Annu Rev Physiol 1993; 55: 397–426

Bastian AJ. Understanding sensorimotor adaptation and learning for rehabilitation. Curr Opin Neurol 2008; 21 (6): 628–633

Benowitz LI, Routtenberg A. GAP-43: an intrinsic determinant of neuronal development and plasticity. Trends Neurosci 1997; 20 (2): 84–91

Bernhardt J, Thuy MN, Collier JM, Legg LA. Very early versus delayed mobilisation after stroke. Cochrane Database Syst Rev 2009; (1): CD006 187

Bobath B. Adult Hemiplegia Evaluation and Treatment. 3 rd ed. Oxford, UK: Butterworth-Heinemann; 1990

Bose PK, Hou J, Parmer R, Reier PJ, Thompson FJ. Altered patterns of reflex excitability, balance, and locomotion following spinal cord injury and locomotor training. Front Phys 2012; 3: 258

Boulenguez P, Vinay L. Strategies to restore motor functions after spinal cord injury. Curr Opin Neurobiol 2009; 19 (6): 587–600

Brodal P. The Central Nervous System: Structure and Function. 4th ed. New York, NY: Oxford University Press; 2010

Bütefisch CM, Kleiser R, Seitz RJ. Post-lesional cerebral reorganisation: evidence from functional neuroimaging and transcranial magnetic stimulation. J Physiol Paris 2006; 99 (4–6): 437–454

Butz M, Wörgötter F, van Ooyen A. Activity-dependent structural plasticity. Brain Res Brain Res Rev 2009; 60 (2): 287–305

Cai L, Chan JS, Yan JH, Peng K. Brain plasticity and motor practice in cognitive aging. Front Aging Neurosci 2014; 6: 31

Calautti C, Jones PS, Naccarato M, et al. The relationship between motor deficit and primary motor cortex hemispheric activation balance after stroke: longitudinal fMRI study. J Neurol Neurosurg Psychiatry 2010; 81 (7): 788–792

Calayan LMS, Dizon J. A systematic review on the effectiveness of mental practice with motor imagery in the neurologic rehabilitation of stroke patients. The Internet J Allied Health Sci Pract 2009; 7 (2)

Carmichael ST. Translating the frontiers of brain repair to treatments: starting not to break the rules. Neurobiol Dis 2010; 37 (2): 237–242

Cayre M, Canoll P, Goldman JE. Cell migration in the normal and pathological postnatal mammalian brain. Prog Neurobiol 2009; 88 (1): 41–63

Chen H, Epstein J, Stern E. Neural plasticity after acquired brain injury: evidence from functional neuroimaging. PM R 2010; 2 (12, Suppl 2) S 306–S 312

Cotman CW, Berchtold NC, Christie L-A. Exercise builds brain health: key roles of growth factor cascades and infl ammation. Trends Neurosci 2007; 30(9): 464–472

Craik R. Recovery processes: maximizing function. In: Contemporary Management of Motor Control Problems: Proceedings of the II STEP Conference. Foundation for Physical Therapy; 1991: 165–173

Cramer SC, Sur M, Dobkin BH, et al. Harnessing neuroplasticity for clinical applications. Brain 2011; 134 (Pt 6): 1591–1609

Criscimagna-Hemminger SE, Bastian AJ, Shadmehr R. Size of error affects cerebellar contributions to motor learning. J Neurophysiol 2010; 103 (4): 2275–2284

Dancause N, Nudo RJ. Shaping plasticity to enhance recovery after injury. Prog Brain Res 2011; 192 (192): 273–295

Darian-Smith C. Synaptic plasticity, neurogenesis, and functional recovery after spinal cord injury. Neuroscientist 2009; 15 (2): 149–165

Demain S, Wiles R, Roberts L, McPherson K. Recovery plateau following stroke: fact or fi ction? Disabil Rehabil 2006; 28 (13–14): 815–821

Dietz V. Proprioception and locomotor disorders. Nat Rev Neurosci 2002; 3 (10): 781–790

Diniz LP, Matias IC, Garcia MN, Gomes FC. Astrocytic control of neural circuit formation: highlights on TGF-beta signaling. Neurochem Int 2014; 78 (August): 18–27

Doyon J, Benali H. Reorganization and plasticity in the adult brain during learning of motor skills. Curr Opin Neurobiol 2005; 15 (2): 161–167

Eccles J. Evolution of the Brain: Creation of the Self. New York, NY: Routledge; 1990

Elbert T, Rockstroh B. Reorganization of human cerebral cortex: the range of changes following use and injury. Neuroscientist 2004; 10 (2): 129–141

Ergul A, Alhusban A, Fagan SC. Angiogenesis: a harmonized target for recovery after stroke. Stroke 2012; 43 (8): 2270–2274

Eriksson PS, Perfilieva E, Björk-Eriksson T, et al. Neurogenesis in the adult human hippocampus. Nat Med 1998; 4 (11): 1313–1317

Fantini P, Aggarwal P. Monitoring brain activity using near-infrared light. American Laboratory. 2001: 15–17. http: //www.nmr.mgh.harvard.edu/DOT/people/mari/papers/Fantini_AmLab_2001.pdf

Faralli A, Bigoni M, Mauro A, Rossi F, Carulli D. Noninvasive strategies to promote functional recovery after stroke. Neural Plast 2013; 2013: 854 597

Ferguson AR, Huie JR, Crown ED, et al. Maladaptive spinal plasticity opposes spinal learning and recovery in spinal cord injury. Front Phys 2012; 3 (October): 399

Feuerstein R, Falik LH, Feuerstein RS. The cognitive elements of neural plasticity. 2013. http: //www.neuropsychotherapist.com/cognitive-elements-neural-plasticity. Accessed Sept 11, 2015

Feys H, De Weerdt W, Verbeke G, et al. Early and repetitive stimulation of the arm can substantially improve the long-term outcome after stroke: a 5-year follow-up study of a randomized trial. Stroke 2004; 35 (4): 924–929

Gorgoni M, D'Atri A, Lauri G, Rossini PM, Ferlazzo F, De Gennaro L. Is sleep essential for neural plasticity in humans, and how does it affect motor and cognitive recovery? Neural Plast 2013; 2013: 103 949

Graham JV, Eustace C, Brock K, Swain E, Irwin-Carruthers S. The Bobath Concept in contemporary clinical practice. Top Stroke Rehabil 2009; 16 (1): 57–68

Greenberg DA. Neurogenesis and stroke. CNS Neurol Disord Drug Targets 2007; 6 (5): 321–325

Hallett M. The plastic brain. Ann Neurol 1995; 38 (1): 4–5

Harris P, Nagy S, Vardaxis N. Mosby's Dictionary of Medicine, Nursing and Health Professions. 9th ed. Atlanta, GA: Elsevier; 2010

Hori J, Ng TF, Shatos M, Klassen H, Streilein JW, Young MJ. Neural progenitor cells lack immunogenicity and resist destruction as allografts. Stem Cells 2003; 21 (4): 405–416

Huber R, Ghilardi MF, Massimini M, et al. Arm immobilization causes cortical plastic changes and locally decreases sleep slow wave activity. Nat Neurosci 2006; 9 (9): 1169–1176

Hubli M. Plasticity of Human Spinal Locomotor Circuitry. ETH Zurich; 2011

Hubli M, Dietz V. The physiological basis of neurorehabilitation – locomotor training after spinal cord injury. J Neuroeng Rehabil 2013; 10: 5

Jellinger KA, Attems J. Neuropathological approaches to cerebral aging and neuroplasticity. Dialogues Clin Neurosci 2013; 15 (1): 29–43

Johansson BB. Brain plasticity in health and disease. Keio J Med 2004; 53 (4): 231–246

Johansson BB. Current trends in stroke rehabilitation. A review with focus on brain plasticity. Acta Neurol Scand 2011; 123 (3): 147–159

Jones TA, Allred RP, Adkins DL, Hsu JE, O'Bryant A, Maldonado MA. Remodeling the brain with behavioral experience after stroke. Stroke 2009; 40 (3, Suppl): S 136–S 138

Kandel E, Schwartz J, Jessell T, Siegelbaum S, Hudspeth AJ. Principles of Neural Science. 5th ed., New York, NY: McGraw-Hill Professional; 2013

Karger AG. Guidelines for management of ischaemic stroke and transient ischaemic attack 2008. Cerebrovasc Dis 2008; 25: 457–507

Kempermann G, Kuhn HG, Winkler J, Gage FH. New nerve cells for the adult brain. Adult neurogenesis and stem cell concepts in neurologic research [in German]. Nervenarzt 1998; 69 (10): 851–857

Khedr EM, Abdel-Fadeil MR, Farghali A, Qaid M. Role of 1 and 3 Hz repetitive transcranial magnetic stimulation on motor function recovery after acute ischaemic stroke. Eur J Neurol 2009; 16 (12): 1323–1330

Kidd G, Lawes N, Musa I. Understanding Neuromuscular Plasticity: A Basis for Clinical Rehabilitation. London: Edward Arnold; 1992

Kitago T, Krakauer JW. Motor learning principles for neurorehabilitation. Handb Clin Neurol 2013; 110: 93–103

Kleim JA. Neural plasticity and neurorehabilitation: teaching the new brain old tricks. J Commun Disord 2011; 44 (5): 521–528

Kleim JA, Jones TA, Schallert T. Motor enrichment and the induction of plasticity before or after brain injury. Neurochem Res 2003; 28 (11): 1757–1769

Kleim JA, Jones TA. Principles of experience-dependent neural plasticity: implications for rehabilitation after brain damage. J Speech Lang Hear Res 2008; 51 (1): S 225–S 239

Komitova M, Johansson BB, Eriksson PS. On neural plasticity, new neurons and the postischemic milieu: an integrated view on experimental rehabilitation. Exp Neurol 2006; 199 (1): 42–55

Krakauer JW. Motor learning: its relevance to stroke recovery and neurorehabilitation. Curr Opin Neurol 2006; 19 (1): 84–90

Kwakkel G, Kollen B, Lindeman E. Understanding the pattern of functional recovery after stroke: facts and theories. Restor Neurol Neurosci 2004; 22 (3–5): 281–299

Kwakkel G, Kollen B, Twisk J. Impact of time on improvement of outcome after stroke. Stroke 2006; 37 (9): 2348–2353

Lam T, Noonan VK, Eng JJ; SCIRE Research Team. A systematic review of functional ambulation outcome measures in spinal cord injury. Spinal Cord 2008; 46 (4): 246–254

Lamprecht R, LeDoux J. Structural plasticity and memory. Nat Rev Neurosci 2004; 5 (1): 45–54

Langhorne P, Bernhardt J, Kwakkel G. Stroke rehabilitation. Lancet 2011; 377 (9778): 1693–1702

Lee RG, van Donkelaar P. Mechanisms underlying functional recovery following stroke. Can J Neurol Sci 1995; 22 (4): 257–263

Lee TD, Schmidt RA. Motor Learning and Memory. In J. Byrne, ed. Cognitive Psychology of Memory. 2008: 645–662

Levin MF, Kleim JA, Wolf SL. What do motor "recovery" and "compensation" mean in patients following stroke? Neurorehabil Neural Repair 2009; 23 (4): 313–319

Luo C, Tu S, Peng Y, et al. Long-term effects of musical training and functional plasticity in salience system. Neural Plast; 2014: 18013

Lynskey JV, Belanger A, Jung R. Activity-dependent plasticity in spinal cord injury. J Rehabil Res Dev 2008; 45 (2): 229–240

Mally J. Non-invasive brain stimulation and its supposed site of action in the rehabilitation of Parkinson's disease and stroke. NeuroRehabilitation 2014; 1: e103

Makin TR, Cramer AO, Scholz J, Hahamy A, Henderson Slater D, Tracey I, Johansen-Berg H. Deprivationrelated and use-dependent plasticity go hand in hand. Elife 2013; 12 (2): e01 273

Martin JL, Magistretti PJ. Regulation of gene expression by neurotransmitters in the central nervous system. Eur Neurol 1998; 39 (3): 129–134

Molinari M. Plasticity properties of CPG circuits in humans: impact on gait recovery. Brain Res Bull 2009; 78 (1): 22–25

Muir GD, Steeves JD. Sensorimotor stimulation to improve locomotor recovery after spinal cord injury. Trends Neurosci 1997; 20 (2): 72–77

Nakamura T, Hillary FG, Biswal BB. Resting network plasticity following brain injury. PLoS ONE 2009; 4 (12): e8220

Nielsen JB, Willerslev-Olsen M, Christiansen L, Lundbye- Jensen J, Lorentzen J. Science-based neurorehabilitation: recommendations for neurorehabilitation from basic science. J Mot Behav 2015; 47 (1): 7–17

Nudo RJ. Adaptive plasticity in motor cortex: implications for rehabilitation after brain injury. J Rehabil Med 2003; 35 (41, Suppl) 7–10

Nudo RJ. Neural bases of recovery after brain injury. J Commun Disord 2011; 44 (5): 515–520

Nudo RJ, Milliken GW, Jenkins WM, Merzenich MM. Use-dependent alterations of movement representations in primary motor cortex of adult squirrel monkeys. J Neurosci 1996a; 16 (2): 785–807

Nudo RJ, Wise BM, SiFuentes F, Milliken GW. Neural substrates for the effects of rehabilitative training on motor recovery after ischemic infarct. Science 1996b; 272 (5269): 1791–1794

Olson L. Neurotrophic factors in the CNS: increasing numbers of proteins with clinical potential [in Swedish]. Nord Med 1996; 111 (1): 3–6

Onifer SM, Smith GM, Fouad K. Plasticity after spinal cord injury: relevance to recovery and approaches to facilitate it. Neurotherapeutics 2011; 8(2): 283–293

Orban de Xivry JJ, Criscimagna-Hemminger SE, Shadmehr R. Contributions of the motor cortex to adaptive control of reaching depend on the perturbation schedule. Cereb Cortex 2011; 21 (7): 1475–1484

Oudega M, Perez MA. Corticospinal reorganization after spinal cord injury. J Physiol 2012; 590 (Pt 16): 3647–3663

Pekna M, Pekny M, Nilsson M. Modulation of neural plasticity as a basis for stroke rehabilitation. Stroke 2012; 43 (10): 2819–2828

Raffin E, Siebner HR. Transcranial brain stimulation to promote functional recovery after stroke. Curr Opin Neurol 2014; 27 (1): 54–60

Raine S, Meadows L, Lynch-Ellerington M. Bobath Concept: Theory and Clinical Practice in Neurological Rehabilitation. Hoboken, NJ: Wiley-Blackwell; 2009

Rank MM, Flynn JR, Battistuzzo CR, Galea MP, Callister R, Callister RJ. Functional changes in deep dorsal horn interneurons following spinal cord injury are enhanced with diff erent durations of exercise training. J Physiol 2015; 593 (1): 331–345

Reisman DS, Wityk R, Silver K, Bastian AJ. Locomotor adaptation on a split-belt treadmill can improve walking symmetry post-stroke. Brain 2007; 130 (Pt 7): 1861–1872

Reisman DS, Bastian AJ, Morton SM. Neurophysiologic and rehabilitation insights from the split-belt and other locomotor adaptation paradigms. Phys Ther 2010; 90 (2): 187–195

Richards L, Hanson C, Wellborn M, Sethi A. Driving motor recovery after stroke. Top Stroke Rehabil 2008; 15 (5): 397–411

Rossignol S, Frigon A. Recovery of locomotion after spinal cord injury: some facts and mechanisms. Annu Rev Neurosci 2011; 34: 413–440

Seil FJ. Recovery and repair issues after stroke from the scientific perspective. Curr Opin Neurol 1997; 10 (1): 49–51

Shadmehr R, Smith MA, Krakauer JW. Error correction, sensory prediction, and adaptation in motor control. Annu Rev Neurosci 2010; 33: 89–108

Shmuelof L, Krakauer JW, Mazzoni P. How is a motor skill learned? Change and invariance at the levels of task success and trajectory control. J Neurophysiol 2012; 108 (2): 578–594

Siengsukon CF, Boyd LA. Does sleep promote motor learning? Implications for physical rehabilitation. Phys Ther 2009; 89 (4): 370–383

Small SL, Hlustik P, Noll DC, Genovese C, Solodkin A. Cerebellar hemispheric activation ipsilateral to the paretic hand correlates with functional recovery after stroke. Brain 2002; 125 (Pt 7): 1544–1557

Stein DG, Brailowsky P, Will B. Brain Repair. New York, NY: Oxford University Press; 1997

Stephenson R. A Review of Neuroplasticity: Some Implications for Physiotherapy in the Treatment of Lesions of the Brain. Physiotherapy 1993; 79: 699–704

Takeuchi N, Izumi S. Maladaptive plasticity for motor recovery after stroke: mechanisms and approaches. Neural Plast 2012; 2012: 359 728

Takeuchi N, Izumi S. Rehabilitation with poststroke motor recovery: a review with a focus on neural plasticity. Stroke Res Treat 2013; 2013: 128 641

Troen H, Edgar H. The regulation of neuronal gene expression. Trends Neurosci 1982; 7: 311–313

Ullian EM, Christopherson KS, Barres BA. Role for glia in synaptogenesis. Glia 2004; 47 (3): 209–216

van Praag H. Exercise and the brain: something to chew on. Trends Neurosci 2009; 32 (5): 283–290

Ward NS, Cohen LG. Mechanisms underlying recovery of motor function after stroke. Arch Neurol 2004; 61 (12): 1844–1848

Winstein C, Stewart J. Conditions of task practice for individuals with neurologic impairments. In: Selzer ME, Clarke S, Cohen LG, et al, eds. Textbook of Neural Repair and Rehabilitation. Cambridge, UK: Cambridge University Press; 2006: 89–102

Woldag H, Stupka K, Hummelsheim H. Repetitive training of complex hand and arm movements with shaping is benefi cial for motor improvement in patients after stroke. J Rehabil Med 2010; 42 (6): 582–587

Wolpert DM, Ghahramani Z, Jordan MI. An internal model for sensorimotor integration. Science 1995; 269 (5232): 1880–1882

6.2.4 Kapitel 2.4: Konsequenzen und Reorganisation nach ZNS-Läsionen

Ashburn A, Lynch-Ellerington M. Disadvantages of the early use of wheelchairs in the treatment of hemiplegia. Clin Rehabil 1988; 2: 327–331

Barnes M, Johnson G. An overview of the clinical management of spasticity. In: Barnes MR, Johnson GR, eds. Upper Motor Neurone Syndrome and Spasticity: Clinical Management and Neurophysiology. Cambridge, UK: Cambridge University Press; 2008: 931

Bobath B. Adult Hemiplegia: Evaluation and Treatment. 2nd ed. London, UK: William Heinemann; 1978

Bobath B. Adult Hemiplegia Evaluation and Treatment. 2nd ed. London, UK: William Heinemann; 1978 Bobath B. Adult Hemiplegia Evaluation and Treatment. 3 rd ed. Oxford, UK: Butterworth-Heinemann; 1990

Bohannon R, Andrews A. Limb muscle strength is impaired bilaterally after stroke. J Phys Ther Sci 1995; 7: 1–7

Bohannon RW. Muscle strength and muscle training after stroke. J Rehabil Med 2007; 39 (1): 14–20

Brodal P. The Central Nervous System: Structure and Function. 4th ed. New York, NY: Oxford University Press; 2010

Brown P. Pathophysiology of spasticity. J Neurol Neurosurg Psychiatry 1994; 57 (7): 773–777

Burke D. Spasticity as an adaptation to pyramidal tract injury. Adv Neurol 1988; 47: 401–423

Burke D, Wissel J, Donnan GA. Pathophysiology of spasticity in stroke. Neurology 2013; 80 (3, Suppl 2): S 20–S 26

Burridge JH, Wood DE, Hermens HJ, et al. Theoretical and methodological considerations in the measurement of spasticity. Disabil Rehabil 2005; 27 (1–2): 69–80

Canning CG, Ada L, Adams R, O'Dwyer NJ. Loss of strength contributes more to physical disability after stroke than loss of dexterity. Clin Rehabil 2004; 18 (3): 300–308

Carr J, Shepherd R. A Motor Relearning Programme for Stroke. Aspen Systems Corporation; 1983

Carr JH, Shepherd RB, Ada L. Spasticity: research findings and implications for intervention. Physiotherapy 1995; 81: 421–427

Cornall C. Self-propelling wheelchairs: The effects on spasticity in hemiplegic patients. Physiother Theory Pract 1991; 7 (1): 13–21

Cramer SC, Bastings EP. Mapping clinically relevant plasticity after stroke. Neuropharmacology 2000; 39 (5): 842–851

Cramer SC, Nelles G, Benson RR, et al. A functional MRI study of subjects recovered from hemiparetic stroke. Stroke 1997; 28 (12): 2518–2527

Dietz V, Sinkjaer T. Spastic movement disorder: impaired reflex function and altered muscle mechanics. Lancet Neurol 2007; 6 (8): 725–733

Dvir Z, Panturin E. Measurement of spasticity and associated reactions in stroke patients before and after physiotherapeutic intervention. Clin Rehabil 1993; 7 (1): 15–21

Edwards S. Neurological Physiotherapy: A Problem- Solving Approach. Philadelphia, PA: Churchill Livingstone; 1996

Fujiwara T, Sonoda S, Okajima Y, Chino N. The relationships between trunk function and the fi ndings of transcranial magnetic stimulation among patients with stroke. J Rehabil Med 2001; 33 (6): 249–255

Giovannoni G. Multiple sclerosis related fatigue. J Neurol Neurosurg Psychiatry 2006; 77 (1): 2–3

Goldspink G, Williams P. 1991. Muscle fibre and connective tissue changes associated with use and disuse. In: Ada L, Canning C, eds. Key Issues in Neurological Physiotherapy. Oxford, UK: Butterworth-Heinemann; 1996: 197–218

Gracies J-M. Pathophysiology of spastic paresis, I: Paresis and soft tissue changes. Muscle Nerve 2005; 31 (5): 535–551

Gray V, Rice CL, Garland SJ. Factors that influence muscle weakness following stroke and their clinical implications: a critical review. Physiother Can 2012; 64 (4): 415–426

Haaland KY, Delaney HD. Motor deficits after left or right hemisphere damage due to stroke or tumor. Neuropsychologia 1981; 19 (1): 17–27

Hufschmidt A, Mauritz KH. Chronic transformation of muscle in spasticity: a peripheral contribution to increased tone. J Neurol Neurosurg Psychiatry 1985; 48 (7): 676–685

Kitsos GH, Hubbard IJ, Kitsos AR, Parsons MW. The ipsilesional upper limb can be affected following stroke. ScientificWorldJournal 2013; 2013: 684 860

Kline TL, Schmit BD, Kamper DG. Exaggerated interlimb neural coupling following stroke. Brain 2007; 130 (Pt 1): 159–169

Lerdal A, Bakken LN, Kouwenhoven SE, et al. Poststroke fatigue – a review. J Pain Symptom Manage 2009; 38 (6): 928–949

Maas MB, Safdieh JE. Ischemic stroke: pathophysiology and principles of localization. Neurology 2009; 30 (1): 1–16

Malhotra S, Pandyan AD, Day CR, Jones PW, Hermens H. Spasticity, an impairment that is poorly defi ned and poorly measured. Clin Rehabil 2009; 23 (7): 651–658

Mani S, Mutha PK, Przybyla A, Haaland KY, Good DC, Sainburg RL. Contralesional motor deficits after unilateral stroke reflect hemisphere-specific control mechanisms. Brain 2013; 136 (Pt 4): 1288–1303

Pandyan AD, Gregoric M, Barnes MP, et al. Spasticity: clinical perceptions, neurological realities and meaningful measurement. Disabil Rehabil 2005; 27 (1–2): 2–6

Patten C, Lexell J, Brown HE. Weakness and strength training in persons with poststroke hemiplegia: rationale, method, and efficacy. J Rehabil Res Dev 2004; 41 (3A): 293–312

Platz T, Eickhof C, Nuyens G, Vuadens P. Clinical scales for the assessment of spasticity, associated phenomena, and function: a systematic review of the literature. Disabil Rehabil 2005; 27 (1–2): 7–18

Rothwell J, Lennon S. Control of Human Voluntary Movement. 2nd ed. London, UK: Chapman and Hall; 1994

Shumway-Cook A, Woollacott MH. Motor Control: Translating Research into Clinical Practice. 3 rd ed. Philadelphia, PA: Lippincott Williams & Wilkins; 2006

Soderlund A, Malterud K. Why did I get chronic fatigue syndrome? A qualitative interview study of causal attributions in women patients. Scand J Prim Health Care 2005; 23 (4): 242–247

Stokes M. Neurological Physiotherapy. London, UK: Mosby; 1998

Thibaut A, Chatelle C, Ziegler E, Bruno MA, Laureys S, Gosseries O. Spasticity after stroke: physiology, assessment and treatment. Brain Inj 2013; 27 (10): 1093–1105

Toft E. Mechanical and electromyographic stretch responses in spastic and healthy subjects. Acta Neurol Scand Suppl 1995; 163: 1–24

Turton A, Pomeroy V. When should upper limb function be trained after stroke? Evidence for and against early intervention. NeuroRehabilitation 2002; 17 (3): 215–224

Tyldesley B, Grieve J. Muscles, Nerves and Movement: Kinesiology in Daily Living. 2nd ed. Oxford, UK: Blackwell Sciences; 1996

Vattanasilp W, Ada L, Crosbie J. Contribution of thixotropy, spasticity, and contracture to ankle stiffness after stroke. J Neurol Neurosurg Psychiatry 2000; 69 (1): 34–39

Voerman GE, Gregoric M, Hermens HJ. Neurophysiological methods for the assessment of spasticity: the Hoffmann reflex, the tendon reflex, and the stretch reflex. Disabil Rehabil 2005; 27 (1–2): 33–68

Walshe FMR. The decerebrate rigidity of Sherrington in man: its recognition and diff erentiation from other forms of tonic muscular contraction. Arch Neur Psych 1923; 10 (1): 1–28

Ward NS, Brown MM, Thompson AJ, Frackowiak RS. Neural correlates of motor recovery after stroke: a longitudinal fMRI study. Brain 2003; 126 (Pt 11): 2476–2496

Ward NS, Cohen LG. Mechanisms underlying recovery of motor function after stroke. Arch Neurol 2004; 61 (12): 1844–1848

Wood DE, Burridge JH, van Wijck FM, et al. Biomechanical approaches applied to the lower and upper limb for the measurement of spasticity: a systematic review of the literature. Disabil Rehabil 2005; 27 (1- 2): 19–32

Yarkony GM, Sahgal V. Contractures. A major complication of craniocerebral trauma. Clin Orthop Relat Res 1987; (219): 93–96

Yelnik AP, Simon O, Parratte B, Gracies JM. How to clinically assess and treat muscle overactivity in spastic paresis. J Rehabil Med 2010; 42 (9): 801–807

Young RR. Spasticity: a review. Neurology 1994; 44 (11, Suppl 9) S 12–S 20

6.3 Kapitel 3: Bewegung

Aaslund MK, Moe-Nilssen R. Treadmill walking with body weight support effect of treadmill, harness and body weight support systems. Gait Posture. 2008; 28: 303–308

Abe H, Kondo T, Oouchida Y, Suzukamo Y, Fujiwara S, Izumi S. Prevalence and length of recovery of pusher syndrome based on cerebral hemispheric lesion side in patients with acute stroke. Stroke 2012; 43 (6): 1654–1656

Ada L, Canning CG. Anticipating and avoiding muscle shortening. In: Ada L, Canning CG, eds. Key Issues in Neurological Physiotherapy. New York, NY: Oxford University Press; 1990: 219–236. Physiotherapy: Foundations for Practice

Ada L, Dorsch S, Canning CG. Strengthening interventions increase strength and improve activity after stroke: a systematic review. Aust J Physiother 2006; 52 (4): 241–248

Ada L, Foongchomcheay A, Canning C. Supportive devices for preventing and treating subluxation of the shoulder after stroke. Cochrane Database Syst Rev 2005; (1): CD003863

Alexandrov AV, Frolov AA, Horak FB, Carlson-Kuhta P, Park S. Feedback equilibrium control during human standing. Biol Cybern 2005; 93 (5): 309–322

Alfieri FM, Riberto M, Gatz LS, Ribeiro CP, Lopes JA, Battistella LR. Functional mobility and balance in community- dwelling elderly submitted to multisensory versus strength exercises [published correction appears in Clin Interv Aging 2010; 5: 363. Santarém, José Maria removed]. Clin Interv Aging 2010; 5: 181–185

Aruin A, Almeida G. A coactivation strategy in anticipatory postural adjustments in persons with Down syndrome. Motor Control 1997; 1: 178–191

Aruin AS. The effect of asymmetry of posture on anticipatory postural adjustments. Neurosci Lett 2006; 401 (1–2e): 150–153

Aruin AS, Latash ML. Anticipatory postural adjustments during self-initiated perturbations of diff erent magnitude triggered by a standard motor action. Electroencephalogr Clin Neurophysiol 1996; 101 (6): 497–503

Asberg KH. Orthostatic tolerance training of stroke patients in general medical wards. An experimental study. Scand J Rehabil Med 1989; 21 (4): 179–185

Ashburn A, Lynch-Ellerington M. Disadvantage of the early use of wheelchairs in the treatment of hemiplegia. Clin Rehabil 1988; 2: 327–331

Bader-Johansson C. Grundmotorik, Lund, Sweden: Studentlitteratur
Bae SH, Lee HG, Kim YE, Kim GY, Jung HW, Kim KY. Effects of trunk stabilization exercises on diff erent support surfaces on the cross-sectional area of the trunk muscles and balance ability. J Phys Ther Sci 2013; 25 (6): 741–745

Bae SH, Lee HG, Kim YE, Kim GY, Jung HW, Kim KY. Effects of trunk stabilization exercises on different support surfaces on the cross-sectional area of the trunk muscles and balance ability. J Phys Ther 2013; 25 (6): 741–745

Baldan AMS, Alouche SR, Araujo IM, Freitas SM. Effect of light touch on postural sway in individuals with balance problems: a systematic review. Gait Posture 2014; 40 (1): 1–10

Barbieri G, Gissot AS, Fouque F, Casillas JM, Pozzo T, Pérennou D. Does proprioception contribute to the sense of verticality? Exp Brain Res 2008; 185 (4): 545–552

Barra J, Pérennou D. Is the sense of verticality vestibular? [in French] Neurophysiol Clin 2013; 43 (3): 197–204

Barra J, Marquer A, Joassin R, et al. Humans use internal models to construct and update a sense of verticality. Brain 2010; 133 (Pt 12): 3 552–3 563

Bateni H, Maki BE. Assistive devices for balance and mobility: benefits, demands, and adverse consequences. Arch Phys Med Rehabil 2005; 86 (1): 134–145

Bateni H, Zecevic A, McIlroy WE, Maki BE. Resolving confl icts in task demands during balance recovery: does holding an object inhibit compensatory grasping? Exp Brain Res 2004; 157 (1): 49–58

Bayouk J-F, Boucher JP, Leroux A. Balance training following stroke: effects of task-oriented exercises with and without altered sensory input. Int J Rehabil Res 2006; 29 (1): 51–59

Belenkiy VE, Gurfinkel VS, Paltsev EI. On elements of control of voluntary movements. Biofizika 1967; 12 (1): 135–141

Berencsi A, Ishihara M, Imanaka K. The functional role of central and peripheral vision in the control of posture. Hum Mov Sci 2005; 24 (5–6): 689–709

Berg W, Strang A. The Role of Electromyography (EMG) in the Study of Anticipatory Postural Adjustments. Rijeka, Croatia: InTech; 2012

Bernstein N. The Coordination and Regulation of Movements. New York, NY: Pergamon; 1967

Bharadwaj K, Sugar TG, Koeneman JB, Koeneman EJ. Design of a robotic gait trainer using spring over muscle actuators for ankle stroke rehabilitation. J Biomech Eng 2005; 127 (6): 1009–1013

Blouin J, Bard C, Teasdale N, et al. Reference systems for coding spatial information in normal subjects and a deafferented patient. Exp Brain Res 1993; 93 (2): 324–331

Blouin J, Saradjian AH, Lebar N, Guillaume A, Mouchnino L. Opposed optimal strategies of weighting somatosensory inputs for planning reaching movements toward visual and proprioceptive targets. J Neurophysiol 2014; 112 (9): 2290–2301

Bobath B. Adult Hemiplegia: Evaluation and Treatment. 2nd ed. London, UK: William Heinemann; 1978

Bobath B. Adult Hemiplegia: Evaluation and Treatment. 3 rd ed. Oxford, UK: Butterworth-Heinemann; 1990

Bohannon R, Andrews A. Limb Muscle Strength is Impaired Bilaterally after stroke. J Phys Ther Sci 1995; 7 (1): 1–7

Bonan IV, Yelnik AP, Colle FM, et al. Reliance on visual information after stroke. Part II: Eff ectiveness of a balance rehabilitation program with visual cue deprivation after stroke: a randomized controlled trial. Arch Phys Med Rehabil 2004; 85 (2): 274–278

Bonan IV, Guettard E, Leman MC, Colle FM, Yelnik AP. Subjective visual vertical perception relates to balance in acute stroke. Arch Phys Med Rehabil 2006; 87 (5): 642–646

Bonan IV, Marquer A, Eskiizmirliler S, Yelnik AP, Vidal PP. Sensory reweighting in controls and stroke patients. Clin Neurophysiol 2013; 124 (4): 713–722

Boonsinsukh R, Panichareon L, Phansuwan-Pujito P. Light touch cue through a cane improves pelvic stability during walking in stroke. Arch Phys Med Rehabil 2009; 90 (6): 919–926

Boonsinsukh R, Panichareon L, Saengsirisuwan V, Phansuwan-Pujito P. Clinical identification for the use of light touch cues with a cane in gait rehabilitation poststroke. Top Stroke Rehabil 2011; 18 (1, Suppl 1): 633–642

Borghuis J, Hof AL, Lemmink KA. The importance of sensory-motor control in providing core stability: implications for measurement and training. Sports Med 2008; 38 (11): 893–916

Bouisset S, Do MC. Posture, dynamic stability, and voluntary movement. Neurophysiol Clin 2008; 38 (6): 345–362

Bouisset S, Le Bozec S. Posturo-kinetics capacity and postural function in voluntary movement. In: Latash ML, ed. Progress in Motor Control. Champaign, IL: Human Kinetics; 2002: 25–52

Bouisset S, Zattara M. A sequence of postural movements precedes voluntary movement. Neurosci Lett 1981; 22: 263–270

Bowden JL, Lin GG, McNulty PA. The prevalence and magnitude of impaired cutaneous sensation across the hand in the chronic period post-stroke. PLoS ONE 2014; 9 (8): e104153

Bowen A, Hazelton C, Pollock A, Lincoln NB. Cognitive rehabilitation for spatial neglect following stroke. Cochrane Database Syst Rev 2013; 7 (7): CD003586

Brady RA, Peters BT, Batson CD, Ploutz-Snyder R, Mulavara AP, Bloomberg JJ. Gait adaptability training is affected by visual dependency. Exp Brain Res 2012; 220 (1): 1–9

Bridgewater KJ, Sharpe MH. Trunk muscle performance in early Parkinson's disease. Phys Ther 1998; 78 (6): 566–576

Brock K, Haase G, Rothacher G, Cotton S. Does physiotherapy based on the Bobath Concept, in conjunction with a task practice, achieve greater improvement in walking ability in people with stroke compared to physiotherapy focused on structured task practice alone?: a pilot randomized controlled trial. Clin Rehabil 2011; 25 (10): 903–912

Brodal P. Det nevrologiske grunnlaget for balanse.pdf. Fysioterapeuten 2004; (8): 25–30

Brodal P. The Central Nervous System: Structure and Function. 4th ed. New York, NY: Oxford University Press; 2010

Brooks V. The Neural Basis for Motor Control. Oxford, UK: Oxford University Press; 1986

Brown LA, Shumway-Cook A, Woollacott MH. Attentional demands and postural recovery: the effects of aging. J Gerontol A Biol Sci Med Sci 1999; 54 (4): M165–M171

Bussel B, Roby-Brami A, Néris OR, Yakovleff A. Evidence for a spinal stepping generator in man. Electrophysiological study. Acta Neurobiol Exp (Warsz) 1996; 56 (1): 465–468

Caillet R. The Shoulder in Hemiplegia. Philadelphia, PA: FA Davis; 1980

Caneiro JP, O'Sullivan P, Burnett A, Barach A, O'Neil D, Tveit O, Olafsdottir K. The influence of different sitting postures on head/neck posture and muscle activity. Man Ther 2010; 15 (1): 54–60

Cambridge NA. Electrical apparatus used in medicine before 1900. Proc R Soc Med 1977; 70 (9): 635–641

Canning CG, Ada L, Adams R, O'Dwyer NJ. Loss of strength contributes more to physical disability after stroke than loss of dexterity. Clin Rehabil 2004; 18 (3): 300–308

Carr LJ, Harrison LM, Stephens JA. Evidence for bilateral innervation of certain homologous motoneurone pools in man. J Physiol 1994; 475 (2): 217–227

Casadio M, Morasso P, Sanguineti V, Giannoni P. Minimally assistive robot training for proprioception enhancement. Exp Brain Res 2009; 194 (2): 219–231

Cheng PT, Liaw MY, Wong MK, Tang FT, Lee MY, Lin PS. The sit-to-stand movement in stroke patients and its correlation with falling. Arch Phys Med Rehabil 1998; 79 (9): 1043–1046

Cirstea MC, Levin MF. Compensatory strategies for reaching in stroke. Brain 2000; 123 (Pt 5): 940–953

Clément G, Delière Q, Migeotte PF. Perception of verticality and cardiovascular responses during short-radius centrifugation. J Vestib Res 2014; 24 (1): 1–8

Cornall C. Self-propelling wheelchairs: the effects on spasticity in hemiplegic patients. Physiother Theory Pract 1991; 7 (1): 13–21

Cote KP, Brunet ME, Gansneder BM, Shultz SJ. Effects of pronated and supinated foot postures on static and dynamic postural stability. J Athl Train 2005; 40 (1): 41–46

Cram JF, Criswell E. Introduction to Surface Electromyography. Sudbury, MA: Jones and Bartlett; 2011

Creath R, Kiemel T, Horak F, Jeka JJ. The role of vestibular and somatosensory systems in intersegmental control of upright stance. J Vestib Res 2008; 18 (1): 39–49

Crosbie J, Kilbreath SL, Hollmann L, York S. Scapulohumeral rhythm and associated spinal motion. Clin Biomech (Bristol, Avon) 2008; 23 (2): 184–192

Daubney ME, Culham EG. Lower-extremity muscle force and balance performance in adults aged 65 years and older. Phys Ther 1999; 79 (12): 1177–1185

Davies P. Steps to Follow: The Comprehensive Treatment of Patients with Hemiplegia. 2nd ed. Berlin, Germany: Springer; 2003

Decety J. The neurophysiological basis of motor imagery. Behav Brain Res 1996; 77 (1–2): 45–52

Deliagina TG, Beloozerova IN, Zelenin PV, Orlovsky GN. Spinal and supraspinal postural networks. Brain Res Brain Res Rev 2008; 57 (1): 212–221

Dickstein R, Shefi S, Marcovitz E, Villa Y. Anticipatory postural adjustment in selected trunk muscles in post stroke hemiparetic patients. Arch Phys Med Rehabil 2004; 85 (2): 261–267

Dietz V. Human neuronal control of automatic functional movements: interaction between central programs and aff erent input. Physiol Rev 1992; 72 (1): 33–69

Dijkerman HC, Ietswaart M, Johnston M, MacWalter RS. Does motor imagery training improve hand function in chronic stroke patients? A pilot study. Clin Rehabil 2004; 18 (5): 538–549

Dobkin BH, Duncan PW. Should body weight-supported treadmill training and robotic-assistive steppers for locomotor training trot back to the starting gate? Neurorehabil Neural Repair 2012; 26 (4): 308–317

Doucet BM, Lam A, Griffin L. Neuromuscular electrical stimulation for skeletal muscle function. Yale J Biol Med 2012; 85 (2): 201–215

Ebenbichler GR, Oddsson LI, Kollmitzer J, Erim Z. Sensory-motor control of the lower back: implications for rehabilitation. Med Sci Sports Exerc 2001; 33 (11): 1889–1898

Edwards S. Neurological Physiotherapy: A Problem- Solving Approach. 2nd ed. Philadelphia, PA: Churchill Livingstone; 1996

Eskes GA, Butler B, McDonald A, Harrison ER, Phillips SJ. Limb activation effects in hemispatial neglect. Arch Phys Med Rehabil 2003; 84 (3): 323–328

Falla D, Jull G, Russell T, Vicenzino B, Hodges P. Effect of neck exercise on sitting posture in patients with chronic neck pain. Phys Ther 2007; 87(4): 408–417

Ferguson AR, Huie JR, Crown ED, et al. Maladaptive spinal plasticity opposes spinal learning and recovery in spinal cord injury. Front Phys 2012; 3 (October): 399

Feys HM, De Weerdt WJ, Selz BE, et al. Effect of a therapeutic intervention for the hemiplegic upper limb in the acute phase after stroke: a single-blind, randomized, controlled multicenter trial. Stroke 1998; 29(4): 785–792

Fitzpatrick R, Rogers DK, McCloskey DI. Stable human standing with lower-limb muscle aff erents providing the only sensory input. J Physiol 1994; 480(Pt 2): 395–403

Franzén E, Gurfinkel VS, Wright WG, Cordo PJ, Horak FB. Haptic touch reduces sway by increasing axial tone. Neuroscience 2011; 174 (3): 216–223

Gandevia SC, Refshauge KM, Collins DF. Proprioception: peripheral inputs and perceptual interactions. Adv Exp Med Biol 2002; 508: 61–68

Garland SJ, Gray VL, Knorr S. Muscle activation patterns and postural control following stroke. Mot Contr 2009; 13 (4): 387–411

Garland SJ, Pollock CL, Ivanova TD. Could motor unit control strategies be partially preserved after stroke? Front Hum Neurosci 2014; 8 (October): 864

Genthon N, Vuillerme N, Monnet JP, Petit C, Rougier P. Biomechanical assessment of the sitting posture maintenance in patients with stroke. Clin Biomech (Bristol, Avon) 2007; 22 (9): 1024–1029

Geurts A, Mulder T, Nienhuis B, Rijken R. Influence of orthopedic footwear on postural control in patients with hereditary motor and sensory neuropathy. J Rehabil Sci 1992; 5: 3–9

Geurts ACH, de Haart M, van Nes IJ, Duysens J. A review of standing balance recovery from stroke. Gait Posture 2005; 22 (3): 267–281

Graham JV, Eustace C, Brock K, Swain E, Irwin-Carruthers S. The Bobath Concept in contemporary clinical practice. Top Stroke Rehabil 2009; 16(1): 57–68

Gramsbergen A. Postural control in man: the phylogenetic perspective. Neural Plast 2005; 12 (2–3): 77–88, discussion 263–272

Gribble PA, Hertel J, Plisky P. Using the Star Excursion Balance Test to assess dynamic postural-control deficits and outcomes in lower extremity injury: a literature and systematic review. J Athl Train 2012; 47 (3): 339–357

Griffin C. Management of the hemiplegic shoulder complex. Top Stroke Rehabil 2014; 21 (4): 316–318

Grimaldi A. Assessing lateral stability of the hip and pelvis. Man Ther 2011; 16 (1): 26–32

Guertin PA. The spinal cord: functional organization, diseases, and dysfunctions. In: Aldskogius H, ed. Animal Models of Spinal Cord Repair. Neuromethods. Totowa, NJ: Humana Press; 2013

Gurfinkel V, Cacciatore TW, Cordo P, Horak F, Nutt J, Skoss R. Postural muscle tone in the body axis of healthy humans. J Neurophysiol 2006; 96(5): 2678–2687

Hacmon RR, Krasovsky T, Lamontagne A, Levin MF. Deficits in intersegmental trunk coordination during walking are related to clinical balance and gait function in chronic stroke. J Neurol Phys Ther 2012; 36 (4): 173–181

Harvey M, Hood B, North A, Robertson IH. The effects of visuomotor feedback training on the recovery of hemispatial neglect symptoms: assessment of a 2-week and follow-up intervention. Neuropsychologia 2003; 41 (8): 886–893

Hasan Z. The human motor control system's response to mechanical perturbation: should it, can it, and does it ensure stability? J Mot Behav 2005; 37 (6): 484–493

Heilman KM, Valenstein E. Clinical Neuropsychology. 4th ed. New York, NY: Oxford University Press; 2003

Held J. Recovery of function after brain damage: theoretical implication for therapeutic intervention. In: Carr JH, Shepherd RB, eds. Movement Science: Foundations for Physical Therapy in Rehabilitation. Rockville, MD: Aspen Publishers; 1987: 155–177

Hijmans JM, Geertzen JH, Dijkstra PU, Postema K. A systematic review of the effects of shoes and other ankle or foot appliances on balance in older people and people with peripheral nervous system disorders. Gait Posture 2007; 25 (2): 316–323

Hilfiker R, Vaney C, Gattlen B, et al. Local dynamic stability as a responsive index for the evaluation of rehabilitation effect on fall risk in patients with multiple sclerosis: a longitudinal study. BMC Res Notes 2013; 6: 260

Himmelbach M, Karnath H-O. Goal-directed hand movements are not affected by the biased space representation in spatial neglect. J Cogn Neurosci 2003; 15 (7): 972–980
Horak FB. Clinical measurement of postural control in adults. Phys Ther 1987; 67 (12): 1881–1885
Horak FB. Clinical assessment of balance disorders. Gait Posture 1997; 6: 76–84
Horak FB. Postural orientation and equilibrium: what do we need to know about neural control of balance to prevent falls? Age Ageing 2006; 35 (Suppl 2): ii7–ii11
Horak FB, Henry SM, Shumway-Cook A. Postural perturbations: new insights for treatment of balance disorders. Phys Ther 1997; 77 (5): 517–533
Horak FB, Nashner LM. Central programming of postural movements: adaptation to altered support-surface confi gurations. J Neurophysiol 1986; 55 (6): 1369–1381
Horlings CGC, Küng UM, van Engelen BG, et al. Balance control in patients with distal versus proximal muscle weakness. Neuroscience 2009; 164 (4): 1876–1886
Hsieh C-L, Sheu CF, Hsueh IP, Wang CH. Trunk control as an early predictor of comprehensive activities of daily living function in stroke patients. Stroke 2002; 33 (11): 2626–2630
Hubble RP, Naughton GA, Silburn PA, Cole MH. Trunk muscle exercises as a means of improving postural stability in people with Parkinson's disease: a protocol for a randomised controlled trial. BMJ Open 2014; 4 (12): e006095
Hubli M, Dietz V. The physiological basis of neurorehabilitation – locomotor training after spinal cord injury. J Neuroeng Rehabil 2013; 10: 5
Hunter MC, Hoffman MA. Postural control: visual and cognitive manipulations. Gait Posture 2001; 13 (1): 41–48
Ietswaart M, Johnston M, Dijkerman HC, et al. Mental practice with motor imagery in stroke recovery: randomized controlled trial of efficacy. Brain 2011; 134 (Pt 5): 1373–1386
Inglin B, Woollacott M. Age-related changes in anticipatory postural adjustments associated with arm movements. J Gerontol 1988; 43 (4): M105–M113
Ivanenko YP, Cappellini G, Solopova IA, et al. Plasticity and modular control of locomotor patterns in neurological disorders with motor deficits. Front Comput Neurosci 2013; 7 (September): 123
Jacobs JV, Horak FB. Cortical control of postural responses. J Neural Transm 2007; 114 (10): 1339–1348
Jacobs JV, Lou JS, Kraakevik JA, Horak FB. The supplementary motor area contributes to the timing of the anticipatory postural adjustment during step initiation in participants with and without Parkinson's disease. Neuroscience 2009; 164 (2): 877–885
Jakobs T, Miller JA, Schultz AB. Trunk position sense in the frontal plane. Exp Neurol 1985; 90(1): 129–138
Jeka JJ. Light touch contact as a balance aid. Phys Ther 1997; 77 (5): 476–487
Jeka JJ, Lackner JR. Fingertip contact influences human postural control. Exp Brain Res 1994; 100 (3): 495–502
Jeka JJ, Lackner JR. The role of haptic cues from rough and slippery surfaces in human postural control. Exp Brain Res 1995; 103 (2): 267–276
Kamphuis JF, de Kam D, Geurts AC, Weerdesteyn V. Is weight-bearing asymmetry associated with postural instability after stroke? A systematic review. Stroke Res Treat 2013; 2013: 692 137
Kandel ER, Schwartz JH, Jessell TM, Siegelbaum SA, Hudspeth AJ, eds. Principles of Neural Science. 5th ed. New York, NY: McGraw-Hill Professional; 2013
Kanekar N, Lee Y-J, Aruin AS. Effect of light finger touch in balance control of individuals with multiple sclerosis. Gait Posture 2013; 38 (4): 643–647
Kang HG, Dingwell JB. Dynamic stability of superior vs. inferior segments during walking in young and older adults. Gait Posture 2009; 30 (2): 260–263
Karatas M, Cetin N, Bayramoglu M, Dilek A. Trunk muscle strength in relation to balance and functional disability in unihemispheric stroke patients. Am J Phys Med Rehabil 2004; 83 (2): 81–87
Karnath HO, Dieterich M. Spatial neglect – a vestibular disorder? Brain 2006; 129 (Pt 2): 293–305
Karnath HO, Ferber S, Dichgans J. The origin of contraversive pushing: evidence for a second graviceptive system in humans. Neurology 2000; 55 (9): 1298–1304
Kavounoudias A, Roll R, Roll JP. The plantar sole is a 'dynamometric map' for human balance control. Neuroreport 1998; 9 (14): 3 247–3 252
Kavounoudias A, Roll R, Roll JP. Foot sole and ankle muscle inputs contribute jointly to human erect posture regulation. J Physiol 2001; 532 (Pt 3): 869–878
Keijsers NLW, Admiraal MA, Cools AR, Bloem BR, Gielen CC. Differential progression of proprioceptive and visual information processing deficits in Parkinson's disease. Eur J Neurosci 2005; 21 (1): 239–248
Kibler WB, Press J, Sciascia A. The role of core stability in athletic function. Sports Med 2006; 36 (3): 189–198
Kidd G, Musa IM, Lawes N. Understanding Neuromuscular Plasticity: A Basis for Clinical Rehabilitation. London, UK: Edward Arnold; 1992
Kim YH, Park JW, Ko MH, Jang SH, Lee PK. Plastic changes of motor network after constraint-induced movement therapy. Yonsei Med J 2004; 45 (2): 241–246
King AC, Wang Z, Newell KM. Asymmetry of recurrent dynamics as a function of postural stance. Exp Brain Res 2012; 220 (3–4): 239–250
Kitsos GH, Hubbard IJ, Kitsos AR, Parsons MW. The ipsilesional upper limb can be affected following stroke. ScientificWorldJournal 2013; 2013: 684 860
Klous M, Mikulic P, Latash ML. Early postural adjustments in preparation to whole-body voluntary sway. J Electromyogr Kinesiol 2012; 22 (1): 110–116
Klous M, Mikulic P, Latash ML. Two aspects of feedforward postural control: anticipatory postural adjustments and anticipatory synergy adjustments. J Neurophysiol 2011; 105 (5): 2275–2288
Krishnan V, Aruin AS, Latash ML. Two stages and three components of the postural preparation to action. Exp Brain Res 2011; 212 (1): 47–63
Krishnan V, Kanekar N, Aruin AS. Anticipatory postural adjustments in individuals with multiple sclerosis. Neurosci Lett 2012; 506 (2): 256–260
Kwakkel G, Van Peppen R, Wagenaar RC, et al. Eff ects of augmented exercise therapy time after stroke: A metaanalysis. Stroke. 2004; 35: 2529–2539
Lackner JR, DiZio P. Vestibular, proprioceptive, and haptic contributions to spatial orientation. Annu Rev Psychol 2005; 56: 115–147
Lafosse C, Kerckhofs E, Troch M, Vandenbussche E. Upper limb exteroceptive somatosensory and proprioceptive sensory aff erent modulation of hemispatial neglect. J Clin Exp Neuropsychol 2003; 25 (3): 308–323

Lakhani B, Mansfield A, Inness EL, McIlroy WE. Compensatory stepping responses in individuals with stroke: a pilot study. Physiother Theory Pract 2011; 27 (4): 299–309

Latash ML, Aruin AS, Neyman I, Nicholas JJ. Anticipatory postural adjustments during self infl icted and predictable perturbations in Parkinson's disease. J Neurol Neurosurg Psychiatry 1995; 58 (3): 326–334

Le Bozec S, Bouisset S. Does postural chain mobility influence muscular control in sitting ramp pushes? Exp Brain Res 2004; 158 (4): 427–437

Lee LJ, Coppieters MW, Hodges PW. Anticipatory postural adjustments to arm movement reveal complex control of paraspinal muscles in the thorax. J Electromyogr Kinesiol 2009; 19 (1): 46–54

Lee MY, Wong MK, Tang FT, Cheng PT, Lin PS. Comparison of balance responses and motor patterns during sit-to-stand task with functional mobility in stroke patients. Am J Phys Med Rehabil 1997; 76 (5): 401–410

Leonard JA, Brown RH, Stapley PJ. Reaching to multiple targets when standing: the spatial organization of feedforward postural adjustments. J Neurophysiol 2009; 101 (4): 2120–2133

Levin MF, Panturin E. Sensorimotor integration for functional recovery and the Bobath approach. Mot Contr 2011; 15 (2): 285–301

Liepert J, Bauder H, Wolfgang HR, Miltner WH, Taub E, Weiller C. Treatment-induced cortical reorganization after stroke in humans. Stroke 2000; 31 (6): 1210–1216

Lin KC. Right-hemispheric activation approaches to neglect rehabilitation poststroke. Am J Occup Ther 1996; 50 (7): 504–515

Lindberg P, Schmitz C, Forssberg H, Engardt M, Borg J. Effects of passive-active movement training on upper limb motor function and cortical activation in chronic patients with stroke: a pilot study. J Rehabil Med 2004; 36 (3): 117–123

Lockhart DB, Ting LH. Optimal sensorimotor transformations for balance. Nat Neurosci 2007; 10 (10): 1329–1336

Logan D, Kiemel T, Dominici N, et al. The many roles of vision during walking. Exp Brain Res 2010; 206 (3): 337–350

Logan D, Kiemel T, Jeka JJ. Asymmetric sensory reweighting in human upright stance. PLoS ONE 2014; 9 (6): e100418

Lopez C, Blanke O. The thalamocortical vestibular system in animals and humans. Brain Res Brain Res Rev 2011; 67 (1–2): 119–146

Loram ID, Gollee H, Lakie M, Gawthrop PJ. Human control of an inverted pendulum: is continuous control necessary? Is intermittent control effective? Is intermittent control physiological? J Physiol 2011; 589 (Pt 2): 307–324

Loubinoux I, Carel C, Pariente J, et al. Correlation between cerebral reorganization and motor recovery after subcortical infarcts. Neuroimage 2003; 20 (4): 2166–2180

Ludewig PM, Reynolds JF. The association of scapular kinematics and glenohumeral joint pathologies. J Orthop Sports Phys Ther 2009; 39 (2): 90–104

Luft CDB. Learning from feedback: the neural mechanisms of feedback processing facilitating better performance. Behav Brain Res 2014; 261: 356–368

Lum PS, Burgar CG, Shor PC, Majmundar M, Van der Loos M. Robot-assisted movement training compared with conventional therapy techniques for the rehabilitation of upper-limb motor function after stroke. Arch Phys Med Rehabil 2002; 83 (7): 952–959

Lynch-Ellerington. What Are Associated Reactions? Synapse, Spring 2000; 28–30

Lynskey JV, Belanger A, Jung R. Activity-dependent plasticity in spinal cord injury. J Rehabil Res Dev 2008; 45 (2): 229–240

Macaluso A, De Vito G. Muscle strength, power and adaptations to resistance training in older people. Eur J Appl Physiol 2004; 91 (4): 450–472

Macé MJ, Levin O, Alaerts K, Rothwell JC, Swinnen SP. Corticospinal facilitation following prolonged proprioceptive stimulation by means of passive wrist movement. J Clin Neurophysiol 2008; 25 (4): 202–209

McIlroy WE, Maki BE. Age-related changes in compensatory stepping in response to unpredictable perturbations. J Gerontol A Biol Sci Med Sci 1996; 51(6): M289–M296

McKenzie J. The Foot as a Half-dome. BMJ 1955; 1 (4921): 1068–1070

McKeon PO, Hertel J, Bramble D, Davis I. The foot core system: a new paradigm for understanding intrinsic foot muscle function. Br J Sports Med 2015; 49(5): 290

Mackay-Lyons M. Central pattern generation of locomotion: a review of the evidence. Phys Ther 2002; 82 (1): 69–83

Maki BE, McIlroy WE. Control of rapid limb movements for balance recovery: age-related changes and implications for fall prevention. Age Ageing 2006; 35 (Suppl 2): ii12–ii18

Maki BE, McIlroy WE. The role of limb movements in maintaining upright stance: the "change-in-support" strategy. Phys Ther 1997; 77 (5): 488–507

Maki BE, Edmondstone MA, McIlroy WE. Age-related diff erences in laterally directed compensatory stepping behavior. J Gerontol A Biol Sci Med Sci 2000; 55 (5): M270–M277

Mancini M, Horak FB. The relevance of clinical balance assessment tools to differentiate balance deficits. Eur J Phys Rehabil Med 2010; 46 (2): 239–248

Mancini M, Zampieri C, Carlson-Kuhta P, Chiari L, Horak FB. Anticipatory postural adjustments prior to step initiation are hypometric in untreated Parkinson's disease: an accelerometer-based approach. Eur J Neurol 2009; 16 (9): 1028–1034

Mansfield A, Inness EL, Lakhani B, McIlroy WE. Determinants of limb preference for initiating compensatory stepping poststroke. Arch Phys Med Rehabil 2012; 93 (7): 1179–1184

Mansfield A, Inness EL, Wong JS, Fraser JE, McIlroy WE. Is impaired control of reactive stepping related to falls during inpatient stroke rehabilitation? Neurorehabil Neural Repair 2013; 27 (6): 526–533

Marigold DS, Misiaszek JE. Whole-body responses: neural control and implications for rehabilitation and fall prevention. Neuroscientist 2009; 15 (1): 36–46

Marigold DS, Eng JJ, Tokuno CD, Donnelly CA. Contribution of muscle strength and integration of aff erent input to postural instability in persons with stroke. Neurorehabil Neural Repair 2004; 18 (4): 222–229

Martinez KM, Mille ML, Zhang Y, Rogers MW. Stepping in persons poststroke: comparison of voluntary and perturbation-induced responses. Arch Phys Med Rehabil 2013; 94 (12): 2425–2432

Massaad F, Levin O, Meyns P, Drijkoningen D, Swinnen SP, Duysens J. Arm sway holds sway: locomotor-like modulation of leg reflexes when arms swing in alternation. Neuroscience 2014; 258: 34–46

Massion J. Movement, posture and equilibrium: interaction and coordination. Prog Neurobiol 1992; 38 (1): 35–56

Massion J. Postural control system. Curr Opin Neurobiol 1994; 4 (6): 877–887

Massion J, Alexandrov A, Frolov A. Why and how are posture and movement coordinated? Prog Brain Res 2004; 143: 13–27

Massion J, Ioffe M, Schmitz C, Viallet F, Gantcheva R. Acquisition of anticipatory postural adjustments in a bimanual load-lifting task: normal and pathological aspects. Exp Brain Res 1999; 128 (1–2): 229–235

Maurer C, Peterka RJ. A new interpretation of spontaneous sway measures based on a simple model of human postural control. J Neurophysiol 2005; 93 (1): 189–200

Maurer C, Mergner T, Peterka RJ. Multisensory control of human upright stance. Exp Brain Res 2006; 171 (2): 231–250

Mehrholz J, Pohl M. Electromechanical-assisted gait training after stroke: a systematic review comparing end-effector and exoskeleton devices. J Rehabil Med 2012; 44 (3): 193–199

Mehrholz J, Pohl M, Elsner B. Treadmill training and body weight support for walking after stroke. Cochrane Database Syst Rev 2014; 1: CD002840

Melzer I, Benjuya N, Kaplanski J, Alexander N. Association between ankle muscle strength and limit of stability in older adults. Age Ageing 2009; 38 (1): 119–123

Menz HB, Morris ME, Lord SR. Foot and ankle characteristics associated with impaired balance and functional ability in older people. J Gerontol A Biol Sci Med Sci 2005; 60 (12): 1546–1552

Mercier C, Bertrand AM, Bourbonnais D. Comparison of strength measurements under single-joint and multi- joint conditions in hemiparetic individuals. Clin Rehabil 2005; 19 (5): 523–530

Mergner T, Maurer C, Peterka RJ. A multisensory posture control model of human upright stance. Prog Brain Res 2003; 142 (1): 189–201

Meyer PF, Oddsson LI, De Luca CJ. The role of plantar cutaneous sensation in unperturbed stance. Exp Brain Res 2004; 156 (4): 505–512

Michaelsen SM, Dannenbaum R, Levin MF. Task-specifi c training with trunk restraint on arm recovery in stroke: randomized control trial. Stroke 2006; 37 (1): 186–192

Michaelsen SM, Luta A, Roby-Brami A, Levin MF. Effect of trunk restraint on the recovery of reaching movements in hemiparetic patients. Stroke 2001; 32 (8): 1875–1883

Misiaszek JE, Krauss EM. Restricting arm use enhances compensatory reactions of leg muscles during walking. Exp Brain Res 2005; 161 (4): 474–485

Mittelstaedt H. Somatic versus vestibular gravity reception in man. Ann N Y Acad Sci 1992; 656: 124–139

Mittelstaedt H. Somatic graviception: biological psychology. 1996. http: //www.sciencedirect.com/science/article/pii/ 0301051195051465. Accessed July 1, 2013

Mononen K, Konttinen N, Viitasalo J, Era P. Relationships between postural balance, rifl e stability and shooting accuracy among novice rifl e shooters. Scand J Med Sci Sports 2007; 17 (2): 180–185

Morasso P, Casadio M, Mohan V, Zenzeri J. A neural mechanism of synergy formation for whole body reaching. Biol Cybern 2010; 102 (1): 45–55

Morningstar MW, Pettibon BR, Schlappi H, Schlappi M, Ireland TV. Reflex control of the spine and posture: a review of the literature from a chiropractic perspective. Chiropr Osteopat 2005; 13: 16

Mulder T. A process-oriented model of human motor behavior: toward a theory-based rehabilitation approach. Phys Ther 1991; 71 (2): 157–164

Mulder T, Nienhuis B, Pauwels J. The assessment of motor recovery: A new look at an old problem. J Electromyogr Kinesiol 1996; 6 (2): 137–145

Mulder T, Pauwells J, Nienhuis B. Motor recovery following stroke: towards a disability oriented assesment of motor dysfunctions. In: Harrison M, ed. Physiotherapy in Stroke Management. Philadelphia, PA: Churchill Livingstone; 1995: 275–282

Murnaghan C. Exploring the nature of postural sway. 2013. http:// elk.library.ubc.ca/handle/2429/44079. Accessed March 23, 2014

Nashner LM. Adaptation of human movement to altered environments. Trends Neurosci 1982; 5: 358–361

Nawoczenski DA, Saltzman CL, Cook TM. The effect of foot structure on the three-dimensional kinematic coupling behavior of the leg and rear foot. Phys Ther 1998; 78 (4): 404–416

Neely FG. Biomechanical risk factors for exercise-related lower limb injuries. Sports Med 1998; 26 (6): 395–413

Nelles G. Cortical reorganization – effects of intensive therapy. Restor Neurol Neurosci 2004; 22 (3–5): 239–244

Niedenthal PM. Embodying emotion. Science 2007; 316 (5827): 1002–1005

Nijboer T, van de Port I, Schepers V, Post M, Visser-Meily A. Predicting functional outcome after stroke: the influence of neglect on basic activities in daily living. Front Hum Neurosci 2013; 7: 182

Normann B. Individualisering i nevrologisk fysioterapi. Bobathkonseptet. Hjerneslagspasienter-behandling og kunnskapsgrunnlag. University of Tromsø; 2004

Nowak DA, Glasauer S, Hermsdorfer J. How predictive is grip force control in the complete absence of somatosensory feedback? Brain 2004; 127 (Pt 1): 182–192

Nudo RJ, Milliken GW, Jenkins WM, Merzenich MM. Use-dependent alterations of movement representations in primary motor cortex of adult squirrel monkeys. J Neurosci 1996; 16 (2): 785–807

Nudo RJ, Wise BM, SiFuentes F, Milliken GW. Neural substrates for the effects of rehabilitative training on motor recovery after ischemic infarct. Science 1996; 272 (5 269): 1791–1794

Orr R. Contribution of muscle weakness to postural instability in the elderly. A systematic review. Eur J Phys Rehabil Med 2010; 46 (2): 183–220

O'Sullivan PB, Grahamslaw KM, Kendell M, Lapenskie SC, Möller NE, Richards KV. The effect of diff erent standing and sitting postures on trunk muscle activity in a pain-free population. Spine 2002; 27 (11): 1238–1244

O'Sullivan PB, Dankaerts W, Burnett AF, et al. Eff ect of different upright sitting postures on spinal-pelvic curvature and trunk muscle activation in a pain-free population. Spine 2006; 31 (19): E707–E712

Oujamaa L, Relave I, Froger J, Mottet D, Pelissier JY. Rehabilitation of arm function after stroke. Literature review. Ann Phys Rehabil Med 2009; 52 (3): 269–293

Paci M, Nannetti L, Rinaldi LA. Glenohumeral subluxation in hemiplegia: An overview. J Rehabil Res Dev 2005; 42 (4): 557–568

Pandyan AD, Gregoric M, Barnes MP, et al. Spasticity: clinical perceptions, neurological realities and meaningful measurement. Disabil Rehabil 2005; 27 (1–2): 2–6

Papegaaij S, Taube W, Baudry S, Otten E, Hortobágyi T. Aging causes a reorganization of cortical and spinal control of posture. Front Aging Neurosci 2014; 6: 28

Park RJ, Tsao H, Cresswell AG, Hodges PW. Anticipatory postural activity of the deep trunk muscles diff ers between anatomical regions based on their mechanical advantage. Neuroscience 2014; 261: 161–172

Pasma JH, Boonstra TA, Campfens SF, Schouten AC, Van der Kooij H. Sensory reweighting of proprioceptive information of the left and right leg during human balance control. J Neurophysiol 2012; 108 (4): 1138–1148

Patten C, Lexell J, Brown HE. Weakness and strength training in persons with poststroke hemiplegia: rationale, method, and efficacy. J Rehabil Res Dev 2004; 41(3A): 293–312

Pavol MJ. Detecting and understanding diff erences in postural sway. Focus on "A new interpretation of spontaneous sway measures based on a simple model of human postural control". J Neurophysiol 2005; 93 (1): 20–21

Pereira LC, Botelho AC, Martins EF. Relationships between body symmetry during weight-bearing and functional reach among chronic hemiparetic patients. Rev Bras Fisioter 2010; 14 (3): 229–266

Pereira S, Silva CC, Ferreira S, et al. Anticipatory postural adjustments during sitting reach movement in post-stroke subjects. J Electromyogr Kinesiol 2014; 24 (1): 165–171

Pérennou DA, Leblond C, Amblard B, Micallef JP, Rouget E, Pélissier J. The polymodal sensory cortex is crucial for controlling lateral postural stability: evidence from stroke patients. Brain Res Bull 2000; 53 (3): 359–365

Pérennou DA, Mazibrada G, Chauvineau V, et al. Lateropulsion, pushing and verticality perception in hemisphere stroke: a causal relationship? Brain 2008; 131 (Pt 9): 2401–2413

Perlmutter S, Lin F, Makhsous M. Quantitative analysis of static sitting posture in chronic stroke. Gait Posture 2010; 32 (1): 53–56

Peterka RJ. Sensorimotor integration in human postural control. J Neurophysiol 2002; 88 (3): 1097–1118

Poli P, Morone G, Rosati G, Masiero S. Robotic technologies and rehabilitation: new tools for stroke patients' therapy. Biomed Res Int 2013; 2013: 153 872

Pollock AS, Durward BR, Rowe PJ, Paul JP. What is balance? Clin Rehabil 2000; 14(4): 402–406

Pontelli TE, Pontes-Neto OM, Colafêmina JF, Araújo DB, Santos AC, Leite JP. Posture control in Pusher syndrome: influence of lateral semicircular canals. Braz J Otorhinolaryngol 2005; 71 (4): 448–452

Popovic D, Sinkjær T. Central nervous system lesions leading to disability. J Automatic Control 2008; 18 (2): 11–23

Porter R, Lemon RN. Corticospinal Function and Voluntary Movement. New York, NY: Oxford University Press; 1995

Pozzo T, Berthoz A, Lefort L. Head stabilization during various locomotor tasks in humans. I. Normal subjects. Exp Brain Res 1990; 82 (1): 97–106

Pozzo T, Levik Y, Berthoz A. Head and trunk movements in the frontal plane during complex dynamic equilibrium tasks in humans. Exp Brain Res 1995; 106 (2): 327–338

Prochazka A, Ellaway P. Sensory systems in the control of movement. Compr Physiol 2012; 2 (4): 2615–2627

Raine S. The current theoretical assumptions of the Bobath concept as determined by the members of BBTA. Physiother Theory Pract 2007; 23 (3): 137–152

Raine S, Meadows L, Lynch-Ellerington M. Bobath Concept Theory and Clinical Practice in Neurological Rehabilitation. Hoboken, NJ: Wiley-Blackwell; 2009

Reisman DS, Scholz JP. Workspace location influences joint coordination during reaching in post-stroke hemiparesis. Exp Brain Res 2006; 170 (2): 265–276

Robbins SM, Houghton PE, Woodbury MG, Brown JL. The therapeutic effect of functional and transcutaneous electric stimulation on improving gait speed in stroke patients: a meta-analysis. Arch Phys Med Rehabil 2006; 87 (6): 853–859

Robert G, Blouin J, Ruget H, Mouchnino L. Coordination between postural and movement controls: effect of changes in body mass distribution on postural and focal component characteristics. Exp Brain Res 2007; 181 (1): 159–171

Robertson I, Hogg K, McMillan T. Rehabilitation of unilateral neglect: improving function by contralesional limb activation. Neuropsychol Rehabil 1998; 8: 19–29

Robertson JV, Roby-Brami A. The trunk as a part of the kinematic chain for reaching movements in healthy subjects and hemiparetic patients. Brain Res 2011; 1382 (25): 137–146

Robertson JV, Roche N, Roby-Brami A. Influence of the side of brain damage on postural upper-limb control including the scapula in stroke patients. Exp Brain Res 2012; 218 (1): 141–155

Robertson LC, Eglin M. Attentional search in unilateral visual neglect. In: Robertson IH, Marshall JC, eds. Unilateral Neglect: Clinical and Experimental Studies. East Sussex, UK: Lawrence Erlbaum Associates; 1993: 169–191

Roby-Brami A, Feydy A, Combeaud M, Biryukova EV, Bussel B, Levin MF. Motor compensation and recovery for reaching in stroke patients. Acta Neurol Scand 2003; 107 (5): 369–381

Ronsse R, Puttemans V, Coxon JP, et al. Motor learning with augmented feedback: modality-dependent behavioral and neural consequences. Cereb Cortex 2011; 21 (6): 1283–1294

Rose W, Bowser B, McGrath R, Salerno J, Wallace J, Davis I. Eff ect of footwear on balance. American Society of Biomechanics Annual Meeting; Long Beach, CA: 2011

Rossignol S, Dubuc R, Gossard JP. Dynamic sensorimotor interactions in locomotion. Physiol Rev 2006; 86 (1): 89–154

Rothwell J, Lennon S. Control of Human Voluntary Movement. 2nd ed. London, UK: Chapman and Hall; 1994

Rousseaux M, Honoré J, Vuilleumier P, Saj A. Neuroanatomy of space, body, and posture perception in patients with right hemisphere stroke. Neurology 2013; 81 (15): 1291–1297

Ryerson S, Byl NN, Brown DA, Wong RA, Hidler JM. Altered trunk position sense and its relation to balance functions in people post-stroke. J Neurol Phys Ther 2008; 32 (1): 14–20

Safavynia SA, Ting LH. Task-level feedback can explain temporal recruitment of spatially fi xed muscle synergies throughout postural perturbations. J Neurophysiol 2012; 107 (1): 159–177

Sahrmann SA. Diagnosis and Treatment of Movement Impairment Syndromes. St. Louis, MO: Mosby; 2002

Sahrmann S. Posture and muscle imbalance. Physiotherapy 1992; 78 (1): 1–19

Santello M, Flanders M, Soechting JF. Patterns of hand motion during grasping and the influence of sensory guidance. J Neurosci 2002; 22 (4): 1426–1435

Santos MJ, Aruin AS. Eff ects of lateral perturbations and changing stance conditions on anticipatory postural adjustment. J Electromyogr Kinesiol 2009; 19 (3): 532–541

Santos MJ, Aruin AS. Role of lateral muscles and body orientation in feedforward postural control. Exp Brain Res 2008; 184 (4): 547–559

Santos MJ, Kanekar N, Aruin AS. The role of anticipatory postural adjustments in compensatory control of posture: 2. Biomechanical analysis. J Electromyogr Kinesiol 2010; 20 (3): 398–405

Santos-Pontelli T. New insights for a better understanding of the pusher behavior: from clinical to neuroimaging features. 2011. http: //cdn.intechopen.com/ pdfs/24 729.pdf. Accessed August 21, 2014

Schädler S, Kool JP. Pushen: Syndrom oder Symptomeine Literaturübersicht. Krankengymnastik 2001; 1: 7–16

Schepens B, Drew T. Strategies for the integration of posture and movement during reaching in the cat. J Neurophysiol 2003; 90 (5): 3066–3086

Schepens B, Drew T. Independent and convergent signals from the pontomedullary reticular formation contribute to the control of posture and movement during reaching in the cat. J Neurophysiol 2004; 92 (4): 2217–2238

Schepens B, Drew T, Baker SN. Descending signals from the pontomedullary reticular formation are bilateral, asymmetric, and gated during reaching movements in the cat. J Neurophysiol 2006; 96 (5): 2229–2252

Schepens B, Stapley P, Drew T. Neurons in the pontomedullary reticular formation signal posture and movement both as an integrated behavior and independently. J Neurophysiol 2008; 100 (4): 2235–2253

Schleichkorn J. The Bobaths: A Biography of Karel and Bertha Bobath. Tuscon, Ariz: Neuro-Development Treatment Association (NDTA) and Therapy Skill Builders; 1992

Schmidt R. Motor learning principles for physical therapy. In Marilyn JL, ed. Contemporary Management of Motor Control Problems: Proceedings of the II STEP Conference. Alexandria, VA: Foundation for Physical Therapy; 1991

Shinohara J, Gribble P. Five-toed socks decrease static postural control among healthy individuals as measured with time-to-boundary analysis. Poster presentation at: American Society of Biomechanics Annual Meeting. 2009

Shmuelof L, Krakauer JW, Mazzoni P. How is a motor skill learned? Change and invariance at the levels of task success and trajectory control. J Neurophysiol 2012; 108 (2): 578–594

Shumway-Cook, Woollacott MH. Motor Control: Translating Research into Clinical Practice. 4th ed. Philadelphia, PA: Lippincott Williams & Wilkins; 2011

Shumway-Cook A, Woollacott MH. Motor Control: Translating Research into Clinical Practice. 3 rd ed. Philadelphia, PA: Lippincott Williams & Wilkins; 2006

Slijper H, Latash ML, Mordkoff JT. Anticipatory postural adjustments under simple and choice reaction time conditions. Brain Res 2002; 924 (2): 184–197

Smedal T, Lygren H, Myhr KM, et al. Balance and gait improved in patients with MS after physiotherapy based on the Bobath concept. Physiother Res Int 2006; 11 (2): 104–116

Smith BA, Jacobs JV, Horak FB. Eff ects of magnitude and magnitude predictability of postural perturbations on preparatory cortical activity in older adults with and without Parkinson's disease. Exp Brain Res 2012; 222 (4): 455–470

Solopova IA, Selionov VA, Sylos-Labini F, Gurfinkel VS, Lacquaniti F, Ivanenko YP. Tapping into rhythm generation circuitry in humans during simulated weightlessness conditions. Front Syst Neurosci 2015; 9 (February): 14

Sousa AS, Santos R, Oliveira FP, Carvalho P, Tavares JM. Analysis of ground reaction force and electromyographic activity of the gastrocnemius muscle during double support. Proc Inst Mech Eng H 2012; 226 (5): 397–405

Sousa ASP, Silva A, Santos R, Sousa F, Tavares JM. Interlimb coordination during the stance phase of gait in subjects with stroke. Arch Phys Med Rehabil 2013; 94 (12): 2515–2522

Stapley P, Drew T, Schepens B. Neurons in the pontomedullary reticular formation signal posture and movement both as an integrated behavior and independently. J Neurophysiol. 2008; 100 (4): 2235–2253

Stoykov MEP, Stojakovich M, Stevens JA. Beneficial effects of postural intervention on prehensile action for an individual with ataxia resulting from brainstem stroke. NeuroRehabilitation 2005; 20 (2): 85–89

Sunderland A, Tinson DJ, Bradley EL, Fletcher D, Langton Hewer R, Wade DT. Enhanced physical therapy improves recovery of arm function after stroke. A randomised controlled trial. J Neurol Neurosurg Psychiatry 1992; 55 (7): 530–535

Suzuki M, Omori Y, Sugimura S, et al. Predicting recovery of bilateral upper extremity muscle strength after stroke. J Rehabil Med 2011; 43 (10): 935–943

Sylos-Labini F, Ivanenko YP, Maclellan MJ, Cappellini G, Poppele RE, Lacquaniti F. Locomotor-like leg movements evoked by rhythmic arm movements in humans. PLoS ONE 2014; 9 (3): e90775

Tagliabue M, Ferrigno G, Horak F. Eff ects of Parkinson's disease on proprioceptive control of posture and reaching while standing. Neuroscience 2009; 158 (4): 1206–1214

Takakusaki K, Saitoh K, Harada H, Kashiwayanagi M. Role of basal ganglia-brainstem pathways in the control of motor behaviors. Neurosci Res 2004; 50 (2): 137–151

Takeuchi N, Izumi S. Maladaptive plasticity for motor recovery after stroke: mechanisms and approaches. Neural Plast 2012; 2012: 359 728

Taub E, Uswatt G. Constraint-induced movement therapy: answers and questions after two decades of research. NeuroRehabilitation 2006; 21 (2): 93–95

Taub E, Uswatte G, Mark VW. The functional significance of cortical reorganization and the parallel development of CI therapy. Front Hum Neurosci 2014; 8 (June): 396

Taub E, Uswatte G, Pidikiti R. Constraint-Induced Movement Therapy: a new family of techniques with broad application to physical rehabilitation – a clinical review. J Rehabil Res Dev 1999; 36 (3): 237–251

Taylor B, Ellis E, Haran H. The reliability of measurement of postural alignment to assess muscle tone change. Physiotherapy 1995; 81: 485–490

Taylor JA, Krakauer JW, Ivry RB. Explicit and implicit contributions to learning in a sensorimotor adaptation task. J Neurosci 2014; 34 (8): 3023–3032

Teasdale N, Simoneau M. Attentional demands for postural control: the effects of aging and sensory reintegration. Gait Posture 2001; 14 (3): 203–210

Thach WT, Bastian AJ. Role of the cerebellum in the control and adaptation of gait in health and disease. Prog Brain Res 2004; 143: 353–366

Thielman G. Insights into upper limb kinematics and trunk control one year after task-related training in chronic post-stroke individuals. J Hand Ther 2013; 26 (2): 156–160, quiz 161

Thomas CL. Taber's Cyclopedic Medical Dictionary. 18th ed. Philadelphia, PA: F.A. Davis; 1997 Thornquist E. Kroppens spennende samspill. Fysioterapeuten 1985; 51: 636–643

Thornquist E. Kroppens spennende samspill. Fysioterapeuten 1985; 51: 636–643

Thrasher TA, Popovic MR. Functional electrical stimulation of walking: function, exercise and rehabilitation. Ann Readapt Med Phys 2008; 51 (6): 452–460

Ticini LF, Klose U, Nägele T, Karnath HO. Perfusion imaging in Pusher syndrome to investigate the neural substrates involved in controlling upright body position. PLoS ONE 2009; 4 (5): e5737

Ting LH. Dimensional reduction in sensorimotor systems: a framework for understanding muscle coordination of posture. Prog Brain Res 2007; 165: 299–321

Ting LH, McKay JL. Neuromechanics of muscle synergies for posture and movement. Curr Opin Neurobiol 2007; 17 (6): 622–628

Ting LH, van Antwerp KW, Scrivens JE, et al. Neuromechanical tuning of nonlinear postural control dynamics. Chaos 2009; 19 (2): 026 111

Tombari D, Loubinoux I, Pariente J, et al. A longitudinal fMRI study: in recovering and then in clinically stable sub-cortical stroke patients. Neuroimage 2004; 23 (3): 827–839

Torres-Oviedo G, Macpherson JM, Ting LH. Muscle synergy organization is robust across a variety of postural perturbations. J Neurophysiol 2006; 96 (3): 1530–1546

Trousselard M, Barraud PA, Nougier V, Raphel C, Cian C. Contribution of tactile and interoceptive cues to the perception of the direction of gravity. Brain Res Cogn Brain Res 2004; 20 (3): 355–362

Tyson SF, Hanley M, Chillala J, Selley A, Tallis RC. Balance disability after stroke. Phys Ther 2006; 86 (1): 30–38

Umphred D. Merging neurophysiologic approaches with contemporary theories. In: Lister MJ, ed. Contemporary Management of

Motor Control Problems: Proceedings of the II STEP Conference. Alexandria, VA; Foundation for Physical Therapy; 1991: 127–130
Vaitl D, Mittelstaedt H, Saborowski R, Stark R, Baisch F. Shifts in blood volume alter the perception of posture: further evidence for somatic graviception. Int J Psychophysiol 2002; 44 (1): 1–11
van der Fits IB, Klip AW, van Eykern LA, Hadders-Algra M. Postural adjustments accompanying fast pointing movements in standing, sitting and lying adults. Exp Brain Res 1998; 120 (2): 202–216
van Kordelaar J, van Wegen EEH, Kwakkel G. Unraveling the interaction between pathological upper limb synergies and compensatory trunk movements during reach-to-grasp after stroke: a cross-sectional study. Exp Brain Res 2012; 221 (3): 251–262
van Nes IJW, Nienhuis B, Latour H, Geurts AC. Posturographic assessment of sitting balance recovery in the subacute phase of stroke. Gait Posture 2008; 2 8 (3): 507–512
van Vliet PM, Wulf G. Extrinsic feedback for motor learning after stroke: what is the evidence? Disabil Rehabil 2006; 28 (13–14): 831–840
Vaugoyeau M, Viallet F, Aurenty R, Assaiante C, Mesure S, Massion J. Axial rotation in Parkinson's disease. J Neurol Neurosurg Psychiatry 2006; 77 (7): 815–821
Verheyden G, van Duijnhoven HJ, Burnett M, Littlewood J, Kunkel D, Ashburn AM; Stroke Association Rehabilitation Research Centre. Kinematic analysis of head, trunk, and pelvis movement when people early after stroke reach sideways. Neurorehabil Neural Repair 2011; 25 (7): 656–663
Virji-Babul N. Eff ects of post-operative environment on recovery of function following brain damage: a brief literature review. Physiotherapy 1991; 77 (9): 587–590
Visser JE, Bloem BR. Role of the basal ganglia in balance control. Neural Plast 2005; 12 (2–3): 161–174, discussion 263–272
Wade MG, Jones G. The role of vision and spatial orientation in the maintenance of posture. Phys Ther 1997; 77 (6): 619–628
Wang TY, Lin SI. Sensitivity of plantar cutaneous sensation and postural stability. Clin Biomech (Bristol, Avon) 2008; 23 (4): 493–499
Wassinger CA, Rockett A, Pitman L, Murphy MM, Peters C. Acute effects of rearfoot manipulation on dynamic standing balance in healthy individuals. Man Ther 2014; 19 (3): 242–245
Whiting HTA, Vereijken B. The acquisition of coordination in skill learning. Int J Sport Psychol 1993; 24 (4): 343–357
Winter DA. Human balance and posture standing and walking. Gait Posture 1995; 3: 193–214
Winzeler-Merçay U, Mudie H. The nature of the effects of stroke on trunk fl exor and extensor muscles during work and at rest. Disabil Rehabil 2002; 24 (17): 875–886
Wong JD, Kistemaker DA, Chin A, Gribble PL. Can proprioceptive training improve motor learning? J Neurophysiol 2012; 108 (12): 3313–3321
Woodbury ML, Howland DR, McGuirk TE, et al. Eff ects of trunk restraint combined with intensive task practice on poststroke upper extremity reach and function: a pilot study. Neurorehabil Neural Repair 2009; 23 (1): 78–91
Woollacott MH, Crenna P. Postural control in standing and walking in children with cerebral palsy. In: Hadders-Algra M, Brogren Carlberg E, eds. Postural Control: A Key Issue in Developmental Disorders. London, UK: MacKeith Press; 2008: 97–130
World Health Organization. 2006. International classifi cation of functioning, disability and health (ICF). http: //www: who.int/classifi cations/icf/en
Wright WG, Horak FB. Interaction of posture and conscious perception of gravitational vertical and surface horizontal. Exp Brain Res 2007; 182 (3): 321–332
Wright WG, Gurfinkel VS, Nutt J, Horak FB, Cordo PJ. Axial hypertonicity in Parkinson's disease: direct measurements of trunk and hip torque. Exp Neurol 2007; 208 (1): 38–46
Wright WG, Ivanenko YP, Gurfinkel VS. Foot anatomy specialization for postural sensation and control. J Neurophysiol 2012; 107 (5): 1513–1521
Yavuzer G, Ergin S. Effect of an arm sling on gait pattern in patients with hemiplegia. Arch Phys Med Rehabil 2002; 83 (7): 960–963
Yekutiel M, Guttman E. A controlled trial of the retraining of the sensory function of the hand in stroke patients. J Neurol Neurosurg Psychiatry 1993; 56 (3): 241–244
Yelnik AP, Kassouha A, Bonan IV, et al. Postural visual dependence after recent stroke: assessment by optokinetic stimulation. Gait Posture 2006; 24 (3): 262–269
Yiou E, Caderby T, Hussein T. Adaptability of anticipatory postural adjustments associated with voluntary movement. World J Orthod 2012; 3 (6): 75–86
Yiou E, Hamaoui A, Le Bozec S. Influence of base of support size on arm pointing performance and associated anticipatory postural adjustments. Neurosci Lett 2007; 423 (1): 29–34
Yogev-Seligmann G, Hausdorff JM, Giladi N. Do we always prioritize balance when walking? Towards an integrated model of task prioritization. Mov Disord 2012; 27 (6): 765–770
Zelik KE, La Scaleia V, Ivanenko YP, Lacquaniti F. Coordination of intrinsic and extrinsic foot muscles during walking. Eur J Appl Physiol 2015; 115 (4): 691–701

6.4 Kapitel 4: Assessment

American College of Sports Medicine (ARCM). Resource Manual for Guidelines for Exercise Testing and Prescription. Philadelphia, PA: Lea and Febiger; 1988
Baker SM, Marshak HH, Rice GT, Zimmerman GJ. Patient participation in physical therapy goal setting. Phys Ther 2001; 81 (5): 1118–1126
Barry E, Galvin R, Keogh C, Horgan F, Fahey T. Is the Timed Up and Go test a useful predictor of risk of falls in community dwelling older adults: a systematic review and meta-analysis. BMC Geriatr 2014; 14 (1): 14
Benaim C, Pérennou DA, Villy J, Rousseaux M, Pelissier JY. Validation of a standardized assessment of postural control in stroke patients: the Postural Assessment Scale for Stroke Patients (PASS). Stroke 1999; 30 (9): 1862–1868
Berg K, Wood-Dauphine S, Williams JI, Gayton D. Measuring balance in the elderly: preliminary development of an instrument. Physiother Can 1989; 41: 304–311
Berg K, Wood-Dauphinee S, Williams JI. The Balance Scale: reliability assessment with elderly residents and patients with an acute stroke. Scand J Rehabil Med 1995; 27 (1): 27–36
Berg KO, Wood-Dauphinee SL, Williams JI, Maki B. Measuring balance in the elderly: validation of an instrument. Can J Public Health 1992; 83 (Suppl 2): S 7–11
Bilney B, Morris M, Webster K. Concurrent related validity of the GAITRite walkway system for quantifi cation of the spatial and temporal parameters of gait. Gait Posture 2003; 17 (1): 68–74
Blum L, Korner-Bitensky N. Usefulness of the Berg Balance Scale in stroke rehabilitation: a systematic review. Phys Ther 2008; 88 (5): 559–566
Bogle Thorbahn LD, Newton RA. Use of the Berg Balance Test to predict falls in elderly persons. Phys Ther 1996; 76 (6): 576–583, discussion 584–585
Borg G. Perceived exertion as an indicator of somatic stress. Scand J Rehabil Med 1970; 2 (2): 92–98

Bovend'Eerdt TJH, Botell RE, Wade DT. Writing SMART rehabilitation goals and achieving goal attainment scaling: a practical guide. Clin Rehabil 2009; 23 (4): 352–361

Braman JP, Engel SC, Laprade RF, Ludewig PM. In vivo assessment of scapulohumeral rhythm during unconstrained overhead reaching in asymptomatic subjects. J Shoulder Elbow Surg 2009; 18 (6): 960–967

Brock K, Haase G, Rothacher G, Cotton S. Does physiotherapy based on the Bobath concept, in conjunction with a task practice, achieve greater improvement in walking ability in people with stroke compared to physiotherapy focused on structured task practice alone?: a pilot randomized controlled trial. Clin Rehabil 2011; 25 (10): 903–912

Buckworth J, Dishman R. Perceived exertion. In: Buckworth J, Dishman RK, eds. Exercise Psychology. Champaign, IL: Human Kinetics; 2002: 256–284

Cabanas-Valdés R, Cuchi GU, Bagur-Calafat C. Trunk training exercises approaches for improving trunk performance and functional sitting balance in patients with stroke: a systematic review. NeuroRehabilitation 2013; 33 (4): 575–592

Carey LM, Matyas TA. Frequency of discriminative sensory loss in the hand after stroke in a rehabilitation setting. J Rehabil Med 2011; 43 (3): 257–263

De Baets L, Van Deun S, Desloovere K, Jaspers E. Dynamic scapular movement analysis: is it feasible and reliable in stroke patients during arm elevation? PLoS ONE 2013; 8 (11): e79046

Duncan PW, Weiner DK, Chandler J, Studenski S. Functional reach: a new clinical measure of balance. J Gerontol 1990; 45 (6): M192–M197

Duncan PW, Wallace D, Lai SM, Johnson D, Embretson S, Laster LJ. The stroke impact scale version 2.0. Evaluation of reliability, validity, and sensitivity to change. Stroke 1999; 30 (10): 2131–2140

Edwards I, Jones M, Carr J, Braunack-Mayer A, Jensen GM. Clinical reasoning strategies in physical therapy. Phys Ther 2004; 84 (4): 312–330, discussion 331–335

Enright PL. The six-minute walk test. Respir Care 2003; 48 (8): 783–5

Ertzgaard P, Ward AB, Wissel J, Borg J. Practical considerations for goal attainment scaling during rehabilitation following acquired brain injury. J Rehabil Med 2011; 43 (1): 8–14

Finch E; Canadian Physiotherapy Association. Physical Rehabilitation Outcome Measures: A Guide to Enhanced Clinical Decision Making. 2nd ed. Philadelphia, PA: Lippincott Williams & Wilkins; 2002

Flatow EL, Soslowsky LJ, Ticker JB, et al. Excursion of the rotator cuff under the acromion. Patterns of subacromial contact. Am J Sports Med 1994; 2 2 (6): 779–788

Geurts AC, Visschers BA, van Limbeek J, Ribbers GM. Systematic review of aetiology and treatment of post-stroke hand oedema and shoulder-hand syndrome. Scand J Rehabil Med 2000; 32: 4–10

Gjelsvik B, Breivik K, Verheyden G, Smedal T, Hofstad H, Strand LI. The Trunk Impairment Scale - modified to ordinal scales in the Norwegian version. Disabil Rehabil 2012; 34 (16): 1385–1395

Guyatt GH, Townsend M, Pugsley SO, et al. Bronchodilators in chronic air-fl ow limitation. Eff ects on airway function, exercise capacity, and quality of life. Am Rev Respir Dis 1987; 135 (5): 1069–1074

Hacmon RR, Krasovsky T, Lamontagne A, Levin MF. Deficits in intersegmental trunk coordination during walking are related to clinical balance and gait function in chronic stroke. J Neurol Phys Ther 2012; 36 (4): 173–181

Hazard RG, Spratt KF, McDonough CM, et al. Patient-centered evaluation of outcomes from rehabilitation for chronic disabling spinal disorders: the impact of personal goal achievement on patient satisfaction. Spine J 2012; 12 (12): 1132–1137

Hesse S, Jahnke M, Schaffrin A, Lucke D, Reiter F, Konrad M. immediate effects of therapeutic facilitation on the gait of hemiparetic patients as compared with walking with and without a cane. Electroencephalogr Clin Neurophysiol 1998; 109 (6): 512–522

Hsieh C-L, Sheu CF, Hsueh IP, Wang CH. Trunk control as an early predictor of comprehensive activities of daily living function in stroke patients. Stroke 2002; 33 (11): 2626–2630

International Bobath Instructors Training Association. Theoretical Assumptions and Clinical Practice. 2008. http: //ibita.org/Accessed November 4, 2008

Jacobs JV, Horak FB, Tran VK, Nutt JG. Multiple balance tests improve the assessment of postural stability in subjects with Parkinson's disease. J Neurol Neurosurg Psychiatry 2006; 77 (3): 322–326

Jandt SR, Caballero RM, Junior LA, Dias AS. Correlation between trunk control, respiratory muscle strength and spirometry in patients with stroke: an observational study. Physiother Res Int 2011; 16 (4): 218–224

Jenkinson C, Fitzpatrick R, Crocker H, Peters M. The Stroke Impact Scale: validation in a UK setting and development of a SIS short form and SIS index. Stroke 2013; 44 (9): 2532–2535

Karatas M, Cetin N, Bayramoglu M, Dilek A. Trunk muscle strength in relation to balance and functional disability in unihemispheric stroke patients. Am J Phys Med Rehabil 2004; 83 (2): 81–87

Kavounoudias A, Roll R, Roll JP. The plantar sole is a 'dynamometric map' for human balance control. Neuroreport 1998; 9 (14): 3247–3252

Kibler WB. The scapula in rotator cuff disease. Med Sport Sci 2012; 57: 27–40

Kim JS, Yi S-J. Comparison of Two-point Discrimination Perception in Stroke Patients with and without Diabetes Mellitus. J Phys Ther Sci 2013; 25 (8): 1007–1009

Klit H, Finnerup NB, Jensen TS. Central post-stroke pain: clinical characteristics, pathophysiology, and management. Lancet Neurol 2009; 8 (9): 857–868

Kumar S, Selim MH, Caplan LR. Medical complications after stroke. Lancet Neurol 2010; 9 (1): 105–118

Lacasse Y, Wong E, Guyatt GH, King D, Cook DJ, Goldstein RS. Metaanalysis of respiratory rehabilitation in chronic obstructive pulmonary disease. Lancet 1996; 348 (9035): 1115–1119

Lennon S. Gait re-education based on the Bobath concept in two patients with hemiplegia following stroke. Phys Ther 2001; 81 (3): 924–935

Levin MF, Panturin E. Sensorimotor integration for functional recovery and the Bobath approach. Mot Contr 2011; 15 (2): 285–301

Lindgren I, Jönsson AC, Norrving B, Lindgren A. Shoulder pain after stroke: a prospective population-based study. Stroke 2007; 38 (2): 343–348

Lord SE, Halligan PW, Wade DT. Visual gait analysis: the development of a clinical assessment and scale. Clin Rehabil 1998; 12 (2): 107–119

Lord SR, Menz HB. Physiologic, psychologic, and health predictors of 6-minute walk performance in older people. Arch Phys Med Rehabil 2002; 83 (7): 907–911

Ludewig PM, Reynolds JF. The association of scapular kinematics and glenohumeral joint pathologies. J Orthop Sports Phys Ther 2009; 39 (2): 90–104

Mao HF, Hsueh IP, Tang PF, Sheu CF, Hsieh CL. Analysis and comparison of the psychometric properties of three balance measures for stroke patients. Stroke 2002; 33 (4): 1022–1027

Meyer PF, Oddsson LI, De Luca CJ. The role of plantar cutaneous sensation in unperturbed stance. Exp Brain Res 2004; 156 (4): 505–512

Moe-Nilssen R. A new method for evaluating motor control in gait under real-life environmental conditions. Part 2: Gait analysis. Clin Biomech (Bristol, Avon) 1998; 13 (4–5): 328–335

Monaghan J, Channell K, McDowell D, Sharma AK. Improving patient and carer communication, multidisciplinary team working and goal-setting in stroke rehabilitation. Clin Rehabil 2005; 19 (2): 194–199

Morris M, Iansek R, Smithson F, Huxham F. Postural instability in Parkinson's disease: a comparison with and without a concurrent task. Gait Posture 2000; 12 (3): 205–216

Neuls PD, Clark TL, Van Heuklon NC, et al. Usefulness of the Berg Balance Scale to predict falls in the elderly. J Geriatr Phys Ther 2011; 34 (1): 3–10

Niessen M, Janssen T, Meskers C, Koppe P, Konijnenbelt M, Veeger D. Kinematics of the contralateral and ipsilateral shoulder: a possible relationship with poststroke shoulder pain. J Rehabil Med 2008; 40 (6): 482– 486

Persson CU, Hansson PO, Danielsson A, Sunnerhagen KS. A validation study using a modified version of Postural Assessment Scale for Stroke Patients: Postural Stroke Study in Gothenburg (POSTGOT). J Neuroeng Rehabil 2011; 8: 57

Persson CU, Danielsson A, Sunnerhagen KS, Grimby-Ekman A, Hansson PO. Timed Up & Go as a measure for longitudinal change in mobility after stroke – Postural Stroke Study in Gothenburg (POSTGOT). J Neuroeng Rehabil 2014; 11 (1): 83

Pertoldi S, Di Benedetto P. Shoulder-hand syndrome after stroke. A complex regional pain syndrome. Eura Medicophys 2005; 41 (4): 283–292

Podsiadlo D, Richardson S. The timed "Up & Go": a test of basic functional mobility for frail elderly persons. J Am Geriatr Soc 1991; 39 (2): 142–148

Proske U, Gandevia SC. The kinaesthetic senses. J Physiol 2009; 587 (Pt 17): 4139–4146

Raine S, Meadows L, Lynch-Ellerington M. The current theoretical assumptions of the Bobath concept as determined by the members of BBTA. Physiother Theory Pract 2007; 23 (3): 137–152

Raine S, Meadows L, Lynch-Ellerington M. Bobath Concept: Therory and Clinical Practice in Neurological Rehabilitation. Hoboken, NJ: Wiley-Blackwell; 2009

Reisman DS, Scholz JP. Workspace location influences joint coordination during reaching in post-stroke hemiparesis. Exp Brain Res 2006; 170 (2): 265–276

Ringsberg KA, Gärdsell P, Johnell O, Jónsson B, Obrant KJ, Sernbo I. Balance and gait performance in an urban and a rural population. J Am Geriatr Soc 1998; 46 (1): 65–70

Ryerson S, Byl NN, Brown DA, Wong RA, Hidler JM. Altered trunk position sense and its relation to balance functions in people post-stroke. J Neurol Phys Ther 2008; 32 (1): 14–20

Schleichkorn J. The Bobaths: A Biography of Berta and Karel Bobath. Tucson, AZ: Communication Skill Builders; 1992

Shumway-Cook A, Woollacott MH. Motor Control: Translating Research into Clinical Practice. 3 rd ed. Philadelphia, PA: Lippincott Williams & Wilkins; 2006

Solway S, Brooks D, Lacasse Y, Thomas S. A qualitative systematic overview of the measurement properties of functional walk tests used in the cardiorespiratory domain. Chest 2001; 119 (1): 256–270

Stevens A, Beurskens A, Köke A, van der Weijden T. The use of patient-specifi c measurement instruments in the process of goal-setting: a systematic review of available instruments and their feasibility. Clin Rehabil 2013; 27 (11): 1005–1019

Treede RD, Jensen TS, Campbell JN, et al. Neuropathic pain: redefi nition and a grading system for clinical and research purposes. Neurology 2008; 70 (18): 1630–1635

Turner-Stokes L. Goal attainment scaling and its relationship with standardized outcome measures: a commentary. J Rehabil Med 2011; 43 (1): 70–72

Turner-Stokes L, Jackson D. Shoulder pain after stroke: a review of the evidence base to inform the development of an integrated care pathway. Clin Rehabil 2002; 16 (3): 276–298

Tyson S, Connell L. The psychometric properties and clinical utility of measures of walking and mobility in neurological conditions: a systematic review. Clin Rehabil 2009; 23 (11): 1018–1033

Vasudevan JM, Browne BJ. Hemiplegic shoulder pain: an approach to diagnosis and management. Phys Med Rehabil Clin N Am 2014; 25 (2): 411–437

Vellas BJ, Wayne SJ, Romero L, Baumgartner RN, Rubenstein LZ, Garry PJ. One-leg balance is an important predictor of injurious falls in older persons. J Am Geriatr Soc 1997; 45 (6): 735–738

Verheyden G, Nieuwboer A, Feys H, Thijs V, Vaes K, De Weerdt W. Discriminant ability of the Trunk Impairment Scale: A comparison between stroke patients and healthy individuals. Disabil Rehabil 2005; 27 (17): 1023–1028

Verheyden G, Nieuwboer A, Mertin J, Preger R, Kiekens C, De Weerdt W. The Trunk Impairment Scale: a new tool to measure motor impairment of the trunk after stroke. Clin Rehabil 2004; 18(3): 326–334

Verheyden G, Vereeck L, Truijen S, et al. Trunk performance after stroke and the relationship with balance, gait and functional ability. Clin Rehabil 2006; 20(5): 451–458

Verheyden G, Nieuwboer A, Van de Winckel A, De Weerdt W. Clinical tools to measure trunk performance after stroke: a systematic review of the literature. Clin Rehabil 2007; 21 (5): 387–394

Wewers ME, Lowe NK. A critical review of visual analogue scales in the measurement of clinical phenomena. Res Nurs Health 1990; 13 (4): 227–236

Winzeler-Merçay U, Mudie H. The nature of the effects of stroke on trunk fl exor and extensor muscles during work and at rest. Disabil Rehabil 2002; 24 (17): 875–886

Yi Y, Shim JS, Kim K, et al. Prevalence of the rotator cuff tear increases with weakness in hemiplegic shoulder. Ann Rehabil Med 2013; 37 (4): 471–478

6.5 Kapitel 5: Fallstudien

6.5.1 Kapitel 5.1: Chronischer Schlaganfall: Assessment, Behandlung und Evaluation

Allum JHJ, Carpenter MG, Honegger F, Adkin AL, Bloem BR. Age-dependent variations in the directional sensitivity of balance corrections and compensatory arm movements in man. J Physiol 2002; 542 (Pt 2): 643–663

Anders C, Wagner H, Puta C, Grassme R, Petrovitch A, Scholle HC. Trunk muscle activation patterns during walking at diff erent speeds. J Electromyogr Kinesiol 2007; 17 (2): 245–252

Anson E, Rosenberg R, Agada P, Kiemel T, Jeka J. Does visual feedback during walking result in similar improvements in trunk control for young and older healthy adults? J Neuroeng Rehabil 2013; 10 (110): 110

Arnold AS, Anderson FC, Pandy MG, Delp SL. Muscular contributions to hip and knee extension during the single limb stance phase of normal gait: a framework for investigating the causes of crouch gait. J Biomech 2005; 38 (11): 2181–2189

Aruin AS. The effect of asymmetry of posture on anticipatory postural adjustments. Neurosci Lett 2006; 401(1–2): 150–153

Aruin AS, Hanke TA, Sharma A. Base of support feedback in gait rehabilitation. Int J Rehabil Res 2003; 26 (4): 309–312

Aruin AS, Kanekar N, Lee YJ, Ganesan M. Enhancement of anticipatory postural adjustments in older adults as a result of a single session of ball throwing exercise. Exp Brain Res 2015; 233 (2): 649–655

Baccini M, Rinaldi LA, Federighi G, Vannucchi L, Paci M, Masotti G. Eff ectiveness of fingertip light contact in reducing postural sway in older people. Age Ageing 2007; 36 (1): 30–35

Beres-Jones JA, Harkema SJ. The human spinal cord interprets velocity-dependent aff erent input during stepping. Brain 2004; 127 (Pt 10): 2232–2246

Bolgla LA, Malone TR. Plantar fasciitis and the windlass mechanism: a biomechanical link to clinical practice. J Athl Train 2004; 39 (1): 77–82

Bowden MG, Balasubramanian CK, Neptune RR, Kautz SA. Anterior-posterior ground reaction forces as a measure of paretic leg contribution in hemiparetic walking. Stroke 2006; 37 (3): 872–876

Cheng P-T, Chen CL, Wang CM, Hong WH. Leg muscle activation patterns of sit-to-stand movement in stroke patients. Am J Phys Med Rehabil 2004; 83 (1): 10–16

Chou S-W, Wong AM, Leong CP, Hong WS, Tang FT, Lin TH. Postural control during sit-to stand and gait in stroke patients. Am J Phys Med Rehabil 2003; 82 (1): 42–47

Chung E-J, Kim J-H, Lee B-H. The effects of core stabilization exercise on dynamic balance and gait function in stroke patients. J Phys Ther Sci 2013; 25 (7): 803–806

Clarkson H. Joint Motion and Function Assessment: A Research-Based Practical Guide. Philadelphia, PA: Lippincott Williams & Wilkins; 2005

Cooper A, Alghamdi GA, Alghamdi MA, Altowaijri A, Richardson S. The relationship of lower limb muscle strength and knee joint hyperextension during the stance phase of gait in hemiparetic stroke patients. Physiother Res Int 2012; 17 (3): 150–156

Cote KP, Brunet ME, Gansneder BM, Shultz SJ. Effects of pronated and supinated foot postures on static and dynamic postural stability. J Athl Train 2005; 40 (1): 41–46

Dyer J-O, Maupas E, Melo SdeA, Bourbonnais D, Forget R. Abnormal coactivation of knee and ankle extensors is related to changes in heteronymous spinal pathways after stroke. J Neuroeng Rehabil 2011; 8 (1): 41

Fiolkowski P, Brunt D, Bishop M, Woo R, Horodyski M. Intrinsic pedal musculature support of the medial longitudinal arch: an electromyography study. J Foot Ankle Surg 2003; 42 (6): 327–333

Francis CA, Lenz AL, Lenhart RL, Thelen DG. The modulation of forward propulsion, vertical support, and center of pressure by the plantar flexors during human walking. Gait Posture 2013; 38 (4): 993–997

Franzén E, Gurfinkel VS, Wright WG, Cordo PJ, Horak FB. Haptic touch reduces sway by increasing axial tone. Neuroscience 2011; 174 (3): 216–223

Frost R, Skidmore J, Santello M, Artemiadis P. Sensorimotor control of gait: a novel approach for the study of the interplay of visual and proprioceptive feedback. Front Hum Neurosci 2015; 9: 14

Gjelsvik B, Breivik K, Verheyden G, Smedal T, Hofstad H, Strand LI. The Trunk Impairment Scale - modified to ordinal scales in the Norwegian version. Disabil Rehabil 2012; 34 (16): 1385–1395

Goldberg A, Schepens S, Wallace M. Concurrent validity and reliability of the maximum step length test in older adults. J Geriatr Phys Ther 2010; 33 (3): 122–127

Goulart F, Valls-Solé J. Reciprocal changes of excitability between tibialis anterior and soleus during the sit-to-stand movement. Exp Brain Res 2001; 139 (4): 391–397

Graham JV, Eustace C, Brock K, Swain E, Irwin-Carruthers S. The Bobath concept in contemporary clinical practice. Top Stroke Rehabil 2009; 16 (1): 57–68

Hao WY, Chen Y. Backward walking training improves balance in school-aged boys. Sports Med Arthrosc Rehabil Ther Technol 2011; 3 (1): 24

Headlee DL, Leonard JL, Hart JM, Ingersoll CD, Hertel J. Fatigue of the plantar intrinsic foot muscles increases navicular drop. J Electromyogr Kinesiol 2008; 18 (3): 420–425

Hoogkamer W, Meyns P, Duysens J. Steps forward in understanding backward gait: from basic circuits to rehabilitation. Exerc Sport Sci Rev 2014; 42 (1): 23–29

Hu H, Meijer OG, Hodges PW, et al. Control of the lateral abdominal muscles during walking. Hum Mov Sci 2012; 31 (4): 880–896

Hyngstrom A, Onushko T, Chua M, Schmit BD. Abnormal volitional hip torque phasing and hip impairments in gait post stroke. J Neurophysiol 2010; 103 (3): 1557–1568

IJmker T, Lamoth CJ, Houdijk H, van der Woude LH, Beek PJ. Postural threat during walking: effects on energy cost and accompanying gait changes. J Neuroeng Rehabil 2014; 11 (1): 71

Karthikbabu S, Rao BK, Manikandan N, Solomon JM, Chakrapani M. Role of trunk rehabilitation on trunk control, balance and gait in patients with chronic stroke: a pre-post design. Neurosci Med 2011; 2 (2): 61–67

Kaur N, Bhanot K, Brody LT, Bridges J, Berry DC, Ode JJ. Eff ects of lower extremity and trunk muscles recruitment on serratus anterior muscle activation in healthy male adults. Int J Sports Phys Ther 2014; 9 (7): 924–937

Kavanagh JJ. Lower trunk motion and speed-dependence during walking. J Neuroeng Rehabil 2009; 6 (6): 9

Liu MQ, Anderson FC, Pandy MG, Delp SL. Muscles that support the body also modulate forward progression during walking. J Biomech 2006; 39 (14): 2623–2630

Lomaglio MJ, Eng JJ. Muscle strength and weight-bearing symmetry relate to sit-to-stand performance in individuals with stroke. Gait Posture 2005; 22 (2): 126–131

McGowan CP, Neptune RR, Kram R. Independent effects of weight and mass on plantar fl exor activity during walking: implications for their contributions to body support and forward propulsion. J Appl Physiol (1985) 2008; 105 (2): 486–494

Menz HB, Lord SR, Fitzpatrick RC. Age-related diff erences in walking stability. Age Ageing 2003; 32 (2): 137–142

Moon DC, Kim K, Lee SK. Immediate Eff ect of Short-foot Exercise on Dynamic Balance of Subjects with Excessively Pronated Feet. J Phys Ther Sci 2014; 26 (1): 117–119

Moseley A, Wales A, Herbert R, Schurr K, Moore S. Observation and analysis of hemiplegic gait: stance phase. Aust J Physiother 1993; 39 (4): 259–267

Mulligan EP, Cook PG. Effect of plantar intrinsic muscle training on medial longitudinal arch morphology and dynamic function. Man Ther 2013; 18 (5): 425–430

Neptune RR, Zajac FE, Kautz SA. Muscle force redistributes segmental power for body progression during walking. Gait Posture 2004; 19 (2): 194–205

Pandian S, Arya KN, Kumar D. Does motor training of the non-paretic side influences balance and function in chronic stroke? A pilot RCT. Scientifi cWorldJournal 2014; 2014: 769 726

Perera S, Mody SH, Woodman RC, Studenski SA. Meaningful change and responsiveness in common physical performance measures in older adults. J Am Geriatr Soc 2006; 54 (5): 743–749

Peterson CL, Cheng J, Kautz SA, Neptune RR. Leg extension is an important predictor of paretic leg propulsion in hemiparetic walking. Gait Posture 2010; 32 (4): 451–456

Platts MM, Rafferty D, Paul L. Metabolic cost of over ground gait in younger stroke patients and healthy controls. Med Sci Sports Exerc 2006; 38 (6): 1041–1046

Porter R, Lemon RN. Corticospinal Function and Voluntary Movement. New York, NY: Oxford University Press; 1995

Purser JL, Weinberger M, Cohen HJ, et al. Walking speed predicts health status and hospital costs for frail elderly male veterans. J Rehabil Res Dev 2005; 42 (4): 535–546

Qaquish J, McLean S. Foot type and tibialis anterior muscle activity during the stance phase of gait : A pilot study. Int J Physiother Rehabil 2010; 1 (1): 19–29

Raine S, Meadows L, Lynch-Ellerington M. Bobath Concept: Theory and Clinical Practice in Neurological Rehabilitation. Hoboken, NJ: Wiley-Blackwell; 2009

Rossignol S, Dubuc R, Gossard JP. Dynamic sensorimotor interactions in locomotion. Physiol Rev 2006; 86 (1): 89–154

Roy G, Nadeau S, Gravel D, Malouin F, McFadyen BJ, Piotte F. The effect of foot position and chair height on the asymmetry of vertical forces during sit-to-stand and stand-to-sit tasks in individuals with hemiparesis. Clin Biomech (Bristol, Avon) 2006; 21 (6): 585–593

Sharrock C, Cropper J, Mostad J, Johnson M, Malone T. A pilot study of core stability and athletic performance: is there a relationship? Int J Sports Phys Ther 2011; 6 (2): 63–74

Shepherd R, Gentile A. Initial trunk position and biomechanical consequences in standing up. Hum Mov Sci 1994; 13: 817–840

Shumway-Cook A, Woollacott MH. Motor Control: Translating Research into Clinical Practice. 4th ed. Philadelphia, PA: Lippincott Williams & Wilkins; 2011

Silva A, Sousa AS, Pinheiro R, et al. Activation timing of soleus and tibialis anterior muscles during sit-tostand and stand-to-sit in post-stroke vs. healthy subjects. Somatosens Mot Res 2013; 30 (1): 48–55

Son SM, Park MK, Lee NK. Influence of Resistance Exercise Training to Strengthen Muscles across Multiple Joints of the Lower Limbs on Dynamic Balance Functions of Stroke Patients. J Phys Ther Sci 2014; 26 (8): 1267–1269

Stewart SG, Jull GA, Ng JKF, et al. An initial analysis of thoracic spine movement during unilateral arm elevation. J Manual Manip Ther 1995; 3 (1): 15–20

Stoquart G, Detrembleur C, Lejeune TM. The reasons why stroke patients expend so much energy to walk slowly. Gait Posture 2012; 36 (3): 409–413

Teixeira-Salmela LF, Nadeau S, Mcbride I, Olney SJ. Effects of muscle strengthening and physical conditioning training on temporal, kinematic and kinetic variables during gait in chronic stroke survivors. J Rehabil Med 2001; 33 (2): 53–60

Terrier P, Dériaz O. Kinematic variability, fractal dynamics and local dynamic stability of treadmill walking. J Neuroeng Rehabil 2011; 8 (1): 12

Turns LJ, Neptune RR, Kautz SA. Relationships between muscle activity and anteroposterior ground reaction forces in hemiparetic walking. Arch Phys Med Rehabil 2007; 88 (9): 1127–1135

Winter DA. Human balance and posture standing and walking. Gait and Posture 1995; 3: 193–214

6.5.2 Kapitel 5.2: Zerebelläre Ataxie: Assessment, Behandlung und Evaluation

Behm DG, Drinkwater EJ, Willardson JM, Cowley PM; Canadian Society for Exercise Physiology. Canadian Society for Exercise Physiology position stand: The use of instability to train the core in athletic and nonathletic conditioning. Appl Physiol Nutr Metab 2010; 35 (1): 109–112

CarrJH, Shepherd RB. Neurological Rehabilitation Optimizing Motor Performance. Oxford: Butterworth Heineman; 1998

Clifford AM, Holder-Powell H. Postural control in healthy individuals. Clin Biomech (Bristol, Avon) 2010; 25 (6): 546–551

Criscimagna-Hemminger SE, Bastian AJ, Shadmehr R. Size of error affects cerebellar contributions to motor learning. J Neurophysiol 2010; 103 (4): 2275–2284

Danna-Dos-Santos A, Degani AM, Latash ML. Anticipatory control of head posture. Clin Neurophysiol 2007; 118 (8): 1802–1814

Davis JR, Campbell AD, Adkin AL, Carpenter MG. The relationship between fear of falling and human postural control. Gait Posture 2009; 29 (2): 275–279

Franzén E, Gurfinkel VS, Wright WG, Cordo PJ, Horak FB. Haptic touch reduces sway by increasing axial tone. Neuroscience 2011; 174 (3): 216–223

Frost DM, Cronin JB. Stepping back to improve sprint performance: a kinetic analysis of the fi rst step forwards. J Strength Cond Res 2011; 25 (10): 2721–2728

Gill-Body KM, Popat RA, Parker SW, Krebs DE. Rehabilitation of balance in two patients with cerebellar dysfunction. Phys Ther 1997; 77 (5): 534–552

Graham JV, Eustace C, Brock K, Swain E, Irwin-Carruthers S. The Bobath concept in contemporary clinical practice. Top Stroke Rehabil 2009; 16 (1): 57–68

Grimaldi A. Assessing lateral stability of the hip and pelvis. Man Ther 2011; 16 (1): 26–32

Gurfinkel VS, Levik YuS. The suppression of cervico-ocular response by the haptokinetic information about the contact with a rigid, immobile object. Exp Brain Res 1993; 95 (2): 359–364

Gusi N, Carmelo Adsuar J, Corzo H, Del Pozo-Cruz B, Olivares PR, Parraca JA. Balance training reduces fear of falling and improves dynamic balance and isometric strength in institutionalised older people: a randomised trial. J Physiother 2012; 58 (2): 97–104

Hibbs AE, Thompson KG, French D, Wrigley A, Spears I. Optimizing performance by improving core stability and core strength. Sports Med 2008; 38 (12): 995–1008

Horak FB. Postural compensation for vestibular loss. Ann N Y Acad Sci 2009; 1164 (1): 76–81

Horak FB. Postural orientation and equilibrium: what do we need to know about neural control of balance to prevent falls? Age Ageing 2006; 35 (Suppl 2): ii7–ii11

Horak FB, Diener HC. Cerebellar control of postural scaling and central set in stance. J Neurophysiol 1994; 72 (2): 479–493

Horak FB, Wrisley DM, Frank J. The Balance Evaluation Systems Test (BESTest) to diff erentiate balance deficits. Phys Ther 2009; 89 (5): 484–498

Ilg W, Golla H, Thier P, Giese MA. Specific influences of cerebellar dysfunctions on gait. Brain 2007; 130 (Pt 3): 786–798

Ilg W, Synofzik M, Brötz D, Burkard S, Giese MA, Schöls L. Intensive coordinative training improves motor performance in degenerative cerebellar disease. Neurology 2009; 73 (22): 1823–1830

Johnson MB, Van Emmerik R EA. Effect of head orientation on postural control during upright stance and forward lean. Mot Contr 2012; 16 (1): 81–93

Kibler WB, Ludewig PM, McClure PW, Michener LA, Bak K, Sciascia AD. Clinical implications of scapular dyskinesis in shoulder injury: the 2013 consensus statement from the 'Scapular Summit'. Br J Sports Med 2013; 47 (14): 877–885

Lackner JR, DiZio P, Jeka J, Horak F, Krebs D, Rabin E. Precision contact of the fingertip reduces postural sway of individuals with bilateral vestibular loss. Exp Brain Res 1999; 126 (4): 459–466

Levin MF, Panturin E. Sensorimotor integration for functional recovery and the Bobath approach. Mot Contr 2011; 15 (2): 285–301

Liu W, Santos MJ, McIntire K, Loudon J, Goist-Foley H, Horton G. Patterns of inter-joint coordination during a single-limb standing. Gait Posture 2012; 36 (3): 614–618

Martin CL, Tan D, Bragge P, Bialocerkowski A. Eff ectiveness of physiotherapy for adults with cerebellar dysfunction: a systematic review. Clin Rehabil 2009; 23 (1): 15–26

Mottram SL. Dynamic stability of the scapula. Man Ther 1997; 2 (3): 123–131

Nitz JC, Choy NL. The efficacy of a specific balance-strategy training programme for preventing falls among older people: a pilot randomised controlled trial. Age Ageing 2004; 33 (1): 52–58

Oshita K, Yano S. Low-frequency force steadiness practice in plantar flexor muscle reduces postural sway during quiet standing. J Physiol Anthropol 2011; 30 (6): 233–239

Park E, Schöner G, Scholz JP. Functional synergies underlying control of upright posture during changes in head orientation. PLoS ONE 2012; 7 (8): e41583

Petrosini L, Graziano A, Mandolesi L, Neri P, Molinari M, Leggio MG. Watch how to do it! New advances in learning by observation. Brain Res Brain Res Rev 2003; 42 (3): 252–264

Raine S, Meadows L, Lynch-Ellerington M. Bobath Concept: Theory and Clinical Practice in Neurological Rehabilitation. Hoboken, NJ: Wiley-Blackwell; 2009

Riemann BL, Schmitz R. The relationship between vari- ous modes of single leg postural control assessment. Int J Sports Phys Ther 2012; 7 (3): 257–266

Saute JAM, Donis KC, Serrano-Munuera C et al.; Iberoamerican Multidisciplinary Network for the Study of Movement Disorders (RIBERMOV) Study Group. Ataxia rating scales – psychometric profiles, natural history and their application in clinical trials. Cerebellum 2012; 11 (2): 488–504

Saywell N, Taylor D. The role of the cerebellum in procedural learning – are there implications for physiotherapists' clinical practice? Physiother Theory Pract 2008; 24 (5): 321–328

Sharrock C, Cropper J, Mostad J, Johnson M, Malone T. A pilot study of core stability and athletic performance: is there a relationship? Int J Sports Phys Ther 2011; 6 (2): 63–74

Storey E, Tuck K, Hester R, Hughes A, Churchyard A. Inter-rater reliability of the International Cooperative Ataxia Rating Scale (ICARS). Mov Disord 2004; 19 (2): 190–192

Trouillas P, Takayanagi T, Hallett M et al; The Ataxia Neuropharmacology Committee of the World Federation of Neurology. International Cooperative Ataxia Rating Scale for pharmacological assessment of the cerebellar syndrome. J Neurol Sci 1997; 145 (2): 205–211

Uemura K, Yamada M, Nagai K, Tanaka B, Mori S, Ichihashi N. Fear of falling is associated with prolonged anticipatory postural adjustment during gait initiation under dual-task conditions in older adults. Gait Posture 2012; 35 (2): 282–286

Vaz DV, Schettino Rde C, Rolla de Castro TR, Teixeira VR, Cavalcanti Furtado SR, de Mello Figueiredo E. Treadmill training for ataxic patients: a single-subject experimental design. Clin Rehabil 2008; 22 (3): 234–241

Wei K, Dijkstra TM, Sternad D. Stability and variability: indicators for passive stability and active control in a rhythmic task. J Neurophysiol 2008; 99 (6): 3027–3041

Wuehr M, Schniepp R, Ilmberger J, Brandt T, Jahn K. Speed-dependent temporospatial gait variability and long-range correlations in cerebellar ataxia. Gait Posture 2013; 37 (2): 214–218

Yardley L, Beyer N, Hauer K, Kempen G, Piot-Ziegler C, Todd C. Development and initial validation of the Falls Efficacy Scale-International (FES-I). Age Ageing 2005; 34 (6): 614–619

Yiou E, Caderby T, Hussein T. Adaptability of anticipatory postural adjustments associated with voluntary movement. World J Orthod 2012; 3 (6): 75–86

Sachverzeichnis

A

B

C

D

E

F

G

H

I

K

L

M

R

S